Karin Dannecker

Psyche und Ästhetik

Die Transformationen der Kunsttherapie

4., durchgesehene Auflage

Karin Dannecker

Psyche und Ästhetik

Die Transformationen der Kunsttherapie

4., durchgesehene Auflage

Medizinisch Wissenschaftliche Verlagsgesellschaft

Prof. Dr. phil. Karin Dannecker
KUNSTTHERAPIE BERLIN
Schönstr. 90
13086 Berlin
kdannecker@kunsttherapie-berlin.de

MWV Medizinisch Wissenschaftliche Verlagsgesellschaft mbH & Co. KG
Unterbaumstraße 4
10117 Berlin
www.mwv-berlin.de

ISBN 978-3-95466-579-2

Bibliografische Information der Deutschen Nationalbibliothek
Die Deutsche Nationalbibliothek verzeichnet diese Publikation in der Deutschen Nationalbibliografie; detaillierte bibliografische Informationen sind im Internet über http://dnb.d-nb.de abrufbar.

Produkt-/Projektmanagement: Susann Weber, Berlin
Layout & Satz: eScriptum GmbH & Co. KG – Publishing Services, Berlin
Coverbild: Lena Krüger
Printed in Germany

Zuschriften und Kritik an:
MWV Medizinisch Wissenschaftliche Verlagsgesellschaft mbH & Co. KG, Unterbaumstr. 4, 10117 Berlin, lektorat@mwv-berlin.de

Dank

Dieses Buch brauchte zwar seine Autorin; doch ohne die Unterstützung vieler anderer Menschen könnte es weder gelesen noch angeschaut werden. An dieser Stelle möchte ich all jenen danken, die sich auf die eine oder andere Weise dafür engagiert und ihre Kompetenzen und Arbeitskraft zur Verfügung gestellt haben: Prof. Dr. Marina Neumann-Schönwetter, Prof. Dr. Jürgen Körner, Prof. Dr. Karin Schumacher, die mir vor allem in Forschungsfragen mit ihrer Bereitschaft zur Reflexion und Diskussion wichtige Begleiter waren, der Deutschen Forschungsgemeinschaft für die finanzielle Unterstützung, der Parkklinik Weißensee für einen großzügigen Beitrag zur Finanzierung der Druckkosten und der Schlosspark-Klinik in Berlin. Dr. Thomas Hopfe bin ich sehr dankbar für die Aufnahme des Buches in sein Verlagsprogramm und die fortgesetzte erfreuliche und konstruktive Zusammenarbeit seit der Erscheinungszeit der ersten Auflage.

Danken möchte ich an dieser Stelle auch all jenen Patienten, die ihr Einverständnis gaben, ihre Geschichte und ihre Bilder zu verwenden. Ohne ihre Zustimmung könnte die Kunsttherapie nicht wirklich beschrieben und erforscht werden.

Zuletzt und damit an hervorgehobener Stelle möchte ich meinem Mann Rudolf Schwarz ganz besonders danken. Ihm ist dieses Buch gewidmet.

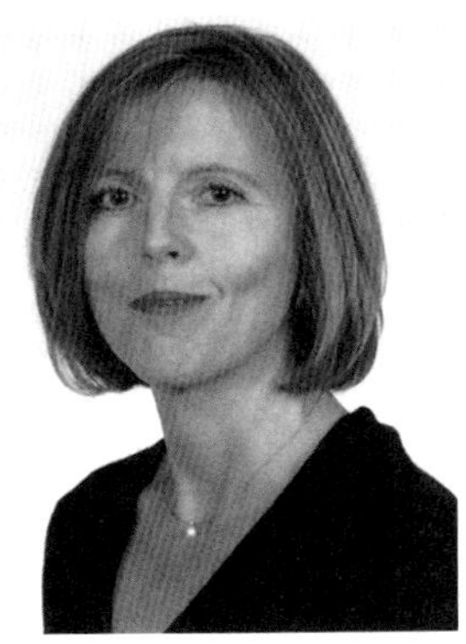

Karin Dannecker

Prof. Dr. phil., Studium der Kunstpädagogik und Bildhauerei, Sonder- und Heilpädagogik in Frankfurt/M., Studium der Kunsttherapie an der New York University, New York, Promotion 1992, von 1986 bis 1998 Dozentin an der Hochschule der Künste Berlin, 2000 Gründung und Leitung der Kunsttherapie Berlin, Kolleg für Weiterbildung und Forschung, gGmbH – seit 2005 Masterstudiengang an der Kunsthochschule Berlin-Weißensee in Kooperation mit der Park-Klinik Weißensee, Habilitation 2005; Professur für Kunsttherapie an der Kunsthochschule Berlin; approbierte Kinder- und Jugendlichenpsychotherapeutin, langjährige klinische Kunsttherapie mit Patienten im psychiatrischen und psychosomatischen Bereich.

Buchveröffentlichungen:

Kunst, Symbol und Seele – Thesen zur Kunsttherapie (1994),
Internationale Perspektiven der Kunsttherapie (Hrsg.) (2003),
KunstAußenseiterKunst (Hg. mit W. Voigtländer) (2011),
Warum Kunst? Über das Bedürfnis, Kunst zu schaffen
(Hg. mit U. Herrmann) (2017),
Arts Therapies and New Challenges in Psychiatry (Ed.) (2018)

Inhalt

Einführung

Der Schlüssel zur Kunsttherapie liegt in der Beantwortung einer Frage: was bietet die Kunst der seelischen Gesundheit?

Diese Kernfrage ist meines Erachtens hinsichtlich der weiteren Entwicklung der Kunsttherapie entscheidend. Denn zugleich enthält sie einen Auftrag, dem jegliche Art von wissenschaftlicher Fragestellung ebenso wie die klinische Praxis nachkommen sollte: Die Potenziale der Kunst sollen für die Kunsttherapie ausgeschöpft werden. Das Paradigma, auf das sich dieses Buch kontinuierlich beziehen wird, möchte ich aus diesem Grund folgendermaßen formulieren: Kunst existiert, weil sie Mittel bereithält, durch die menschliche Erfahrungen kommuniziert werden können.

So gesehen ist ein künstlerisches Werk das Ergebnis psychischer Aktivitäten, die wir mit den Instrumenten der Psychologie und Psychoanalyse erfassen können. Wenn Patienten in der Kunsttherapie zeichnen, ein Bild malen oder eine Skulptur kreieren, geben sie uns einen Ein-Blick in ihre Erlebnisweisen, ihre Lebensgeschichten und die Art, wie sie ihre Welt geformt haben. Und sie geben uns Anhaltspunkte, was sie brauchen und wie wir unser Handeln in der Kunsttherapie ausrichten können.

Mit diesem Buch versuche ich, einen theoretischen Ansatz zu formulieren, der die Eigenständigkeit der Kunsttherapie herleiten kann aus einer Integration von den sich manchmal gegensätzlich verhaltenden, manchmal bedingenden und oft überschneidenden Bereichen der Kunst und des künstlerischen Prozesses auf der einen und der Psychodynamik menschlichen Verhaltens und therapeutischer Intervention auf der anderen Seite. Daraus folgt, dass das Wissensspektrum eines Kunsttherapeuten breiter bzw. auch anders gefächert sein muss als das eines verbalen Psychotherapeuten. Denn er soll außer dem Wissen des Psychotherapeuten zugleich den Erfahrungshorizont eines Künstlers und teilweise eines Kunstpädagogen und Kunsthistorikers besitzen. Aber vor allem muss er in der Lage sein, sich in den verschiedenen Disziplinen sowohl theoretisch als auch praktisch zu bewegen und sie fortlaufend flexibel integrieren können! Dazu muss er sowohl die künstlerische als auch die verbale therapeutische

Sprache beherrschen und beständig Übersetzungen leisten können.

Meine Absicht ist, diese Bereiche, die in der Kunsttherapie intrinsisch miteinander verwoben sind, möglichst weitgehend zu einer Integration zu bringen. Damit strebe ich an, den Stand der wissenschaftlichen Forschung um wichtige Erkenntnisse zu erweitern und elementare offene Fragen der Praxis der Kunsttherapie zu klären.

Methodisches Vorgehen

Als methodischen Weg werde ich Literatur untersuchen, die zum Verständnis aller derjenigen Faktoren führen könnte, die in der Kunsttherapie wirksam werden. Die theoretischen Konzepte werde ich den klinischen Erfahrungen der Kunsttherapie gegenüberstellen und diskutieren. Fallvignetten aus meiner Arbeit mit Patienten einer psychiatrischen Abteilung geben beispielhaft die Umsetzung meiner Überlegungen wieder. Die Schilderung der Fallgeschichten und der entsprechenden künstlerischen Werke wird ihre Gewichtung je nach konzeptionellem Zusammenhang auf unterschiedliche Aspekte richten, entsprechend der künstlerischen oder kunsttherapeutischen Fragestellung.

Aufbauend auf die wichtigen neueren Einsichten der Psychoanalyse über die Psychodynamik therapeutischer Beziehungen und über die psychischen Mechanismen in künstlerischen Prozessen werden Schlüsse gezogen, die die Rolle der Kunst als zentralem Faktor der Kunsttherapie herausstreichen. Daraus wird sich erkennen lassen, dass sich die Prämissen verbal orientierter Ansätze mit ihrem Fokus auf Interpretationen und Assoziationen in der Theorie und Methode in der Kunsttherapie verändern.

Dementsprechend setze ich die Ergebnisse der Literaturstudien in Beziehung zu den besonderen Bedingungen in der Kunsttherapie, nämlich der Triangulierung der herkömmlichen therapeutischen Dyade durch das Hinzutreten von Kunst. Die weitere Untersuchung wird zeigen, dass künstlerische Fragen Relevanz für die Kunsttherapie besitzen und mit den therapeutischen Fragen gekoppelt werden müssen.

Die Rahmenbedingungen, unter denen Kunsttherapie stattfinden kann, werden als Setting bezeichnet. In diesem Zusammenhang wird erforscht, welche Gemeinsamkeiten der Rahmen in der bildenden Kunst mit dem metaphorischen Rahmen in der Therapie aufweist.

Die Rolle des künstlerischen Materials tritt in den Mittelpunkt der weiteren Überlegungen. Dazu werden Modelle herangezogen, die aus der Sicht unterschiedlicher Disziplinen wie der Kunstgeschichte, Neurobiologie, Philosophie und Psychologie neue Perspektiven auf den Materialgebrauch in der Kunsttherapie eröffnen. Dabei erweist sich die physische Präsenz der künstlerischen Materialien als bedeutender therapeutischer Faktor.

Aus den Untersuchungen entwickeln sich weitere Schlussfolgerungen, die meines Erachtens den wichtigsten Nachweis für die Wirksamkeit der Kunsttherapie bilden können, wenn man die beiden Begriffe der Kunst und der Therapie ernsthaft zu gleichen Teilen vertritt: der Maßstab für den erfolgreichen Verlauf einer Kunsttherapie mündet in der Frage nach der Qualität der künstlerischen Form. Der künstlerische Ausdruck jedes Menschen, seien es Patienten oder professionelle Künstler, verändert sich unter bestimmten Bedingungen, die aus meiner Sicht der Kunsttherapie primär psychische Bedingungen sind. Auf sie richtet sich die Aufmerksamkeit der Forschung.

Die Beurteilung von künstlerischer Formqualität ist ein intersubjektives Geschehen. Das Werk löst in uns als Betrachter, als Kunsttherapeuten nicht nur Gedanken, sondern auch Gefühle aus. Welcher Natur diese Gedanken und Gefühle sind, müssen sich Kunsttherapeuten in ihrer Arbeit stets fragen, um ein Verständnis für den Patienten zu entwickeln. Künstlerisches und psychologisches Einfühlungsvermögen bilden die Grundlage kunsttherapeutischer Arbeit, damit der Therapeut seine Handlung auf den Patienten abstimmen kann.

Über das *ästhetische Gefühl* wird in der Kunst viel diskutiert; es wird danach gesucht, wie der gemeinsame Nenner zu finden ist, der die Eigenschaften der Dinge kennzeichnet, die dieses Gefühl auslösen. So hält Clive Bell nur eine Antwort für möglich – *die bedeutsame Form* (significant form).[1] Wenn die Form als Gefühlsträger nicht benutzt wird, sondern als bloßer Gefühlsvermittler oder in belehrender Absicht, dann ist das Kunstwerk misslungen, denn dann könne es uns nicht bewegen, sondern höchstenfalls Bewunderung oder Interesse hervorrufen. Die künstlerischen Arbeiten unserer Patienten, das heißt von psychisch und physisch Kranken, von Behinderten, seien es Kinder oder Erwachsene, sollten auf jeden Fall unser Interesse hervorrufen; manchmal wecken sie unsere Bewunderung und selten das ästhetische Gefühl.

Die Frage nach der ästhetischen Erfahrung bzw. das Problem der Form durchzieht die Literatur in der Kunsttheorie und -philosophie seit ihren Anfängen. In der Kunsttherapie wurde dieses zentrale Thema der Form, die von Patienten geschaffen wird, und der Vergleich mit der Kunst, die von anerkannten „großen" Künstlern gemacht wird, bisher vernachlässigt.

Das liegt daran, dass tatsächlich in der Kunsttherapie selten Kunst entsteht. Es gehört zur Grundregel, dass Kunsttherapeuten für alles, was Patienten mit den künstlerischen Materialien produzieren, eine akzeptierende Haltung entwickeln. Dies weckt offensichtlich wenig Interesse an der Form.[2] Aber auch das kaum Verständliche, das Fremde, Laienhafte, Kindliche, Fragmentierte oder die zwanghaft strukturierten Botschaften sind in der Kunsttherapie wertzuschätzende und zu akzeptierende Ausdrucksformen. Denn der Patient versucht auf seine ihm in dieser speziellen Situation mögliche Art, sich in Bildern und Skulpturen mitzuteilen – d. h. er schafft Form, ohne Kunst zu schaffen. Dafür kann es vielfältige Ursachen geben. Ein Kunsttherapeut muss sich mit allen Möglichkeiten der „Verhinderungen einer ästhetischen Form" auskennen.

Doch es gibt auch in der Kunsttherapie Bedingungen, unter denen das entstehen kann, was sowohl in der Kunsttheorie als auch in der Kunstpsychologie als die mit Form verbundene *ästhetische Erfahrung* umschrieben wird. Es scheint mir wichtig, in der Kunsttherapie zu einem tiefer greifenden Verstehen der Kunst zu gelangen. Das hat mehrere Gründe: Zum einen streben wir die Integration der Erfahrung des Ästhetischen mit den Erfahrungen der Psychotherapie an, was in dem Begriff Kunsttherapie zwar verbindend enthalten ist, aber meines Erachtens weder in der Theorie noch in der Praxis gelebt wird. Zum anderen enthalten Kunsttherapeuten den Patienten ohne Klärung und Orientierung auf die Kunst genau diese Erfahrung vor, die das Eigentliche der Kunst ausmacht. Allzu groß ist die Neigung, die am verbalen Ausdruck orientierte Psychotherapie als Modell für Handlungs- und Wirkungsweisen in der Kunsttherapie zugrunde zu legen.

Da die Formfrage nicht unabhängig von der Kunst selbst gestellt werden kann, muss die Verbindung zur Kunst außerhalb der Therapie hergestellt werden. Das bedeutet, dass ästhetische Fragestellungen sowohl unter kunsthistorischem und kunstwissenschaftlichem als auch unter psychodynamischem Blickwinkel betrachtet werden müssen. Die Wechselwirkungen von künstlerischem und von psychischem Prozess sollen deutlich gemacht werden. Aspekte der Ästhetik-Diskussion in der Kunst der Gegenwart werden mit den ästhetischen Zielsetzungen der Kunsttherapie verglichen, um daraus ein brauchbares Fazit für die Theorie und Methodik der Kunsttherapie zu gewinnen.

Diese Diskussion kann aber nicht geführt werden, ohne die anderen wesentlichen Aspekte der Kunsttherapie mit einzubeziehen, wie die therapeutische Beziehung und das Setting, in dem die Therapie künstlerische Prozesse ermöglichen soll. Deshalb kann die adäquate Vertiefung der Formfrage in der Kunsttherapie erst dann erfolgen, wenn alle anderen wesentlichen Faktoren der Kunsttherapie erforscht worden sind. Die Frage zur Qualität des ästhetischen Ausdrucks wird deshalb im letzten Kapitel dieses Buches erst adäquat auf der Basis aller zusammengetragenen Erkenntnisse erörtert werden.

Mit diesem Buch versuche ich, Grundlagen aus unterschiedlichen Perspektiven herzustellen, die das Verstehen und Handeln in der Kunsttherapie deutlich mehr als bisher aus den immanenten Prämissen der Kunst und des künstlerischen Prozesses entwickeln können. Eine gelungene Synthese ist das Ziel dieser Untersuchungen.

Zwei Anmerkungen

Im Folgenden werde ich von „dem Kunsttherapeuten" sprechen und beziehe mich dabei sowohl auf männliche als auch auf weibliche Kollegen und Kolleginnen, außer wenn spezifisch eine bestimmte Kollegin gemeint ist. Das vereinfacht die häufig vorkommende berufsbezogene Bezeichnung erheblich. Aus diesem Grunde werde ich auch die männliche Form „der Patient" wählen, außer, wenn eine bestimmte Patientin gemeint ist. Die Unzulänglichkeit dieser Übereinkunft hoffe ich mit einem Zugewinn an Textklarheit aufzuwiegen.

Zitate von englisch schreibenden Autoren habe ich selbst übersetzt.

[1] Bell, Clive (1998), Die ästhetische Voraussetzung, in: Kunst/Theorie im 20. Jahrhundert, S. 143–144

[2] vgl. Kramer in Kapitel 8

1

Die Kunst zwischen Phantasie und Realität

Die Fantasie, von der Vernunft verlassen, bringt unmögliche Monster hervor. Vereint mit ihr, ist sie die Mutter aller Künste und der Ursprung der Wunder

Francisco de Goya zu seinem CAPRICHO 43[1]

Das grundlegende Prinzip psychischen Wachstums geht davon aus, dass jeder Mensch von Beginn seines Lebens an diffuse und vielschichtige Erfahrungen in eine wie auch immer geartete Form bringen will. Formfindung ist eine nie zu beendende Aufgabe in der menschlichen Welt. Dewey betont dies in seinem Buch *Kunst als Erfahrung*: „Überall, wo Wahrnehmung nicht abgestumpft und pervertiert ist, herrscht die unvermeidbare Tendenz, die Dinge und Ereignisse im Hinblick auf das zu einer abgerundeten und vereinheitlichten Wahrnehmung Erforderliche zu ordnen. Form ist das Charakteristische einer jeden Erfahrung (...). Kunst in ihrem speziellen Sinne verwirklicht die Bedingungen, die diese Einheit herbeiführen, umfassender und mit mehr Überlegung. Danach mag man Kunst definieren als das Wirken jener Kräfte, die die Erfahrung eines Ereignisses, eines Objektes, einer Szene oder Situation zu ihrer eigenen integralen Erfüllung bringen. Die Verbindung von Form und Stoff ergibt sich von innen heraus und wird nicht von außen auferlegt."[2] In der Kunst geschieht die optimale Erfüllung der Ordnungsbemühungen, also die gelungene Form.

Dieses prinzipielle menschliche Bedürfnis nach der Integration von Lebenserfahrungen bis hin zur Fähigkeit, Kunst zu schaffen, erfordert eine lange Entwicklung. Da aber nicht jeder danach strebt oder in der Lage ist, Kunst zu schaffen, und auch Patienten der Kunsttherapie nicht zu Künstlern erzogen werden sollen, jedoch das Bedürfnis nach Form universal ist, soll zunächst der verbindende Begriff wieder eingeführt werden: das Symbol.[3] Unter dem Terminus *Symbol* können wir den gemeinsamen Nenner festhalten, der die zentralen Fähigkeiten sowohl der menschlichen Psyche als auch der Kunst zu verbinden in der Lage ist.

Zunächst werden die Bedingungen für die Entstehung und Erhaltung der symbolischen Formen in der psychischen Entwicklung aus der Sicht der neueren psychoanalytischen Forschungen untersucht. Davon ausgehend werden die Voraussetzungen abgeleitet, welche Art der symbolischen Formen zu *der* Kunst führt, die als Trägerin und Vermittlerin ästhetischer Erfahrungen gilt. Die Brauchbarkeit solcher Überlegungen für die Kunsttherapie liegt darin, dass diese Theorien die Funktionsweise psychischer Prozesse transparent machen, die aktiviert werden, wenn wir Patienten zu künstlerischer Arbeit anregen. Über das Verstehen der Symbolisierung in der Kunst können wir zu den grundlegenden Einsichten gelangen, die die Basis bereiten für unsere therapeutischen Interventionen und die Unterstützung der Entwicklung der Symbolisierungsfähigkeit.

Die Ursprünge der Symbolbildung – die Ursprünge der Kunst

Ein Ziel der Entwicklung des Menschen besteht in einer immer differenzierteren Struktur seines Selbst, in der er aktiv seine Welt organisieren und formen kann. Die Organisation dieser Entwicklung zentriert sich um die wachsende Fähigkeit zum Gebrauch von Symbolen. Dieses sind Eigenschaften, mit denen nur der Mensch ausgestattet ist und die ihn vom Tier unterscheiden.[4] Psychoanalytiker setzen die Entwicklung wichtiger Ich-Funktionen voraus, um Symbole bilden zu können.

Es gibt zahlreiche Definitionen für den Begriff des Symbols. Eine der sprachlich schönsten lässt sich bei Deri finden: le symbole, c'est la présence d'une absence.[5] Sie verweist dazu auf die Essenz eines Symbols, die darin liege, dass es opponierende Kategorien in einer guten Gestalt vereinigt; Deri hält dies für einen wichtigen Aspekt des Janus-Gesichts. Die Bedeutung der Symbolisierung erwächst aus ihrer Energie bindenden und transformierenden Kraft. Der symbolische Prozess schützt die Ganzheit des Individuums, indem er das von Impulsen getriebene Subjekt in Raum und Zeit von der Welt der realen Objekte distanziert.[6]

Eine weitere differenziertere psychoanalytische Begriffsbestimmung stammt von Beres: Das Symbol sei *mehr* als die vom „Oxford Universal Dictionary" gegebene Definition, in dem das Symbol als „Etwas, das für etwas anderes steht, es vertritt, es bedeutet (jedoch nicht aufgrund großer Ähnlichkeit, sondern andeutungsweise oder aufgrund einer zufälligen oder herkömmlichen Beziehung); speziell ein Gegenstand, der etwas Ungegenständliches oder Abstraktes repräsentiert oder statt dessen benutzt wird."[7] Beres bemängelt, dass in der lexikalischen Definition der Unterschied zu einem Ersatzobjekt mit ganz weit gefassten Bedeutungen außer Acht gelassen werde und sagt, dass dieses für den Organismus dem ursprünglichen Objekt gleich sei, „es repräsentiert es daher nicht". Deshalb könnte es ein Zeichen oder Signal sein, aber ein Symbol *steht für* ein anderes Objekt und der das Symbol verwendende Mensch hat die *Fähigkeit zu wissen, dass das Symbol nicht das ursprüngliche Objekt ist.*[8] (Hervorhebung von d. Verf.). Während ein Ersatzobjekt, z. B. ein Signal und Zeichen, für den Organismus dem Originalobjekt in jedem Sinne gleichwertig ist, ist für Beres die zentrale Eigenschaft des Symbols seine Repräsentationsfunktion.[9] Ein abwesendes Objekt kann ohne unmittelbaren äußeren Reiz, also sinnlichen Stimulus, in der Vorstellung hervorgerufen werden.

Hier müssen wir die Frage stellen, wann in der Entwicklung des Kindes die Fähigkeit zur Symbolbildung einsetzt und in welcher Beziehung dieses zur Entwicklung des Denkens steht. Beres geht von der Annahme aus, dass die Symbolisierungsfähigkeit bei der Geburt nicht vorhanden ist, sondern sich parallel mit dem Wachstum bedeutender Ich-Funktionen wie Wahrnehmungen, Gedächtnis, Lernen, Begriffsbildung, unbewusste Identifikationen und der Realitäts- und organisierenden Funktionen entwickelt.[10] Er stellt fest, dass auch die Verschiebung und Verdichtung bei der Symbolisierung verwendet werden, die jedoch nicht zu den bewussten Ich-Funktionen zählen, sondern dem Bereich der unbewussten Prozesse des Ich zugeordnet werden.

Zwei Prinzipien seelischer Vorgänge

Das psychoanalytische Konzept der seelischen Funktionen geht von mehreren Annahmen aus: dass es verschiedene Ebenen psychischer Vorgänge gibt: den Primär- und den Sekundärprozess, dass es eine Beziehung zwischen diesen Ebenen gibt und dass diese Beziehung eng mit der Symbolisierung und den Ich-Funktionen zusammenhängt. Die zentrale Rolle des Ich und seine Funktionen bei der Symbolbildung wurden erst in der späteren Entwicklung der Psychoanalyse von Theoretikern wie Beres und anderen hervorgehoben. Frühe psychoanalytische Schriften hatten diese Verbindung nicht hergestellt.

Dennoch soll einleitend Freuds Konzept skizziert werden, da er es war, der entdeckte, dass die

Regulation unbewusster Inhalte und Produkte auf eine sehr andere Art vollzogen wird als die bewussten logischen. Er fand bei seinen Nachforschungen über solche Phänomene wie neurotische Symptome, Träume und den Witz, zwei grundsätzlich verschiedene psychische Prozesse und nannte sie „primär" und „sekundär".[11] Wie wir sehen werden, hat die Einsicht in diese Vorgänge wichtige Auswirkungen auf das Verständnis der Psychodynamik des künstlerischen Schaffens.

Die Theorie über die Primär- und Sekundärprozesse bezieht sich in der frühen Psychoanalyse auf die unterschiedlichen Arten der Entladung psychischer Energien. Ausgehend von seiner Triebtheorie bezog sich Freud in der Traumdeutung auf den Primärprozess als er schrieb: „Man erkennt den Hauptcharakter (...), dass aller Wert darauf gelegt wird, die besetzende Energie beweglich und abfuhrfähig zu machen; der Inhalt und die eigene Bedeutung der psychischen Elemente wird zur Nebensache."[12] Die Resultate dieses Vorgangs sind nach Freud Symptome, die „mittels Verdichtung, Kompromissbildung, über oberflächliche Assoziationen, unter Deckung der Widersprüche, eventuell auf dem Wege der Regression in das Symptom übergeführt werden."[13] Der Grund für sein Auftreten sind Verdrängungen, die aus der Sphäre des Unbewussten stammen, besetzt mit infantilen Triebwünschen.

Über den Sekundärvorgang schreibt Freud: „Es wurde eine zweite Tätigkeit notwendig, welche nicht gestattete, daß die Erinnerungsbesetzungen zur Wahrnehmung vordringe und von dort aus die psychischen Kräfte binde, sondern die vom Bedürfnisreiz ausgehende Erregung auf einen Umwege leite, der endlich über die willkürliche Motilität die Außenwelt so verändert, daß die reale Wahrnehmung des Befriedigungsobjekts eintreten kann."[14] Diese Sekundärprozesse seien das zweite System, dem es gelänge, die Energiebesetzungen zum größten Anteil in Ruhe zu erhalten und nur einen kleineren Teil zur Verschiebung zu verwenden.[15]

Gemäß dem derzeit vorherrschenden ökonomischen Modell der Triebtheorie schrieb man den Primärprozess dem Lustprinzip, den Sekundärprozess dem Realitätsprinzip zu. Triebspannung, deren Ursprung nach Freud physische Bedürfnisse sind, wird unter verschiedenen ökonomischen Prinzipien entladen. Diese Möglichkeit, psychische Energie zu binden, ist spezifisch menschlich und wird in der Fähigkeit zur Symbolisierung repräsentiert.[16]

In seinem berühmten kleinen Aufsatz über „Formulierungen über die zwei Prinzipien des psychischen Geschehens"[17] untersucht Freud die Funktion und den Zusammenhang der beiden psychischen Ebenen. Die nach Freud oberste Tendenz der seelischen Bedürfnisse, nach dem Lustprinzip die inneren Bedürfnisse zu befriedigen, muss in der Entwicklung zwangsläufig einem Korrektiv unterliegen, das im Umgang mit den Versagungen und Enttäuschungen beziehungsweise den Anforderungen der Außenwelt eingesetzt werden kann. Dieses nannte er das Realitätsprinzip. Die erhöhte Bedeutung der Außenwelt geht einher mit der erhöhten Bedeutung des Bewusstseins. Die Aufmerksamkeit wird auf die Verarbeitung von Sinneseindrücken ausgerichtet, was zu einem System von „Merken" und schließlich zu einem Teil des Gedächtnisses führt. Anstatt Verdrängung von Unlust erzeugenden Erfahrungen kann Urteilsfällung geschehen, „welche entscheiden sollte, ob eine bestimmte Vorstellung wahr oder falsch, das heißt im Einklang mit der Realität sei oder nicht, und durch Vergleich mit den Erinnerungsspuren der Realität darüber entscheidet."[18] Die ursprünglich auf direkte Entladung ausgerichtete motorische Abfuhr erhält dadurch eine neue Funktion „zur zweckmäßigen Veränderung der Realität" und wandelt sich so zum Handeln. Das Denken ist diejenige Instanz, die den Aufschub der Energieabfuhr ermöglicht.

Dennoch, so Freud, erfordert die Tendenz des Menschen, an den Lustquellen festhalten zu wollen, und die Schwierigkeiten des Verzichts eine Art Freiraum, der im Phantasieren, wie beim Spiel des Kindes und im Tag-Träumen erfüllt werden kann. Aber er betont dabei bereits, dass es keine scharfe Trennung der beiden Bereiche gäbe: „die Ersetzung des Lustprinzips durch das Realitätsprinzip bedeutet keine Absetzung des Lustprinzips, sondern nur eine Sicherung desselben. Eine momentane, in ihren Folgen unsichere Lust wird aufgegeben, aber nur darum, um auf neuem Wege eine später kommende, gesicherte zu gewinnen."[19] Um seine These vom „Vorzug des Real-Ichs vor dem Lust-Ich" zu illustrieren, zieht Freud Bernhard Shaw heran: To be able to choose the line of greatest advantage instead of yielding in the direction of the least resistance.[20] Wir erkennen hier das Sublimierungskonzept wieder, das ebenfalls auf diesem Energie-Modell basiert.[21]

Segal argumentiert in diesem Zusammenhang: die Phantasien, die dem Wachbewusstsein unannehmbar erscheinen, werden in das „System Unbewusst" verdrängt, wo sie dem „Primärprozess" unterworfen sind, also dem Lustprinzip, der Zeitlosigkeit und all den Eigenschaften, die Freud dem

„System Unbewusst" zuschrieb. Sind die Phantasien einmal in das „System Unbewusst" verdrängt worden, so weiß man nicht mehr, dass sie unwahr sind; sie lassen sich nicht mehr von Erinnerungen unterscheiden. Im „System Unbewusst" vermehren sich die Phantasien „im Dunkeln", wie er sagt.[22]

Die Vermittlungsrolle der Kunst aus der Sicht Freuds

Freud gesteht der Kunst zu, beide Prinzipien miteinander versöhnen zu können. Der Künstler, der sich von der Realität abwende, weil er sich zunächst nicht mit dem Verzicht auf seine Triebbefriedigungen abfinden will und sich deshalb in seine Phantasiewelt zurückzieht, findet dank seiner besonderen Begabungen einen Rückweg zur Realität. Er gestaltet sich eine neue Art von Wirklichkeit, ohne den Umweg über die wirkliche Veränderung der Außenwelt einzuschlagen. Sein Erfolg bei anderen Menschen beruht darauf, dass sie dieselbe Unzufriedenheit mit dem real erforderlichen Verzicht auch spüren, weil die aus der „Ersetzung des Lustprinzips durch das Realitätsprinzip resultierende Unzufriedenheit selbst ein Stück der Realität ist".[23]

Auf drei Aspekte dieser Gedanken Freuds zur Kunst im Zusammenhang mit Primär- und Sekundärvorgängen will ich besonders aufmerksam machen:

1. Der Künstler beharrt auf der Beibehaltung seiner unlogischen, verdichteten, eher libidinös besetzten inneren Vorgänge. Im Primärprozess sind sie somatischen Ursprungs. Sie lassen sich nicht durch von außen auferlegte Regeln bestimmen. Sie sind zeitunabhängig. Das unzensierte aktive Phantasieren und Spielen sind erlaubt, und, wie Kofman es nennt, Begehren kann halluzinatorisch gestillt werden.[24]
2. Das Experimentieren ohne Konsequenzen für die „wirkliche Außenwelt" verleiht ihm Freiheit. Daraus kann der Künstler neue Realitäten schaffen, die weder gänzlich seinem primären Befriedigungsstreben noch dem gegebenen Äußeren entsprechen. Freud benutzt den Begriff „Abbild der Realität" – ein Hinweis auf den Vorstellungscharakter der Kunst.
3. Der Künstler erreicht sein Publikum, weil er ihm Gelegenheit zur Identifikation bietet. Nur wenn er es schafft, Emotionen und Erlebnisse des Erkennens im Publikum zu wecken, ist er erfolgreich. Er kann etwas repräsentieren, wozu das Publikum mangels „Begabung" und neurotischer Barrieren nicht in der Lage ist.

Freud streicht das wichtigste Resultat des künstlerischen Prozesses selbst heraus: Es entstehen neue Realitäten, also neue Einsichten und Erfahrungen, die sowohl den Künstler selbst als auch sein Publikum angehen.

Er hat hier nicht genauer beschrieben, was er mit „besonderer Begabung" meint. Da er immer wieder das Besondere des Künstlers im Zusammenhang mit der Regulierung seines Trieblebens wie im Sublimierungsmodell und der Idee des Teilverzichts beschrieb, wurde sein Ansatz oft als verkürzt und defizitär kritisiert. Noy vermutet, Freud sei in Bezug auf die revolutionäre Entdeckung des Primärprozesses als des organisierenden Modus des Unbewussten und seiner Inhalte möglicherweise vor lauter Faszination bei den neuen Sichtweisen der Inhalte hängen geblieben, so dass er sich kaum mehr der *formalen* Organisation des Unbewussten zuwandte.[25] Bei der genauen Lektüre seiner Schriften wie dem genannten Aufsatz hat Freud jedoch viele später von anderen festgestellte Einsichten in die Psychodynamik des Künstlers und des künstlerischen Prozesses vorweg genommen. Auch unterstreicht er darin schon, was uns in diesem Zusammenhang besonders interessiert: dass das Lustprinzip, nach dem der Primärprozess funktioniert, ganz und gar nicht aufgegeben werden muss, wenn es durch das Realitätsprinzip ersetzt wird. Er meint vielmehr, es diene zur „Sicherung desselben".

Das Schicksal von Impulsen in Primär- und Sekundärprozessen

Das Verhältnis von Phantasie und Realität wird in der folgenden Zeit von sehr vielen psychoanalytischen Autoren untersucht, auf die ich hier nicht alle eingehen kann.[26] Einige neuere Ansätze sollen jedoch beschrieben werden, die aus Freuds Weiterentwicklung des triebtheoretischen Modells zur Strukturtheorie die zentrale Rolle des Ich fokussieren, und damit auch den integrativen Charakter künstlerischer Prozesse psychodynamisch zu erklären suchen. Für die kunsttherapeutische Arbeit mit Patienten werden die Konsequenzen dabei ersichtlich, denn es können sich neue Aspekte des Verhältnisses herauskristallisieren zwischen der Welt, die man gemeinhin als „Phantasie" und der, die man als „Realität" bezeichnet.[27]

Rycroft trifft die Unterscheidung zwischen Primär- und Sekundärprozess auf folgende Weise:

„Wenn ein Impuls auf dem Wege des Primärprozesses entladen wird, dann ist das Ergebnis entweder eine Wach- oder Schlafhalluzination. Das letztere ist das, was wir einen Traum nennen. Der Mechanismus, durch den dies geschieht, ist, dass die Energie oder Libido, die von den Impulsen getragen wird, nicht auf solche körperlichen Organe gerichtet werden, die eine wirkliche Befriedigung des Impulses ergeben, sondern auf den Teil des psychischen Apparates, in dem vergangene Befriedigungen repräsentiert sind. Diese Erinnerungsspuren werden (...) mit Energie besetzt und als real erlebt."[28] Zu den Bedingungen, unter denen dies geschieht, zählt Rycroft den Schlaf – also die Träume, die Psychosen, die Säuglingszeit und die Neurosen.

Über den Sekundärprozess schreibt er: „Er ist der Prozess, bei dem ein Impuls zu einem mehr oder weniger bewussten Wunsch wird und nicht sofort durch Halluzination befriedigt wird, sondern nur nach einer Verzögerung zu dem Teil des psychischen Apparates gelangt, der (a) äußere Realität wahrnimmt, und (b) der diejenigen physischen Organe kontrolliert, die Veränderungen in der Außenwelt bewirken können, die zur Befriedigung des Wunsches (Entladung des Impulses) führt. In der Verzögerung wird die äußere Realität wahrgenommen und auf der Suche nach einem angemessenen Objekt analysiert, und teilweise komplexe Fähigkeiten werden benutzt, um den Wunsch zu erfüllen. Diese Fähigkeiten sind entweder angeboren oder erworben."[29]

Ich-Funktionen wie Realitätsprüfung und -manipulation spielen bei der Entladung von Energie eine große Rolle. Das Schicksal der Impulse bei den beiden Vorgängen ist nach Rycroft unterschiedlich: beim Primärprozess wird Spannung sofort und unabhängig von der äußeren Realität entladen; diese Art von Entladung ist jedoch nur vorübergehend. Währenddessen erfordert der Sekundärprozess eine Verzögerung und ist abhängig von der Realität; aber dafür wird die Spannung dauerhaft entladen, dauerhaft im Zusammenhang mit dem aktuellen Impuls.

Die Bindung psychischer Energien in der Kunsttherapie

In der Kunsttherapie oder in der Kunst können wir diese Unterscheidung manchmal sehr gut beobachten. Patienten benutzen in bestimmten psychischen Spannungszuständen das Material regelrecht zur „Entladung", so z. B. indem mit Farbe oder mit Ton einem impulsiven Drang zum Aggressionsabbau nachgegeben wird. Ein Bild zeigt dann deutlich die Spuren dieses Zustandes, inneres Chaos ist nach außen transportiert worden. Aber man spürt, an dem Bild ist nicht „gearbeitet" worden. Der Ton wurde geworfen und geschlagen ohne weitere gezieltere Bearbeitung. Die Suche nach einer Form war nicht das Anliegen dieser Aktionen. Innerer Druck und unbewusste Phantasien sind ebenso formlos auf das Blatt projiziert worden wie die Farbe geschleudert, der Ton geschlagen oder mit dem Stift gekritzelt wurde. Einige Momente später wird der Patient wahrscheinlich weniger erregt sein als zuvor. Jedoch ist der Druck meistens nur kurzzeitig verschwunden und derselbe Impuls zu agieren entsteht von neuem. Echte Befriedigung tritt dann ein, wenn eine gewisse „Zähmung" dieser Impulse mehr Gelegenheit zum Überlegen und zur Auseinandersetzung mit den äußeren Bedingungen wie Material, Format, Licht, Perspektive usw. gegeben hat. Dann haben wir das Empfinden, dass etwas zwischen energetisch aufgeladenen Impuls und Handlung geschaltet wurde, dass Momente der Verlangsamung und des Denkens entstehen konnten. An die Stelle des Reflexes tritt Reflexion.

Die Bindung von Energie an eine produktive Tätigkeit fand in der Psychoanalyse ihren Niederschlag im Konzept der Sublimierung. Die Befriedigung, die von der angemessenen Kontrolle über diese Impulse, ohne sie zu verleugnen, ausgeht, ist enorm. Charakteristisch für diese Befriedigung ist, dass sie lang anhält, zumindest länger als bei der direkten Entladung.

Jeder Maler und jeder, der sich auf den kreativen Prozess einlässt, weiß, welche Intensität von einem Bild ausgehen kann, das unter hohem emotionalen Druck begonnen wurde und trotzdem nicht zur Zerstörung oder zum bloßen kathartischen Ausagieren, sondern zu einem ästhetisch gelungenen Ergebnis geführt hat. Der kreative Prozess selbst, das Handeln mittels Material, hat diese Bindung und Formung in der Verlangsamung ermöglicht. Patienten brauchen dazu meistens die Hilfe des Therapeuten, indem dieser sein so genanntes Hilfs-Ich zur Verfügung stellt.

Ein depressiver, künstlerisch begabter Patient hatte seinen farbigen Pastelllandschaften immer eine heitere Ausstrahlung verleihen wollen. Und immer wurden diese Bilder dunkler, als er beabsichtigt hatte. Es wurde deutlich, dass der Patient seinen depressiven Zustand abwehrte. Als aber in einer Phase großer innerer Anspannung diese Abwehr nicht mehr so gut zu funktionieren schien, entstand auf seinem Blatt ein düsteres archaisches Steintor, das am Strand vor einem dunklen

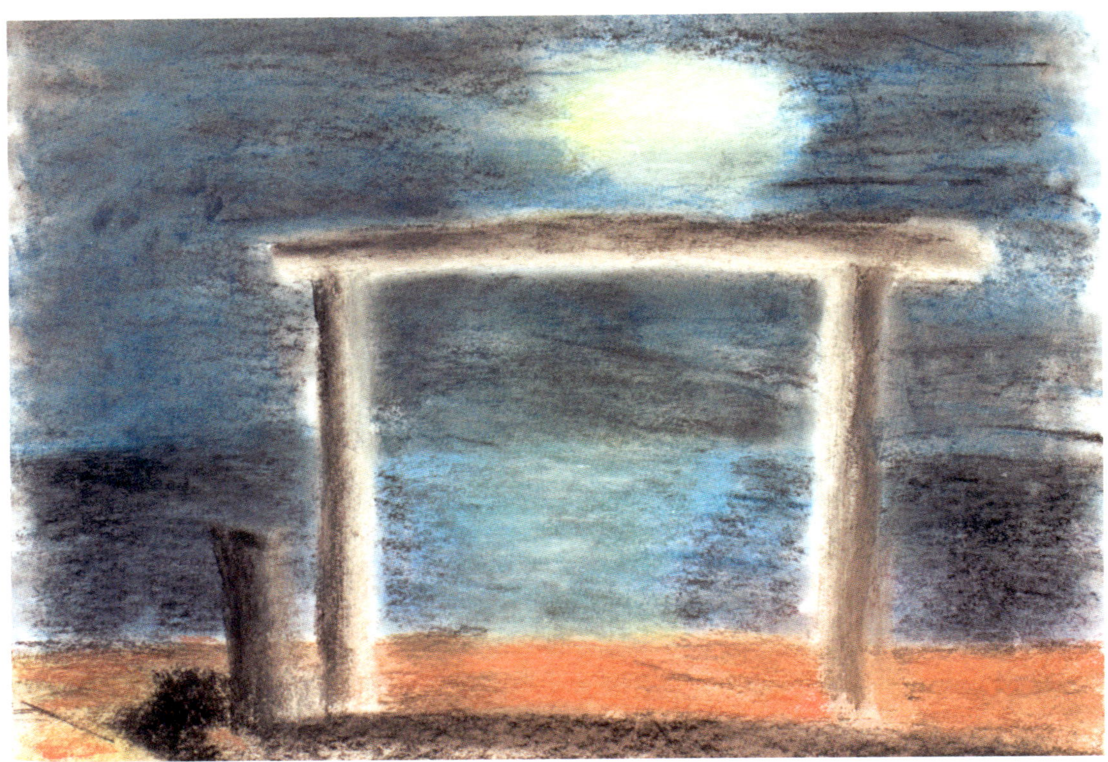

Abb. 1: 42x59,7 cm, Pastellkreide

Meer herausragt. Der Patient wurde sehr wütend und wollte die Zeichnung zerreißen und wegwerfen, obwohl sie in ihrem Ausdruck auf mich und die Mitpatienten sehr stark und formal gelungen wirkte. Ich bot ihm an, das Bild an mich zu nehmen und in seine Mappe zu legen, und schlug ihm vor, er brauche es ja nie mehr anzusehen oder vielleicht irgendwann einmal später. Darauf ließ er sich ein. Wochen später schaute er sich diese Zeichnung wieder an und sagte, dass er nun froh sei, dass das Bild noch existierte. Später zeigte er es sogar in einer Ausstellung im Foyer der Klinik.

In dieser Situation konnte der Patient sich zwar so weit kontrollieren, dass er dieses Bild zeichnen konnte. Dazu hatte ihm sicher auch seine Begabung geholfen. Aber die innere Spannung bewirkte, dass es ihm nicht gelang, ein wie sonst übliches „heiteres“ Aussehen herzustellen. Das Bild spiegelte ihm möglicherweise, dass seine Abwehr gegen die Depression nicht mehr wie sonst funktionierte, und das schien ihn so wütend zu machen, dass er impulsiv seine Arbeit zerstören wollte. Im Kontakt über das kurze Gespräch war es ihm möglich, diesen Impuls zu reduzieren, und das Bild konnte vor der Zerstörung gerettet werden. Ohne dieses Innehalten, das die Intervention der Kunsttherapeutin bewirkt hatte, hätte dieser Affekt zur Vernichtung des Bildes geführt. Insofern gab die Unterbrechung die Gelegenheit, Energie zu binden, indem Gedanken und Worte zwischen den Druck zu handeln geschoben wurden.

Vom sinnlichen Reiz zur mentalen Repräsentation

Zu einem Konzept von *freien beweglichen* und *gebundenen* psychischen Energien schaffen Beres und Joseph den Begriff der „mentalen Repräsentation .[30] Sie ist mit dem zu vergleichen, was Rycroft als die Erinnerungsspur an vergangene Erfahrungen bezeichnet hat und im psychischen Apparat zur Bindung von Energie im Sekundärprozess führt. Sie beschreiben „mentale Repräsentation“ als eine vorausgesetzte unbewusste psychische Organisation, die als ein Symbol, eine Vorstellung, eine Phantasie, ein Gedanke, ein Affekt oder eine Handlung im Bewusstsein hervorgerufen werden kann.

Bevor eine mentale Repräsentation entstehen kann, muss es zu einer mentalen Registrierung gekommen sein. Diese entsteht in einem hierarchisch angelegten dreigliedrigen Wahrnehmungsprozess: Auf der ersten Ebene wirken die äußeren und körperlich-organischen Stimulierungen auf die Sinne ein. Die Nervenenden reagieren auf Temperatur, Schmerz, Berührung und Druck. Dazu kommen die besonderen sinnlichen Reaktionen des Hörens,

Sehens, Geruchs und Geschmacks. Auf dieser Ebene sind diese Reize ein neuro-physiologisches Phänomen und nach Beres präperzeptuell. Auf der zweiten Ebene geschieht die Organisation dieser primären Reize in Wahrnehmungen wie Gestalten und Konfigurationen von Raum, Form und Farbe. Bei Tieren ist diese Reaktion ebenso vorhanden und gilt als kompliziertere Wahrnehmung, die durch ihre Reaktion, die direkt auf den sinnlichen Reiz erfolgt, charakterisiert ist. Aber erst auf der dritten Ebene kann Wahrnehmung als Repräsentation unabhängig von unmittelbarer und direkter sinnlicher Stimulation erreicht werden. Erst dann kann man nach Beres von einer echten mentalen Repräsentation sprechen.[31] Beres trifft hier eine wichtige Unterscheidung: Stimuli, die der äußeren Welt entstammen, werden zu einem Konzept von dieser äußeren Welt organisiert; Stimuli, die den körperlichen Organen und Muskeln entstammen, tragen zu einem anderen Teil des Realitätskonzeptes bei: dem Bild[32] vom Selbst.

Beres und Joseph nehmen an, dass beim Menschen alle mentalen Registrierungen in mentale Repräsentationen umgewandelt werden und als bewusste Derivate in der Abwesenheit eines direkten Stimulus evoziert werden; das heißt durch einen inneren Prozess.[33] Sie beziehen sich auf Piaget, der das Konzept der *Repräsentation* häufig angewandt hat: „Im strengeren Sinne heißt repräsentieren *etwas nicht Gegenwärtiges gegenwärtig machen* – wie z. B. in einem inneren Bild oder im symbolischen Spiel. In einem etwas unangemessenen und irreführenden Sinne spricht man von der Erkenntnis oberhalb der senso-motorischen Stufe, insofern sie nicht mehr ausschließlich an externe Akte gebunden ist, also von ‚repräsentationaler' Erkenntnis."[34] Und: „Die Wahrnehmung ist das Erkennen der Gegenstände durch einen direkten Kontakt mit ihnen. Die *Vorstellung* (Hervorhebung von d. Verf.) hingegen besteht entweder darin, dass man nicht anwesende Gegenstände im Geiste sieht, oder, wenn sie die Wahrnehmung anwesender Gegenstände unterlegt, darin, dass man das Erkennen dieser Gegenstände mittels der Wahrnehmung durch Bezugnahme auf andere, in diesem Augenblick nicht wahrgenommene Gegenstände ergänzt."[35]

Obwohl Psychoanalytiker wie Beres, Joseph und Noy die Nähe zu Piagets Konzept der mentalen *Repräsentation* erkennen, grenzen sie sich doch insofern von seinen Definitionen ab, als Piaget nur von bewussten und kognitiven Prozessen spricht und unbewusste Prozesse und Handlungen nicht in Betracht zieht. Von allen aber wird der sinnliche Stimulus bzw. die senso-motorische Wahrnehmung bei der Bildung mentaler Repräsentationen vorausgesetzt. Wir werden später sehen, dass diese Ebene der sinnlichen Kontakte und Reizverarbeitung in der lebensgeschichtlichen Entwicklung von Künstlern eine besondere Rolle spielt.

Aus der Sicht von Beres und Joseph ist es sinnvoll, eine Unterscheidung zwischen bewussten und unbewussten Repräsentationen zu treffen; sie definieren folgendermaßen: mentale Repräsentation ist eine postulierte unbewusste Organisation, die in der Lage ist, im Bewusstsein als Symbol, Vorstellung, Phantasie, Gedanke, Affekt oder Handlung hervorgerufen zu werden.[36]

Der Weg, der zu dieser einzigartigen Fähigkeit des Menschen zu einer mentalen Repräsentation oder Vorstellung führt, ist das Lernen mit der Entwicklung des Ichund des Über-Ich, das heißt der strukturellen Differenzierung der psychischen Funktionen. Beres zählt sie auf: es ist die Fähigkeit des Menschen, seine Triebe zu kontrollieren und ihre Befriedigung aufzuschieben; seine gedanklichen Prozesse, die Begriffsbildung, Abstraktion, Sprache und Vorstellung umfassen; die Natur seiner affektiven Reaktionen; seine Beziehung zu anderen Personen; und, vor allem, seine moralischen Funktionen, seine ethischen Normen und seine Fähigkeit, Schuld zu erfahren.[37] An anderer Stelle benennt er die besondere psychische Ausrüstung des Menschen: seine Fähigkeit zur Symbolisierung, Begriffsbildung, Sprache, Einbildungskraft, zu Erinnerung, Antizipation und Idealisierung.[38]

In welcher spezifischen Form sich diese Funktionen entwickeln, ist ein Ergebnis der Wechselwirkung von Vererbung und Umwelt. Doch nur über die Beziehung zu anderen Personen können die Ich-Funktionen reifen, denn die Fähigkeit, eine seelische Repräsentanz für ein abwesendes Objekt zu bilden, wenn das Objekt den Sinnen nicht zugänglich ist, entwickelt ein Individuum über die Identifizierung. Für Beres ist die Identifizierung das zentrale Thema zum Verständnis für die Frage, wie der Mensch das, was in der äußeren Welt gewesen ist, zum Bestandteil der inneren Welt macht.[39] Die Vorstellung, oder nach Beres und Joseph die *mentale Repräsentation*, bildet die unbewusste Basis für alle bewussten psychischen Aktivitäten und Ich-Funktionen. Aus diesem Grunde kann der Prozess der Symbolbildung nur beginnen, wenn schon eine bestimmte Stufe der Ich-Entwicklung erreicht worden ist, denn das zukünftige Symbol muss mit Erwartungen besetzt werden, bevor es als Symbol benutzt werden kann.

Wenn wir annehmen, dass psychische Energie in mentalen Repräsentationen gebunden ist und für weitere Entwicklungsprozesse zur Verfügung steht, dann können wir für die Kunsttherapie nach Wilson folgende Vermutungen aufstellen: Patienten, die durch ihre Konflikte zu symptomatischem Handeln veranlasst werden, haben zunächst keine Möglichkeit, dem Druck ihrer inneren Wünsche und Bedürfnisse auf andere Weise zu begegnen. Man kann vermuten, dass diese inneren Bedürfnisse und Wünsche von mentalen Repräsentationen in Form unbewusster Phantasien begleitet sind. In der künstlerischen Arbeit haben wir die Gelegenheit, Zugang zu den Ursprüngen dieser Impulse zu bekommen, indem wir Material anbieten, das in einem Arbeitsprozess Form annehmen soll. „Wenn wir als Kunsttherapeuten unsere Patienten auffordern, Bilder und Skulpturen zu machen, wenn sie unter Druck stehen, sich impulsiv zu verhalten oder zu handeln, dann versuchen wir, ihnen dabei zu helfen, vorzeitige Triebentladung zu verzögern und stattdessen ihre Gefühle, Gedanken oder Phantasien in sichtbare Form zu bringen. Wir tun dies, indem wir versuchen, einen bewussten dazwischentretenden Faktor einzuschieben, der es dem Patienten ermöglicht, für einen Moment ‚zu sehen', was in seinem Geist vor sich geht."[40] Zu den bewussten Faktoren gehört auch das sinnliche Moment des künstlerischen Materials. Über dessen wichtige Auswirkungen soll an späterer Stelle ausführlich gesprochen werden.

Doch hier wird die wichtige Frage der Kunsttherapie über die Beziehung von Bewusstem und Unbewusstem angeschnitten. Was weiß der Patient über die Natur seines Werkes? Kann er damit etwas über sein Phantasieleben erfahren bzw. kann ihn das Werk an die Realität heranführen? Diese Fragen können auch für den Künstler gelten.

Die Förderung von Ich-Funktionen im künstlerischen Prozess

Wie die Psychoanalytiker sagen, sind Symbole, Vorstellungen, Phantasien und Träume, Halluzinationen, Gedanken, Gefühle und Handlungen die Repräsentation der unbewussten mentalen Vorstellung. Über die Art einer unbewussten mentalen Vorstellung können wir nach Beres und Joseph nichts wissen, da sie uns nur in bewussten, oben beschriebenen Ableitungen zur Verfügung stehen. Visuelle Phantasie selbst geschieht in Bildern, die auf vorheriges Erleben und Registrieren aufgebaut werden konnten. Aufgrund dieser wichtigen Tatsache besteht Phantasie oder primärprozesshaftes Denken auch aus Komponenten, die aus der Sphäre des Ich stammen. Wachsende Ich-Funktionen erweitern deshalb auch das Phantasieleben.

Wenn ein Symbol, wie Beres und Joseph meinen, die bewusste Manifestation einer unbewussten mentalen Repräsentation ist, dann kann schließlich ein Symbol mit unterschiedlichen Bewusstseinsstufen wahrgenommen werden. Unbewusste Phantasie, die im Symbol auf einer höheren Organisationsstufe zum Ausdruck gebracht wurde, steht dem Bewusstsein leichter zur Verfügung. Beres fasst zusammen: Das Symbol ist eine bewusste, manifeste Schöpfung des Menschen. Was es symbolisiert, kann bewusst oder dem Bewusstsein nahe, d. h. vorbewusst, oder auch verdrängt und unbewusst sein.[41]

Deshalb stimmt er auch mit Kris überein, dass selbst der Künstler, der neurotisch oder psychotisch krank ist, etwas von künstlerischem Wert schafft (wie immer es auch von Ästhetikern definiert sei). Denn der kreative Akt selbst geschieht durch die Ich-Funktionen, die intakt bleiben, selbst wenn Störungen der Psyche des Künstlers in neurotischen oder psychotischen Symptomen vorhanden sind. Der kreative Prozess ist nicht Teil des psychotischen Prozesses. Das heißt jedoch nicht, den Einfluss zu ignorieren, die solche Konflikte oder Symptome auf die Ich-Funktionen haben.[42]

Diese Feststellung möchte ich unterstreichen. In der Kunsttherapie verifiziert sie das Argument, dass wir die gesunden Fähigkeiten des Patienten, das heißt seine Ich-Funktionen, in besonderer Weise bei der Arbeit aktivieren und fördern.[43] Ein Bild oder eine Skulptur kommt nicht zustande, wenn nicht psychisches Vermögen wie Erinnern, motorische Kontrolle, Realitätsprüfung, Identifikation und andere Ich-Funktionen während des kreativen Prozesses zum Tragen kämen. Leider werden in der Diskussion um die Kunst von Außenseitern oder Kranken diese grundlegenden Fähigkeiten ignoriert. Stattdessen spricht man häufig von „schizophrener Kunst" oder „psychopathischen Werken"[44] Ein Künstler mag psychisch krank sein, aber seine Werke sind es niemals. Sie sind höchstens Ausdruck seiner Krankheit und seiner Konflikte. Oder mit den Worten Müller-Suurs: „Ein Kunstwerk kann keine Schizophrenie haben und daher auch nicht schizophrene Symptome hervorbringen."[45]

Dennoch enthält das Kunstwerk Botschaften, die über die Befindlichkeit und das Leid des Patienten Auskunft geben: Es vermittelt Ein-Sicht in die innere Wirklichkeit des Patienten und dementsprechend stellt es Zusammenhänge her zu seinem Leiden. Im Bild oder in der Skulptur sind sie fassbare Realität geworden, die vom Patienten selbst, aber auch vom Therapeuten und anderen wahrgenommen werden kann. Während oder nachdem sie ein künstlerisches Werk geschaffen haben, zeigen viele Patienten Bereitschaft, über ihre Konflikte, Gedanken und Gefühle zu sprechen. Vermutlich sind im künstlerischen Schaffungsprozess zuvor verdrängte Inhalte in einen vorbewussten und dem Bewusstsein leichter zugänglichen Zustand gebracht worden. Aber Kunstwerke sind auch oft beladen mit unbewussten Symbolisierungen, hinsichtlich derer die Künstler kein Bewusstsein über die unbewussten Ursprünge (Referenten) haben. Es ist anzunehmen, dass in jedem Kunstwerk Elemente enthalten sind, die dem Künstler und natürlich auch dem Patienten und möglicherweise auch dem Therapeuten verborgen bleiben. Die vielfachen Determinierungen jeder symbolischen Handlung, also auch des künstlerischen Werks als Produkt dieser Handlung, weisen gerade in der Kunsttherapie darauf hin, dass in der bewussten Wahrnehmung von Bedeutung nur ein Teil der gesamten Bedeutungen enthalten sein kann.[46] Das Symbol kann beispielsweise auch eine gesunde Abwehrfunktion erfüllen, d. h. Schutz ermöglichen. Auch dies gehört zu den Ich-Funktionen. Primärprozesshaftes Material kann naturgemäß sehr bedrohlich für das Ich und Über-Ich werden. Deshalb ist manchmal das Bewusstwerden eines Konfliktes auf der kognitiven sprachlichen Sekundärebene unerträglich und wird mit viel Energieaufwand vom Bewusstsein fern gehalten. Dennoch hilft das Symbol durch die Ent-Äußerung, einen Abstand zwischen sich und dem Konflikt zu schaffen und Neues über sich zu erkennen. Ein-Sicht kommt vom Sehen. Das Erkennen und Erfahren von Bedeutung muss nicht durch Sprache bestätigt sein. Drängt der Therapeut zu sehr auf ein interpretierendes, auf kognitive Einsicht gezieltes Gespräch, kann es durchaus zur Folge haben, dass der Patient sich weigert, weiterhin symbolische sichtbare Formen für seine Gedanken und Gefühle zu finden.

Ein sehr verschlossen wirkender Patient hatte einmal einen Kopf aus Ton geformt, dessen Mund aussah, als wollte er etwas sehr Ärgerliches ausdrücken. Spontan fragte ich, was Kasimir, wie der Patient den Kopf nannte, denn sagen würde. Ebenso spontan gab der Patient zur Antwort: „Ich bin so wütend!“ Als ich aber dann weiter fragte, worüber Kasimir so wütend sei, schien dem Patienten deutlich zu werden, dass er im Grunde über sich gesprochen hatte. Prompt verschloss er sich wieder und sagte, dass die Skulptur doch nicht sprechen könne. Der geformte Kopf hatte einen Moment lang den verbalen Ausdruck für tief verdrängte Gefühle katalysieren können. Jedoch als der Patient davon Bewusstsein erlangte, schien er sich über diese Direktheit bedroht zu fühlen und zog sich wieder auf das non-verbale Mitteilen in seinem Werk zurück. Die Skulptur selbst spiegelte diese Emotionen jedoch deutlich.

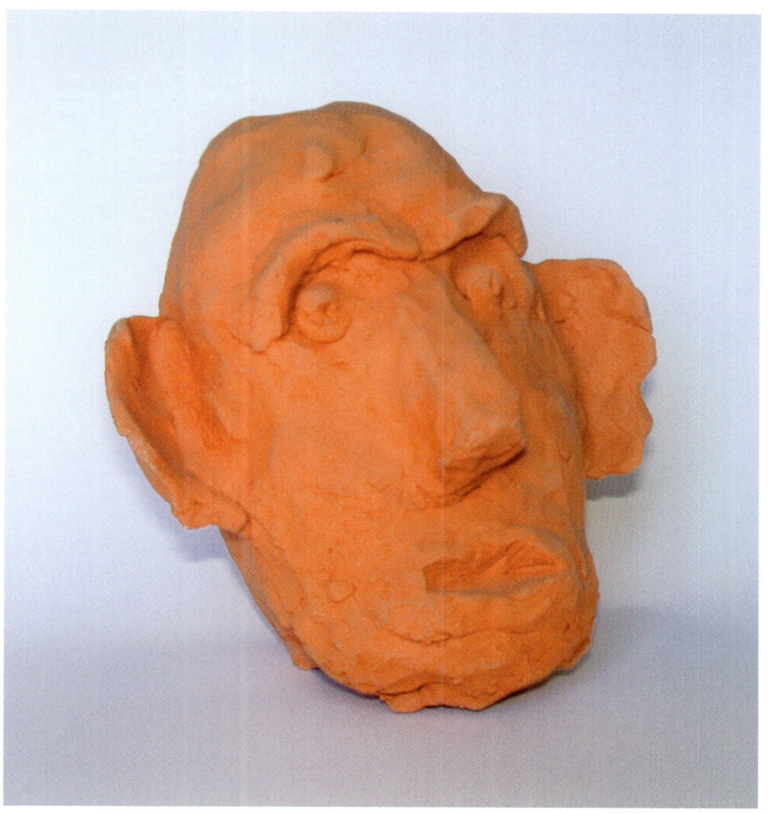

Abb. 2: Höhe ca. 19 cm, Ton

In einer Bemerkung des englischen Malers Francis Bacon wird offensichtlich, dass in der Kunst Primärprozesse mit einer spezifischen Funktion beteiligt sind. Er wurde in einem Interview zum Inhalt seiner Bilder befragt, worauf er nur die Antwort gab: „Wenn man darüber sprechen kann, warum sollte man es dann malen?“[47]. Der Maler gab dem Journalisten Auskunft, dass die Mitteilungen, die er mit seinen Bildern machen will, nicht mit den Mitteln des kognitiven sekundärprozesshaften Denkens und Sprechens gemacht werden können; dies aber hatte die Frage des Journalisten impliziert.[48]

Das Feedback-System der Psyche

Der ursprünglich als primitiver und hierarchisch an unterlegener Stelle positionierte Primärprozess wird von Noy einer gründlichen Revision unterzogen, die wir uns auch in der Kunsttherapie zu Eigen machen können.[49] . Denn vor allem in der Kultur, Kunst und Kreativität spielt der Primärprozess neben vielen anderen „normalen" Funktionen eine große Rolle, die bisher theoretisch wenig erfasst wurde. „Der Primärprozess", so schreibt Noy, „wird charakterisiert mit den Mechanismen der Verdichtung und Verschiebung; er hat eine Sprache mit eigener Logik und ist nicht zu messen mit den Regeln der gesprochenen Sprache."

Der Unterschied zwischen dem Primärprozess und dem Sekundärprozess liegt nach Noy in der Art der Organisation und Funktion und nicht, wie man lange behauptet hat, in ihrer Stufe der genetischen Entwicklung. Primärprozesshaftes Denken und Erleben sind kontinuierliche Bestandteile während des ganzen Lebens; ohne ihr Wirken könnte ein Individuum keinen befriedigenden Umgang mit den Gegebenheiten der äußeren Welt erlangen.

Der Kunst, insbesondere der modernen Kunst, wird manchmal vorgeworfen, sie brächte offenkundig primärprozesshaften Ausdruck hervor. Noy setzt dem entgegen, dass einerseits Menschen mit viel Ich-Stärke sich gerade an dieser Kunst erfreuen und logische Kontrollen aufgeben können, und andererseits Kinder, die selbst im Phantasieleben eher zu Hause sind, an der abstrakten Kunst keinen Gefallen finden. Stattdessen können wir beobachten, dass die Fähigkeit der Kinder, sich an Kunst zu erfreuen, im Laufe der Jahre mit ihrer weiteren Entwicklung wächst. Auch der Primärprozess entwickelt sich im Laufe des Lebens; er bleibt nicht auf der primitiven Stufe des Kindes stecken, sondern gewinnt mit zunehmender Reifung an Komplexität genauso wie der Sekundärprozess.[50]

Die Funktion des Primärprozesses liegt darin, dass wechselnde Erfahrungen im Selbst assimiliert werden. Die Sprache erfasst nur einen Teil dieser Erfahrungen, auch alle weiteren Elemente wie Gefühle, Ideen, Erinnerungen, körperliche Empfindungen werden im Primärprozess verarbeitet. Langer bezeichnete dies als präsentativ im Gegensatz zum Diskursiven der verbalen Sprache.[51]

Nach Noy besteht die Hauptaufgabe des Primärprozesses in der Reifung und dem Wachstum des Selbst sowie dem Erhalt der Identität und Kontinuität als des dauerhaften Kerns des Ich. In diesem Vorgang werden neue Erfahrungen mit verschiedensten vorangegangenen Eindrücken und Wahrnehmungen verglichen und durchgearbeitet und können dann nach einer angemessenen Zeit als bewältigt, das heißt als integriert betrachtet werden. Erst danach stehen diese assimilierten Erfahrungen der sekundärprozesshaften Bearbeitung zur Verfügung, also dem realitätsüberprüfenden Denken und Handeln. Das, was der Mensch als Realität der äußeren Welt empfindet, ist in großem Umfang von seinen inneren Konflikten und seinem Gefühlszustand beeinflusst. Beres konstatiert: „Alle äußeren Wahrnehmungen werden beim Menschen in einem gewissen Grade auf ihrem Weg zur psychischen Repräsentation beim Prüfen der Realität verzerrt."[52] Deshalb ist auch die äußere Realität immer relativ und, wie Noy argumentiert, abhängig von dem Grad und der Art und Weise, wie sekundäre und primäre Vorstellungen operieren. „Auf diese Weise besitzt jedes Individuum seine eigene idiosynkratische Sicht der Wirklichkeit ... Diese Idee gewinnt besondere Wichtigkeit in Bezug auf die Arbeit der kreativen Denker und Künstler, die neue Symbole produzieren um Wirklichkeit zu begreifen, und dadurch die Empfindung der Wirklichkeit jener verändern, die ihnen folgen."[53]

Noy vermutet zwischen dem Primär- und dem Sekundärprozess ein Feedback-System, wobei die wachsende Differenzierung des Sekundärprozess-Systems von dem ständig wachen Einfluss des Feedbacks abhängt. Rycroft hatte diesen Zusammenhang so erklärt, dass das Symbol auf die äußere Welt bezogen bleibt, wenn es vom Sekundärprozess angewandt wird; Symbolbildung führt nach ihm zu einer Erweiterung der libidinösen Interessen.[54]

Lernen und Bewältigung von Realität sind das Ergebnis der synthetisierenden Funktion des Ich, ein Ergebnis, an dem sowohl Primärprozesse als auch Sekundärprozesse beteiligt sind. Im Laufe der Entwicklung wächst die Fähigkeit zu sekundärprozesshaftem Denken. Das bedeutet, dass immer mehr äußere und innere Reize im Denken so organisiert werden können, dass sie in kommunikative symbolische Formen transformiert werden. Dem Ich stehen immer mehr Auswahlmöglichkeiten zur Verfügung, um mit dem ursprünglichen Stimulus (Objekt) umzugehen. Weil der Prozess der Verschiebung von einem Objekt oder einer Aktivität auf eine andere endlose Möglichkeiten der Wiederholung bietet und damit immer weniger an das primäre Objekt gebunden ist, wird die Symbolisierung auch als zentrifugal bezeichnet.[55]

Noy nimmt an, dass die Differenzierung des Sekundärprozesses durch den beständig überwachenden Einfluss des Feedbacks vom Primärprozess erreicht wird, und dass die regelmäßige Funktion des Sekundärprozesses für immer von solchem Feedback abhängt. Die Mechanismen, die das Wachstum des Sekundärprozesses mit seiner logischen, realitätsorientierten Wirkung ermöglichen, benötigen ständig den sinnlichen Kontakt mit der Ordnung und den Mustern der realen Welt, auf die der Sekundärprozess epistemologisch gesehen reagieren muss. Fehlt dieser Kontakt, verlieren psychische Strukturen ihre Stabilität und Trieb kontrollierenden Fähigkeiten mit dem Ergebnis, dass die Regression auf primitive, archaische primärprozesshafte Funktionsweisen gefördert wird.[56]

Die englische Psychoanalytikerin Segal betont ebenfalls den transformierenden Prozess, den die ursprünglichen Phantasien im Kontakt mit der Realität erfahren: „Die Erfahrung der Realität, in Wechselwirkung mit der unbewussten Phantasie, verändert nach und nach das Wesen der Phantasie, und Spuren von Erinnerungen an Realitätserfahrungen werden von Phantasieleben einverleibt ... Die Primärphantasien sind ungefüger und primitiver Art, da sie sich unmittelbar auf die Triebbefriedigung richten ... Aus diesem Kern entstehen die späteren Phantasien. Sie ändern sich durch die Berührung mit der Wirklichkeit, durch Konflikte, durch wachsende Reife."[57]

Das Bedürfnis, die ursprünglich in der Psychoanalyse eher antithetisch gehaltene Unterscheidung zwischen Phantasie und Realität in einen Kontext zu bringen, war vermutlich einer der Gründe, weshalb Winnicott den Begriff der *Illusion* eingeführt hat. Er versuchte, die Natur der Beziehung zwischen der Fähigkeit zur Illusion und der Wahrnehmung der äußeren Realität aus der Wechselbeziehung von Säugling und Mutter zu beschreiben.[58] So gesehen ist Kunst nicht nur Illusion, sondern geteilte Illusion. Das Übergangsobjekt ist die Verkörperung der Illusion, ein Zusammentreffen von Phantasie und Realität, ein äußeres Zeugnis für innere Erfahrung.

Primärprozesse in der Kunsttherapie

Die Denkweise Winnicotts zum Verhältnis von innerer und äußerer Welt hat sich auch die englische Psychoanalytikerin und Malerin Marion Milner zu Eigen gemacht. Sie bezieht sich auf sein Credo des so wichtigen kreativen Paradoxons, dass *Erhalten* das Anderssein impliziert und dass zugleich das, was wir erhalten, unser Eigenes ist. Diese Erkenntnis kumuliert im *Übergangsobjekt* als Symbol einer Zwei-Wege-Reise: zugleich die objektive Realität des Objekts und die objektive Realität des Subjekts zu finden – das ICH BIN.[59] In ihrem Buch *The Hands of the Living God*[60] beschreibt Milner, welche Entwicklungspotenziale aus einer Art unbewussten, automatischen Zeichnens entstehen können. In einer langen unkonventionellen Analyse mit der schizophrenen Susan brachte das Mädchen unzählige „Doodle-Drawings", Kritzelzeichnungen, in die Behandlungsstunden mit, deren Bedeutung zu erfassen weder die Therapeutin noch Susan selbst in der Lage war. Aber weil Milner sich in den „Dienst des Prozesses" stellen konnte und die „fördernde Umgebung" bereit hielt, konnte Susan allmählich durch ihre Kritzelzeichnungen ihres eigenen Selbsts gewahr werden; sie konnte beginnen, sich selbst zu fühlen und zu verstehen. Die Kritzel wurden „schöner", ohne bewusst nach „Schönheit" zu streben, Susan war aus dem autistischen Kommunizieren zu einem Kontakt mit einem Gegenüber in ihren Zeichnungen gelangt.[61]

Marion Milner über die Scheu vor dem Malen

Milner begab sich selbst über das Zeichnen und Malen auf die Suche, um einen Weg zu ihren inneren Gefühlen und dem, was sie in der äußeren Welt interessierte, zu finden. Die Schwierigkeiten und Ängste in diesem Prozess beschrieb sie in einem sehr persönlich gehaltenen Buch mit dem Titel *On not being able to paint.*[62] Beim Versuch, nach den Regeln der akademischen künstlerischen Konventionen zu zeichnen, war sie höchst unzufrieden geworden und entschied sich, die Gesetze äußerer Grenzen nicht mehr zu beachten und einen Zwischenraum im spielerischen Vorgehen aufzusuchen. Sie hatte erkannt, dass für einen befriedigenden künstlerischen Prozess ein Zurücktreten von nüchterner Vernunft und Toleranz das Entstehen formloser Vieldeutigkeit in Stimmungen, Gefühlen und Phantasien fördert. Erst dann werden diese Eindrücke während des Zeichnens auf neue Art und Weise reorganisiert.

Milner führt das Beispiel eines Zimmers an, das sie perspektivisch darstellen wollte, ein Unterfangen, das ihr trotz ihrer Mühen misslang. Aber sie entdeckte, dass es viel mehr darauf ankam, die ihr selbst wichtigen Aspekte der Gegenstände wiederzugeben: „So war offenbar auch bei den Stühlen das wichtigste, dass sie unter uns sind, bereit, unser Körpergewicht aufzunehmen; gerade so wollte ich zeichnen ... Es war, als könnte der eigene Verstand sich wünschen, die Gefühle auszudrücken, die vom Tastsinn und der Muskelbewegung ausgehen und nicht vom Gesichtssinn. Tatsächlich schien es fast so, als wolle man beim Zeichnen unbehelligt bleiben von dem Gefühl der Distanz und des Außerhalbseins, das sich in dem Moment einstellt, wo man betrachtend auf dem Zeichenschemel sitzt, als wolle man frei sein von all den Vorgaben wie unveränderter Blickwinkel, gleich bleibende Augenhöhe und horizontale, sich auflösende Linien. Offenkundig wollte man eine besondere Beziehung zu den Objekten, bei der man viel stärker mit ihnen verwoben war als sonst."[63] Deutlich wird in dieser Beschreibung ein Standpunkt der Künstlerin, die ihre Sichtweisen der Welt wiedergeben und sie ihrer Illusion anpassen will.

Milner führt diese „Methode der freien Zeichnungen" auf die frühen Erfahrungen des Kleinkindes zurück, das in dem allmählich beginnenden Gewahrwerden des Getrenntseins von der Mutter erkennt, dass in ihm und in der umgebenden Welt positive und negative Eigenschaften vorhanden sind und dass solche Eigenschaften projiziert und introjiziert werden. Eine weitere Erfahrung aus dieser frühen Zeit ist die enge, wenig differenzierte Beziehung zur Mutter, die im Prozess des freien Zeichnens als Loslassen von logischen, nach außen orientierten Strukturen wieder erlebt werden kann, ein Zustand, in dem die potenzielle Gefahr der Regression wächst und die Angst, von der Umgebung oder von Gefühlen verschlungen zu werden, sehr groß werden kann. Aber in der Kunst wird ein Symbol für die notwendige Illusion der Einheit, des Nicht-Getrennt-Seins von Subjekt und Objekt geschaffen[64], in der die eingebildeten Gefahren des Wahnsinnig-Werdens, wenn im Prozess trennende Grenzen aufgehoben sind, dann letztendlich in der Ausführung zu einem Gefühl von Kraft und Lebendigkeit führen. Im künstlerischen Material kann eine neue Erfahrung mit einem nicht bedrohlichen „Anderen" gemacht und eine befriedigende Form der Kommunikation erreicht werden. Vor allem solchen Menschen wird dies neu und hilfreich sein, die früh in ihrem Leben unzuverlässige und traumatische Beziehungen erfahren mussten, z. B. wenn ihre Äußerungen im Gegenüber nur Rache und Strafe auslösten.

Milner beschreibt, dass sich in ihrer eigenen Kunst die zwei speziellen Ebenen von Gedanken und Aktion in ständigem Wechselspiel befanden; sie übernahmen abwechselnd die Führung, und Zeichnungen entstanden in einem schnellen Austausch, so dass diese in konzentrierter Form ein ganzes Bündel von Ideen verkörperten, von deren Existenz sie nie etwas gewusst hatte.[65] Sie sieht darin die Chance der Veränderung der Weltsicht als Spiegelung einer fortwährenden gegenseitigen Beeinflussung von Primär- und Sekundärprozessen: „Die Zeichnungen förderten noch weitere Aspekte des Unterschiedes zwischen der inneren und äußeren Welt zutage. Manchmal wird die innere Welt als eine Reflexion der äußeren beschrieben; aber sicher war es eine sehr aktive und eigenwillige Art der Reflexion; sie konnte sich anscheinend über ihren äußeren Prototyp ebenso frei verbreiten, wie Alices ‚Spiegel-Land'-Welt es tat. Obwohl sie ihre Grundstruktur und Form der ursprünglichen äußeren Umwelt verdankte, schien ihr jede Art der Modifikation widerfahren zu können, sobald sie eingegliedert war oder sich im Eingliederungsprozess befand."[66]

Obwohl sie dem Begriff des *Primärprozesses* anfänglich eher ablehnend gegenüber stand, da er zu archaisch verstanden wurde, sieht Milner ihn nun als zentralen Ausdruck der Kreativität: er ist der wichtigste Teil der integrativen Funktion des Ich. Der Primärprozess dient dazu, Erfahrungen zu verbinden und sie in das Ich zu assimilieren, um die Ganzheit des Ich zu bewahren. Folglich ist er etwas, aus dem man nicht herauswachsen soll, vielmehr ergänzt er die Sekundärprozessfunktionen und ist dafür so notwendig wie etwa männlich und weiblich für einander notwendig sind. Es ist dieser Primärprozess, der dazu befähigt, Paradoxes, Gegensätzliches zu akzeptieren, etwas, das der Sekundärprozess überhaupt nicht zu leisten vermag, da er selbst an Logisches gebunden ist, das den Widerspruch zurückweist.[67]

Die Parallelen zu wichtigen Prämissen für die therapeutische Arbeit schälen sich heraus. Anna Freud vergleicht in ihrem Vorwort zu Milners Buch *On not being able to paint* die Versuche, sich von den Hemmnissen, die am Malen hindern, zu befreien, und den Kampf um die Freiheit des künstlerischen Ausdrucks mit dem Ringen um die freie Assoziation und das Aufdecken des Unbewussten in der therapeutischen Arbeit des Psychoanalytikers. In beiden Situationen müssen Umstände geschaffen werden, „unter denen man gefahrlos geistesabwesend sein kann", und es besteht die gleiche Abneigung, die sicheren Grenzen des Sekundärprozesses zu überschreiten und „Chaos als vorübergehendes Stadium zu akzeptieren".[68] Der „Sprung in das Nichtdifferenzierte", die Angst vor dem Versagen der „spontanen Ordnungskräfte" und vor allem die „gleiche entsetzliche Angst vor dem Unbekannten" wirken als kontraproduktive Barrieren auf dem Weg im künstlerischen und im psychotherapeutischen Prozess. Anna Freud stellt fest: „Offensichtlich braucht der malende Anfänger ebensoviel Mut, Objekte der Außenwelt zu betrachten und sie ohne klare und feste Konturen zu sehen, wie der Analysand Mut braucht, die eigene Innenwelt zu betrachten und eine sekundäre Entwicklung offen zu lassen ... Wenn andererseits die daraus resultierenden Ängste und Widerstände überwunden werden und die ‚planende bewusste Absicht aufgegeben worden ist', werden beide – Maler und Analysand – mit ‚einer Überraschung in der Form wie im Inhalt' belohnt."[69]

Die Furcht der Patienten vor dem künstlerischen Prozess

Die Implikationen von Milners Ansatz für die Kunsttherapie sind deutlich: wie sie ihre eigene Angst spürt, drücken auch die meisten Patienten ihre Angst vor dem kreativen Prozess aus – manche können dies benennen, andere zeigen es in ihrem Verhalten. Das leere Blatt wird oft als ein Spiegel des „Horror vacui" empfunden, als Aufforderung, einen Raum zu betreten, von dem man noch nicht weiß, welche Gestalt er annehmen wird. Im schlimmsten Fall kann er Angst und Schrecken vor einer großen inneren Leere auslösen.[70]

Ein Patient, der keine oder lange zurück liegende Erfahrungen mit Malen, Zeichnen oder Bildhauern hat, muss vor allem am Anfang oft sehr viel Mut aufbringen, sich dieser neuen Situation zu stellen. Er muss darauf vertrauen können, die potenzielle Wirkung und Macht von Bildern zu erleben. Wie Plaut meint: „Die Fähigkeit, Bilder aufzubauen und sich ihrer durch Neukombinationen zu neuen Mustern konstruktiv zu bedienen, hängt – anders als bei Träumen und Phantasien – von der Fähigkeit des einzelnen ab, vertrauen zu können."[71] Und Winnicott fügt hinzu, dass mit *Vertrauen* das „Vertrauen durch Erfahrung" gemeint sei. Deshalb müssen die Umstände von der Kunsttherapeutin fortlaufend und von Anfang an bereit gestellt werden, unter denen ein Patient einerseits „gefahrlos ein bisschen mehr als sonst geistesabwesend" sein kann, was eher für neurotische Patienten zutrifft, oder unter denen ein psychotischer Patient andererseits die Strukturen vorfindet, die ihm eine etwas größere Sicherheit bieten, weil ihm wirksame Kontrollen über seine Phantasien verloren gegangen sind. Dazu ist die klare Struktur des Settings so bedeutsam wie in jeder anderen Therapie, ebenso wie ein klar umrissenes theoretisches Verständnis der psychodynamischen Mechanismen, die im künstlerischen Prozess ausgelöst werden können.[72]

Milners Buch wird vor allem in den USA von vielen Kunsttherapeuten genutzt. So wird das von ihr beschriebene freie, quasi „automatische" Zeichnen häufig gezielt eingesetzt. In einer Übung, die Elinor Ulman im Zusammenhang mit vier anderen Aufgaben zur Evaluation von Persönlichkeitsstrukturen entwickelte[73], wird der Patient aufgefordert, Lockerungsübungen mit den Armen zu machen und dann diese Bewegungen in Linien zu übersetzen, die auf ein Papier gebracht werden. Aus diesen lockeren Linien soll dann ein Bild entwickelt werden. Der projektive Charakter dieser Übung kann vor allem bei neurotischen Patienten hilfreich sein, deren Verhalten von rigidem Festklammern an Zwängen und Normen geprägt ist. Wie immer ist aber der Vorschlag der Kunsttherapeutin zu einem „Kritzel-Bild" nur zur rechten Zeit angebracht; kommt er zu früh, kann es durchaus passieren, dass der Patient die einzelnen Felder ausmalt, anstatt eine Phantasie-Form zu kreieren, weil die Diffusität der Linien zu nahe an unbewusste Prozesse rühren und die Angst vor Aufdeckung eine Verstärkung der Abwehr bewirken kann.

Bei der Ulman-Evaluation zeichnete ein Patient, dessen Diagnose noch unklar war, während der ersten Begegnung nebenstehendes Bild.

Der Herd sei auf die höchste Stufe gestellt, so dass der Topf am Überlaufen sei, kommentierte er. Die Dunstabzugshaube könnte den Wunsch nach Hilfe zur Regulierung des Drucks spiegeln, der den enormen Dampf erzeugt. In diesem Bild hatte der Patient seine Konflikte in Bezug auf die Regulierung aggressiver Impulse schon angedeutet. Im Stationsleben wirkte er zunächst sehr

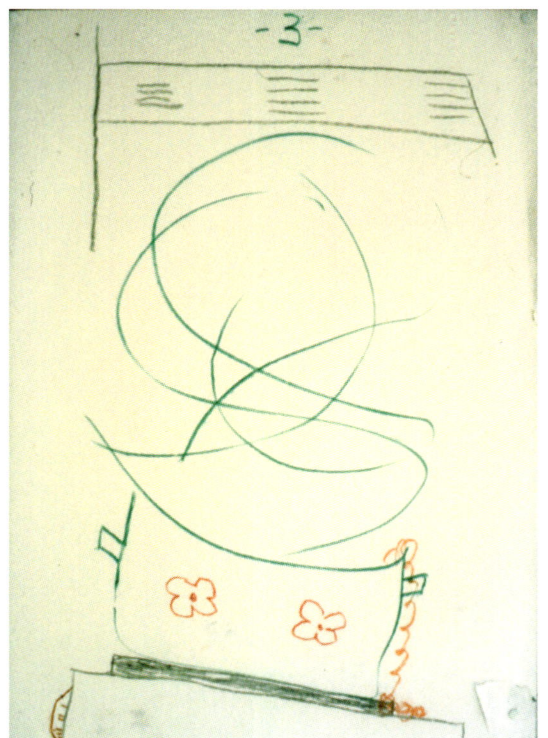

Abb. 3: 42x59,7 cm, Pastellkreide

angepasst. Im Laufe der Behandlung zeigte sich immer deutlicher, unter welcher inneren Spannung er stand.

Eine Patientin, die wegen extrem zwanghaften Verhaltens in der Klinik behandelt wurde, ließ sich nach langer Zeit in der Kunsttherapie auf den Vorschlag ein, aus einem Kritzel ein Bild zu entwickeln. Ähnlich wie auch Winnicott in seinem „Squiggle Game"[74] zeichneten wir jeweils einen großen Kritzel auf ein Blatt, dann tauschten wir die beiden Blätter aus und entwickelten die Linien zu Bildern weiter. Der ursprünglich als klein und schutzbedürftig gemeinte Hund, den die Patientin auf dem Papier aus dem Kritzel entstehen ließ, das ich für sie gemacht hatte, zeigte dann doch sehr aggressiv bleckende Zähne.

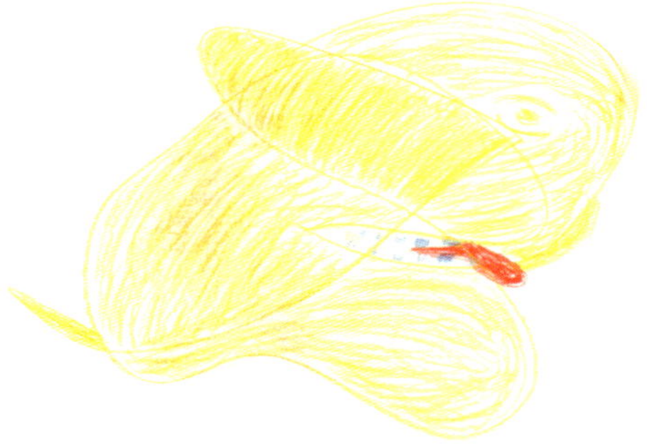

Abb. 4: 29,7x42, Pastellkreide

Auch sie war eine Patientin, die große Schwierigkeiten hatte, Aggression adäquat auszudrücken. Ihre zwanghaften Rituale halfen ihr offensichtlich auch bei deren Kontrolle.

Techniken zwischen Loslassen und Kontrolle

Judith Rubin, die die freie Assoziation mit künstlerischen Medien außer mit Patienten, auch als „Exploration des Prozesses des visuellen Denkens durch die Medien der Kunst" mit Studenten, Künstlern und Lehrern durchführt, beruft sich bei ihrer Vorgehensweise nicht nur auf Milner, sondern auch auf andere diagnostische Verfahren, die auf visuelles Material aufbauen. So zitiert sie eine Aufforderung, sich möglichst ohne kognitive Kontrolle auf die Situation einzulassen, die die „freie" Zeichnung fördern sollte: „Lasse deinen Verstand ausruhen, in einem entspannten Zustand – ein wenig wie beim Einschlafen – starre auf einen Punkt (in der Mitte des Papiers) und dann zeichne auf das Papier, was dir auch immer in den Sinn kommt, oder lasse einfach den Stift das tun, was er tun will. Wenn jede Seite sich beendet anfühlt, dann gehe zur nächsten."[75]

Rubin verweist auch auf Jackson Pollock, der in seine (jungianische) Analyse „freie Assoziationszeichnungen", wie er diese nannte, mitbrachte; sie führt dieses zurück auf Pollocks Interesse an der surrealistischen Idee des „psychischen Automatismus" und den Gebrauch des „automatischen Zeichnens", um unbewusste Bilder hervorzuholen.[76]

Caspar David Friedrich rät dem Maler, die Augen zu schließen und nach innen zu blicken, um zu sehen, was sich vor dem geistigen Auge abbildet, um daraus ein Bild zu schaffen. Auch Leonardo da Vinci hatte seine Schüler aufgefordert, im Fleck in der Mauer die Motive für ihre Bilder zu finden. Von ihm berichtet die Psychoanalytikerin Greenacre, dass er spielerisches Vorgehen besonders nutzen konnte, um sich inspirieren zu lassen, wenn er sich im Zustand der rastlosen beginnenden kreativen Produktivität befand: als seine innere Phantasie noch nicht genügend emporgekommen war, um die Arbeit der Externalisierung zu beginnen, und er doch einen großen Drang dazu spürte, soll er ein Stück Papier zusammengeknüllt, auf den Boden geworfen und dann so lange darauf gestarrt haben, bis eine Form von dieser zerknüllten, scheinbar bedeutungslosen Gestalt in seiner Vision aufzusteigen begann. Es sollte als eine Art selbst erfundener und selbst durchgeführter Rorschach Test erscheinen. Auf diese Weise konnte er vielleicht die Entbindung eines inneren Bildes beginnen.[77]

Die „Techniken" der Künstler, Zugang zu den Primärprozessen zu finden, sind vielfältig. Teilweise können wir sie in der Kunsttherapie anwenden, um den Patienten einen „Einstieg" in den kreativen Prozess zu erleichtern. Meistens sind solche Vorschläge aber sehr behutsam und – wie gesagt – auch immer der Situation und den Patienten angemessen zu formulieren. Eine künstlerische Technik, die zum schnellen Verlust der Abwehrmechanismen und in regressive Zustände führt, kann leicht als verführerisch erlebt werden und negative therapeutische Reaktionen auslösen.[78] Der Patient muss trotz der offenen und stimulierenden Situation Entscheidungen treffen können, wie weit er sich in diese Prozesse von potenzieller Regression und Selbstöffnung hineinbegeben will. Die Orientierung an den Sekundärprozessen bedeutet, Kontrolle über die psychischen Vorgänge zu behalten, ein Bedürfnis, das gerade von psychisch Kranken oft ängstlich gewahrt wird.

Viele dieser Techniken werden in der Ausbildung von Kunsttherapeuten angewandt, um den Studenten Prozesse der Selbsterfahrung zu ermöglichen. So benutzt Schottenloher das „Mess-Painting", um Hemmungen und Blockierungen der Studenten zu lösen und Kontrollen aufzugeben.[79] Als therapeutische Technik mit Patienten scheint mir diese Vorgehensweise aber aus den beschriebenen Gründen nicht geeignet. Die in diesem Vorgehen als zweite Phase induzierte „kreative Desintegration", die auf den initialen Versuch, den „Status quo" zu halten, folgt, wäre für die meisten Patienten eine enorme Bedrohung, wenn nicht sogar potenzieller Auslöser für psychotische Erlebnisse. Die Herabsetzung von Abwehrmechanismen durch die mit dieser Methode induzierte Regression sollte der Kunsttherapeut nur wagen, wenn er dem Patienten die innere Kraft zutraut, die befreiten Phantasien und Affekte konstruktiv verarbeiten zu können.[80]

Eine andere Technik, die das Steuern der Kontrolle auch den Studenten erlaubt und trotzdem Zugang zu primärprozesshaften Inhalten ermöglicht, benutze ich manchmal in der Ausbildung: ein möglichst kontrastreiches Dia wird an die Wand unscharf projiziert; die Teilnehmer sollen nur schemenhaft Flecken und Farben erkennen. Dann sollen sie aus dem, was sie sehen, ein Bild entwickeln. Erst wenn die entstandenen Bilder, die die eigenen Phantasien und persönlichen Themen des Einzelnen reflektieren, betrachtet und eventuell kommentiert worden sind, wird das Dia scharf gestellt. Das bewirkt immer eine große Überraschung und verdeutlicht die Macht der Projektion von unbewusstem, primärprozesshaftem Material auf amorphe visuelle Stimuli. Mit ähnlicher Absicht schlägt Edith Kramer einer Gruppe von Studenten vor, ein Papier mit Farben aus einer „Farbfamilie" zu bedecken. Aus diesen farbigen Blättern kann jeder eines wählen, um daraus ein Gemälde zu entwickeln. Die Farben und abstrakten Formen stimulieren erfahrungsgemäß jeweils die persönliche Phantasie des Malers.

Die integrative Funktion der Kunst in der Kunsttherapie

Bisher gehen wir von folgenden Erkenntnissen für den künstlerischen Prozess aus: das psychische Material, von dem die Kunst ihren ursprünglichen Impuls bezieht, hat zunächst nicht viel mit den kognitiven Kriterien der äußeren Realität zu tun. Es entspringt einem oder mehreren primärprozesshaft gesteuerten Vorgängen; damit ist es subjektiv, libidinös besetzt, zeitungebunden und speist die Quelle der kreativen Handlung. Der psychische Stoff, den der Künstler zum Arbeiten nimmt, ist daher am Anfang eher assoziativ und desorganisiert, zumindest in keiner nachvollziehbaren Ordnung. Aber die Zugewandtheit des Künstlers zu diesen inneren Zuständen und Prozessen löst im Sekundärbereich, dem nach außen orientierten Teil der Psyche, überprüfendes Feedback aus und führt allmählich zu erweitertem Interesse an den beteiligten äußeren Bedingungen. Mit anderen Worten: der kreative Akt selbst fordert die zunehmende Auseinandersetzung mit den Gegebenheiten der Außenwelt. Psychodynamisch gesehen aktiviert das Ich seine synthetisierenden Funktionen.[81]

Der Weg in der Kunst liegt im künstlerischen Medium. In ihm ist der sinnliche, außen existierende Anteil gegeben, der zum Ausgangspunkt für den Kontakt mit der realen Welt wird. Der Künstler, der von seiner inneren Phantasietätigkeit inspiriert ist, überprüft die Realisierbarkeit seiner Absichten in dem gewählten Material. Und er stellt den Kontext her zu der ihn umgebenden Kultur. Deshalb ist er immer auch verankert in der externen Welt. In Bezug auf die psychischen Funktionen bedeutet dies eine fortlaufende Bezugnahme des Künstlers auf realitätsbezogenes Denken und Handeln, also den Sekundärvorgang. Im Prozess der Formgebung sind synchron beide psychischen Ebenen gefordert und verknüpft. Die Feedback Organisation impliziert, dass die primärprozesshaft organisierte Phantasie sich auf die Wahrnehmung der Realität, die sekundärprozesshaft organisierte Realität auf die Bildung der Phantasie auswirkt. Kunst ist somit ein synthetisierender Akt.

Bei dem Kunstphilosophen Koppe finden wir diesen Zusammenhang einer „reflexiven und holistischen Struktur" der ästhetischen Erfahrung zeichentheoretisch formuliert: „Indem das ästhetische Objekt oder das Kunstwerk auf sein Wie verweist, verweist es auf den reflexiven Umgang mit dem Was. In diesem Sinne kann man auch sagen, die Kunst sei derjenige *Interpret der Lebenswelt*, der das Orientierungsbedürfnis der Alltagspraxis am unmittelbarsten befriedige."[82] Die Form und der Inhalt sind im Kunstwerk, das als ästhetisch gilt, voneinander abhängige Variablen. Im Zusammenspiel verleihen sie der Kunst die Macht des Verstehens.

Die zentrifugale Wirkung, die von dieser Auseinandersetzung im künstlerischen Prozess ausgeht, scheint ein sehr wichtiges Kriterium bei der Entwicklung des künstlerischen Stils zu sein. Der ursprüngliche Anlass, Kunst aus einer subjektiven, vorwiegend primärprozesshaften unbewussten Bedingtheit (dem primären Objekt) heraus zu schaffen, scheint immer mehr in den Hintergrund zu treten und der Auseinandersetzung mit formalen Fragen Raum zu geben. Diese Entwicklung führt also konsequenterweise zu einer Verbesserung der Qualität und formalen Aussagekraft des Kunstwerkes. Die Fähigkeit, vielseitige Symbole zu bilden, korreliert demzufolge mit der psychischen Kapazität zur Integration der beiden psychischen Funktions- und Organisationsebenen.

Gombrich stellt ähnliche Überlegungen in seinen bekannten *Meditationen über ein Steckenpferd* an. Er betont, dass der Stecken erst dann ein Steckenpferd ist, wenn das Kind ihn dazu macht. Es ist weder die Nachahmung eines Pferdes noch eine Darstellung eines Pferdes im realen Sinn. Die äußere Ähnlichkeit ist zunächst relativ unwichtig; der Faktor, der zählt ist, dass man auf ihm reiten kann. Anfangs ist die Funktion, d. h. der Inhalt, dass man den Stecken reiten kann und nicht die Form die Verbindung zwischen dem Symbol und dem Symbolisierten. Das Steckenpferd bekommt seinen Kopf erst, wenn die Ansprüche an formale Übereinstimmung wachsen. Dann werden Zügel, eine Mähne aus Gras, Augen an dem einen Ende befestigt. So wird aus dem Bild ein Abbild.[83]

Das Kind lernt, von seinen primärprozesshaften Interessen gesteuert, auf alles zu reagieren, was ihm wichtig ist und prägnant zur schnellen Identifizierung der wesentlichen Eigenschaften führt – umso geringer sind seine Ansprüche an formale Übereinstimmungen. So heißt beim kleinen Kind z. B. alles, was rund ist, „Ball". Oder alle Gegenstände erhalten beim Zeichnen menschlichen Charakter und Aussehen, dies wird als Anthropomorphisierung bezeichnet. Das geschieht zu einer Zeit, in der der Mensch im Zentrum des Interesses des kleinen Kindes steht.

Bei Gombrichs Steckenpferd kann die Form über die Natur hinaus erst entwickelt werden und mehrfach dimensioniert sein, wenn das Interesse weniger an der Darstellung der Funktion als Ersatz, als vielmehr außerhalb ihrer selbst liegend beabsichtigt ist.[84] Es müssen genügend Ich-Funktionen und sekundärprozesshaftes Denken und Wahrnehmen entwickelt sein, bevor die beiden psychischen Ebenen in der Kunst integriert werden können.

Intuitives Verständnis für die Kunst

Im Gegensatz zum kindlichen Denken, zum Traum und zur Schizophrenie liegt nach Noy das Besondere der ästhetischen Erfahrung darin, dass die Kunst das einzige Medium ist, in dem primärprozesshaft organisierter Inhalt als kommunikativ und logisch wahrgenommen wird.[85] Das „intuitive" Verstehen des Betrachters beruht auf der unbewussten Kommunikation primärprozesshaften Materials. Diese Inhalte treten im Kunstwerk als logische und bekannte Organisationsmuster auf; sie haben also den Ausdruck von sekundärprozesshaftem Material und werden von der bewussten Wahrnehmung nicht als unsinnig oder merkwürdig wie im Traum oder dem schizophrenen Phantasieren zurückgewiesen. Diese Strukturen des Kunstwerkes können von der unbewussten Wahrnehmung sehr leicht und ohne viel Energieaufwand gedeutet werden. Dagegen können sie von der bewussten Wahrnehmung viel Anstrengung erfordern, wenn man sie verstehen und interpretieren will, wie es z. B. die Kunsttheoretiker und -psychologen tun. Die ästhetische Freude an der Form (esthetic pleasure) entspringt der Ökonomie von Wahrnehmungsenergie. Noy argumentiert, dass man sich ohne die Existenz dieses unbewussten intuitiven Verstehens nicht erklären könnte, wie sich Menschen an Kunstwerken

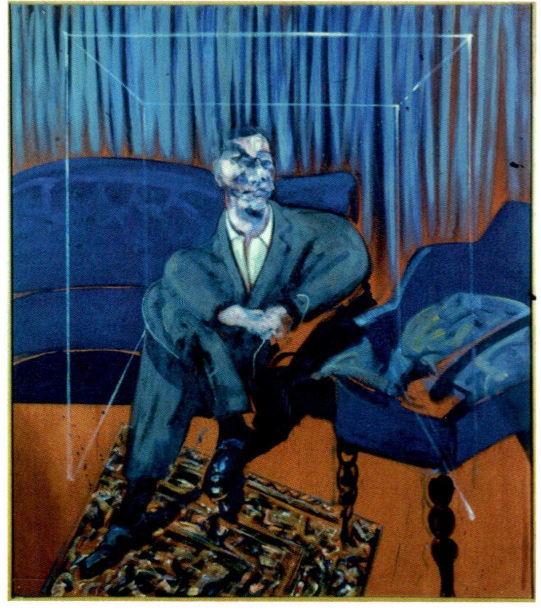

Abb. 5: Francis Bacon, Seated Figure (1961), Tate Gallery, London

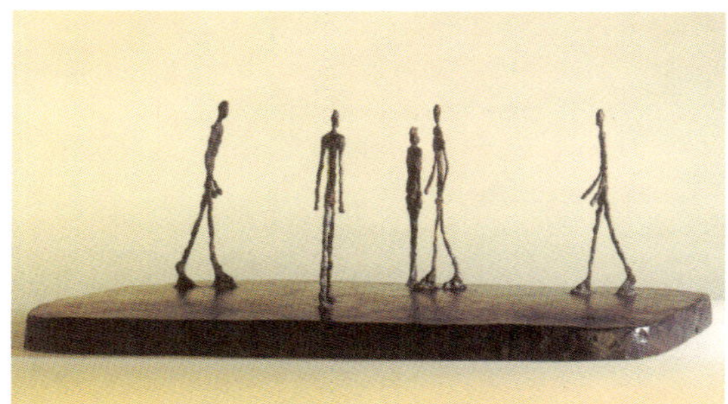

Abb. 6: Giacometti Der Platz II, 1947–48, Sammlung Berggruen, Berlin

erfreuen können, die nicht gelernt haben, diese zu analysieren.[86]

Auch die Quellen für die Reaktionen auf die Bilder von Francis Bacon, die der Maler selbst nicht einmal in logische, sprachliche Termini fassen konnte, liegen in gemeinsamen unbewussten Erfahrungen. Schneider bezeichnet dies in seiner Erfahrung mit den Bildern des Malers als „ähnliche Identifikation (...), eine *halbbewusste* (Hervorhebung von d. Verf.), zunächst distanzlose und eher körperliche Phantasie darüber, wie es sich anfühlen könnte, die Handlungen zu durchlaufen, die zu jenem Resultat geführt haben".[87]

Intensiver noch erlebte dies der Holländer von Alphen bei der Begegnung mit Bacons Bildern: „Es tut weh, ein Bild von Francis Bacon zu sehen. Es verursacht Schmerz. Als ich zum ersten Mal ein Gemälde von Bacon sah, war ich buchstäblich sprachlos. Ich war so tief berührt, weil ich die Erfahrung eines totalen Eingenommen-Seins, eines Mitgeschleift-Werdens spürte. Ich war perplex über die Intensität, in der diese Gemälde mich berührten; ich konnte nicht einmal formulieren, worüber die Bilder waren, weniger noch, welcher ihrer Aspekte mich so tief verletzte."[88] Die Botschaften in den Bilder Bacons können sich dem Betrachter nicht über die gesprochene Sprache erschließen, sondern über einen Prozess, den wir aus den Mechanismen der direkten Kommunikation des Unbewussten verstehen können. Bacon selbst hat dies schon versichert und wer seinen Bildern begegnet, wird dies nachvollziehen. Bemerkenswert ist der unmittelbare Bezug zu körperlichen Empfindungen, die der Betrachter bis an die Grenze eines eigenen Schmerzes wahrnimmt. Die Erfahrung der sinnlichen Materialität der Bilder korreliert mit der unbewussten Wahrnehmung; sie kommt *vor* dem kognitiven Verstehen.

Patienten verstehen Bilder oft auf dieser „intuitiven" Ebene. Ein Besuch im Museum oder auch die Bilder anderer Patienten lösen manchmal sehr intensive Reaktionen aus, die sie nicht auf einer sprachlich-kognitiven Ebene benennen bzw. mitteilen können. Denn in der Regel haben sie mit

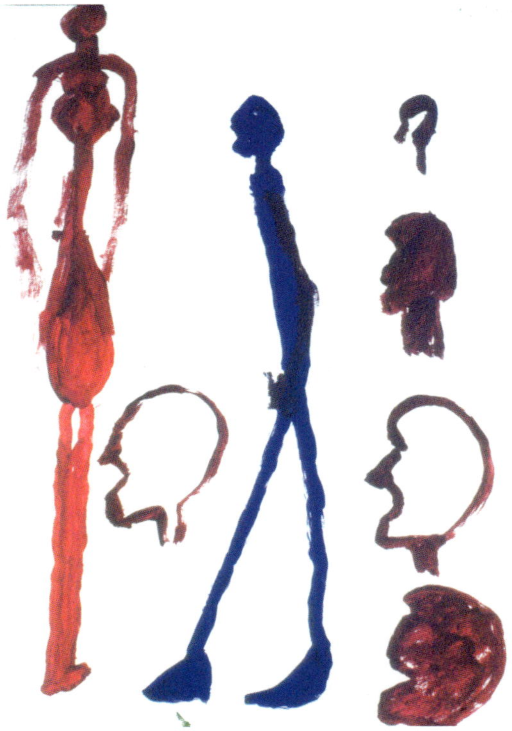

Abb. 7: 59,7x42 cm, Gouache

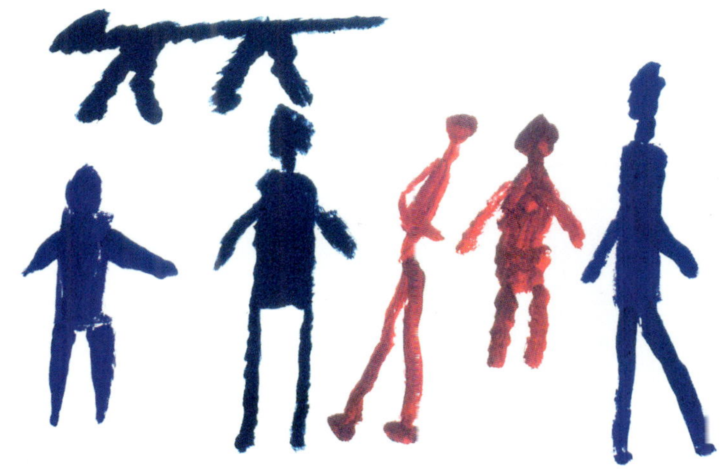

Abb. 8: 59,7x42 cm, Gouache

Kunst und Theorien über Kunst wenig Berührung, das heißt sie haben auch nicht gelernt, sie im Kontext bewusster Kriterien zu analysieren.

Wenn ich manchmal mit einer Gruppe in ein nahe gelegenes Museum gehe, reagieren die Patienten immer wieder auf ganz bestimmte Kunstwerke besonders stark. Dazu gehört eine kleinformatige Skulpturenkomposition von Giacometti (Abb. 6): Männer schreiten über einen Platz, nur eine Frau steht da. Die Einsamkeit der linienförmigen kleinen Figuren, die über die Plattform aneinander vorbei gehen, ohne sich zu berühren, spricht viele Patienten sehr an. Ihre eigene Einsamkeit und oft empfundene Beziehungslosigkeit zu ihren Mitmenschen finden sie in Giacomettis Menschendarstellungen repräsentiert.

Abb. 9: 29,7x42 cm, Gouache

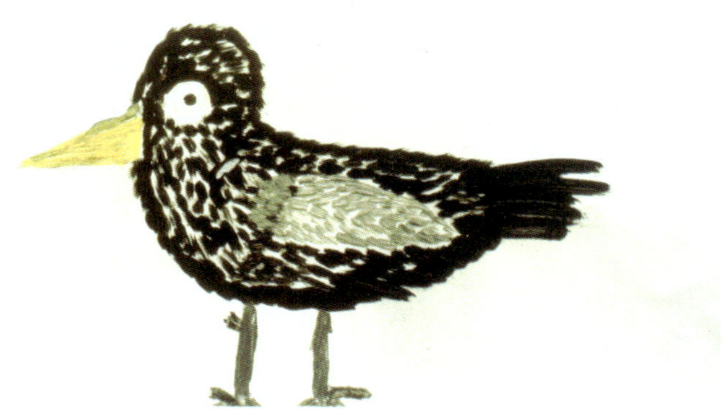

Abb. 11: 42x59,7 cm, Gouache

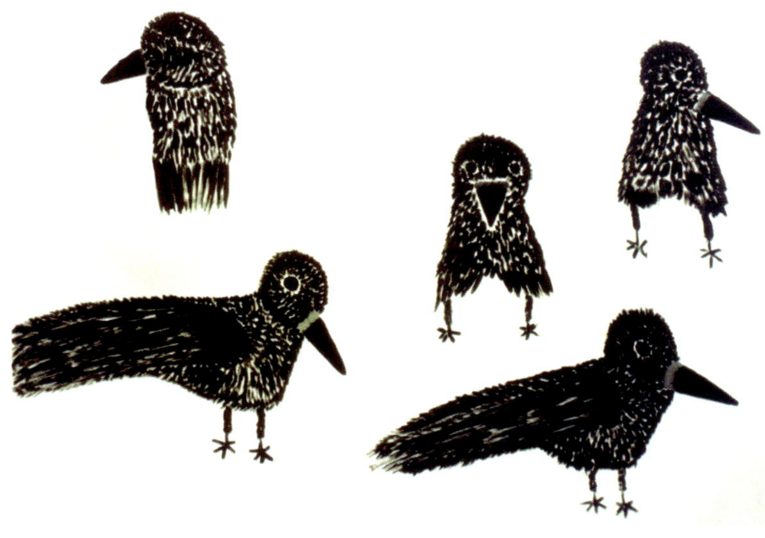

Ein junger Mann, der an einer schizophrenen Psychose erkrankt war, zeigte sich besonders beeindruckt von den Skulpturen Giacomettis, zu denen auch eine Katze mit einem sehr lang gestreckten Körper gehörte. Der Patient, der als relativ kontrollierte Persönlichkeit erschien, hatte in der Kunsttherapie wiederholt geäußert, dass er sich von seiner engen, nach Ausgewogenheit und Symmetrie strebenden Malweise lösen wolle. Er entdeckte bei Versuchen die Gouache-Farben und war fasziniert von ihrer Farbigkeit und Mischbarkeit. Als er mit seiner Kopie einer Landschaftsdarstellung von Cézanne wieder einmal unzufrieden war, entschied er sich, aus dem Gedächtnis die Giacometti-Skulpturen zu skizzieren.

Zum ersten Mal empfand er ein Bild als „lebendig", als es noch kein Bild, sondern lediglich eine Skizze war (s. Abb. 7). Er war sehr erstaunt, dass die Beschreibungen zu dem Bild zu seiner Lebenssituation passten. So sagten die Mitpatienten, dass die rote Frauenfigur überdimensional und mächtig schien und der Schreitende im Profil in verschiedenen Varianten versuche, mit dieser Figur ein Gespräch aufzunehmen. Der Patient musste sich derzeit mit einer möglichen Trennung von seiner Freundin auseinandersetzen. Die skizzierte Katze im anderen Bild wurde als wildes Tier in Bewegung empfunden in einer Szene, in der wohl eine Familie oder eine andere Gruppe mit viel Dynamik zu sehen sei (s. Abb. 8). Der Patient stimmte diesen „Geschichten" zu, zeigte sich aber auch überrascht. Eines seiner Themen waren auch seine innere Anspannung und Wut, die er nicht so ausdrücken konnte, wie er es eigentlich wollte. In der Skizze war es ihm mehr als zuvor gelungen, seine inneren Phantasien in der äußeren Form zu vermitteln, so dass er selbst und die anderen mehr von seinen konfliktreichen Themen verstehen konnten.

Die Skizze als Weg

Die Skizze als einfacherer Zugang zu den inneren Vorstellungen ist in der Kunsttherapie manchmal sehr hilfreich. Ihr flüchtiger, nicht endgültiger Charakter ermöglicht das Lockern der kognitiven Zensur beim Entwurf. Patienten trauen sich eher, Phantasien visuell zu erforschen. Die Motorik ist beim Zeichnen meistens entspannter. Solche vorläufigen Modelle können deshalb oft sehr viel mehr über den tatsächlichen inneren

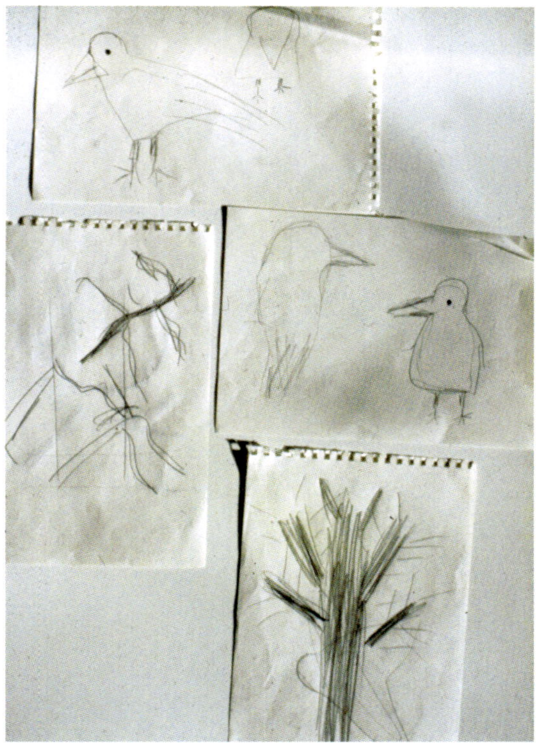

Abb. 10: DIN A 3, Bleistift

Zustand eines Menschen sagen als die auf ein Endprodukt ausgerichteten Werke. Für den Maler Kirchner war die Skizze Ausgangspunkt lebendiger Kunst: „eine Ekstase des ersten Sehens und der vitale Ursprung für alle seine Malerei." Aber manchmal helfen die Skizzen auch bei der künstlerischen Weiterentwicklung.

Eine fünfzigjährige Patientin, die wegen Depressionen stationär behandelt wurde, wollte mit Temperafarbe eine der Krähen malen, die sie im benachbarten Park immer wieder fasziniert beobachtete.

Sie hatte beschrieben, dass diese Tiere alle ganz merkwürdig und geheimnisvoll, fast gemein aussähen. Das Ergebnis (Abb. 9) gefiel ihr jedoch nicht. Dieser Vogel habe nicht den Charakter, den sie zu zeigen versucht hatte. Er wirke zu kindlich.

Ich schlug ihr vor, mit einem kleinen Skizzenblock, Bleistift und Radiergummi im Park mehrere Krähen zu zeichnen. Wir hatten einen guten Rapport entwickelt, so dass ich ihr diesen etwas gewagten Vorschlag machen konnte.

Sie traute sich tatsächlich und brachte in der folgenden Stunde diese vier Skizzen mit (Abb. 10).

In mehreren Sitzungen malte sie dann auf einem großformatigen Papier dieses Bild (Abb. 11). Sie war mit diesem Ergebnis nun sehr zufrieden und beschrieb die schwarzen Vögel als verschieden aussehend, alle unterschiedlich im Charakter; den einen als gutmütig, den anderen als gemein, einen weiteren als kindlich, und einer sei hochnäsig.

Die formale Darstellung war weitaus differenzierter als in der ersten kindlichen, auf der nur ein Vogel zu sehen war. Es war der Patientin gelungen, mehrere Aspekte eines Wesens zu erfassen und darzustellen.

Mit diesem Bild hatte sie eine ursprünglich flache, vom Betrachter abgewandte und wenig expressive Gestalt eines Vogels in vielschichtigere differenziertere Formen zu bringen vermocht. Die Skizzen bildeten wichtige Mittler in diesem Verlauf. Ohne sie wäre dieses erfolgreiche zweite Bild wahrscheinlich nicht zustande gekommen. Psychodynamisch gesehen kann man sagen, dass die Patientin durch die geringere Kontrolle des Sekundärprozesses mit ihrem Bleistift ihre Wahrnehmung der äußeren Realität gemäß ihren inneren Bedürfnissen skizzieren und verknüpfen konnte. Die Linienführung ist deshalb lockerer und spielerisch. Das Bild, das schließlich daraus erwuchs, erhielt via Skizze Zugang zum Primärprozess, einen um vielfache Perspektiven erweiterten Ausdruck.

Vermutlich reflektierte der Prozess wichtige aktuelle Themen: Aus einer depressiven, resignierten Haltung mit eindimensionaler, kindlich und unbewegter Sichtweise des Vogels, der wahrscheinlich unbewusst sowohl ein Selbstbildnis ist als auch die Wahrnehmung von anderen spiegelt, fand die Patientin innerhalb des künstlerischen Prozesses zu neuen und facettenreicheren Darstellungsformen. Möglicherweise lag in der Wahl des Themas „Vögel" unbewusst auch das Thema Beziehung und Sexualität, denn die allein stehende Frau äußerte auch den Wunsch nach einem Partner in ihrem Leben.

Vom Chaos zur Ordnung in der Kunsttherapie

Von verschiedenen Seiten wurde bisher beschrieben, dass in der Kunst die ästhetische Erfahrung auf einer gelungenen Synthese der beiden seelischen Funktionsbereiche des Primär- und des Sekundärprozesses beruht. Bei Arieti findet sich ein weiterer Vorschlag: weil dies eine ganz besondere Art der Erfahrung ist, die in anderen Bereichen nicht gemacht werden kann, regt er an, einen *tertiären* Prozess anzunehmen. „Der tertiäre Prozess, mit spezifischen Mechanismen und Formen, verbindet die zwei Welten von Geist und Materie (mind and matter), und, in vielen Fällen, das Rationale mit dem Irrationalen.“ Anstatt das Primitive (oder was immer archaisch, unsichtbar oder abseits des Weges ist), zurückzuweisen, integriert der kreative Verstand (mind) all dieses mit normalen logischen Prozessen in einer, wie es scheint, „magischen Synthese, aus der das Neue, das Unerwartete und Erwünschte auftaucht.“[89] Der Primärprozess erscheint nach Arieti auch im kreativen Prozess in seltsamen, komplizierten Kombinationen und Synthesen mit den Mechanismen des Sekundärprozesses, die, obwohl nicht vorhersagbar, nichtsdestotrotz psychologische Interpretationen zulassen.

Diesen dritten Bereich kennen wir auch von Winnicott als den Bereich der kulturellen Erfahrung, dem das Spiel des Kindes vorausgegangen ist.[90]

In seinem Aufsatz zur Tiefenpsychologie der Kunst legt Ehrenzweig dar, dass der Künstler gleichzeitig zwei Arten von Aufmerksamkeit bei der schöpferischen Arbeit anwendet: die eine ist aus Gestaltelementen zusammengesetzt, die andere aus gestaltfreien Elementen. Er sieht, ähnlich wie Milner und Arieti, im Primärprozess ein Präzisionsinstrument für schöpferisches Prüfen und beschreibt ihn als das zerstreute, undifferenzierte Sehen des Künstlers.[91] Aus einem scheinbaren Chaos wählt der Künstler in einem Zustand des „unbewussten Prüfens“ die für ihn passenden Elemente für eine „gute Gestalt“.

Ehrenzweig stellt die Hypothese auf, dass die Entwicklung der Wahrnehmungsfunktionen auf zwei Wegen geschieht. An Freud anlehnend schreibt er, dass die anfängliche Art des Sehens beim Kind global, synkretistisch und abstrakt verläuft und die neue Fähigkeit zur „analytischen“ Wahrnehmung um das achte Lebensjahr entwickelt wird. Dann kann das Kind abstrakte Details von Objekten vergleichen und ihre Gestalt erfassen.[92] Der Vorteil des synkretistischen undifferenzierten Sehens ist seine größere Flexibilität an Wahrnehmungsbereitschaft für viele Elemente, eine Ausweitung des Blickwinkels.

So hat nach Ehrenzweig auch der Künstler das Bedürfnis, zunächst alle Elemente eines Bildes zu erfassen. Deshalb überlässt er sich einer undifferenzierten Sehweise, ähnlich der des kleinen Kindes, denn eine Zweiteilung in Figur und Hintergrund, wie es das bewusste Gestaltprinzip erfordert, wäre in dieser Phase des Prozesses störend. Im Zustand einer Art „vollen Leere“ tritt der Maler ein paar Schritte von der Leinwand zurück; erst nach dieser Zeit „gestreuter Aufmerksamkeit“ findet er zu einem deutlicheren Bewusstsein für die Strukturen in seinem Bild. Mit größerer konzentrierter Wachsamkeit kann er diese nun ausarbeiten: „Zu jedem schöpferischen Suchen – das kann als ein allgemeines psychologisches Gesetz gelten – gehört es, dass man sich eine Vielzahl von Auswahlmöglichkeiten vor das innere Auge hält, die sich dem bewussten Verständnis völlig entziehen. Kreativität bleibt dem Chaos des Primärprozesses eng verhaftet. Ob wir ein Chaos oder eine in hohem Grade schöpferische Ordnung erfahren, hängt einzig und allein von der Reaktion unserer rationalen Fähigkeiten ab. Wenn es ihnen gelingt, die Kontrolle von bewusster Konzentration auf unbewusstes Prüfen umspringen zu lassen, wird die Zersplitterung kaum empfunden. Die vorübergehende Geistesabwesenheit wird vergessen sein, sobald der schöpferische Geist mit neu gewonnener Einsicht an die Oberfläche zurückkehrt.“[93]

Ehrenzweigs ästhetische Theorie bezieht die Genese des künstlerischen Talents aus der Fähigkeit, beide Arten der Wahrnehmung zu bewahren. Gedo kommentiert Ehrenzweig, indem er darauf verweist, dass in dessen Buch[94] die Geschichte der westlichen Malerei seit 1400 einen ständigen Fortschritt in dem Grad der Subjektivität darstelle, die dem Künstler zugestanden wird. Zum Beispiel entdeckten Maler des Barock die Möglichkeiten bei der Aufgabe der Konstanz des Farbtons, das heißt, dem Gebrauch von Lokalfarben; die Impressionisten gaben Farbkonstanz in ihren Studien der atmosphärischen Variationen auf; und schließlich verließ Cézanne sogar die Konstanz der Lokalisierung, indem er periphere Wahrnehmungen in seine Bilder einbezog. In der Malerei, so Gedo, ziele jede dieser formalen Entwicklungen auf eine Kunstform hin, die lebendiger, plastischer und weniger stilisiert war als ihre Vorgängerin – vorausgesetzt, der Betrachter war willens, seine Wahrnehmungsschemata, die er zu verstehen gelernt hatte, aufzugeben und konnte statt dessen die tatsächlichen Erkenntnisse sehen, die der Künstler anbot.[95]

Der Künstler muss die kreative Kraft besitzen, Ambiguität, Dekompensation und Kontrolle über die gesamte Struktur der Arbeit sowohl beibehalten als auch eine neue Integration mit dem Sekundärprozess zustande bringen zu können. Er kann das Problem der Kunst, wie innerste Gefühle und Bedürfnisse zur Kommunikation mit anderen gebracht werden können, aus eigenen Kräften lösen. Der Weg dazu ist die Arbeit an der ästhetischen

Form. Was die Kunst zur Kunst macht und den subjektiven Stil eines Künstlers prägt, ist die mögliche Vieldeutigkeit von Formen.

Die Voraussetzung zum Erhalt dieser Vieldeutigkeit bietet das Material des Künstlers. Farben, Ton, Holz usw. haben Eigenschaften, die viele Transformationen durchlaufen können, ohne die innere Verbindung ihrer Grundelemente aufzugeben. Formbare und sichtbare Medien erlauben die Erforschung von Dichotomien, ohne die Struktur der Elemente zu zerstören.[96] Rose zieht einen wichtigen Schluss daraus: in der Plastizität eines Mediums liegt die Verbindung zu dem psychoanalytischen Problem der inneren Dauerhaftigkeit und äußeren Veränderungsmöglichkeit. Und er fasst zusammen: „Ich schlage (...) vor, dass Plastizität die dynamische Spannung zwischen den freien und gebundenen Energien des Primär- und Sekundärprozesses spiegelt, die nach Entladung streben und gleichzeitig zurückgehalten werden."[97]

Die Struktur bildende und in die Zukunft weisende Funktion, die im Umgang mit dem künstlerischen Material enthalten ist, hebt Dewey heraus: „Das Werk ist in dem Grade künstlerisch, in dem die beiden Funktionen der Umwandlung durch einen einzigen Akt bewirkt werden. In dem Moment, in dem der Maler Farbe auf die Leinwand aufträgt oder sie sich auf der Leinwand vorstellt, ordnen sich auch seine Gedanken und Gefühl ... Nur durch die allmähliche Organisation von miteinander verbundenem ‚inneren' und ‚äußerem' Material kann etwas entstehen, das weder ein gelehrtes Dokument noch die Wiedergabe von Althergebrachtem ist."[98]

In diesem Zusammenhang führt Noy den Begriff der vollkommenen Form ein: Er sieht im Streben der Künstler nach der vollkommenen Form einen Teil ihrer Ich-organisierenden Bemühungen: „die Suche nach einer Formel, die es ihnen ermöglicht, ihre verschiedenen Komponenten in vollkommener Ordnung zu arrangieren und die Gegensätze in ihrem Inneren in einer integrierten Struktur zu vereinen."[99]

Störungen des Feedback-Systems im künstlerischen Prozess

In der gesunden Entwicklung kann man auch von einer wachsenden Objektivierungsfunktion des Sekundärprozesses sprechen. Dieser Kreislauf von Objektivierung, Feedback und Re-Objektivierung ist eine operationale Beschreibung dessen, was bei Winnicott als die Übergangsprozesse zwischen dem Selbst und dem äußeren Objekt im Ich bezeichnet worden war. Eine Unterbrechung des beständigen Flusses zwischen diesen beiden Prozessen ist die Ursache für pathologische Entwicklungen. Das Verhältnis von Selbst und Objekt ist in der Krankheit nicht balanciert und reflexiv bezogen, sondern aus dem Gleichgewicht geraten.

Aus der Sicht von Noy tritt dann die Regression auf, wenn ein System mehr entwickelt ist als das andere und keine Umschichtung stattfinden kann. So versucht der Schizophrene mit der Realität innerhalb seines Primärprozesses umzugehen, und organisiert Realität gemäß seinem persönlichen Selbst. Der zwanghaft-obsessive Patient macht das Gegenteil, er passt seine Erfahrung mit Hilfe des Sekundärprozesses an und handelt entsprechend. Er versucht, seine Gefühle im Sinne der Logik und Realität zu verstehen und zu analysieren. Aber beide versagen, denn man kann mit der Realität weder mit selbst-zentrierten Prozessen umgehen, noch kann man mit seinem Selbst mit realitäts-orientierten Prozessen umgehen.[100]

Nach Beres verhindert mangelnde Ich-Stärke beim schizophrenen Patienten, dass er zwischen dem realen Objekt und dessen Stellvertreter unterscheiden kann. Dabei verliert er jedoch nicht die Fähigkeit, für ein Objekt stellvertretend ein anderes zu setzen, sondern das Symbol vom Objekt zu unterscheiden. Dieses Phänomen gibt dem Denken des Schizophrenen seine „konkrete" Qualität.[101] In der Krankheit tritt, so Rycroft, eine Umkehrung der Symbolisierungsprozesse ein. Er beschreibt dies als zentripetal oder Desymbolisierung.

Deri sieht den Unterschied vom zwanghaft „getriebenen" psychotischen Menschen und dem wirklichen Künstler darin, dass letzterer Kontrolle über die Form und rhythmische Verteilung von Linien und Farbe bewahren könne. „Es gibt eine Art innerer Vision von strukturellen Beziehungen, die als das generierende anleitende Prinzip wirkt. Im Laufe des Schaffensprozesses findet ein Dialog zwischen dem Künstler und dem Werk statt. Jeder Pinselstrich schafft eine neue Situation auf der Leinwand, die neue Anforderungen an den nächsten Strich stellt. Das abgeschlossene Werk besitzt ein in sich folgerichtiges System an Beziehungen, was das wesentliche ‚Thema' jeder künstlerischen Form ist."[102] Es ist die etwas distanzierte „kognitive" Stellung am Anfang und während der kreativen Arbeit, die die symbolische Kommunikation des Künstlers vom symptomatischen Ausagieren des Psychotikers unterscheidet.

Über den kranken Künstler schreibt Ehrenzweig: Der schizophrene Maler klammert sich an seine Oberflächenfähigkeiten, wie sehr er sie auch immer angreifen und verstümmeln mag; er lässt nicht zu, dass sie sich in undifferenzierte Leere auflösen. Für ihn ist die Preisgabe der Oberflächenfähigkeiten gleichbedeutend mit totaler Vernichtung und Tod, ganz ähnlich wie manche Neurotiker nicht einzuschlafen wagen, weil es auch für sie den Tod bedeutet, wenn sie ihre Fähigkeiten preisgeben.[103]

Auch in der Kunsttherapie vermuten wir, dass das Ich der Patienten durch die psychische Krise oder lang anhaltende Störung geschwächt ist. Das heißt, das Ich ist nicht imstande, seine synthetisierenden Funktionen in Bezug auf die Vorgänge des Primär- und des Sekundärprozesses zu erfüllen. Davon werden der künstlerische Prozess des Patienten und damit auch die Form seines Produktes beeinflusst.

Psychotische Patienten, die von ihren inneren Vorstellungen und Phantasien überschwemmt werden, produzieren häufig Werke, die chaotisch und fragmentiert erscheinen und aus einer Menge an Zeichen und Elementen bestehen, die für den Betrachter unverständlich und unzusammenhängend erscheinen. Die privatsprachliche Natur (Lorenzer) dieser Werke bleibt dem Betrachter insofern verschlossen, als sie alleine der Phantasie des Patienten zu entspringen scheinen und einer allgemein logischen Nachvollziehbarkeit entbehren.

Das heißt nicht, dass solche Bilder nicht faszinierend und die Arbeiten nicht eine eigene ästhetische Dignität (Gorsen)[104] erkennen lassen können.

Exkurs: Außenseiter-Kunst und Kunsttherapie

Viele Ausstellungen werden seit Prinzhorn, dem Heidelberger Psychiater, Kunsthistoriker und Sammler von Kunstwerken geistig Kranker, veranstaltet, bei denen die besondere Ästhetik dieser so genannten Geisteskranken herausgestrichen wird. Mit der Neubewertung der Psychiatrie und ihrer Grenzgebiete am Ende des 19. Jahrhunderts und der Diskussion um das Verhältnis von Genie und Wahnsinn war die Aufmerksamkeit auch auf die kreativen Produktionen der Kranken in den Asylen und Institutionen gelenkt worden. Das Verdienst einiger Psychiater, Kunsthistoriker und solcher Künstler wie Dubuffet um diese „Art brut" ist vornehmlich darin zu sehen, dass sie der Öffentlichkeit Zugang zu den Werken von künstlerisch begabten Patienten verschaffen konnten und inzwischen diese Kunst der „Outsider" deshalb als eigenständige Werkgruppe (Kraft) große Wertschätzung erlangt hat. Die neuen Sichtweisen der psychiatrischen Patienten als künstlerisch-ästhetisch schaffende Individuen führten zu einer bisher nicht gekannten Akzeptanz solcher Werke in der Öffentlichkeit. Seit dem 1922 erschienenen Buch Prinzhorns „Bildnerei der Geisteskranken"[105] nahmen viele Künstler die „Art brut" zum Anlass für die Entwicklung eigener neuer stilistischer Möglichkeiten und Motive. Sie zeigen sich fasziniert von dem „rohen Material" der Bilder der Kranken. Das Interesse an der Kunst von Außenseitern, das anfangs Maler wie Paul Klee, Max Ernst, Salvador Dali und Pablo Picasso in ihren Arbeiten umsetzten, ist bis heute ungebrochen. Arnulf Rainer ist ein prominenter zeitgenössischer Vertreter der Künstler, die sich dezidiert in die Psychiatrie und die Auseinandersetzung mit den Bildern der Patienten begeben haben.

Einen wichtigen Beitrag zum Verständnis für die Kunst psychisch Kranker leistete der Wiener Arzt Leo Navratil. Durch Ausstellungen, Vorträge und Veröffentlichungen hat er künstlerisch begabten, häufig chronisch kranken Patienten des bei Wien gelegenen psychiatrischen Landeskrankenhauses Gugging teilweise zu weltweiter Berühmtheit verholfen.[106] Die Würdigung und Rezeption der Kunst von Außenseitern als „ausdrucksvollste aller nicht traditionsgebundenen Künste" (Malraux)[107] hat zunehmend auch Interesse bei Kunsttheoretikern und Psychoanalytikern gefunden. Zahlreiche in den letzten Jahren erschienene Bücher, Monographien und Kataloge zeugen davon.[108]

Jedoch handelt es sich immer um solche psychiatrischen Patienten, die besondere Begabung zeigen. Oft tritt dieses künstlerische Talent sogar erst in der Psychose auf. Denn, so der Psychoanalytiker und Kunstsammler Hartmut Kraft, in der Krankheit sucht der Patient verzweifelt nach einer Formel für die eigene gefährdete Existenz, „nach einer Wiedergewinnung der alten – oder einer neuen – Form, um sich selbst und in der Beziehung zu den anderen zu verstehen. Die kreative Gestaltung hat an dieser Stelle eine wesentlich restaurative Funktion."[109] Offensichtlich kann die Kunst den Patienten keine Heilung bringen, aber man kann davon ausgehen, dass das künstlerische Schaffen ein Versuch ist, das innere Gleichgewicht wieder herzustellen.

Gedo vermutet, dass der Erfolg einer solchen Unternehmung teilweise damit zusammenhängt, wie die unerwartete, aber wertschätzende Reaktion eines bedeutungsvollen Publikums ausfällt. Er verweist auf Michel Thévoz, der beobachtete, dass die Höhepunkte der psychotischen Kunst von Wölfli und Aloïse und ihresgleichen dann erreicht waren, wenn die Ursprünge ihrer Arbeit in den aktiven Dialogen mit Psychiatern und Pflegern, die sie ernsthaft schätzten, lagen.[110] Bemerkenswerterweise beobachtete Gedo, dass die spontanen Produktionen der begabten Patienten erst dann entstehen, wenn die Episode der Desorganisation schon abgeklungen ist und Inseln der Integrationsfähigkeit zurückgewonnen sind. Und er hält es in diesem Zusammenhang für natürlich, dass die Patienten große intellektuelle Bemühungen anstellen, zu verstehen, was mit ihnen passiert ist.[111] Und allein dieser Erfolg des künstlerischen Arbeitens als Aktivität tendiert zu einer Verbesserung der Verhaltensintegration.

Diese Künstler-Patienten nutzen die Ich-Funktionen, die von dem psychopathologischen Prozess verschont oder die wiedergewonnen wurden, um künstlerische Kreativität zu entwickeln.

„Kunst und Psychiatrie" im Vergleich zur „Kunsttherapie"

Im Gegensatz dazu werden in der Kunsttherapie künstlerische Aktivitäten vom Therapeuten in einer Situation angeregt und unterstützt, in der diese selbst-restaurative Fähigkeit den Patienten nicht oder noch nicht zur Verfügung steht.

Der Hauptunterschied im Vergleich der Themenkomplexe „Kunst und Psychiatrie" und „Kunsttherapie" liegt in der Tatsache, dass Künstlerpatienten talentiert sind oder in der Psychose Talent und Ausdrucksfähigkeit entwickeln und deshalb auch von der Kunstwelt entdeckt und gefördert wurden. Den Anteil der psychiatrischen Patienten, die während der Erkrankung spontan beginnen zu malen, zu zeichnen und plastisch zu arbeiten, schätzt Kraft auf etwa zwei Prozent.[112] Sie bilden die Ausnahmen und diese Menschen sind inzwischen weithin bekannt. Ihre Werke werden immer wieder gezeigt und diskutiert.

Die weitaus größere Anzahl psychotischer Patienten, die zur Kunsttherapie kommen, bringt diese Talente nicht mit. Erst mit Hilfe der Therapeutin und im Rahmen des Settings wird ihnen eine Ausdrucksform mit künstlerischen Medien angeboten. Manchmal „entdeckt" man in der Kunsttherapie die künstlerische Begabung eines Patienten, der vor der Therapie nicht von sich aus gemalt hat. Insofern hat der Therapeut immer die Aufgabe, zunächst diejenigen Ich-Inseln anzusteuern, die ein Künstler-Patient aus eigener Kraft betreten hat.

An dieser Stelle sollen jedoch die gemeinsamen Strukturen benannt werden. Die Werke psychotisch kranker Patienten bleiben von ihren privaten Phantasien geprägt. Sie interpretieren ihre Umgebung in den Bildern auf sich selbst bezogen. Die Teilhabe am gesellschaftlichen Prozess ist ihnen durch die Erkrankung genommen, sie sind deshalb nicht wie andere Künstler „Seismographen der Gesellschaft". Der Verlust dieser Fähigkeiten wird besonders in Studien über Künstler offensichtlich, die an Schizophrenie erkrankten und deren Krankheit sich vor allem im Verschwinden des integrierenden bzw. objektivierenden Charakters der künstlerischen Form manifestierte. Das heißt, die der Kunst inhärente Spannung opponierender formaler Strukturen kann vom Kranken nicht mehr ausgehalten und umgesetzt werden, sondern führt zur Erstarrung in formalen Ritualen der Bildgebung.

Angelehnt an Winnicott und Milner argumentiert Ehrenzweig, dass die für das schöpferische Ich so notwendige Auflösung der Grenzen zwischen Selbst und Nicht-Selbst im künstlerischen Prozess dazu dient, in der Welt der Realität, in der Selbst und Objekte deutlich voneinander getrennt werden, heimischer zu werden. Beim gesunden Künstler führt sie zu einer beständigen Bewegung von Differenzierung und Dedifferenzierung zwischen den beiden Polen der Innen- und Außenwelt. Weil aber der schizophrene Maler die Bruchstücke nicht in undifferenzierteres, geschmeidigeres Material umschmelzen kann, drängt er sie zusammen und schiebt sie ineinander zu „bizarren" Bildern, eine Beschreibung, die Ehrenzweig nach Bion für diese Bildformen benutzt.

Er bemerkt, dass die Schwierigkeit des Schizophrenen in seiner Verhaftung in der ersten Phase des kreativen Prozesses liegt, denn er ist nicht imstande, die verstreuten Fragmente seines Oberflächen-Ichs zu dedifferenzieren.[113] Die Angst vor den Es-Inhalten unbewusster Phantasien führt in den extremen Zuständen zu einer Spaltung zwischen den verschiedenen Seh-Stufen und zu der überkonkreten Rigidität des Ich einerseits und andererseits zu dem Durchbruch von undifferenzierten Phantasien der Primärprozesse mit ihrer chaotischen Struktur.[114]

Ein wesentliches Merkmal in den Kreationen der Schizophrenen ist nach Kris die verminderte Besetzung (cathexis) von Ich-Kontrolle und Publikumszugewandtheit und der Verlust von Bedeutung für das Publikum je mehr die Psychose voranschreitet.[115]

Die Feedback-Funktion, die dem Künstler und dem Betrachter das Erlebnis der ästhetischen Erfahrung ermöglicht, kann in der Kunst des Schizophrenen nicht aktiviert werden, weil das Ich der Patienten zu schwach ist. Die Dimensionen seiner inneren Welten sind begrenzt: sie zentrieren sich um das subjektive innere Leben, die Vorgänge des Primärprozesses des Einzelnen.

Die meisten dieser Werke entstehen in den psychotischen Phasen der Krankheit, jedoch muss nach Gedo der Maximierungspunkt der Krankheitsphase schon überschritten sein. Die Bezeichnung „zustandsgebundene Kunst", geprägt von Navratil, verweist auf die begrenzte Zeit der kreativen Möglichkeiten.

Während in diesem Zustand in der Krankheit primärprozesshafte Inhalte im künstlerischen Prozess überproportional aktiviert und visualisiert werden, kann eine sekundärprozesshafte künstlerische Bearbeitung im Kontext der Einflüsse von Kultur und Zeit dennoch nur rudimentär stattfinden. Deshalb spiegelt sich die äußere Realität charakteristischerweise wenig in diesen Bildern. Der Betrachter kann kaum das Gefühl entwickeln, sich mit dem Bild des Kranken wirklich identifizieren zu können. Mit seiner eigenen und der gesellschaftlichen Realität hat es wenig gemeinsam.

Die privaten Phantasien in der Psychose drehen sich meist um stereotype Variationen weniger Themen und bizarrer Formen wie der Paranoia, messianischer Religiosität und Sexualität. Denn ein weiteres Charakteristikum des Primärprozesses ist die Tendenz zu Wiederholungen: weil die Feedback Funktion des künstlerischen Prozesses nicht wirksam werden kann, ändern sich der Stil und die Motive der Patienten selten. Die Botschaften des Bildes selbst erreichen den Patienten nicht in einem Maße, dass sie zum Anlass zur Entwicklung neuer Sichtweisen und Interesse an Veränderungen im Bild selbst werden könnten. Insofern gesteht der Patient dem Bild kein eigenes Leben zu; er kann es nicht wirklich als ein getrenntes Objekt wahrnehmen. Indem die Phantasien des Primärprozesses die psychischen Vorgänge dominieren, verhindern sie die Wahrnehmung des Bildes als eigenständiges Gegenüber. Deshalb können psychotische Patienten die Fähigkeit des Bildes als Bedeutungsträger und Vermittler nicht nutzen. Oft verharren sie in ihrem Ausdruck in der Wiederholung so lange, bis die Krankheit abklingt oder therapeutische Hilfe Veränderungen ermöglicht.

Häufig wird beobachtet, dass die Expressivität psychotischer Patienten nach der Genesung von der Krankheit rapide nachlässt und dann die Bilder, Zeichnungen und Skulpturen flach und gewöhnlich erscheinen.

Kunst von Außenseitern und ästhetische Subjektivität

Aus diesen Erkenntnissen heraus kann die Frage nach den ästhetischen Kriterien, mit denen die künstlerische Qualität solcher Werke diskutiert wird, beantwortet werden: sie muss die Beteiligung eines wichtigen Aspektes echter ästhetischer Erfahrung verneinen: denn die Integration von subjektiven Motiven des persönlichen Phantasielebens mit Elementen der äußeren Welt wie den zeitgenössischen Entwicklungen der Kultur und Gesellschaft kann der psychisch Kranke nicht vollziehen. Ihm scheint es primär um die Vermittlung eines für ihn sehr persönlichen, durch sein Leid und seinen Wahn präsenten Inhaltes zu gehen.

Der Kunstphilosoph Früchtl kennzeichnet die ästhetische Erfahrung als Präsentation wirklich gemachter Erfahrung und nennt sie „empirische Subjektivität".[116] Der psychotisch Kranke ist nicht in der Lage, real gemachte Erfahrungen in seinem künstlerischen Objekt umzusetzen. Die Dominanz seines Phantasielebens zwingt ihn zur nicht-empirischen Subjektivität in seinen Darstellungen. Was den gesunden Künstler vor einem verabsolutierenden Subjektivismus (in dem sich der Psychotiker befindet) bewahrt, nämlich fortlaufend Formanalyse zu betreiben[117], kann in der Psychose nicht stattfinden. Deshalb ist das Interesse des Patienten an der werdenden Form seines Werkes eher gering. Der Auftrag der Vermittlung und Kommunikation in der ästhetischen Form gelingt ihm nicht – denn er richtet die Botschaft während der Arbeit nicht an den potenziellen Betrachter, sondern er will „loswerden", was seine Not und sein Leid ausmachen.

Dies kann mit den Worten Bells unterstrichen werden, der davon ausgeht, dass uns zwar solche Werke interessieren und auf hunderterlei Weise erregen können, aber dennoch das ästhetische Gefühl unberührt lassen, „weil es nicht die Form ist, die uns berührt, sondern der Gedanke oder der Inhalt, den uns die Form übermittelt."[118]

Wer sich aber auf eine Art der Berührung mit der Kunst dieser gesellschaftlichen Grenzgänger oder Outsider und ihre „raw vision"[119] einlässt, wird sich nichtsdestotrotz von der Kraft dieser Kunst überzeugen lassen und in ihr das „Unverhüllte der menschlichen Existenz" erleben können. Für viele Betrachter liegt die Faszination in der unzensierten Darstellung tiefster Schichten der Psyche, von existenziellen Ängsten, Wünschen, Phantasien–Bereiche, die dem Bewusstsein des Gesunden eher unheimlich sind und im alltäglichen Leben ferngehalten werden. Die Anziehungskraft des Unheimlichen und des Fremden, verkörpert in den Bildern und Skulpturen psychiatrischer Patienten, wirkt auf ein großes Publikum, denn diese Kunst spiegelt die emotional sehr aufwühlende Erfahrung der Psychose. Deshalb strömen so viele Menschen in die Ausstellungen der so genannten Außenseiter und beteiligen sich an den Diskussionen um den Kunstwert dieser Bilder und Skulpturen.

Dieser Erfolg, den die Kunst von Außenseitern in der Öffentlichkeit errungen hat, führte nach Gedo zu einer Neigung in der Kunstwelt, die Kreativität von psychotischen Menschen zu idealisieren. Er sieht die Ursprünge dieser Überbewertung im Bekenntnis zur antiklassischen Kunst – angefangen in der Dada-Bewegung und der Wendung gegen die bürgerlichen Institutionen der Bourgeoisie. Dazu kommt die offensichtliche Produktivität der Patienten, die aus dem persönlichen Bedürfnis nach Selbstheilung unerschöpfliche kreative Aktivität entwickeln, ebenso wie die hohe Wertschätzung von Originalität im zwanzigsten Jahrhundert, gerade weil diese Kranken in ihrer Originalität sich nicht um Normen scheren – dies natürlich von einem anderen Standpunkt aus, denn ihre Exzentrizität und persönlichen Eigenarten konstituieren lediglich lähmende Handicaps.[120]

Für Kunsttherapeuten ist das Thema der Outsider-Art nicht zuletzt deshalb von Bedeutung, weil es die Frage aufwirft, was geschehen würde, wenn man mit diesen Menschen kunsttherapeutisch arbeitete bzw. welche Folgen es gehabt hätte, wenn solche berühmten Künstlerpatienten, die schon verstorben sind, wie Friedrich Schröder-Sonnenstern oder Adolf Wölfli, in der Kunsttherapie gewesen wären. Wenn diese Menschen in einer auf die Kunst bezogenen therapeutischen Beziehung gemalt hätten, hätten sich möglicherweise nicht nur der künstlerische Ausdruck und die Themen verändert, sondern auch der psychische Zustand dieser Kranken.

Allerdings gibt es manchmal Patienten aus künstlerischen Berufen, die zur Kunsttherapie kommen. Nach meiner Erfahrung nutzen sie ihr technisches Können und ihre künstlerische Erfahrung mit bestimmten Medien besonders am Anfang der Kunsttherapie eher im Dienst der Abwehr. Ihre Bilder machen dann zwar einen sehr professionellen Eindruck und rufen deswegen sogar oft Bewunderung bei Mitpatienten und Ärzten hervor. Aber durch den gekonnten Umgang mit dem Material wirken die Bilder oder Skulpturen oft kontrolliert und unpersönlich. Tiefergehende therapeutische Prozesse können erst dann beginnen, wenn sie allmählich den Mut und das Vertrauen entwickeln, neue, ihnen unbekannte Medien und Techniken auszuprobieren. Damit geben sie dann auch ein Stück der Beherrschung über die vertraute Technik auf, die ihnen zur Abwehr unbewusster Phantasien und Gefühle gedient haben. So können über unbekanntes Material auch unbekannte Aspekte ihrer Persönlichkeit auftauchen und den Weg für weitere therapeutische Entwicklungen ebnen. Unter solchen Voraussetzungen ist auch die Indikation für Kunsttherapie mit Künstlern gegeben. Kann der Künstler-Patient aber diesen Prozess nicht für sich nutzen und über die Kunst Veränderungen ausprobieren, ist die Teilnahme an der Musik- oder Tanztherapie vielleicht hilfreicher.

Insgesamt spielt diese Diskussion in der Kunsttherapie eine eher untergeordnete Rolle, da wir – wie bereits ausgeführt – in der Regel mit Patienten arbeiten, die von sich aus selten diese künstlerische Begabung mitbringen.[121] Außerdem wären in diesem Zusammenhang weitere Themen eng mit therapeutischen und ethischen Fragen verknüpft, da z. B. das Ausstellen von Bildern aus der Kunsttherapie und Datenschutz wichtige Faktoren des therapeutischen Bündnisses sind. Diese Themen schaffen andere Vorbedingungen als sie bei den „Outsider-Künstlern" gegeben sind, da die Verantwortlichen wie Ärzte und Ausstellungsmacher in anderer Beziehung zu den Künstlern und dem Umgang mit ihren Werken und ihrer Identität stehen.

Kunsttherapie und psychische Funktionen

Die therapeutische Situation verändert den Charakter der künstlerischen Prozesse. Der Patient zeichnet, malt oder bildhauert nicht allein, sondern er kreiert im Kontext einer therapeutischen Beziehung. In der Person des Kunsttherapeuten wird der Kontakt zur äußeren Realität konkret. Die

Phantasien des Patienten können in dieser Situation in einem Bezugsrahmen erforscht und in visuelle Form gebracht werden. Dabei bietet der Kunsttherapeut ein Stück realeren Umgangs mit dem auftauchenden primärprozesshaften Material an, als es dem Patienten möglich ist. Er arbeitet mit dem Patienten an der Entstehung eines Bildes oder einer Skulptur. Das heißt, er bietet ihm künstlerische Medien an, ermutigt, macht Vorschläge, ist präsent bei Fragen, Problemen, bei Signalen non-verbaler Art – kurz, seine Gegenwart und Interventionen bilden zusammen mit dem Material wesentliche steuernde Funktionen im Umgang mit den psychischen Vorgängen des künstlerisch arbeitenden Patienten. Diese Prozesse zielen auf die Entwicklung und Stärkung von Fähigkeiten, inneres und äußeres Erleben zur Integration bringen zu können.

Für einen psychotischen Menschen kann allein die Tatsache Bedeutung erlangen, dass er verwirrende innere Bilder auf ein Blatt zu bannen vermag. Denn nun kann ein Abstand zu diesen Phantasien geschaffen werden, man kann sie aus der Distanz betrachten. Die Größe des Abstandes zum Bild oder der Skulptur wählt in der Regel der Patient; manchmal übernimmt der Therapeut die Entscheidung und schlägt vor, das Bild aus einiger Entfernung zu betrachten, ebenso wie ein Künstler dies tut, um sein Bild zu prüfen und gegebenenfalls zu verändern. Bilder fordern auf, über sie nachzudenken – das heißt, sie unterstützen kognitive Fähigkeiten der Reflexion. Wenn das Bild zu bedrohlich erscheint oder unerträgliche Teile wiedergibt, kann es im Extremfall sogar vor den Augen verschwinden, indem man es entfernt. Seth-Smith hat einer Patientin, die voller Ablehnung gegenüber den auftauchenden Bildvorstellungen war und ihr Werk zerstören wollte, vorgeschlagen, eine Mappe mit der Aufschrift „Bilder, die ich wegwerfen möchte“ anzulegen. Die Kunsttherapeutin stellte zwei weitere Mappen her: eine mit „Ms Xs Bildern“ und eine mit „Bildern, die nicht meine sind“ für solche Arbeiten, die die Patientin nicht mehr als ihre wieder erkennen konnte.[122]

Auf der Grundlage solcher Interventionen hat der Patient weitaus mehr Möglichkeiten, seine psychischen Vorgänge zu kontrollieren. Gedanken und Bildvorstellungen können von außen betrachtet besser geordnet werden, als wenn sie diffus und nicht greifbar nur im Kopf und Körper vorhanden sind. Dem reinen Ausfließen von Phantasien wird eine fassbarere Form entgegengesetzt. Beim Malen und beim Zeichnen werden fortlaufend Entscheidungen getroffen, es werden Linien und Konturen gezogen, Farben ausgewählt, es werden Grenzen hergestellt, die von sich aus schon das Format des Papiers anbietet, aber auch der Zeichner bestimmt, wann er den Stift oder den Pinsel niederlegt. Psychodynamisch gesehen erfährt die direkte Entladung der Vorgänge der Primärprozesse durch die sekundäre Bearbeitung an der entstehenden Form eine Verlangsamung. Psychische und körperliche Energie wird in eine sichtbare Form transformiert. Weil Distanz und materielle Form zwischen reiner Entladung von Impulsen oder zwanghafter Wiederholung neurotischer Handlungen geschoben ist, bietet sich dem Patienten die Möglichkeit, sich nicht mehr so sehr diesen Impulsen oder Zwängen ausgeliefert zu fühlen. Er macht die Erfahrung, dass er Impulse steuern kann. Im wahrsten Sinne des Wortes kann er über die Sinne *be-greifen*, was ihn ausmacht, denn er kann sein Produkt sehen und anfassen.

Visualisieren bedeutet damit auch für den Patienten das Objektivieren innerer Vorgänge, eine Feststellung, die sich an Langers Diktum anlehnt, dass in der Kunst Gefühle objektiviert sind[123]. Objektivierung heißt, die äußere Welt hinzuzuziehen, indem sie den Primärprozess der Überwachung des Sekundärprozesses im Lichte der Realität (Noy) gegenüberstellt. Das künstlerische Werk kann von außen betrachtet, verschiedenartige Elemente, Muster, Rhythmen und Wiederholungen, Akzentuierungen und Vermeidungen können erkannt, Erinnerungen geweckt, Zusammenhänge und Gegensätze einsehbar gemacht werden. Das heißt, was sichtbar ist, steht der bewussten Reflexion zur Verfügung. Insofern ist ein Zustand erreicht, in dem durch die „etwas distanziertere kognitive Stellung“ (Deri) Ein-Sicht und Erkenntnis gewonnen werden können.

Die Chancen der Weiterentwicklung und Stärkung der Persönlichkeitsstruktur liegen genau an dieser Stelle. Denn im Verbund mit der Entstehung einer sichtbaren Form und der Erfahrung der Verlangsamung von Impulsen und größerer Kontrolle über die primärprozesshaften Vorgänge erweitert sich die Kapazität im Umgang mit inneren und äußeren Reizen. Psychoanalytisch gesehen wächst die Fähigkeit zur Sublimierung. Auf den Umgang mit der Kunst bezogen öffnet sich eine weitere Palette an formalen Wahlmöglichkeiten, das heißt, die Symbolisierungen nehmen reichhaltigere Gestalt an.

Mut zur Kunst

Entscheidungen wie das Überprüfen vorhandener Pinselstriche, Linien, Flächen, von Veränderung durch Übermalung, Radieren oder das Hinzufügen von Bildelementen, von Fertigstellung und Herstellung eines Rahmens werden im kognitiven Sekundärbereich getroffen und in der Handlung umgesetzt. Die Motive zu solchen Handlungen mögen zwar noch im Unbewussten liegen, doch die Handlung selbst ist dem Bewusstsein verfügbar. Deshalb greift der kreative Prozess auf die psychischen Fähigkeiten des Patienten, also seine noch vorhandenen Ich-Funktionen zurück. Manchmal scheinen sie rudimentär und bruchstückhaft wie in der Psychose, aber sie sind dennoch vorhanden. Auch der psychotische Patient kann Entscheidungen über die Größe seines Papiers, über die Auswahl des Materials usw. treffen. Wo er solche Entscheidungen nicht selbst treffen kann, weil sein Ich zu schwach ist, unterstützt und interveniert der Kunsttherapeut und bietet sein „Hilfs-Ich" an.[124]

So ist für einen psychotischen Patienten das gefahrlose Explorieren der Phantasien mit der gleichzeitigen Möglichkeit von Veränderung und Kontrolle eine eminent wichtige Erfahrung. Das Bild, das sich nicht rächt, kann zu einem wohlwollenden Gegenüber werden, an dem man Veränderungen vornehmen, Realitäten probeweise neu zusammensetzen kann.[125] Mit anderen Worten, die Ich-Funktionen des psychotischen Patienten können innerhalb eines solchen Prozesses reifen und Sekundärprozesse können in das Denken Eingang finden.

Umgekehrt verläuft die Re-Symbolisierung bei einem Neurotiker, der zwanghaft an der äußeren Realität festhält. Das künstlerische Schaffen kann starre Abwehrmechanismen entschärfen. Beim Vergleich von Neurotikern und Künstlern sagt Rank: „Beide zeigen eine ausgesprochen starke Neigung für eine Totalität der Erfahrungen, die im Alltag auftreten. Sie konzentrieren sich mit ihrer gesamten Persönlichkeit auf jedes Detail an Erfahrungen und seien sie auch noch so trivial und unbedeutend. Um sich davor zu schützen, weil diese Intensität psychische Schmerzen bereiten muss, hört der Neurotiker an diesem Punkt auf und verschließt sich vor der Welt und den Erfahrungen; vor die Entscheidung des ‚Alles oder Nichts' gestellt wählt er das Nichts. Der Künstler jedoch findet hier trotz aller Schwierigkeiten und Kämpfe einen konstruktiven, mittleren Weg: er vermeidet den Verlust seines Selbst im Leben nicht, indem er eine negative Haltung bewahrt, sondern er lebt sich selbst in der kreativen Arbeit. Damit bestreitet er den Kampf um die Befreiung des Selbst von den moralischen, sozialen und ästhetischen Ideologien und den Leuten, die diese repräsentieren."[126]

Noy stellt die Neurose der Kreativität gegenüber: „Die Neurose ist durch Redundanz und Wiederholungen gekennzeichnet, durch die Neigung, die Situation einzufrieren und Veränderungen zu widerstehen. Hingegen ist die Kreativität durch niemals endende Versuche gekennzeichnet, ihre Formen zu erneuern und zu reorganisieren, ständig nach neuen Lösungen für alte Probleme zu suchen. Die Neurose ist eine regressive Lösung, ein Versuch, das innere Gleichgewicht wiederherzustellen und sich der Realität anzupassen, indem man auf infantile Anpassungsmuster regrediert, die sich in der Vergangenheit als erfolgreich bewiesen haben, während die Kreativität eine progressive Lösung ist, ein Versuch, neue, kühne Anpassungsmuster zu schaffen, die nie zuvor erprobt wurden."[127]

In der Kunsttherapie mit neurotischen Patienten können wir folgende Hypothese aufstellen: auf der Grundlage einer tragenden, von Vertrauen geprägten Beziehung mit dem Therapeuten erfährt der neurotische Patient, dass er Risiken eingehen kann, ohne dass sie traumatisch verlaufen müssen. Er kann lernen zu experimentieren, mit neuem, weniger strukturiertem Material umzugehen und „Mut zur Kreativität", wie es May nennt[128], zu entwickeln. Das heißt, er kann seine Phantasien primärprozesshaft explorieren, ohne dass sie für ihn bedrohliche Konsequenzen haben müssen.

Dasselbe gilt für den neurotischen wie für den psychotischen Patienten: die Bilder, die im Innern vorhanden sind, sind oft mit so viel Aggression oder Abwehr besetzt, dass sie Angst vor Verfolgung auslösen, wenn sie preisgegeben würden. Die Furcht vor der Rache und vor negativen Konsequenzen der Umgebung ist groß. Doch in der Kunsttherapie macht der malende Patient die Erfahrung, dass weder das Bild noch der Therapeut Rache ausüben. Seine Kunst bleibt, wie es scheint, folgenlos, zumindest frei von zensierenden und normgeprägten Konsequenzen.

Die entscheidenden Vorteile, die die Abtrennung der Kunst von realen Folgen im Alltag hat, formuliert der Kunsttheoretiker Fry: „Die Kunst ist (...) Ausdruck und Stimulus imaginativen Lebens, das vom wirklichen durch die Abwesenheit reaktiven Handelns getrennt ist. Dieses reaktive Handeln impliziert im wirklichen Leben moralische Verantwortlichkeit – sie bietet ein Leben, das von den bindenden Notwendigkeiten unserer wirklichen Existenz befreit ist."[129] Deshalb sieht Fry in der Kunst „das wichtigste Werkzeug des imaginativen Lebens; es ist die Kunst, die dieses Leben in uns stimuliert und kontrolliert; und kennzeichnend für das imaginative Leben ist (...) die größere

Klarheit seiner Wahrnehmung und die größere Reinheit und Freiheit seiner Emotion."[130]

Freud hatte schon auf die Freiheit des Künstlers hingewiesen, die er genießen könne, weil seine Tätigkeit ohne Sanktionen aus der Außenwelt sei. Dies ist die Basis für die Erkenntnis neuer Zusammenhänge, die der Künstler sich schafft.

Ein solches (scheinbar) folgenloses Eintauchen in die Welt der inneren Vorgänge und Bilder ist für viele neurotische Patienten neu. Je weniger der Patient fürchtet, dass er für das, was zum Ausdruck gelangt, negative Folgen zu tragen hat, desto mehr wird er Mut finden, seine Abwehr aufzugeben und tatsächlich mit größerer *Expressivität* zu reagieren. Das Bild wird auf diese Weise zum Mittler zwischen Bewusstem und Unbewusstem. Diese Prozesse, die eng mit dem Spielen verwandt sind, ermutigen mit zunehmender Erfahrung, die innere Welt mit der äußeren zu verbinden, also Primärprozesshaftes und Sekundärprozesshaftes zusammenzuführen.

Das, was als die zentrifugale Wirkung oder das Feedback System in der künstlerischen Kreativität beschrieben wurde, kann auch in der Kunsttherapie stattfinden. Aus dieser Situation heraus können die Patienten ihren Bildern und Skulpturen mit größerer Offenheit begegnen, die künstlerischen Formen werden differenzierter und tauchen als opponierende Strukturen auf, ohne einander auszuschließen. Die Patienten scheinen dann oft überrascht über die vielfachen Botschaften ihrer Werke. Sie trauen sich in zunehmendem Maß, sich den Illusionen ihrer imaginären Welten hinzugeben, die so wichtig für die Bildung einer Vorstellung vom Selbst sind. Die Stärkung des Ich des neurotischen Patienten führt deshalb zu größerer Flexibilität und differenzierteren Möglichkeiten des Erlebens und Wahrnehmens. Insofern ist das Eintauchen in den künstlerischen Prozess doch mit tief greifenden Folgen verbunden, nämlich mit Reifung und psychischem Wachstum.

Die Thesen Waelders[131] zum psychoanalytischen Prinzip der mehrfachen Funktionen des Ich – das heißt, der Flexibilität des psychischen Apparates – manifestieren sich auch hier, ebenso wie für alle anderen Patienten: je mehr Lösungsmöglichkeiten dem Ich in Bezug auf die Organisation von Abwehr, Anpassung etc. zur Verfügung stehen, desto differenzierter kann es seine Aufgaben wahrnehmen.

Identifizierung und kommunikative Wirkung

Das Resultat solcher integrativen Prozesse sind Bilder, die nun nicht mehr nur rein ‚privatsprachlicher' Natur[132] sind, sondern auch dem Betrachter zugänglicher werden. Denn dieser kann nun mehr Anteil an einem Bild nehmen, da es auch Elemente seiner eigenen Welt berührt, Widerhall weckt. Die kommunikative Funktion des Kunstwerkes entsteht, wie wir schon seit Freud und Kris wissen, über die Identifizierung. Für Künstler und Betrachter liegt der Wert der ästhetischen Erfahrung im Prozess der Identifizierung. Das ästhetische Kunstwerk lässt uns etwas wieder erkennen; wir identifizieren uns mit dem Werk selbst und mit der Art und Weise, wie es geschaffen wurde. Wir „imitieren" die Linien und Pinselstriche des Künstlers.[133] Die visuelle Präsenz des Werkes erlaubt uns nicht nur Ein-Sichten in die Psyche des Künstlers, sondern – über den Prozess der Identifikation – auch in die Seele des Betrachters. Das Nachvollziehen der materiellen Form stimuliert körperliches Erleben, eine Erfahrung, die von Beres als den wichtigen Baustein der sinnlichen Registrierung bei der Bildung von Vorstellungsfähigkeiten beschreiben wird. Bieten wir dem Patienten und dem Betrachter seiner Kunstwerke sinnliche Erfahrungsmöglichkeiten, bedeutet dies auch einen Zugewinn an Phantasie- und Denkräumen.[134]

Momente der Identifikation entstehen auch auf andere Weise in der Kunsttherapie. Patienten erkennen in den Bildern ihrer Mitpatienten sich selbst und ihre Konflikte. Sie sehen, dass sie nicht allein sind mit ihrem Problem. Ein Bild des Mitpatienten, das Leere und Einsamkeit vermittelt, kann ihre eigenen Gefühle des Alleinseins bewusster machen. Aber Patienten identifizieren sich auch mit den Formen der Abwehr des Anderen. Ein bewusst mit „freundlichen" Farben gemaltes Bild kann dann auch jemandem gefallen, der Schwierigkeiten hat, seine depressiven oder aggressiven Gefühle wahrzunehmen. Insofern ist die Identifikation in der Kunsttherapie im Kontext der gesamten klinischen Aspekte einzuordnen; sie kann also durchaus auch negativ sein, weil sie die Abwehr stärkt. Das kann so aussehen, dass zum Beispiel die kognitive Kontrolle, die ein Patient im künstlerischen Prozess ausübt, durchaus ein Identifikationsangebot an andere Patienten bilden kann. In diesem Fall hat sie jedoch mehr mit der Abwehrstruktur der Persönlichkeit der Patienten als mit dem geschaffenen künstlerischen Werk zu tun.

Andererseits spüren Patienten aber auch, wenn ein stereotypes Bild dem Fernhalten von Gefühlen dient oder ein Chaos nicht gehalten werden kann. Beim Betrachten der in einer Stunde entstandenen

Werke aus der Distanz lässt sich beschreiben, was für das Auge zu sehen ist, ohne deuten zu müssen. Deshalb bildet das gemeinsame Betrachten der entstandenen Werke einen wichtigen Bestandteil des Prozesses am Ende einer Sitzung. Wenn die einzelnen Patienten die Erlaubnis geben, werden die Bilder an die Staffelei gehängt. Ebenso frage ich, ob sie etwas zu ihren Bildern oder Skulpturen sagen möchten bzw. die anderen Mitpatienten und die Therapeutin etwas dazu sagen dürfen. Hintergrund dieser Frage um Erlaubnis ist die Absicht, dass dem Patienten größtmögliche Autonomie und Kontrolle im Umgang mit seinen Werken zugestanden wird. Besonders die Angst vor verbalen Deutungen, Missverständnissen und Entwertungen soll akzeptiert und die Basis für Vertrauen hergestellt werden.

Ist der Patient mit einer Betrachtung und Besprechung einverstanden, stelle ich zuerst die Frage an den Maler, dann an die Gruppe: „Was sehen Sie?“ Eine phänomenologische Beschreibung ist für die Patienten nach meiner Erfahrung der am wenigsten mit Angst besetzte verbale Zugang zu den Bildern. Die Verschiedenartigkeit der Strukturen und Bildelemente, ihre Verbindungen, der formale Aufbau und Inhalte können benannt werden, ohne Bewertung zu äußern. Der Freiraum, den die Patienten erfahren, wenn sie wissen, dass alles akzeptiert wird, was von ihnen kommt – sowohl in der künstlerischen Form als auch ihren verbalen Äußerungen, lässt ihre Bereitschaft zu offenen und weniger zensierten Wahrnehmungen größer werden. An dieser Stelle ist die haltende Funktion der Therapeutin und – falls es eine Gruppensituation ist – der Gruppe als Publikum von eminenter Bedeutung.[135] Diese Erfahrung wiederum schlägt sich im Prozess der weiteren formalen Gestaltungen nieder. Die wichtige Feedback Funktion des Werkes hängt deshalb in der Kunsttherapie eng mit der Feedback Funktion der Therapeutin bzw. auch der Gruppe zusammen. Psychische und künstlerische Entwicklung sind in der Kunsttherapie untrennbar mit der therapeutischen Beziehung verbunden.

An dieser Stelle möchte ich zum Abschluss dieses Abschnittes ein Beispiel dafür geben, wie die Polarisierung von Phantasie und Realität in der Kunsttherapie entschärft werden kann. Mit anderen Worten, es soll gezeigt werden, wie sich die Gewichtung von Primär- und Sekundärvorgängen im psychischen Apparat durch den künstlerischen Prozess in der Therapie zugunsten eines zunehmenden Ausgleichs entwickeln kann.

Herr A.

Der 30-jährige Patient, Herr A., litt unter Wahnvorstellungen. Er fühlte sich von Kräften außerhalb seiner selbst beeinflusst; man habe ihm Biochips in die Gedärme eingepflanzt. Fremde Mächte würden ihn damit steuern und seine Schmerzen verursachen. Er sollte in die Einzel-Kunsttherapie kommen, weil er offensichtlich wegen seiner paranoiden Halluzinationen intensive persönliche Zuwendung brauchte. In seiner ersten Stunde sagte er, dass er mit seinem Bild ein flächiges und dann nach innen gehendes, rundes Gebilde darstellen wollte. Ich war sehr gespannt, wie er diesen kompliziert klingenden Plan ausführen würde. Tatsächlich gelang es ihm, diese Vorstellung mit Tuschfarben umzusetzen (Abb. 12).

Er fragte mich selbstsicher nach bestimmten Farben, die er sogleich benutzte, fing dann an, gezielt den äußeren Rand mit Lila rechteckig wie einen Rahmen nachzumalen und ging mit den nächsten Farben immer mehr in eine ovale Form über, die schließlich in einem ausgefüllten Kreis endete.

Ich war beeindruckt, wie er sein verbal beschriebenes Vorhaben formal treffend umsetzen konnte.

Die silbrige kreisförmige Mitte bezeichnete er als eine Röhre, über die man die Reise zum Jupiter antreten könne. Ausführlich beschrieb er, dass Jupiter noch ein Bestandteil unseres Sonnensystems sei, das nächste sei 200 Millionen Lichtjahre entfernt.

Zum Rot in dem Bild berichtete Herr A., es sei seine Lieblingsfarbe; in seinem Bild würde es sowohl dem flachen als auch dem röhrenförmigen Teil angehören. Gleichzeitig erzählte er, dass sein Sternzeichen „Krebs“ sei. Ich hatte das Gefühl, dass es ihm wichtig war, mir diese Information zu geben. Deshalb fragte ich ihn, wie denn Krebse seien. Er schien emotional sehr bewegt, als er daraufhin beschrieb: Krebse würden zwei Schritte vor und zwei zurückgehen; sie würden in zwei Welten leben, in einer eigenen Realität. Deshalb seien sie sehr sensibel, sie seien Wassertiere.

Herr A. hatte gleich zweimal auf sein „Zwischen-den-Welten-Dasein“ verwiesen: zum einen, indem er sich mit dem Rot in seinem Bild identifizierte, das zwischen dem Flachen und dem in die endlose Ferne führenden, silbrigen Sog der Röhre lag. Es schien mir, als ob der äußere Teil des Bildes die Erde, die diesseitige Realität repräsentierte, und die röhrenförmige Dimension, die ins Weltall überleitete, sein Wahnsystem darstellte. Außen waren eher erdige Farben bis zum vibrierenden Rot, dann das schrillere Orange und Gelb, die in die Röhre münden. Die zweite Form derselben Aussage über sich legte er in die Beschreibung des Krebses, der ein realitäts-ambivalentes, sensibles Wesen sei.

Welche Vorsicht jemand walten lassen musste, der sich ihm zu nähern suchte, deutete Herr A. an: man muss den Krebs in seinen Realitäten belassen. Außerdem fiel

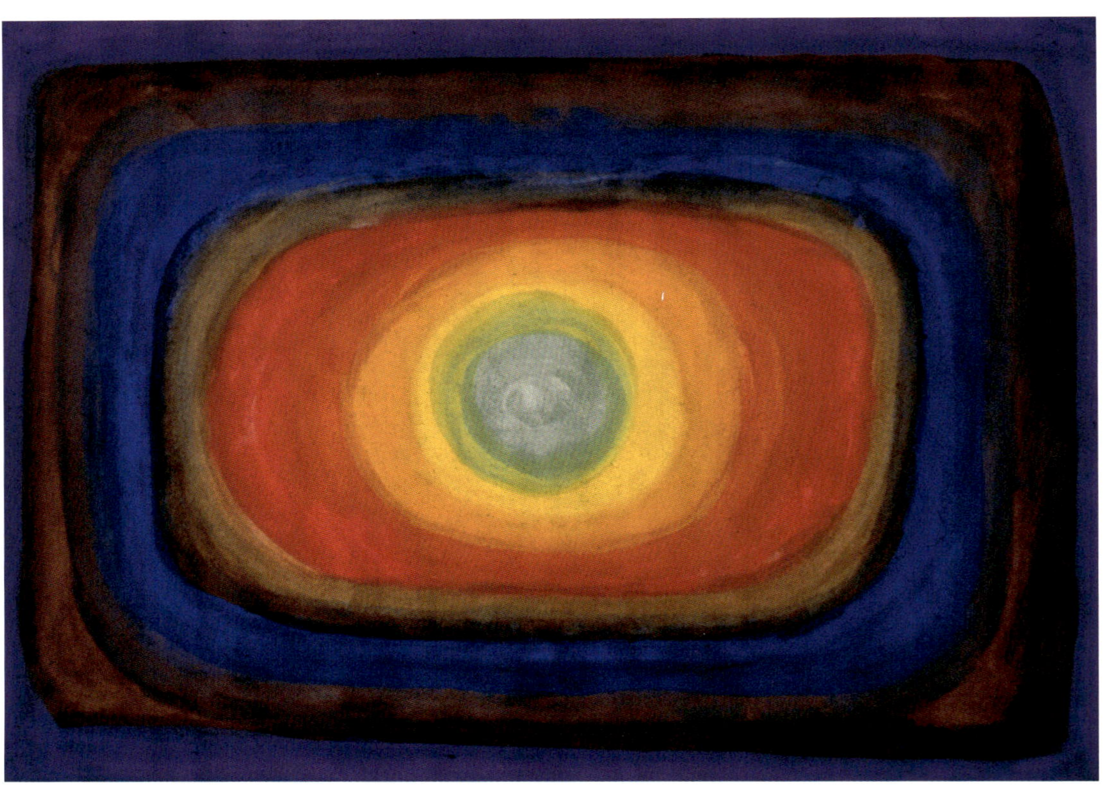

Abb. 12: 29,7x42 cm, Tuschfarben

mir dazu ein, dass Krebse tatsächlich empfindliche, scheue Wesen sind: sie verschwinden sehr schnell, wenn man sie mit bloßen Händen fangen will. Der Schnittpunkt in seinem Bild lag in der Identifikation mit dem Rot, das auch die Farbe des Krebses ist.

In der nächsten Stunde beschloss Herr A., etwas „Difizileres" zu gestalten. Diese Ankündigung zu Beginn der Stunde, ließ mich vermuten, dass er komplexere Formen finden wollte, die auch seine Denkfähigkeiten beanspruchen sollten. Quer über das Blattformat zog er in der oberen Hälfte mit Pastellkreide eine Zick-Zack-Linie, von der aus immer mehr solcher Linien entstanden. Nachdem er eine Sonne in die obere linke Ecke gesetzt hatte, wurden die gezackten Gebilde zu Bergen, die wild und unwegsam wirkten. Das Gebirge wurde durch einen blauen Fluss begrenzt. Die Stunde endete mit der Querteilung des Blattes durch eine schwarze Trennungslinie. Herr A. wusste noch nicht, was weiter daraus werden sollte. Jedoch war er im Malprozess sehr involviert gewesen. Mir schien, als hätte er sich irgendwo in den Höhenzügen des dargestellten Gebirges befunden, und ich war gespannt, welche Entwicklung die schwarze Linie nehmen würde.

Es wurde ein Eisenbahngleis daraus. Eine Lokomotive und ein Kohlenwagen fuhren darauf, es gab keinen Führer. Neben dem Gleis entstand ein Bahnhofsgebäude. Herr A. sagte, der Zug würde nicht halten, sondern vorbei und weiterfahren. Das Signal, das er dazu zeichnete, stand auf Durchfahrt. Herr A. schien ganz zufrieden mit seiner Zeichnung zu sein (Abb. 13) und wählte ein braunes Passepartout dafür.

Ich hatte den Eindruck, dass in dem Bild eine Annäherung an die Realität geschehen war. Immerhin befand sich Herr A. jetzt auf erdhaftem Grund und Boden. Zwar spielte sich das Leben noch in den oberen Höhen ab und die Eisenbahn sollte nicht aufgehalten und zum (mitmenschlichen) Rasten eingeladen werden, die Lok sollte auch ohne Führer bleiben, also war die Sicherheit einer wohlwollenden Lenkung nur im Gegenstand aber nicht in einem menschlichen Wesen gegeben. Aber immerhin hatte die Phantasie mit konkreterem Material zu tun als zuvor im endlosen Weltall, in das der Sog der Röhre jeden hinauszieht, der ihr zu nahe kommt. Die Auswahl eines braunen Rahmens, der offensichtlich der erdnahen Realität angehört, verstärkte den Eindruck, dass die äußere Realität dem Patienten näher gekommen ist. Prognostisch schätzte ich dieses Bild als gutes Zeichen für Herrn A.'s Fortschritte ein.

Überraschend sollte er dann vorzeitig entlassen werden: mit seinem Arzt hatte er dies vereinbart. In die letzte Stunde kam er mit dem Entschluss, ein „Bild, das als Abschlussbild gelten konnte", zu malen.

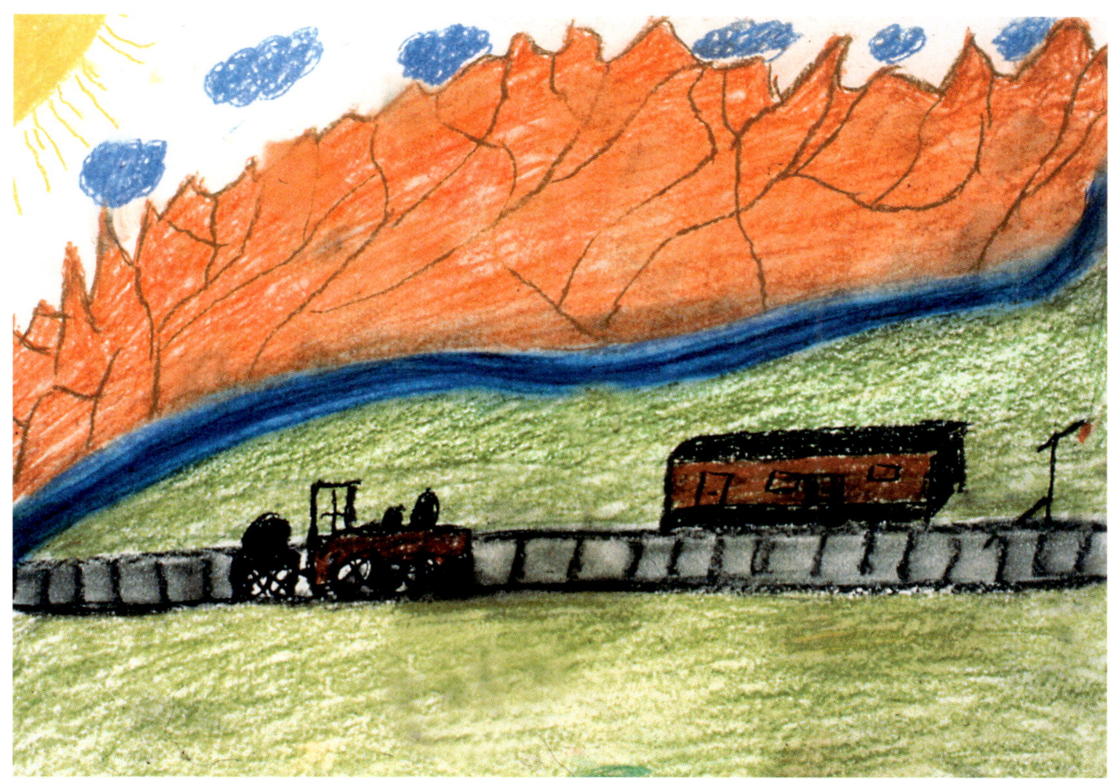

Abb. 13: 29,7x 42 cm, Pastellkreide

Mit Bleistift und einem braunen Farbstift entstand ein Baum mit einem dicken Stamm, vielen Wurzeln und verschlungenen Ästen ohne Blätter. Auffallend waren die zahlreichen vaginalförmigen Einzeichnungen im Stamm. Auf Befragen nach der Sorte des Baumes meinte Herr A. zunächst, es könne eine Buche oder eine Eiche sein; auf jeden Fall werde er uralt, mindestens 200 Jahre. Aber eigentlich sei es ein Ahorn. Denn der Ahorn stünde für Kanada (Abb. 14).

Dann brachen die Worte aus Herrn A. heraus. Er sei nämlich in Kanada geboren. Mit drei Jahren sei er mit den Eltern, die Deutsche sind, nach Deutschland gegangen. Danach sei alles anders geworden. Wenn sie dort in Kanada geblieben wären, wäre alles nicht so gekommen. Das habe mit seiner Mutter zu tun. Was dabei alles genau passiert war, erzählte Herr A. nicht. Jedoch schien seine Zeichnung konkrete Erinnerungen bei ihm hervorzurufen, die zu den Ursachen für seine Krankheit führten. Ich wollte an diesem Punkt nicht weiter nachfragen, um diese offensichtlich schwierigen und komplexen Themen so kurz vor Abschluss und Entlassung nicht unnötigerweise aufzurollen und dann keine Gelegenheit zu haben, das Thema adäquat abschließen zu können. Herr A. schien das über sich mitgeteilt zu haben, was er noch loswerden wollte, bevor er entlassen wurde. Möglicherweise hatte die plötzliche Abschiedssituation diese Mit-

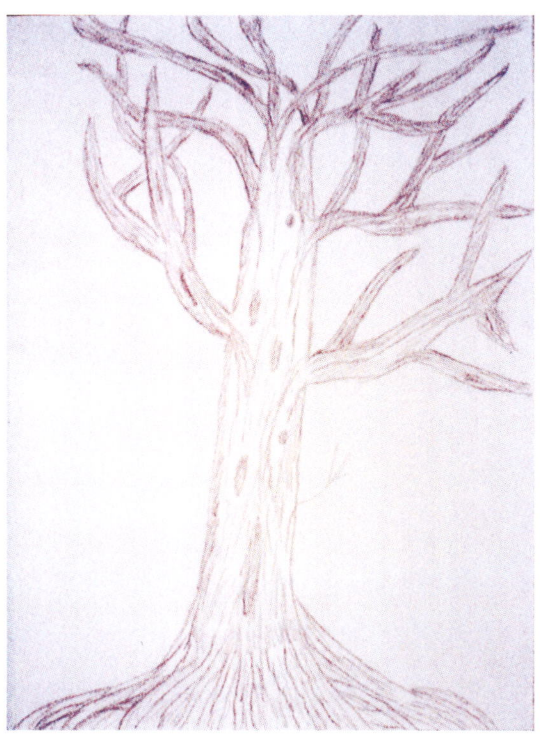

Abb. 14: 29,7x42 cm, Bleistift, Buntstift

teilungen in der Zeichnung und in seinen Worten beschleunigt zustande gebracht. Durch das Zeichnen eines Baumes, der dann schnell eine ganz persönliche Bedeutung erlangte, hatte Herr A. seine lebensgeschichtliche, wahrscheinlich grausame Realität erkannt und Gefühle der Trauer und auch Wut angedeutet

Die Flucht in die phantastische, weit entfernte Welt des Alls hatte hier aufgehört und zum tatsächlichen Ursprung, im wörtlichsten Sinn zu den Wurzeln seines Leidens geführt. Das Ringen um den Kontakt zur Welt, das schon im ersten Bild angedeutet wurde, aber noch erfolglos blieb, gelang ihm im Verlauf des Malens der drei Bilder. Die Annäherung an die Wirklichkeit der Erinnerung erfolgte sukzessiv während des Zeichnens, bis zu dem Punkt, an dem er zur frühen Kindheit zurückkehrte.

Diese schnelle Abfolge an Veränderungen, die über nur drei Bilder sichtbar wurden, versetzte mich selbst in Erstaunen. In kurzer Zeit hatte das Überwiegen primärprozesshaften Denkens und bildlichen Ausdrucks aufgehört und in sekundärprozesshaftes Bearbeiten von Gefühlen und Erfahrungen in der konkreten Erinnerung und der verbalen Sprache Eingang gefunden. Durch das Malen und Zeichnen hatte Herr A. seine unbewussten Phantasien festgehalten. Schon im ersten Bild konnte er anhand des Bildes Mitteilungen über sich machen, die für ihn selbst und mich wahrnehmbar waren. Zusätzliche verbale Informationen über sein Sternzeichen „Krebs" wurden dadurch ebenfalls möglich. Die Wahl der Pastellkreide und sein sicherer Umgang mit ihr, verbunden mit dem Wunsch nach einer differenzierteren Darstellung eines Themas zeigten, dass er in der Lage war, Material und Absicht zu verbinden. Er konnte die Vorstellung eines Gebirges evozieren und im Bild umsetzen. Und er war in der Lage, zu dem angefangenen Bild über eine Woche hinweg eine Beziehung aufrechtzuerhalten und es in der folgenden Stunde fortzusetzen. Obwohl keine Menschen in dem Bild sein sollten, was seine Angst vor realen Beziehungen spiegelt, gibt es doch einen Hinweis auf Beziehungsfähigkeit: die Lok ist verbunden mit dem Kohlenwagen. Die linke Seite fällt formal ab, das Gebirge scheint in den Abgrund zu stürzen. Dies mag eine Repräsentation einer eigenen prekären Lage sein. Aber der Zug fährt nach rechts, die Weiche ist offen – vielleicht eine optimistische Fahrt in eine stabilere Zukunft. Dort, wo der blaue Fluss auch nach unten abfällt, scheint die Quelle für das Eisenbahngleis zu sein, das sich durch eine grüne Aue zieht. Ich vermute, dass die Festigung der therapeutischen Beziehung in der zweiten Stunde eine der Ursachen für die Idee eines Gleises war, das den Zug trägt, um auf eine Reise auf der Erde zu gehen und nicht weiter durch das Weltall zu jetten.

Die Reise musste durch äußere Einflüsse frühzeitig beendet werden. Dass dieser Patient sich den symbolischen Weg sehr zunutze machen konnte, wurde besonders in der letzten Stunde deutlich. Der Prozess des Zeichnens und des begleitenden Gesprächs eröffnete Herrn A. den Zugang zu seiner Lebensgeschichte: es war nach dem Verlassen von Kanada, als alles anders wurde ... Der Ahorn, der für ihn als das Symbol des Mutterlandes stand und wahrscheinlich zugleich eine Repräsentation seines Selbst ist, weist viele Verletzungen und große Kargheit auf. Krampfhaft versuchen die Wurzeln an der Erde, der Realität, festzuhalten. Es gibt keinen wirklichen Erdboden, nur der Rand des Blattes bildet den Halt. Trotz der vielen Wurzeln scheint keine Nahrung aufgenommen worden zu sein. Nur ein kleines, dürres Ästchen, das auf halber Höhe des Stammes herauswächst, deutet auf einen Rest von Leben und ein bisschen Hoffnung, aber auch auf die Zerbrechlichkeit und Gefährdung in Herrn A.'s Leben hin. Der Betrachter ahnt, dass dieser Baum mit seinen vielen Verletzungen im Stamm schon Schlimmes erfahren haben muss. Unter diagnostischen Aspekten des Baumes als Selbstbild sehen wir, dass Herr A. schon in seiner frühen Entwicklung traumatische Situationen erlebt haben muss.[136] Was es genau war, können wir nicht wissen; aber in seinen Bildern war dies deutlich zu erkennen.

Ich hätte an diesem Punkt gerne mit Herrn A. weitergearbeitet, denn ich spürte, dass er über die symbolische Ebene seine für ihn bedrohlichen Phantasien festhalten und bearbeiten konnte. Leider gaben die situativen Umstände dazu keine Gelegenheit mehr.

Wir erkennen, dass uns die Diskussion um die Rolle der Primär- und der Sekundärvorgänge in der Kunst wieder zu dem Thema der Form in der Kunst beziehungsweise in der Kunsttherapie geführt hat. Dies scheint die Nahtstelle für die Evaluation der therapeutischen Wirkung künstlerischer Prozesse zu sein. Eine gelungene Integration gegensätzlicher psychischer Kräfte scheint das „vollkommene Kunstwerk" auszuzeichnen.

Spätestens hier aber treten die Widersprüche zur modernen Kunst auf, die bewusst mit „Brechungen" operiert, um zeitgenössisches Dasein mit ihren Mitteln zu reflektieren. Und hier treten auch die Konflikte mit der Kunst in der Kunsttherapie zu Tage, mit denen sich sowohl die Kunsttherapeuten, als auch die Künstler (und gelegentlich auch die Psychotherapeuten) herumschlagen. Es geht um die Qualität der Form in der Kunsttherapie und deren Verhältnis zur modernen Kunst. Auf dieses Thema steuern die Kunsttherapeuten immer wieder zu, wenn sie die Kunst-Seite der Kunsttherapie ernst nehmen und die Qualität des ästhetischen Ausdrucks der Werke der Patienten diskutieren. Jedoch müssen dazu, wie schon in der Einleitung beschrieben, alle in der Kunsttherapie wirksamen Faktoren im Vorfeld erforscht und für diese Diskussion zusammengetragen werden.

Wenn wir, wie sich schon angedeutet hat, die Wirkung künstlerischer Prozesse in der Therapie nutzen wollen, spielt natürlich die therapeutische Beziehung die zentrale Rolle. Denn ohne sie kann ein psychisches Wachstum des Patienten, in dem die Fähigkeit entwickelt wird, einen freieren Zugang zu inneren und äußeren Erfahrungen und ein volleres Ausschöpfen aller Fähigkeiten in einer offeneren Begegnung mit beiden Welten[137] nicht stattfinden. In dem Buch *Kunst, Symbol und Seele* habe ich die wesentlichen Funktionen des Kunsttherapeuten als „temporäres Hilfs-Ich" umschrieben und werde im nächsten Kapitel diese Überlegungen aus der Sicht anderer theoretischer Modelle vertiefen. So lange der Patient noch nicht imstande ist, Lösungen für Probleme und Fragen im künstlerischen Prozess zu finden, weil sein eigenes Ich durch Konflikte und Symptome geschwächt ist, stellt der Kunsttherapeut seine eigenen Fähigkeiten, sein Wissen und seine Erfahrungen bewusst zur Verfügung. Deshalb werden im Folgenden die Grundlagen der Beziehungsgestaltung in der Kunsttherapie untersucht. Denn die Natur der therapeutischen Beziehung ist mit der Entwicklung von Beziehungsmustern vom Beginn des Lebens an eng verknüpft.

[1] Zitiert bei Schuster, Peter-Klaus (2005), Unausdeutbar – Goyas Capricho 43 als Sinnbild der Moderne; in: Goya – Prophet der Moderne, Ausstellungskatalog, hrsgg, von P.-K. Schuster und W. Seipel, u. a., Köln, Dumont, S. 33

[2] Dewey, John (1980), Kunst als Erfahrung, Frankfurt/M., Suhrkamp, S. 159

[3] vgl. Dannecker (1992), Kunst, Symbol und Seele – Thesen zur Kunsttherapie, Frankfurt/M., Peter Lang; in dieser Arbeit wurde die Rolle der Symbolisierungsfähigkeit für die Kunsttherapie im Hinblick auf die Erkenntnisse von S. Freud, E. Kris u. a. diskutiert. Die Untersuchung gilt als Grundlage dieser Schrift.

[4] vgl. Dannecker (1992), Kap. III: Instinkt versus Form – oder: Trieb, Sublimierung und Symbol

[5] Deri, Susan (1984), Symbolization and creativity; International University Press, New York , S. 45 (Das Symbol – das ist die Anwesenheit einer Abwesenheit)

[6] ebd., S. 68

[7] Beres, David (1970), Symbol und Objekt; in: PSYCHE 24, S. 924. Vgl. auch Laurie Wilson (1985), Symbolism and Art Therapy; in: American Journal of Art Therapy, Vol. 23, February

[8] Beres (1970), ebd., S. 425

[9] Beres (1970), ebd., S. 441

[10] Beres kritisiert an dieser Stelle den Ansatz von Melanie Klein, bei dem schon der neugeborene Säugling zur Symbolisierung fähig sei. Da die Symbolisierung eng mit den Wahrnehmungserfahrungen zusammenhängt, die ein Säugling noch nicht habe, sieht Beres eine solche These als unhaltbar an. (1970, S. 443). Solche Vorläufer der Symbolisierung nennt Deri Protosymbole: die primäre wunscherfüllende Halluzination des Säuglings, wie Freud sie beschrieb, und das erste Übergangsobjekt, das von Winnicott benannt wurde. (1984), S. 47, 61

[11] vgl. Noy, Pinchas (1969), A Revision of the Psychoanalytic Theory of the Primary Process; in: Int. Journal of Psycho-Analysis, 50, 155

[12] Freud, Sigmund (1900), GW Bd. I und II, Die Traumdeutung, S. 602

[13] ebd., S. 603

[14] Freud, Sigmund (1900), GW Bd. I und II, Die Traumdeutung, S. 604

[15] ebd., S. 605

[16] ausführlich wurde dies beschreiben in: Dannecker (1992)

[17] Freud, (1911), GW Bd. VIII, Vorlesungen über Psychoanalyse, S. 230–238

[18] ebd., S. 233

[19] ebd., Freud, (1911), S. 235 f.

[20] GW Bd. VIII, Vorlesungen über Psychoanalyse, S. 235 (In der Lage sein, den Weg des größten Vorteils zu wählen, anstatt in die Richtung des geringsten Widerstands zu zielen.)

[21] vgl. Dannecker (1992), Kap. III

[22] Segal, Hanna (1996), Traum, Phantasie und Kunst, Stuttgart (Klett-Cotta), S. 33

[23] ebd. S. 236/237

[24] vgl. Kofmann, Sarah (1993), Die Kindheit der Kunst, München (Fink Verlag), S. 185

[25] Noy (1969), S. 155

[26] vgl. dazu Dannecker (1992). Eine große Rolle spielt Ernst Kris mit seinen „Psychoanalytic Explorations in Art" 1952 erschienen (deutsch: Die ästhetische Illusion, Phänomene der Kunst aus der Sicht der Psychoanalyse, Frankfurt/M, Suhrkamp 1977)

[27] Die uneindeutige Bestimmung des Begriffes „Realität" wurde in den letzten Jahren unter dem Sammelbegriff „Konstruktionismus" erfasst. Ideen zur Konstruktion der „Innen-Welten" und „Außen-Welten" und die Betonung der Subjektivität von Erfahrungen wurden in verschiedenen Ansätzen zur „postmodernen Identitätsbildung" in unterschiedlichen Disziplinen formuliert. (Vgl. dazu eine lexikalische Auflistung unter www.nlp.at.lexikon_neu/show.php?input=345 und die Informationen bei „Google" unter den Stichworten Kontruktionismus, Realität). Ich werde mich hier zunächst mit frühen psychoanalytischen Modellen beschäftigen, da sie m. E. wichtige Erkenntnisse zu diesen Themen gefunden haben, und in dem späteren Kapi-

tel 7 im Zusammenhang mit der Rolle des künstlerischen Materials aus der Sicht der Neurobiologie konstruktionistische Überlegungen wiedergeben.

[28] Rycroft, Charles (1956), Symbolism and its Relationship to the Primary and Secondary Processes; in: Int. Journal of Psa.-Analysis, Vol. 37, S. 137

[29] Rycroft (1956), S. 137

[30] Beres, David, Joseph, Edward D. (1970), The Concept of Mental Representation in Psychoanalysis; in: Int. Journ. of Psa.-Analysis 51, S. 1

[31] Beres, David (1960), Perception, Imagination and Reality; in: Int. Journ. of Psa.-Analysis, Vol XL I, S. 328

[32] Der englische Text spricht vom „image of the self". Das Lexikon übersetzt *image* sowohl mit Bild als auch mit Vorstellung.

[33] ebd., S. 2

[34] Piaget, Jean, Inhelder, Bärbel (1990), Die Entwicklung des inneren Bildes beim Kinde, Frankfurt/M. (Suhrkamp), S. 516

[35] Piaget, Jean, Inhelder, Bärbel u. a. (1975), Die Entwicklung des räumlichen Denkens beim Kinde. GW Bd. 6, S. 38

[36] Beres und Joseph (1970), S. 2

[37] Beres (1970), Die Menschlichkeit des Menschen; in: Psyche 24, S. 434

[38] ebd., S. 449

[39] Beres (1970), S. 436

[40] Wilson, Laurie (1985), Symbolism and Art Therapy: Symbolism's Relationship to Basic Psychic Funcioning; in: American Journal of Art Therapy, Vol. 23, 5, (S. 129f.)

[41] Beres (1970), Psyche 12/24 (S. 925)

[42] Beres (1959), The contribution of Psycho-Analysis to the Biography of the Artist; in: Int. Journ. of Psa.-Analysis, Vol IX, XL (S. 32)

[43] Den häufig gebrauchten Begriff der Ressourcen finde ich zu oberflächlich; er beinhaltet in seiner Begrifflichkeit nichts, was das spezifisch Psychische deutlich machen würde. Ressourcen („Quellen") gibt es in zahlreichen anderen Bereichen wie im Finanziellen, der Ökologie; neuerdings spricht man sogar leider von menschlichen Ressourcen.

[44] vgl. Richter, Hans-Günther (1997), Leidensbilder – Psychopathische Werke und nicht-professionelle Bildnerei, Frankfurt/M.

[45] Müller-Suur, Hemmo (1975), Das Schizophrene in künstlerischen Produktionen von Schizophrenen; in: Alfred Bader (Hrsg.), Geisteskrankheit, Bildnerischer Ausdruck und Kunst, Bern (Huber), (S. 135). Vgl. auch a. a. O.: Leo Navratil, Psychose und Kreativität

[46] Robert Waelder hat dem Ich achtfache Aufgaben zugeordnet, die in Abhängigkeit voneinander stehen. Das Prinzip der mehrfachen Funktion besagt, dass kein Lösungsversuch einer psychischen Aufgabe möglich sei, der nicht zugleich auch als Lösungsversuch für andere Aufgaben aufgefasst werden kann. Vgl. Waelder, Robert (1980), Das Prinzip der mehrfachen Funktion – Bemerkungen zur Überdeterminierung; in: ders., Ansichten der Psychoanalyse, Stuttgart, Klett-Cotta

[47] siehe Kimmelman, Michael (1989), „Unnerving Art", New York Times Magazine, 20. August

[48] Das komplizierte Verhältnis zwischen gesprochener Sprache und Kunstwerk und die Bedeutung für die Kunsttherapie sollen an anderer Stelle umfassend untersucht werden, da dieses Thema in der Kunsttherapie besondere Relevanz hat.

[49] Noy, Pinchas (1969), A Revision of the Psychoanalytic Theory of the Primary Process; Int. Journ. of Psa.-Anal. 50

[50] vgl. Noy, Pinchas (1969), S. 158

[51] Langer, Susanne (1964), Philosophie auf neuem Wege – Das Symbol im Denken, im Ritus und in der Kunst; Frankfurt/M. (Suhrkamp). Vgl. auch Dannecker (1992), Kap. III

[52] Beres (1970), S. 439

[53] Noy, (1969), S. 143

[54] Rycroft (1956), S. 144

[55] siehe auch Rycroft und Deri

[56] Noy (1969), S. 164

[57] Segal, Hanna (1992), Wahnvorstellung und künstlerische Kreativität, Stuttgart (Klett-Cotta), S. 65

[58] zum Begriff des Übergangsobjekts vgl. Dannecker (1992), Kap. V. Die Funktion der Beziehung zur mütterlichen Person bei der Entwicklung der Symbolisierungsfähigkeit wird an späterer Stelle untersucht. Auch die Säuglingsforschung mit ihren neueren Beiträgen wird eine Rolle spielen. Die Relevanz dieser Erkenntnisse für die Theorie der Kunsttherapie wird vor allem bei der Untersuchung der besonderen therapeutischen Beziehung deutlich werden.

[59] Milner, Marion (1988), D. W. Winnicott and the Two-Way Journey; in: Simon A. Grolnick et al. Between Reality and Fantasy, New York, Aronson, S. 41

[60] Milner, Marion (1969), The Hands of the Living God: An Account of a Psychoanalytic Treatment, London

[61] vgl. MacGregor, J. (1989), The Discovery of the Art of the Insane, Princeton, Princeton University Press, S. 268

[62] Milner, Marion (1957), On Not Being Able To Paint, Los Angeles; deutsch (1988a): Zeichnen und Malen ohne Scheu: ein Weg zur kreativen Befreiung, Köln, Dumont

[63] Milner (1988a), S. 26

[64] Milner (1988a), S. 77

[65] a. a. O. (1988a), S. 102

[66] a. a. O. (1988a), S. 169

[67] Milner (1988), S. 42

[68] Anna Freud, in Milner (1988a), S. 8

[69] Anna Freud, eBd. S. 9

[70] vgl. Karin Dannecker (1995), Horror in Art – Horror Vacui? Anxiety in the Art Work of Children and Adolescants and the Role of Art Therapy in Treatment; in: Otfried Scholz/Andrea Kárpáti (Hrsg.) Anxiety and Fear in Children's Art Works – Angst und Schrecken in der Kinderzeichnung; Berlin, Hochschule der Künste, S. 67–80

[71] Plaut, Fred, zit. bei Winnicott (1971), Vom Spiel zur Kreativität, S. 119

[72] auf dieses Thema wird in späteren Kapiteln ausführlich eingegangen werden. Vgl. auch Dannecker (2003), Die Wirksamkeit der Werte – Ethik in der Kunsttherapie; in: dies. (Hrsg.), Internationale Perspektiven der Kunsttherapie, Graz, Nausner und Nausner

[73] Ulman, Elinor (1975), A New Use of Art in Psychiatric Diagnosis; in: dies.: Art Therapy in Theory and Practice, Schocken Books, New York

[74] Winnicott, Donald W. (1971), Therapeutic Consultations in Child Psychiatry, The Hogarth Press, London; dt.: Die therapeutische Arbeit mit Kindern, München 1973

[75] Rubin, Judith A. (1981), Art and Imagery; in: Conference Proceedings of the American Art Therapy Association, Art Therapy: A Bridge between the Worlds, Mundlein, Ill., S. 4

[76] Rubin (1981) S. 4

[77] Greenacre, Phyllis (1971), Play and Creative Imagination; in: Emotional Growth Vol. II, New York Int. Univ. Press, S. 572

[78] siehe auch Kap. 4 zur Übertragung und Gegenübertragung in der Kunsttherapie
[79] Schottenloher, Gertraud (1993), „Mess-Painting“: Spontanes Malen als therapeutischer Prozess; in: Peter Baukus, Jürgen Thies, Aktuelle Tendenzen in der Kunsttherapie, Stuttgart, Gustav Fischer
[80] vgl. Edith Kramer (1979), Kunst als Therapie mit Kindern, München, Reinhardt, S. 27
[81] vgl. Noy (1969), S. 162
[82] Koppe (1993), Grundbegriffe der Ästhetik, Frankfurt/M., Suhrkamp, S. 161
[83] Gombrich, Ernst H. (1978), Meditationen über ein Steckenpferd, Frankfurt/M., Suhrkamp, S. 18–24
[84] ebd., S. 25
[85] Noy (1968), A Theory of Art and Aesthetic Experience; in: Psychoanalytic Review, 55 (S. 637)
[86] ebd. (S. 641)
[87] Schneider, Hans Julius (1993), Die Leibhaftigkeit der ästhetischen Erfahrung; in: Koppe, a. a. O., (S. 104)
[88] Alphen, Ernst von (1997), in: Bjarne Sode Funch, The Psychology of Art Appreciation, S. 230
[89] Arieti, Silvano (1976), Creativity – The Magic Synthesis, New York, Basic Books, S. 13
[90] Winnicott (1971), S. 119
[91] Ehrenzweig, Anton (1974), Ordnung im Chaos – Das Unbewusste in der Kunst, München, Kindler, S. 17
[92] Ehrenzweig (1974), S. 21
[93] ebd., S. 45
[94] Ehrenzweig, S. 122–128
[95] Gedo, John (1983), Portraits of the Artist, Hillsdale, New Jersey, The Analytic Press, S. 23–33
[96] vgl. Rose, Gilbert (1980), The Power of Form, Madison, Connecticut, International University Press, S. 136
[97] Rose (1980), S. 137
[98] Dewey, John (1995), S. 90–91
[99] Noy, Pinchas (1984), Die formale Gestaltung in der Kunst: Ein ichpsychologischer Ansatz kreativen Gestaltens; in: H. Kraft, Psychoanalyse, Kunst und Kreativität heute, Köln, Dumont, S. 196
[100] Noy (1969), S. 177
[101] Beres (1970), S. 935
[102] Deri (1984), S. 171
[103] Ehrenzweig (1974), S. 133
[104] Gorsen, Peter (1990), Outsider-Kunst in postmoderner Zeit; in: Roman Buxbaum u. a. (Hrsg.), Von einer Wellt zu'r Andern, Kunst von Außenseitern im Dialog, Köln Dumont
[105] Prinzhorn, Hans (1922), Bildnerei der Geisteskranken, Berlin, Springer
[106] Navratil, Leo z. B. (1976), Schizophrenie und Sprache, Schizophrenie und Kunst, München, dtv; (1995) Die Überlegenheit des Bären Theorie der Kreativität; (1997) Gugging 1946–1997, Wien Brandstätter; (1999) manisch-depressiv – Zur Psychodynamik des Künstlers, Wien, Brandstätter
[107] zit. bei Leo Navratil, Psychose und Kreativität; in: A. Bader (Hrsg.) Geisteskrankheit, bildnerischer Ausdruck und Kunst, Bern, Huber (S. 93)
[108] darunter z. B.: Hartmut Kraft (1986), Grenzgänger zwischen Kunst und Psychiatrie, Köln, Dumont; Roman Buxbaum u. a.(1990), Von einer Wellt zu'r Andern, Köln, Dumont; John MacGregor (1989), The Discovery of the Art of the Insane, Princeton, New Jersey, Princeton University Press; Ingried Brugger u. a. (1997) Kunst und Wahn (Ausstellungskatalog) Dumont Wien; Leo Navratil (1997), Gugging 1946–1986, 2 Bände, Wien, Brandstätter
[109] Kraft (1986), a. a. O. S. 349
[110] Gedo (1996), The Artist and the Emotional World, Columbia University Press, New York, S. 132
[111] Gedo (1996), S. 135
[112] Kraft (1986), a. a. O. S. 221
[113] Ehrenzweig (1974) S. 135
[114] ebd.
[115] Kris, Ernst (1952), Psychoanalytic Explorations in Art, International University Press, New York, S. 61
[116] Früchtl, Josef (1991), Ästhetische Erfahrung und die Einheit der Vernunft; in: Koppe, S. 161
[117] vgl. Früchtl (1991), S. 163
[118] Bell, Clive (1998), Die ästhetische Vernetzung; in: Ch. Harrison u. a., Kunsttheorie im 20. Jahrhundert, Ostfildern-Ruit, Hatje, S. 144
[119] Titel einer Zeitschrift zu diesen Themen
[120] Gedo (1996), S. 136
[121] Über die Beziehung der heutigen Kunsttherapie mit psychotischen Patienten zu „psychotischer“ Kunst und über die Validität psychiatrischer Diagnosen auf der Grundlage formaler Strukturen von Kunstwerken und die historischen Wurzeln zu solchen Fragen siehe: David Maclagan, Has ‚psychotic art‘ become extinct?, und Chris Wood, The history of art therapy and psychosis (1938–95); beide in: Katherine Killick und Joy Schaverien (1997) Art, Psychotherapy and Psychosis; London Routledge
[122] Seth-Smith, Fiona (1997), Four views of the image; in: K. Killick, J. Schaverien. a. a. O., S. 94
[123] Langer, Susanne (1987), Philosophie auf neuem Wege, Frankfurt/M., Fischer
[124] vgl. Kramer Edith (1986): the Art Therapist's Third Hand: Reflection on Art, Art Therapy and Society at Large; in: The American Journal of Art Therapy, Vol. 24 (2) und : Dannecker (1992), S. 191
[125] Jedoch kann man nicht davon ausgehen, dass für den psychotischen Patienten ein Bild keine Verfolgungsqualitäten annehmen kann. Dazu habe ich ein Beispiel in *Kunst, Symbol und Seele (1992)* gegeben (S. 134); so berichtet auch Fiona Foster (1997) über ihre Erfahrung, dass psychotische Patienten ängstlich Ton und Knete vermeiden, weil sie als taktile Substanzen zu sehr als dem eigenen Körper zugehörig und unter die Haut gehend wahrgenommen werden; siehe: Fear of three dimensionality: clay and plasticine as experimental bodies; in: Killick und Schaverien, S. 52–55. Deshalb muss der Qualität des Materials in der Kunsttherapie immer ein Bewusstsein des Therapeuten von seinen möglichen psychodynamischen Auswirkungen gegenüber stehen. Siehe dazu das Kapitel 7.
[126] Rank, Otto (1932), Art and Artist, New York, Agathon Press, S. 372–374
[127] Noy (1984), S. 202
[128] May, Rollo (1987), Der Mut zur Kreativität, Paderborn, Junfermann
[129] Fry, Roger (1920), Versuch über Ästhetik; in: Charles Harrison und Paul Wood (1998) Kunst/Theorie im 20. Jahrhundert, S. 103
[130] ebd., S. 105

[131] Waelder (1980)

[132] Lorenzer, Alfred (1970), Symbol, Sprachverwirrung und Verstehen, in: PSYCHE 24; vgl. Dannecker (1992), S. 67

[133] vgl. Kris, Ernst (1952), Psychoanalytic Explorations in Art, S. 56

[134] Dieser Aspekt soll in einem späteren Kapitel weiter erfasst werden. Das Besondere der Kunsttherapie wird maßgeblich mit definiert durch die Anwendung von Medien, die sichtbar und dauerhaft sind. Die Auswirkungen dieser Prämisse auf die psychische Dynamik in der Kunsttherapie werden in Kapitel 7 untersucht.

[135] vgl. dazu Kapitel 3

[136] vgl. Hammer, Emanuel (1980), The Clinical Application of Projective Drawings, Springfield Ill., Charles Thomas Publisher

[137] Rose, Gilbert (1987), Trauma and Mastery in Life and Art, New Haven, London, Yale University Press, S. 198

2

Die Kunst im (als) Spiegel der Objektbeziehungen

Im letzten Kapitel wurden verschiedene Aspekte psychodynamischer Prozesse in der Kunsttherapie thematisiert, die die wesentlichen Strukturen des Mensch-Seins in zwei komplementär wirkenden Welten ansiedeln: Innen und Außen oder Psyche und Materielles.[1] *Während diese gegenseitigen Bedingtheiten in der psychoanalytischen Theorie in den letzten Jahren ihren Niederschlag in der Entwicklung der Objektbeziehungstheorie gefunden haben, kann die Kunst als eine Geschichte der Bezugnahme von Objekten zueinander gesehen werden. Die Psychoanalyse beschäftigt sich mit den realen äußeren Beziehungen zwischen Menschen und dem, was sich davon im Inneren niederschlägt. Der Künstler schafft vielfältige Beziehungen sowohl im als auch zu dem materiellen Bild, wenn er Elemente wie Farben, Linien, Oberfläche, Raum in Zusammenhang bringt. Das gehört zur Kunst und darauf beruht ihre Existenz. Außerdem ist – und war schon immer – die Beziehung mit dem Betrachter ein notwendiger Bestandteil der Kunst. Unter diesem Blickwinkel ist die Kunst der in der Psychoanalyse entwickelten Objektbeziehungstheorie historisch weit voraus.*

Bisher haben wir erfahren, dass aus psychologischer Sicht die Kunst dem Menschen dazu dient, sein Verhältnis zur Welt zu definieren. Somit kann Kunst auch diejenige Instanz sein, die bei dem Zustandekommen und dem Erhalt von Objektbeziehungen entscheidend mitwirkt. Jeder kreative Ausdruck lebt ebenso wie die Beziehung zwischen Objekten von mehrfachen Polarisierungen, die in dem einen Gesamten enthalten sind. Mensch-Sein an sich kann so charakterisiert werden, wie es die Objektbeziehungstheorie zu erfassen sucht.

Deshalb hat die Kunsttherapie trotz der historisch eher neuen Entwicklung der Objektbeziehungstheorie mit dieser aus mehreren Gründen einen erweiterten und sehr brauchbaren Rahmen gewonnen. Zum einen war das Interesse der Psychoanalytiker im Laufe der Jahre gewachsen, die Entstehung der menschlichen Beziehungs- und Bindungsfähigkeit genauer zu untersuchen und neue Einsichten für ihre Arbeit zu nutzen. So wird denn auch der Terminus „Objekt" als menschliches Objekt verstanden, das nicht nur mit all seinen positiven und negativen Einflüssen in der inneren und der äußeren Welt jedes Menschen eine Rolle spielt, sondern auch in seiner gewöhnlichen Eigenschaft wie ein Medium verstanden wird, das man trotz seiner Dauerhaftigkeit manipulieren und verändern kann. „Es kann neu geformt, neu bemalt, zweigeteilt, repariert und sogar zerstört werden."[2] Diese dinghafte Sichtweise des „menschlichen Objekts" kann ebenso auf andere Objekte wie das Bild oder die Skulptur übertragen werden.

Zum anderen gerieten in den vergangenen Jahrzehnten die Sichtweisen der klassischen psychoanalytischen Theorie zur Psychopathologie an Grenzen der Behandlung bei vielen Patienten. Zahlreiche Störungen konnten nicht mehr mit dem triebtheoretischen Modell erklärt werden, da die Patienten in der Therapie eine besondere Art von Ich-Schwäche (Kernberg) aufzeigten.[3] Die Objektbeziehungstheorie bietet Therapeuten neue Erkenntnisse, mit deren Hilfe besonders Patienten mit der sogenannten Borderline-Symptomatik und anderen schweren Beziehungsstörungen verstanden und behandelt werden können.

Vorläufige Hypothesen

Aus mehreren Gründen scheint es mir daher sinnvoll, Kunsttherapie im Lichte der Objektbeziehungstheorie zu betrachten: Erstens werden wir in der klinischen Praxis immer häufiger mit den Phänomenen konfrontiert, die in der Objektbeziehungstheorie heraus gearbeitet werden. Schon deshalb wird ein Einblick in die Theorie an sich nützlich sein. Zweitens kann vor dem Hintergrund der Objektbeziehungstheorie die zentrale Bedeutung von Ausdruck über künstlerisch-symbolische Prozesse im Zusammenhang mit Objektbeziehungen betrachtet werden. Das gilt auch für den umgekehrten Blickwinkel: die künstlerische Arbeit verdeutlicht sich erneut als derjenige Faktor, der die Wirksamkeit der Kunsttherapie maßgeblich beeinflusst. Weil sich sowohl Kunst als auch Therapie mit Beziehungen von Objekten beschäftigen, liegt es nahe, in beiden Bereichen unter diesen Gesichtspunkten zu forschen und ein Fazit für neue Erkenntnisse in der Kunsttherapie zu suchen.

Ausgehend von der Objekthaftigkeit der Kunst lässt sich vorläufig die Hypothese ableiten, dass sich Kunst und Objektbeziehungen über gemeinsame Strukturen definieren. Die Art dieser Strukturen zeichnet sich dadurch aus, dass paradoxe und gegensätzliche Gegebenheiten gleichzeitig vorhanden sind und im Prinzip einander bedingen. So enthält der künstlerische Prozess selbst Analogien zu allgemeinen Beziehungen zwischen Menschen, also den Objektbeziehungen, und ihrem prozesshaften und reziproken Charakter.

Sowohl menschliche Beziehungen als auch künstlerische Werke sind besonders durch die Existenz von gleichzeitiger Nähe und Ferne, Anwesenheit und Abwesenheit, Spannung und Harmonie, Sichtbarem und Hinzugedachtem, Dichte und Transparenz, Härte und Zartheit, Klarheit und Vieldeutigkeit gekennzeichnet. Im künstlerischen Ausdruck verdichten sich die Ähnlichkeiten und die Gegensätze, die in jeder Beziehung vorhanden sind und ihren Charakter prägen.

In gleichem Sinn wird Kunst lebendig, wenn die inneren Spannungen erkennbar sind, wenn das Ringen von Gegensätzen zwischen den auftauchenden Elementen um eine erträgliche und sogar genussvolle Koexistenz spürbar wird. Der Betrachter eines Kunstwerkes ahnt, dass der Künstler den kreativen Prozess benutzt hat, um eine Organisation und Struktur in der Form für etwas zu finden, was zuvor ohne erkennbare Zusammenhänge und nicht fassbar für ihn gewesen war. Er sucht nach seiner eigenen persönlichen Wahrheit, sucht seine Beziehungen zu inneren und äußeren Objekten zu definieren und zu kommunizieren, forscht nach Reaktionsmöglichkeiten. Die ästhetische Erfahrung bezeugt, dass die Kunst elementare Spannungen, die aus dem bewussten Wissen, den inneren Bedürfnissen, Wünschen, Ängsten, Hoffnungen, Erwartungen und Ambivalenzen des Menschen entstehen, erfolgreich aushalten und sichtbar machen kann. Es geht in der Kunst darum, etwas so zu zeigen, dass es Gegenwart erlangt.[4]

Dieses grundlegende Bedürfnis des Künstlers nach Klärung seines Verhältnisses zu sich selbst und der Welt ist auch das Thema der Objektbeziehungstheorie.

Es wird in diesem Buch nicht möglich sein, eine bis ins Detail gehende Darstellung der psychologisch-psychoanalytischen Ansätze der verschiedenen Vertreter der Objektbeziehungstheorie wiederzugeben, zumal die Theorie in der Literatur oft sehr kontrovers repräsentiert und diskutiert wird. Die neueren Entwicklungen aus der Säuglingsforschung haben frühere Ansätze teilweise oder sogar gänzlich in Frage gestellt. Im ersten Abschnitt dieses Kapitels soll eine Grundlage skizziert werden, in der die wichtigsten Vertreter der Theorie vorgestellt werden.

Zentrale Themen der Objektbeziehungstheorie drehen sich um die früheste Bindung des Säuglings an seine Mutter, an Phasen in der Entwicklung, die als Symbiose, Trennung, Individuation,

Wiederannäherung, verbunden mit Themen wie der Wiederherstellung (Restitution), Mechanismen der Projektion, Introjektion, Identifikation beschrieben werden. Im weitesten Sinne geht es in der Objektbeziehung um die Gestalt der Grenzen zwischen dem Selbst und anderen.

Gefragt wird nach den Beziehungen zwischen dem, was als „innen“ und dem, was als „außen“ bezeichnet wird: wie werden die ersten Beziehungen mit anderen Menschen verinnerlicht und welchen Einfluss haben diese Erfahrungen darauf, wie wir im Laufe des Lebens unsere Mitmenschen, Partner, Freunde und Feinde wahrnehmen?

Die Kontroversen drehen sich unter anderem um die Fragen, ob die Motivation zur Bildung von Objektbeziehungen vom Druck instinkthafter Bedürfnisse ausgeht oder ob sie von einem grundsätzlichen menschlichen Bedürfnis nach Beziehung gebildet wird.

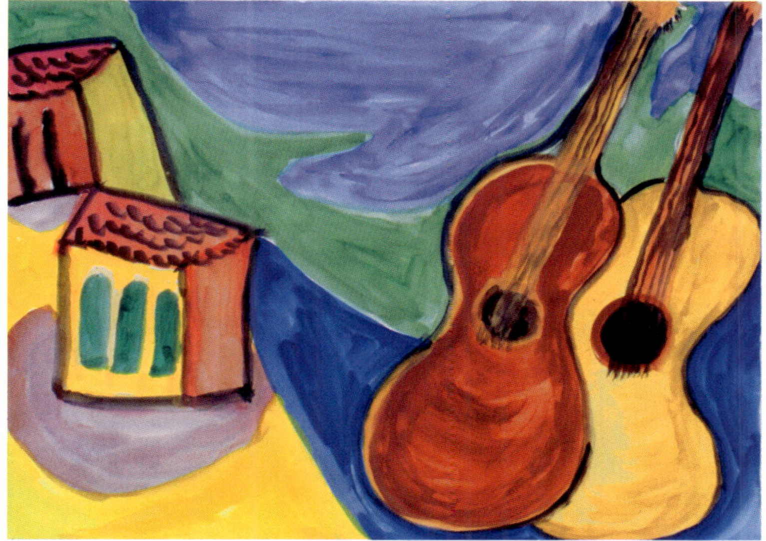

Abb. 15: 36x48 cm, Aquarell

Einige der psychoanalytischen Theoretiker haben sich explizit zur Rolle der Kunst im menschlichen Beziehungshaushalt geäußert. Diese werden vorgestellt; dabei soll aus verschiedenen Perspektiven gezeigt werden, wie der künstlerisch-symbolische Ausdruck die eigentliche Mittler-Instanz zur Bildung und Bewahrung des menschlichen Selbst ist. Symbole und Objektbeziehungen sind voneinander abhängige Variablen, die sich gegenseitig spiegeln, stärken, anregen, fördern und ergänzen. Die Kunst als objekthafter Spiegel für die Innen-Außen – Bewegung wird damit der wesentliche Bestandteil des therapeutischen Prozesses in der Kunsttherapie. Ich werde zeigen, dass die kreativen Prozesse und die künstlerischen Produkte der Kunsttherapie alle Merkmale der erlebten, vorhandenen oder erhofften Objektbeziehungen tragen. In der Kunsttherapie gehen wir von der Hypothese aus, dass die Kunst und der künstlerische Prozess sich in der Therapie auf diese realen oder phantasierten Beziehungen auswirken.

Anschaulich wird dieses in der Bemerkung, die ein Patient zu seinem Bild sagte: er wäre gerne wie seine beiden gemalten Gitarren, wieder zu zweit. Seine Sehnsucht nach einer Partnerin und einer Beziehung wurde deutlich (Abb. 15).

Die Objektbeziehungstheorie

Zwar taucht der Ausdruck „Objektbeziehung“ gelegentlich schon bei Freud auf, dennoch gehörte er nicht zu seinem begrifflichen Apparat.[5] Freud hatte dem Objekt einen spezifischen Platz im Triebleben zugewiesen, nämlich den des Mittels der Befriedigung der Triebe. Abhängig von der gegebenen Phase der Entwicklung wird mit dem „Objekt“ jene Person oder jener Teil einer Person bezeichnet, auf die das Kind seine libidinösen Energien richtet, um seine triebgelenkte Befriedigung zu erreichen. Freuds Verständnis des Objektbegriffes war in ein biologisch determiniertes Modell von Entwicklung eingebettet, deren Brennpunkt der Aufmerksamkeit den neurotischen Fehlentwicklungen im ödipalen Dreipersonenkonflikt des 3- bis 5-jährigen Kleinkindes galt. Aber schon während Freud seinen klassischen Ansatz vertrat, wurden von den Ich-Psychologen die Mängel eines Modells aufgezeigt, das den Motor für psychische Entwicklung auf die mehr oder weniger erfolgreiche Umsetzung von Triebbedürfnissen zurückführt. Es fand eine Verlagerung auf das Interesse an den Fähigkeiten des Ich, wie es sich seiner Umwelt mit seinen Bedürfnissen anpassen konnte, statt – theoretisch beschrieben von Anna Freud, Hartmann, Kris und anderen Ich-Psychologen.

Der Ausgangspunkt für die weitere Entwicklung in der Psychoanalyse zur Objektbeziehungstheorie lag in einem wachsenden Interesse der Forscher an der lebensgeschichtlich weit früheren Zeit als bisher von Freud beschrieben. Sie konzentrierten sich auf die Zeit zwischen der Geburt eines Kindes und der Phase der Ablösung, also der ersten Beziehung zwischen Mutter und Kind, der präverbalen und präödipalen Entwicklung. Dazu gehört auch die

Entwicklung des kindlichen Selbst als der Verbindung von innerer und äußerer Welt. Ein weiterer Grund der Psychoanalytiker, sich mit diesem ersten Lebensabschnitt zu befassen, war die Beobachtung, dass der Ursprung vieler seelischer Störungsmöglichkeiten in der Urbeziehung des Säuglings zu seiner Mutter, also in seiner Objektbeziehung zu einer primären Bezugsperson in den ersten drei Lebensjahren lag.[6]

Freuds Zögern, sich mit dieser Bindung zu befassen, lag offensichtlich in seiner Einschätzung, dass sie analytisch schwer zu erfassen sei. Sie schien ihm schemenhaft, kaum wiederbelebbar und wie einer besonderen Verdrängung erlegen.[7] Die verbale Sprache als Kommunikations- und Erinnerungsmittel steht für diese Zeit nicht zur Verfügung; deshalb ist diese frühe Beziehung mit den traditionellen Methoden der Psychoanalyse nur mit Schwierigkeiten und meist in langwierigen Prozessen erinner- und analysierbar.

(Die Vermutung soll hier vorausgeschickt werden, dass andere, präverbale Methoden, wie Kunst-, Musik, Tanz-, Bewegungstherapien leichteren Zugang zu diesem frühkindlichen Erleben ermöglichen und den vorsprachlichen symbolischen Ausdruck fördern. Der Umgang und Kommunikation der Mutter mit ihrem Neugeborenen geschieht über den Austausch über sinnliche Erfahrungen; das Kind erlebt und reagiert auf die Welt primär über seine Sinne. In dieser ersten Lebenszeit hat es noch keine begriffliche Sprache zur Verfügung. Deshalb lassen künstlerische Mittel und Prozesse die Wiederbelebung an Erinnerungen zu, die sich analog zu frühkindlichen Mechanismen der Verarbeitung von Erfahrung verhalten und außerhalb der sprachlich orientierten, lebensgeschichtlich später erworbenen Kognitionsfähigkeiten liegen.)

Den Ausgangspunkt der Objektbeziehungstheorie bildet also die zentrale Bedeutung der frühen Mutter-Kind-Beziehung für die Entwicklung eines authentischen Selbst; dieses gilt als das höchste Ziel, auf das der Mensch seine Bestrebungen richtet.

Mit „Objektbeziehung" kann man allgemein die Fähigkeit des Ich umschreiben, alle zwischenmenschlichen Erfahrungen zu verinnerlichen, die allmählich die innerpsychische Struktur des Kleinkindes formen. Dieser Prozess verläuft in mehreren Stufen, die als elementare Substruktur des psychischen Apparats vorhanden sein müssen, um schrittweise zu komplexeren Differenzierungen führen zu können.[8]

Die erste Beziehungserfahrung ist im Wesentlichen eine dyadische und als solche verinnerlicht, während sie später in die trianguläre und dann in vielfache verinnerlichte und äußere Beziehungen übergeht. Aus dieser Perspektive gesehen lebte das Kind vor seiner Geburt in einer symbiotischen Einheit mit seiner Mutter. Nach der Geburt erfährt es sich zum ersten Mal physisch getrennt von ihr; es ist jetzt ein getrenntes Selbst, das in Beziehung mit einem Objekt steht. Alle seine von nun an gesammelten Erfahrungen zentrieren sich um die Erfahrungen mit diesem ersten Objekt. Was es aus dieser Beziehung verinnerlicht, wird unbewusst und bleibt auf Dauer mehr oder weniger abhängig von dieser ersten Beziehung. Nach Arlow ist die Wirkung der unbewussten Phantasie und Wünsche verbunden mit spezifischen mentalen Repräsentationen von Objekten, die letztendlich die Qualität der interpersonalen Beziehungen färbt, verzerrt und beeinflusst. Deshalb sei es wichtig, zwischen der Person und dem Objekt zu unterscheiden, denn dies macht im Wesentlichen den Kern der Übertragung aus, in der die wirkliche Welt mit der mentalen Repräsentation des Objekts der Kindheit vermischt wird.[9] Eng verknüpft mit der Objektbeziehungstheorie sind deshalb auch die Konzepte der Übertragung und Gegenübertragung. Das heißt, dass die Art und Weise, wie wir die ersten Beziehungen erlebt haben, auch mehr oder weniger Einfluss auf alle weiteren Beziehungen im Leben nimmt. Dies betrifft sowohl das menschliche als auch das künstlerische Objekt.

Zerstörung und Wiedergutmachung – Objektbeziehungen und Kunst bei Melanie Klein und ihrer Schule

Die Arbeiten Melanie Kleins gelten als die Grundbausteine der sogenannten „britischen Schule" der Objektbeziehungstheorie. Ihre Überlegungen zur normalen und psychopathologischen Entwicklung beeinflussten Analytiker wie Fairbairn, Guntrip, Segal und Winnicott und teilweise die aktuellen Arbeiten zur Problematik von Borderline-Patienten von Kernberg.

Kleins Werk beruht auf den Erforschungen der frühesten Ich- und Abwehrmechanismen des Kindes, die es in Abhängigkeit von der ersten Beziehungserfahrung mit der Mutter macht. In vielen Schriften legt sie dar, wie nach ihren Erkenntnissen das Schicksal der Objektbeziehungen aufs engste mit den Vorgängen im kindlichen Phantasieleben verbunden ist. Nach Klein spielt sich das Drama der Objekte hauptsächlich als unbewusste Phantasien im Inneren ab.

Klein ging davon aus, dass von Beginn des Lebens an Objektbeziehungen bestehen: „das erste Objekt ist die Mutterbrust, welche sich für das Kind in eine gute (befriedigende) und böse (versagende) Brust spaltet. Diese Spaltung führt zu einer scharfen Trennung in Liebe und Haß".[10] In Übereinstimmung mit Freuds Triebtheorie nahm sie einen Lebens- und Todestrieb an und hob vor allem den Aggressionstrieb als Manifestation des Todestriebes hervor.[11] So bilden oraler Sadismus und Aggression die Reaktionen auf die zurückhaltende, frustrierende Brust, die Gefühle von Neid und Gier produziert.

In der prototypischen Phantasie des Kindes hält das mütterliche frustrierende Objekt absichtlich seine Inhalte zurück und der daraus entstehende Hass schafft den Wunsch, diese Objekte, vertreten durch die Organe – Penis, Vagina, Brust zu zerstören, um den Neid zu beseitigen.[12] Diese Zerstörungswünsche lösen Angst vor den Objekten aus. Um mit diesen bösen inneren und äußeren Objekten fertig zu werden, entwickelt schon das primitive Ich des Kleinkindes Abwehrmechanismen. So werden kannibalistische Wünsche in Form von Verfolgungsängsten nach außen projiziert. Sie werden als Angst vor den verschlingenden Objekten erlebt, die zu den Phantasien einer bösen, destruktiven und verschlingenden Brust Anlass geben.[13] Der Inhalt dieser Ängste sind die Verfolger, von denen das Kind fürchtet, von ihnen verschlungen zu werden, dass sie den Körperinhalt entleeren, in Stücke zerreißen und vergiften werden. Schon kleine Kinder durchlaufen nach Klein solche Angst-Situationen und reagieren mit entsprechenden Abwehrmechanismen. Die Inhalte dieser Ängste sind denen der Psychosen bei Erwachsenen vergleichbar.

Zuerst hat Klein diese Phase als „Verfolgungsphase", dann mit dem Begriff der paranoid-schizoiden Position gekennzeichnet.[14] Als Zeichen einer gelungenen Abwehr wird die Angst nach Klein in Gleichsetzungen dieser Organe mit anderen Dingen verwandelt und erleichtert so den Umgang mit den verfolgenden Phantasieobjekten. In diesen Gleichsetzungen sieht sie den Ausgangspunkt zur Symbolbildung. Voraussetzung dafür sind genügende Fähigkeiten des Ich, Angst ertragen zu können.[15] Je mehr das heranreifende Ich in der Lage ist, die Erforschung des phantasierten Inhaltes des Mutterleibes durch Dinge und Objekte der Umwelt und Realität zu repräsentieren, desto stärker kann von irrealen Phantasien Abstand gewonnen und eine Beziehung zur äußeren realen Welt hergestellt werden. Das heißt, dass die Symbolisierungen immer reichhaltiger und für die Beziehungen zu äußeren Objekten immer wichtiger werden.

Aber auch die guten inneren Objekte werden auf neue äußere Objekte projiziert. In der Vorstellung des Kindes ist der Körper der Mutter mit Objekten angefüllt, die das Kind für sich vereinnahmen und selbst einverleiben will. Das Kind steht nach Klein unter dem beständigen Zwang, die Introjektion eines guten Objektes zu wiederholen, um sich mit ihm zu identifizieren, auch um für alle sadistischen Angriffe, die es gegen dieses in früheren aggressiven Phantasien gerichtet hatte, Wiedergutmachung zu leisten.[16] Aus Angst, dass gute Objekte zusammen mit den bösen ausgestoßen werden könnten, macht das Ich von dem Abwehrmechanismus der Introjektion des guten Objekts Gebrauch.[17] In den drei Tendenzen von Aggression, Schuldgefühlen und Wiedergutmachung sieht Klein die Folgen der sadistischen Phantasie, die den Kern der Ich-Identifizierung und Introjektionsprozesse bilden.

Der Ambivalenzkonflikt

Die Sorge um den Erhalt des guten Objekts, die Angst vor den Gefahren der Impulse von Hass und Eifersucht, die die bösen Verfolger aktivieren, führen zur depressiven Position. Während das Kind vorher „Teilobjekte" wahrnahm und positive sowie negative Eigenschaften durch Spaltung getrennt gehalten hat, sind es jetzt ganze Personen mit guten und schlechten Teilen. Nun wird das ganze Objekt geliebt und introjiziert und bildet den Kern eines integrierten Ich.[18] Doch eine neue Gefahrensituation wird dadurch geschaffen: in der Depression erlebt das Kind, dass es die Angst vor den inneren Verfolgern nie wirklich überwunden hat; die Wiedergutmachung soll zum schönen und vollkommenen Objekt und zur Identifikation mit diesem zurückführen. Diese Prozesse führen nach Klein zu dem Gefühl der Liebe zum Objekt.[19] Der Wunsch nach Wiedergutmachung und Wiederherstellung verursacht die symbolischen Gleichsetzungen, die den Stimulus für weitere Entwicklung bilden, vorausgesetzt die Angst vor den Verfolgern hält sich in handhabbaren Grenzen.

In der mächtigen Ambivalenz zwischen „guten" geliebten und „bösen" verfolgenden Imagines des Kindes lernt es, die guten Objekte immer stärker zu lieben und die bösen abzuspalten und sie auf äußere Objekte zu projizieren. Diese Ambivalenz gehört normalerweise zu jeder guten Objektbeziehung. Wenn aber das äußere Objekt versagt, kann die Angst vor Verfolgung leicht zunehmen. Klein hat vorgeschlagen, diesen Abwehrmechanismus der Abspaltung des Hasses auf sich selbst auf ein äußeres Objekt als „projektive Identifikation" zu bezeichnen.

Die „projektive Identifikation" gilt nicht nur als Abwehrmechanismus bei kleinen Kindern, sondern wird auch bei psychisch kranken Patienten häufig beobachtet. Wenn unerträglich erscheinende Ängste und Phantasien auf andere Menschen projiziert werden, bedeutet dies einen Weg, mit solchen intensiven Gefühlen umgehen zu können. Was von einem selbst weg gestoßen und jemand anderem zugewiesen wurde, ist leichter zu ertragen. Unbewusst ist vermutlich auch immer die Hoffnung im Spiel, dass der Empfänger dieser Gefühle besser als der Projizierende mit ihnen umgehen kann, es vielleicht sogar vermag, sie regelrecht umzuwandeln und ihre destruktive Kraft zu mindern. Im Falle des Kindes kommt der Mutter eine wichtige Bedeutung zu: Sie muss diese Gefühle des Kindes in sich aufnehmen können, um eine Entschärfung der heftigen Gefühle des Kindes und der destruktiven Spaltung zu erreichen. Im Falle des kranken Erwachsenen enthält dieser Mechanismus wichtige Implikationen für die Rolle des Therapeuten.

In späteren Abschnitten wird beschrieben, wie diese Erkenntnis Kleins zur projektiven Identifikation von mehreren Psychoanalytikern weiterentwickelt und zu einem Terminus technicus der Therapie wurde. Die haltende Umgebung, die vor allem von Winnicott und Bion gefordert und theoretisch begründet wurde, wird in der Kunsttherapie durch eine besondere Konstellation geschaffen, weil der Rahmen für Entwicklung nicht nur durch die Beziehung zwischen Therapeut und Patient, sondern durch die Kunst mit hergestellt wird. Denn auch auf eine Leinwand und ein Blatt Papier werden Gefühle und Phantasien projiziert, nach außen gebracht und können einen Akt der Transformation in Gang setzen.

Entwicklung der Ich-Identität bei W. R. D. Fairbairn

W. R. D. Fairbairn gehört ebenfalls der britischen Schule der Objektbeziehungstheorie an. Im Gegensatz zu Freud und Klein vertrat er in den 30er und 40er Jahren des letzten Jahrhunderts die Ansicht, dass das Primärziel des sich entwickelnden psychischen Apparates nicht die Triebbefriedigung, sondern die Etablierung von Beziehungen mit anderen Menschen sei, deren Ursprünge in der Gestalt der Mutter vorhanden sei.[20] Nach Fairbairn durchläuft die Entwicklung des Menschen mehrere Stufen, die als Heranreifen verschiedener Formen von Beziehungen mit anderen zu verstehen sind. Erst wenn internalisierte Selbst- und Objektrepräsentanzen stabil und konstant sind, kann sich eine echte Ich-Identität entfalten.

In den frühesten Lebensmonaten befindet sich das Kind in einem Zustand des Verschmolzen-Seins mit der Mutter; Fairbairn bezeichnet diese Art der ersten Bezogenheit mit der Mutter als „primäre Identifikation", in der das Kind sich noch nicht getrennt erlebt.[21] Die psychische Struktur baut auf einem zentralen, integrierten Ich mit eigenen libidinösen Interessen auf. Wenn Beziehungen zufriedenstellend sind, bleibt das Ich integriert und ganz. Sind Beziehungen mit natürlichen äußeren Objekten jedoch nicht ausreichend gut, muss das Ich kompensatorische innere „Partialobjekte" schaffen. Die Spaltung des Ich ist eine Folge des Fortbestandes der inneren Partialobjekte, weil verschiedene Teile des Ich mit verschiedenen inneren Objekten verbunden bleiben.

Beim kleinen Kind führt die unausweichliche Versagung der Mutter in der Verschmelzungsstufe zur Aufgabe der ursprünglichen Abhängigkeit von den ersten elterlichen Identifikationsfiguren und zur Notwendigkeit, zu einer differenzierten Person zu werden. Das Kind richtet deshalb allmählich seine Identifikationen auf andere, in der Außenwelt vorhandene Objekte. Dies kann aber nur geschehen, wenn das Kind um seiner selbst willen geliebt und seine eigene Liebe wahrgenommen und wertgeschätzt wird.

Aggression und pathologische Entwicklungen entstehen nach Fairbairn erst dann, wenn frühe Abhängigkeitswünsche versagt bleiben. Das Ich zieht sich dann auf innere Teilobjekte zurück; es bemüht sich aus Verzweiflung über die Frustration der äußeren Beziehungen, in dieser Aufspaltung die Illusion über gute elterliche Objekte zu bewahren. Dafür trennt es die schlechten Teile der Eltern in seinen Gefühlen und seinem Bewusstsein ab und identifiziert sich mit ihnen. Dabei hat es unbewusst die Empfindung, dass es immer noch besser ist, den schlechten Anteil in sich selbst zu haben und damit vielleicht Kontrolle ausüben zu können, als schlechten, frustrierenden Eltern ausgeliefert zu sein. Der Grad der Pathologie hängt von dem Ausmaß ab, in dem das Ich noch in der Lage ist, reale und potenziell erfüllende Beziehungen zu führen. Schizoide Mechanismen zentrieren sich um eine Aufspaltung des Ich selbst und depressive Mechanismen um Ambivalenz und Schuld.[22]

Nach Fairbairn beinhaltet die grundsätzliche Thematik der Entwicklung die Übergangsphase von Beziehungen mit diesen Objekten, die auf der kindlichen Abhängigkeit beruhen, und solchen, die auf reiferen Formen von Beziehungen mit der Fähigkeit zur Differenzierung und Austausch basieren. Die zentrale Furcht ist die von Trennung und Verlust von Objekten. Mit diesen Konzepten zur psychologischen Entwicklung nimmt er wichtige Ansätze vorweg, mit denen zwei Jahrzehnte später Margaret Mahler einen wesentlichen Einfluss auf die weiteren Entwicklungen der Objektbeziehungstheorie ausübte.

Kleins Sichtweisen und Terminologie wurden von manchen kritisiert[23], teilweise auch von ihren Schülern. Schon Fairbairn hatte den biologischen Ansatz, Objektbeziehungen entstünden aus Triebimpulsen heraus, verworfen. Auch Kernberg stellt ihre Annahme eines angeborenen Todestriebes in Frage, da diese These durch keinerlei Beweismaterial gestützt sei. Vor allem aber bezweifelt er, dass die primitiven, besonders die oralen Aggressionen angeboren seien. Er kritisiert, dass die Kleinianer den Einfluss der Umweltfaktoren unterschätzten, davon ausgehend, dass frühe Frustration und Deprivation eine entscheidende Rolle bei der Entwicklung der Aggression spielen.[24] Dennoch stützt Kernberg entscheidende Teile seiner theoretischen Grundlagen bei der Behandlung von Borderline-Patienten auf Kleins Erkenntnisse.

Kunst und Aggression im kleinianischen Denken

Wie für viele Psychotherapeuten erweisen sich jedoch auch für Kunsttherapeuten Kleins theoretische Ansätze zur Entwicklung von Beziehungsfähigkeit mitsamt der möglichen Ursachen für pathologische Entwicklungen als äußerst relevant. Wie schon angedeutet, werden vor allem in der Psychopathologie wichtige von ihr beschriebene Phänomene wie Mechanismen der Spaltung, Verfolgung und Projektion beobachtet. In der Praxis arbeiten wir häufig mit Patienten, die diese Symptome nicht nur im Verhalten, sondern auch im künstlerischen Prozess und in ihren Produkten zum Ausdruck bringen. Der Blick auf einige Überlegungen zur Kunst im Umfeld Kleins wird uns dabei wichtige Zusammenhänge aufzeigen können.

Zur Kunst und der psychischen Dynamik künstlerischer Kreativität hat sich Klein selbst nur wenig geäußert; wie schon erwähnt, schrieb sie jedoch über die Mechanismen der Symbolbildung im Allgemeinen. Mehr über die Kunst äußerten ihre Mitarbeiter und Nachfolger wie Fairbairn, Segal und Winnicott bzw. auch Künstler und Kunsthistoriker wie Adrian Stokes, der sich bei Klein einer Analyse unterzog.

In der kleinianischen Schule wird die Motivation für künstlerische Aktivitäten in der Abwehr aggressiv-sadistischer Impulse gesehen. Hierbei orientieren sich die verschiedenen Autoren direkt an Melanie Klein, obwohl sie hinsichtlich der Rolle von Triebsteuerung und Aggression für das Zustandekommen menschlicher Beziehungen unterschiedliche Meinungen vertreten.

Klein selbst schreibt in einem Aufsatz über die zeichnerischen Aktivitäten einer jungen Frau, dass ihre unbewusste Motivation zum Malen aus dem Wunsch heraus entstand, innere Imagines und Objekte, die von der Kraft unbewusster aggressiver Phantasien zerstört worden waren, wiederherzustellen und wieder zu erschaffen.[25] Sie berichtet, dass die Künstlerin als kleines Mädchen mit den Ängsten kämpfen musste, von ihrer Mutter ihrer guten inneren Eigenschaften beraubt zu werden und den Körper zu zerstören. Als erwachsene Malerin schuf sie einige Portraits von weiblichen Familienmitgliedern, die sehr unterschiedlich alt waren. Das Bild einer alten Frau kurz vor ihrem Tod spiegelt die Resignation und Desillusionierung des Alters, für Klein der Ausdruck primärer sadistischer Phantasien des kleinen Mädchens, das seiner Mutter Böses wünscht, weil sie deren Stärke und Schönheit selbst besitzen will. In einem weiteren, sehr gelungenen Portrait ihrer Mutter erkennt Klein die Überwindung der sadistischen Phantasien der Künstlerin: „Es ist offensichtlich, dass der Wunsch nach Wiederherstellung, nach Wiedergutmachung der Verletzungen, die der Mutter psychologisch zugefügt wurden, und der Wunsch, sich selbst wiederherzustellen, den Grund für den zwingenden Drang war, diese Portraits ihrer Verwandten zu malen."[26]

Aus dieser Perspektive ist der Künstler in seiner Arbeit darum bemüht, Kontrolle über seine destruktiven Kräfte zu erlangen. Der Ausdruck von aggressivem Potenzial und Ängsten ist nach Klein ausschlaggebend für die weitere Ich-Entwicklung.

Diese Ansicht vertreten auch andere, nicht nur psychoanalytische Theoretiker. Noy zitiert mehrere Autoren, die die Entstehung von Kunst auf den Versuch des Umgangs mit aggressiven Impulsen zurückführen; so zum Beispiel Tarachow: „künstlerische Kreation ist Magie, durch die der Künstler für ihn gefährliche, aggressive Kräfte mit seinen eigenen Händen kontrolliert ..." und Rickman: „Unser

Bedürfnis nach Schönheit entspringt von der Düsterkeit und dem Schmerz, die wir von unseren zerstörerischen Impulsen gegen unsere guten und geliebten Objekte empfinden; unser Wunsch ist, in der Kunst Zeugnis des Triumphs des Lebens über den Tod zu finden."[27] Aus dieser Perspektive klammert sich nach Noy das Ich in seiner Notlage mit den destruktiven inneren Kräften abwehrend an Ordnung, Harmonie und Schönheit.

Künstler spüren den Drang zu kreativer Arbeit, weil sie sich selbst versichern müssen, dass ihr Hass und Neid nicht zur Zerstörung der inneren Objekte geführt hat. Rickman dazu: „In der ganzen Natur ist der Tod die einzige unwiderrufliche Reaktion, der Triumph und die Illusion der Kunst ist, dass sie den Tod zurückdrehen kann in die Welt des Lebendigen."[28] In seinem Aufsatz untersucht Rickmann die Ängste und Gefühle, die entstehen, wenn wir etwas als hässlich empfinden. Er vermutet, dass dabei unbewusst frühe angstbesetzte Phantasien von einer Zerstückelung des Objekts wieder geweckt werden.[29]

Auch Fairbairn schreibt destruktiven Impulsen eine ausschlaggebende Rolle in der künstlerischen Arbeit zu: „Es wird zum Beispiel offensichtlich, dass Kunst ein Vehikel für den Ausdruck sadistischer Phantasien sein kann; und dass dies so geschieht kann in den Bildern von Goya oder den Surrealisten gesehen werden. Natürlich ist der Sadismus Goyas und der Surrealisten hauptsächlich über den Inhalt ihrer Bilder ausgedrückt; aber Sadismus kann z. B. auch ausgedrückt werden über den Pinselstrich eines Gemäldes, selbst wenn er im Inhalt nicht vorhanden ist – wie im Falle von van Gogh."[30]

In der kleinianischen Schule sind destruktive Tendenzen auch in der Kunst mit Phantasien der Wiedergutmachung verbunden. Die Schuldgefühle und die Angst, die als Folge der Aggression und sadistischen Phantasien erwachsen, können über Phantasien der Wiedergutmachung im künstlerischen Prozess gemildert werden. Mit der Erschaffung einer vollkommenen Form werden Tendenzen der Spaltung und die Depression überwunden.

So nennt Fairbairn Beispiele von der Suche der Menschen nach Schönheit und verweist auf die Griechen, die über die Betonung der Symmetrie und Perfektion der Formen und Linien gegen die Bedrohung ihrer Liebesobjekte ankämpfen. Über die Bilder Jan Vermeers schreibt er: „Die Ruhe seines Interieurs und die äußerste Genauigkeit seines Gemäldes geben uns einen definitiven Eindruck der Integrität des Objektes."[31] Dazu vergleicht er Bilder von Picasso, Klee und Dali, die viel direkter destruktive Impulse darstellten. Dabei müssten jedoch die Anordnung und Form dieser Fragmente in der Komposition als Versuch der Wiedergutmachung gewertet werden. Bei Dali hält Fairbairn diesen Versuch für misslungen, weil er in seinen Abbildungen wie *The Spectre of Sex-Appeal (1932)* kaum seine sadistischen Phantasien verdrängen konnte.

Wie Kernberg bei Melanie Klein ihr Verständnis von Aggression als angeboren kritisiert und er diese Aggression als Reaktion auf die Umwelt versteht, kann auch bei Fairbairn die Vernachlässigung des Kontextes eines Künstlers kritisiert werden. Die Art und Weise, wie ein Maler mit Aggression umgeht, ist nicht nur ein intrapsychisches, sondern auch ein gesellschaftliches Phänomen. Zu Zeiten Vermeers war die Aggression in der Kunst höchstens nur sehr eingebunden erlaubt, starke Affekte mussten gezügelt werden und fanden in der Kunst kaum direkten Ausdruck. Bei Vermeer ging es vor allem um die Darstellungen der Beziehungen zwischen Mann und Frau. Greve empfindet dabei als Betrachterin „eine schmerzhafte Disharmonie, die unter einer harmonischen Oberfläche verborgen ist."[32] Gaertner weist darauf hin, dass mit Goya der Beginn subjektiverer und aggressiverer Ausdrucksformen im Zusammenhang mit den persönlichen und politischen Umständen verstanden werden kann. So geht er davon aus, dass die Geschichte der Kunst Goyas nur im Kontext seiner rätselhaften Krankheit und des Gehörverlustes, des grausamen napoleonischen Krieges und der Inquisition in Spanien gesehen werden kann, und vor allem – in seiner bewussten Entscheidung zu einer Kunst der radikalisierten Wahrnehmung seiner inneren und äußeren Verfassung.[33] Diese Entwicklung hat sich bekanntlich in der Kunst der Moderne fortgesetzt.

Dagegen lassen Fairbairns Thesen, dass ästhetische Form aus einem Höchstmaß an Befriedigung der verdrängten Bedürfnisse und der Anforderungen des Über-Ich entspringt[34], den Einfluss der Geschichte und Kultur auf die Kunst außer Acht. Aus seiner Sicht arbeitet der Künstler aus rein individuellen intrapsychischen Motiven heraus.

Hanna Segal zur re-integrativen Funktion ästhetischen Handelns

Mehr als Fairbairn lehnt sich Hanna Segal an ihre Mentorin Klein an. Sie entwickelt eine Theorie des Ursprungs ästhetischen Handelns und glaubt, dass das unbewusste Streben aller Künstler eigentlich in der Wiedererschaffung eines einst geliebten und ganzen, jetzt aber verlorenen und ruinierten

Objektes begründet sei, einer ruinierten inneren Welt und eines ruinierten Selbst.[35] Die „depressive Position", in der das Kind seine Eltern als ganze Objekte erkennt, während sie zuvor als gespaltene Personen ideal gut oder überwältigend böse wahrgenommen wurden, ist die notwendige Entwicklungsphase, die ein Künstler erreicht haben muss, um eine gute Form schaffen zu können. Denn dann können psychische Realität anerkannt und Abwehrmechanismen aufgegeben werden. Nach Segal stellen die Formen eines Werkes, die Einheit von Zeit, Raum und Handlung, die Striktheit und Starrheit der Regeln, die unbewusste Demonstration dar, dass aus dem Chaos Ordnung entstehen kann.[36] So ist die künstlerische Symbolbildung immer auch ein Akt der Trauer und des Verlustes, der Verzicht auf die Illusion einer ungeteilten idealen Welt.

In der Kunst erkennt Segal einen zweifachen Gewinn für Objektbeziehungen. Denn zum einen werden symbolische Ausdrucksformen für die Kommunikation mit sich selbst zur Wahrnehmung eigener Impulse und Gefühle gebraucht. Segal verweist auf die Leute, die im „guten Kontakt mit sich selber" seien, weil sie im Gegensatz zum schizoiden Patienten die symbolischen Ausdrucksformen ihrer primitiven Phantasien bewusst wahrnehmen und kontrollieren können.[37] Beim Künstler spielt die Beherrschung seines Materials eine ausschlaggebende Rolle: „Besonders Künstler verbinden, wenn sie erfolgreich sind, eine enorme Fähigkeit zum symbolischen Gebrauch des Materials, um ihre unbewußten Phantasien auszudrücken, mit einer aufs feinste geschärften Wahrnehmung der wirklichen Eigenschaften des Materials, das sie benutzen."[38]

Die Bedingung für wirkliche ästhetische Erfahrung (nach Segal: Lust) ist die perfekte Form. Denn ohne formale Harmonie würde nach Segal die Depression des Publikums zwar geweckt, aber nicht gelöst werden. Der Erfolg des Künstlers hängt davon ab, inwieweit er seine depressiven Phantasien anerkennt und in seiner Arbeit im Prozess zur Form werden lassen kann. Gelingt es ihm, Offenheit gegenüber diesen inneren Zuständen zu bewahren, wird er, ähnlich wie bei der Trauerarbeit, erfolgreich eine innerlich harmonische Welt neu erschaffen, die äußerlich in sein Kunstwerk projiziert wird. Auf dieser Basis, dass der Künstler seine inneren Phantasien akzeptiert und in das Kunstwerk transformiert hat, kann das Publikum seine innere Welt nacherleben (nach Dilthey) und sich mit ihr identifizieren. Der Betrachter erlebt seine früheren Ängste aufs Neue und kann über die Identifizierung mit dem Künstler seine Trauer erfolgreich durchleben; dabei etabliert er erneut seine eigene innere Welt und fühlt sich dadurch reintegriert und erneuert.[39] Segal sieht also die Stärke des Künstlers in seiner Fähigkeit, den Verlust eines ganzen Objekts betrauern und in seiner Kunst den Kontakt zu seiner psychischen Realität bewahren zu können. Stokes stimmt mit ihr überein und fasst zusammen: „der ästhetische Genuß liegt in der Wahrnehmung eines wiederhergestellten Ganzen; es muß auf dem Bewusstsein des vorhergehenden Verlustes oder Ruin (ob das nun zu sehen ist oder nicht) aufbauen im Gegensatz zur manischen Verleugnung. Sonst würde sie keine anhaltende Wirkung besitzen. Kunst kann also bezeugen, dass die Welt des Chaos und der Depression überwunden werden kann. Ruhige Schönheit bedeutet nichts ohne den Zusammenbruch, aus dem sie erstanden ist."[40] Davon geht auch Adorno aus, wenn er sagt: Jedes Kunstwerk ist mit einer Untat erkauft.

Als ein Beispiel für die Wiederherstellung von harmonischer Form nach großem inneren Konflikt beschreibt Segal Picassos lange Auseinandersetzung mit Velásquez „Las Meninas". Picasso selbst hatte berichtet, wie er als 19-Jähriger nach der Begegnung mit Velásquez' Gemälde in eine große Depression verfiel. Auf seine eigene malerische Weise zerstückelte er dieses Bild des alten Meisters in unzähligen Variationen und Details, um schließlich in hohem Alter seine eigene komplette Version *Las meninas – conjunto* – zu malen. Segal sieht in diesem Vorgang der Zerstückelung und Rekonstruktion das erfolgreiche Durcharbeiten einer zerstörerischen inneren Phantasie mit dem Ergebnis, dass Picasso ein ebenso originelles und unsterbliches Werk wie das von Velázquez geschaffen hat.[41]

Kunstgeschichte in der Kunsttherapie

Simone Alter-Muri, eine amerikanische Kunsttherapeutin, hat solche Prozesse der Auseinandersetzung mit „großer" Kunst bewusst in die Arbeit mit ihren Patienten eingeführt.[42] Sie stellt ihren Patienten Bilder in Museen, Galerien und Reproduktionen von Arbeiten moderner und postmoderner Künstler wie zum Beispiel Beuys, Dali, Hearing, Kahlo, aber auch die Sammlung Prinzhorn vor. Mit Bedacht wählt sie diese aus, wenn sie den Patienten in seiner eigenen Ausdrucksweise, seine Lebensgeschichte und Probleme kennengelernt hat. Dabei erläutert sie die kunstgeschichtlichen Aspekte der Werke und die Lebensumstände des

Künstlers. Ihre Erfahrung zeigt, dass die Patienten eher den Mut entwickeln, sich mit ihren eigenen Bildern auf intensivere Weise zu konfrontieren und ein neues Selbst-Konzept auszuprobieren. Ihr Fazit lautet: „In Verbindung mit einer sehr sorgfältigen Einschätzung der Bedürfnisse und Ziele des Klienten kann das Einbeziehen von Kunstgeschichte viele verschiedene Klienten motivieren, größere Risiken einzugehen, was oft zu einem vollständigeren und reichhaltigeren künstlerischen Ergebnis führt als eine Produktion von Kunst ohne Einbezug von Kunstgeschichte."[43]

Die tiefergehende unterliegende psychische Dynamik dieser Prozesse ist vermutlich darauf zurückzuführen, dass die Patienten sich mit einem künstlerischen Werk eines großen Künstlers identifizieren können, weil sie seine Gefühle „nacherleben" und auch als ihre Gefühle unbewusst wahrnehmen. Die „gute Form" des Werkes vermittelt zum einen Trost über verlorene oder nicht gelebte Aspekte des Selbst und zum anderen schafft es eine Ahnung, dass die Auseinandersetzung mit diesen Gefühlen nicht zu Zerstörung und unkontrollierbarem Chaos, sondern zur „Wiederherstellung" zu führen vermag. Die Trauer kann erkannt und ausgehalten werden, weil ein anderer, nämlich der „große" Künstler sie auch gelebt und sogar gezeigt hat. Abgespaltene, verdrängte Themen dürfen legitimiert im Bewusstsein auftauchen und Form finden. So wird die Beschäftigung mit Kunst, vor allem der Moderne und Postmoderne, der mit Goya als Wegbereiter für authentischen Ausdruck eine neue Art des Ver-Äußerns zugestanden wurde, zu einem Teil des kunsttherapeutischen Behandlungsplans. Die Entwicklung von größerer Expressivität bzw. „guter Form" kann auf dieser Basis einen Ausgang nehmen.

Einen wichtigen Aspekt, den die Kunsttherapeutin im Umgang mit „großer" Kunst definitiv mit einbeziehen muss, wenn Patienten sich mit Kunstwerken bekannterer Künstler beschäftigen, ist die mögliche Angst vor dem Versagen und dem Gefühl der Abwertung der eigenen künstlerischen Fähigkeiten. Eine adäquate Einführung, wie Alter-Muri sie vornimmt, und die Ermunterung zu eigenen künstlerischen Interpretationen, die nicht gewertet werden, sind wichtige Voraussetzungen für einen möglichst offenen kreativen Prozess. Aus denselben Gründen sollten an den Wänden eines Ateliers bzw. des Therapieraumes nicht Abbildungen bekannter Werke, sondern Arbeiten der Patienten hängen.

Die Angst vor dem Verlust der guten phantasierten Bilder, die als idealisiert im bekannten Kunstwerk auftauchen, und eine befürchtete Macht der eigenen inneren als böse erlebten Objekte produzieren, kleinianisch gesprochen, den Neid auf die Werke der großen Künstler. Es geht darum, diese Idealisierungen zu erkennen und sie für die Entwicklung eigener Formen der Identifikation in eigenen Bildern zu benutzen. Wenn die Anerkennung der subjektiven Ausdrucksweise und des begrenzten Talents gelingt, kann die gute reife Beziehung zu den persönlichen künstlerischen Objekten im Sinne der ‚depressiven Position' entstehen.

Wie wir gesehen haben, beruht die Kunst in der kleinianischen Schule auf Konzepten der Abwehr vor allem aggressiver Impulse. Innerpsychische, konflikthaft erlebte Phantasien spielen eine dominierende Rolle beim Zustandekommen von künstlerischem Ausdruck. Außer bei Segal wird der kulturellen Umgebung kaum eine Bedeutung zugemessen, wobei Segal die Beziehung zur Außenwelt vor allem in den Möglichkeiten der Katharsis für das Publikum sieht. Aus der Sicht der Kunst sind damit wesentliche Elemente ihrer Existenz vernachlässigt worden, nämlich die der historischen und kulturellen Eingebundenheit.

Subjektivität und Aggression

Analog zur Kritik der mangelnden Bezogenheit zur äußeren Kultur in den kleinianischen Ansätzen können wir solche Phänomene in der Arbeit mit psychisch kranken Menschen beobachten. Patienten sind meist nicht in der Lage, die sie umgebende Kultur in ihr eigenes Leben auf eine Weise einzuschließen, dass sie ihnen Anstoß zu Veränderungen und Entwicklung geben könnte. Ihre persönlichen Probleme und inneren Konflikte beeinflussen und formen ihre Wahrnehmung und Ausdrucksweisen. Deshalb können tatsächlich die Themen, die Klein und ihre Kollegen beschrieben haben, in der Kunsttherapie sowohl im Verhalten als auch im künstlerischen Ausdruck beobachtet werden. Der rohe Ausdruck von oraler-sadistischer Aggression, von paranoiden Phantasien, von Spaltungen, von Wünschen nach Verschmelzung und Regression sind oft in den Bildern sichtbar. Psychodynamisch zeugen diese Phänomene von manischer Abwehr; sie führen, um mit Segal zu sprechen, zur Stärkung der omnipotenten Kontrolle.[44] Vor allem der Aspekt der Kontrolle aggressiver Impulse, der von den Kleinianern als grundlegende Dynamik für künstlerische Aktivitäten angenommen wird, spielt in der Kunsttherapie eine Rolle. Die unbewusste Auseinandersetzung mit aggressiven inneren Objekten, die nach außen projiziert werden, spiegelt sich in vielen künstlerischen Werken und im Verlauf des kreativen Prozesses. Zum einen kann der Inhalt eines Bildes oder einer Skulptur als bedrohlich empfunden werden, zum anderen kann auch die formale Umsetzung diese Gefühle spiegeln. Elemente der Aggression können auch im Umgang mit dem Material auftauchen: Ton wird geschlagen, Farbe gespritzt, ein Bild übermalt oder zerschnitten, der Speckstein wird attackiert, bis er auseinander platzt. Für all diese Ausdrucksweisen gibt es unzählige Beispiele, von denen einige später beschrieben werden.

Im Gegensatz zum wirklichen Leben ist das Risiko, dass sich aggressive Projektionen in die Kunst negativ auf den Produzenten auswirken, gering. Ohne solche Konsequenzen von Rache und Strafe befürchten zu müssen, können im Kontext der Therapie diese Objektbeziehungen betrachtet werden. Der Patient kann in dieser spezifischen Umgebung schlecht integrierte Objektbeziehungen, die im Bild oder der Skulptur zum Ausdruck kommen, neu zusammensetzen und alternative Formen des Umgangs mit nach außen sichtbaren aggressiven Impulsen erproben. Darauf werde ich später ausführlicher zu sprechen kommen.

An dieser Stelle soll auf solche Momente verwiesen werden, in denen Aggression mehr oder weniger offen auftaucht; hier muss die Kunsttherapeutin ein Bewusstsein davon besitzen, dass der Patient einen Angriff auf innere Objekte führt, die er als bedrohlich und zerstörerisch empfindet. Sie muss ihm dabei helfen, die Erfahrung machen zu können, dass diese Angriffe nicht zur vollkommenen Zerstörung und Vernichtung führen, sondern ein Teil seines Kampfes sind, gute und schlechte innere Objekte zur einer Identität zusammenzubringen. Ihre Interventionen gehen einerseits dahin, dass der Patient von seinen Impulsen nicht überwältigt wird, er sie aber andererseits im Umgang mit dem künstlerischen Material zum Ausdruck bringen kann.[45] Insofern ist ihre Rolle gleichzeitig eine schützende und eine ermutigende. Darauf aufbauend können reifere Formen von „Objektbeziehungen“ entstehen, die Segal und andere als „Wiedergutmachung“ und Überwindung der Angst und Trauer bezeichnen, und aus ihrer Perspektive als Grundlage einer guten künstlerischen Form gelten.

Psychische Entwicklung und die Beziehungen zur äußeren Welt

Die Vertreter der kleinianischen Schule gehen von Phantasien der Wiedergutmachung als Motor für die Dynamik künstlerischen Schaffens aus. Die innere Phantasiewelt steht im Zentrum der Hypothesen sowohl für allgemeine psychische Entwicklung als auch für künstlerische Motivation. Andere psychoanalytische Theoretiker der Objektbeziehungen und der neueren Säuglingsforschung richten ihren Fokus deutlich mehr als Klein und ihre Schüler auf die Funktion der äußeren realen Objekte.

Sie gehen davon aus, dass die Phantasiewelt zwar einen wichtigen, doch nur einen Teil in der Entwicklung des Kindes bildet. Wichtig ist die reale Mutter mit ihrer Fähigkeit, dem Kind ein adäquates Gegenüber zu sein. Abhängig von dieser ersten Beziehung entwickeln sich Fähigkeiten sowohl innere phantasierte als auch äußere Objekte aufnehmen und erhalten zu können.

Die wichtigsten dieser Ansätze sollen hier skizziert werden. Sie implizieren neue Funktionen der Kunst mit ihren objekthaften, realen Charakteristika, die wir uns auch in der Kunsttherapie zu Nutze machen können. Daran wird die Funktion des Kunsttherapeuten als Teil des Beziehungskonstrukts deutlicher werden.

Margaret Mahlers Verständnis der psychischen Geburt

Für eine neue erweiterte Sichtweise der Entstehung von Objektbeziehungen war lange Zeit die amerikanische Psychoanalytikerin Margaret Mahler verantwortlich. Sie prägte wichtige Grundbegriffe, mit denen viele Psychoanalytiker über Jahre hinweg arbeiteten. Ihre Erkenntnisse versetzten viele Psychoanalytiker und Psychotherapeuten vor allem in der Therapie mit sogenannten Borderline-Patienten in die Lage, einen brauchbaren Arbeitsrahmen herstellen zu können, der in vielfacher Hinsicht noch heute gültig ist. Direkt oder indirekt kann Mahlers Theorie auch einen Beitrag zum Verständnis der ästhetischen Erfahrung leisten: ein Überblick der Untersuchung der prä-ödipalen Entwicklung aus Mahlers Sicht wird zentrale Momente des künstlerischen Schaffens aus der Perspektive von Beziehungsgeschehen einsichtig machen. Daraus lassen sich wichtige methodische Ansätze für die Kunsttherapie ableiten.

Obwohl die meisten Aspekte von Mahlers theoretischem Ansatz nach wie vor in der Entwicklungspsychologie und Psychotherapie als relevant angesehen werden, wurden ihre Überlegungen zu den entscheidenden Phasen der kindlichen Entwicklung wie *Symbiose* und *Wiederannäherungskrise* von einigen Forschern in der letzten Zeit in Frage gestellt. Vor allem Vertreter der Säuglingsforschung, die mit den Mitteln einer minutiös beobachtbaren Beziehung von Mutter und Kind, die sie unter anderem über die Videoaufnahmen technisch verfeinern konnten, bezweifelten die Richtigkeit ihrer zentralen Hypothesen. Jedoch unterzogen auch die Säuglingsforscher ihre eigene Kritik einer Revision, so dass in diesem Licht gesehen die Debatte noch einmal neue interdisziplinäre Resultate für die psychische Dynamik künstlerischen Schaffens hervorgebracht hat.

Margaret Mahler lehnt sich zwar an Freuds Triebtheorie an, jedoch sieht sie die wichtigsten Grundbausteine für eine gesunde Selbst- und Fremdwahrnehmung schon in den ersten drei Lebensjahren innerhalb der Mutter-Kind-Beziehung angelegt. Hier entstehen nach Mahler häufig pathologische Entwicklungen, einschließlich der kindlichen Psychose.

Mit den Termini der *Loslösung* und *Getrenntheit* beschreibt sie in Zusammenarbeit mit Fred Pine und Anni Bergmann die Ziele der gesunden Entwicklung, in der eine Art zweites Geburtserlebnis für das Kind stattfindet: es schlüpft aus der gemeinsamen symbiotischen Mutter-Kind-Membran aus; nach der physischen folgt die psychische Geburt.[46] Mahler schlägt vor, die Entwicklung in drei Stufen einzuteilen: beginnend mit einer normalen autistischen Phase wiegt sich das Neugeborene in einem Zustand des Eins-Seins mit der Mutter. Während dieses Zeitraums ist das Kind auf die optimale Fürsorge der Mutter angewiesen. Nach etwa zwei bis drei Monaten entsteht ein verschwommenes Gewahrwerden des bedürfnisbefriedigenden Objektes, der Mutter; die autistische Schale bricht auf. Der Säugling lebt nun in dem Gefühl der omnipotenten Fusion mit der Mutter: Mahler bezeichnet diesen Zustand als die symbiotische Phase. Aus dem Undifferenzierten entstehen langsam ein Ich und Du im Innern des Kindes. Wenn die Mutter dem Kind genügend emotionale Zuwendung und körperliche Pflege angedeihen lässt, kann das Kind ein positives Bild von seinem eigenen Körper entstehen lassen; die Grenzen des eigenen Körpers werden allmählich wahrgenommen. Für Mahler u. a. bildet dieses innere Empfinden den Kristallisationspunkt des *Selbstgefühls*, um das herum das *Identitätsgefühl* sich formt.[47] Dazu gehört auch, dass die Mutter dem Kind genügend Augenkontakt gestattet und diesen fördert. Die Funktion des Spiegelns in den Augen der Mutter zum Gewahrwerden von Selbst und Objekt wurde ausführlicher von Winnicott und Kohut beschrieben; darauf gehe ich in den späteren Abschnitten ein.

Unter der Voraussetzung, dass die Mutter ihre Interaktionsmuster den symbiotischen Bedürfnissen ihres Kindes in ausreichender Weise angepasst hat, kann das Kind in die Phase der Loslösung und Individuation hineinwachsen. Diese Phase teilt Mahler in vier Subphasen ein: Differenzierung und Entwicklung eines Körperschemas, die Übungsphase, die Wiederannäherung (*Rapprochement*) und die Konsolidierung der Individualität sowie die Anfänge der emotionalen Objektkonstanz. Die Aufgaben in dieser Zeit, die sich dann im ganzen weiteren Leben fortsetzen, bestehen darin, ein stabiles Konzept vom Selbst und vom Anderen zu formen; das Kind muss ein Gefühl für die eigene Individualität und für den Anderen als innere, positiv besetzte Gegenwart erlangen. Diese Fähigkeit erlaubt adäquates Funktionieren in der Abwesenheit der anderen Person, eine Fähigkeit, die zeigt, dass das Ziel der intrapsychischen Trennung erreicht worden ist.[48]

Mahler spricht davon, dass mit dem Wachsen der Autonomiefunktionen das Kind eine „Liebesaffäre mit der Welt eingeht“ (nach Greenacre), wie berauscht an seinen eigenen Fähigkeiten und der Großartigkeit der Welt.[49] Jedoch, so ihre Zusammenfassung, kann man den gesamten Lebenszyklus als einen mehr oder weniger erfolgreichen Prozess der Distanzierung von und Introjektion der verlorenen symbiotischen Mutter betrachten, eine ewig währende Sehnsucht nach dem wirklichen oder phantasierten idealen Zustand des Selbst, wobei dieser für eine symbiotische Fusion mit der ‚nur guten‘ symbiotischen Mutter steht, die einmal Teil vom Selbst in einem glückseligen Zustand des Wohl-Seins war.[50]

Ausgangspunkte für pathologische Entwicklungen

Übereinstimmend haben psychoanalytische Forscher dargestellt, dass in jeder dieser Phasen (oder nach Klein *Positionen*) schwere Störungen, die sogenannten Frühstörungen, festgelegt werden können. Die Konflikte, die entstehen können, zentrieren sich um Trennung und Verlust eines geliebten Objektes, was ein traumatisches Erleben von Zerstörung und Auslöschung zur Folge haben kann.

Nach Mahler formen Probleme in der normalen autistischen Phase die Grundlage für den primären infantilen Autismus, der charakterisiert wird durch einen Mangel an Bindungs- und Organisationsfähigkeit. Im Fortschreiten der ersten beiden Lebensmonate kann man bei psychopathischen Personen Schwierigkeiten bei der einfachen Beziehungsaufnahme erkennen, obwohl sie eine einigermaßen befriedigende erste Zeit des normalen Autismus verbracht hatten. Um den vierten und fünften Monat herum, wenn die normale symbiotische Phase beginnt, schaffen Fehlentwicklungen bei der Differenzierung die Probleme der Unterscheidung von innerer und äußerer Realität. Psychotische Zustände resultieren daraus. Den Ursprung der schizoiden Charakter-Formierung sieht man als eine Verleugnung der Bindung aus der Phase der Differenzierung der Symbiose.[51]

Einige neuere Psychoanalytiker haben, wie schon angedeutet, in ihren theoretischen Formulierungen wesentliche Aspekte von Mahlers Theorie integriert und gleichzeitig andere Punkte ihres Ansatzes nicht akzeptiert. So wird vor allem auch in der Behandlung von sogenannten Borderline-Patienten der Ansatz Mahlers hinzugezogen, wie es im Folgenden skizziert werden soll. In der kunsttherapeutischen Praxis sind wir häufig mit den Problemen dieser Patienten konfrontiert. Zunächst sollen die besonderen psychologischen Bedingungen der Entstehung dieser schwierigen Konflikte im Umgang mit anderen Objekten, das heißt in diesem Fall der Beziehung zu anderen Menschen, geschildert werden; später werden die Möglichkeiten der Behandlung in der Kunsttherapie diskutiert, wenn ein weiteres Objekt, die Kunst, in der therapeutischen Beziehung eine Rolle spielt.

Mahler in der heutigen Theorie der Borderline-Störungen

Der am stärksten wirkende Auslöser für die spätere Borderline-Entwicklung wird von den meisten Forschern in die Zeit der Wiederannäherungsphase, wie Mahler sie genannt hat, gelegt. Zwischen zwölf Monaten und drei Jahren zeigt das Kind in der Regel große Widersprüche in seinem Verhalten, verbunden mit intensiven Affekten. Es besitzt nun genügend motorische Reife, um sich von der Mutter fortzubewegen und seine Getrenntheit von ihr bewusst zu erleben. Mit wachsendem Bewusstsein von dieser Getrenntheit verstärkt sich aber auch das Bedürfnis nach ihrer Nähe und permanenten Bereitschaft, für kurze Zeit als emotionale „Tankstelle“ zu dienen und die ursprüngliche symbiotische Illusion zur Verfügung zu stellen. Gleichzeitig pocht das Kleinkind auf seine Autonomie, es kommt zu den heftigen Wutausbrüchen der „Trotzphase“. In Anlehnung an Mahler schreibt von Minden, dass dieser Konflikt der Ambivalenz ein ungemein wichtiger Entwicklungsschritt sei, den die Mutter aushalten können muss.[52] Das Kind kann nur ein vorwiegend gutes Bild der Mutter internalisieren, wenn sie trotz des heftigen und fordernden Verhaltens ihre Zuneigung und Liebe dem Kind nicht entzieht. Versäumt sie dies oder kann es nicht leisten, bleibt das Kind auf diesen Ambivalenzkonflikt fixiert und kann die weiteren Entwicklungsschritte zum Erwerb einer emotionalen Objektkonstanz nicht unternehmen. Die Sehnsucht nach einem alles befriedigenden symbiotischen Zustand mit der Mutter und der Hass auf den versagenden, enttäuschenden Teil, der mit dem Drang nach mehr Unabhängigkeit vermischt ist, stehen unverbunden nebeneinander: „Statt die bisherigen, miteinander unvereinbaren Phantasie-Bilder der Mutter zu vermenschlichen und zu lernen, die Mutter (ebenso wie sich selbst) als ein für sich existierendes Wesen mit eigenen Bedürfnissen und Interessen wahrzunehmen, bleibt das Kind in einer innerpsychischen Phantasiewelt der Gespaltenheit in Gegensätzen hängen.“[53] Hier treffen sich die Ansätze von Klein und Mahler.

Der Ansatz Otto Kernbergs

Vor allem Otto Kernberg stützt sich auch auf die beschriebenen Aspekte. In seinem Beitrag zur Borderline-Theorie hat Kernberg diesen Zustand der Gespaltenheit in Gegensätzen als *Identitätsdiffusion* bezeichnet. Der Patient besitzt nur ein schlecht integriertes Konzept des Selbst und des signifikanten Anderen. Gekennzeichnet ist dieser Zustand durch ein chronisch subjektives Gefühl der Leere, durch widersprüchliche Selbstwahrnehmungen, widersprüchliches Verhalten, das er nicht auf eine emotional sinnvolle Weise zu integrieren vermag, sowie einer verflachten und verarmten Wahrnehmung anderer.[54] Um die Aggression gegenüber den gefährdeten, idealisierten inneren und äußeren Objektbeziehungen nicht mit Schuld und Angst erleben zu müssen, wird als Abwehrvorgang die primitive Dissoziation und Spaltung entwickelt.[55]

Nach Kernberg ist das Ich das umsetzbare Potenzial der Psyche, das darauf ausgerichtet ist, ein

Konzept des Selbst über die Beziehung zu seiner Umwelt herzustellen. Ausgehend von der Annahme, dass das Ich in rudimentärer Form schon bei der Geburt vorhanden ist, sieht er in Übereinstimmung mit den Vertretern der englischen Schule der Objektbeziehungstheorie Guntrip und Fairbairn[56] die Prozesse der Reifung in einer ständigen Auseinandersetzung mit den wechselnden Beziehungen zur Außenwelt.[57]

Mit jeder Stufe der Entwicklung verändert sich das Selbst, indem es sich der äußeren Welt und ihren Gegebenheiten und Anforderungen anzupassen sucht. Schließlich verfügt der Mensch über zahlreiche Systeme, die es ihm ermöglichen, seine Selbst-Anteile in eine individuelle Lebensform zu integrieren. So schälen sich in jeder Lebensphase neue Persönlichkeitsstrukturen heraus, ausgelöst durch reifende Wahrnehmungs- und kognitive Fähigkeiten. Nur wenn Selbst- und Objektrepräsentanzen konstant vorhanden sind, kann eine echte Ich-Identität entstehen.

Kernberg beurteilt die Identifizierung als den wichtigsten Prozess der Internalisierung von Objektbeziehungen.[58] Die Identifizierung bedeutet im weitesten Sinn „eine Modellierung des Selbst nach einem Objekt", ein Vorgang, der aber erst das außerordentlich komplizierte Ergebnis verschiedener Prozesse im intrapsychischen sowie im zwischenmenschlichen Prozess sei. Denn die Identifizierung setzt nach Kernberg eine wirkliche Objektbeziehung, in der sich das Individuum als Subjekt erfahren kann, voraus. Aus der Internalisierung dieser erlebten Beziehungen konstituieren sich die Vorstellungen vom Selbst und Objekt und, wie er es nennt, die Modifizierung der Selbstvorstellung unter dem Einfluss der Objektvorstellung. Die Identifizierung führt weiter zu Modifizierungen von Ich-Funktionen und Ich-Strukturen. Die Fähigkeit der gesunden Identifizierung hängt eng mit dem Entwicklungsstadium zusammen, in dem Objektbeziehungen verinnerlicht wurden. Pathologische Identifizierungen entstehen bei mangelnder Integration des Über-Ich, oft charakterisiert durch ein Verhalten, welches das Objekt imitiert, magisch besetzt, oder das starre kontrollierende Züge aufweist.[59]

Die Aufspaltung des Ich als Reaktion auf unerträglichen Druck

In normalen Situationen ist das, was von Minden als das Zentral-Ich und Kernberg als Ichkerne bezeichnet, ausreichend, um diesen Menschen die Bewältigung des Alltagslebens zu ermöglichen. Jedoch reichen unter bestimmten Auslösemomenten die Reserven nicht aus, und die Fragmentierung tritt ein. Solche Auslösereize liegen in Situationen, die stark affektiv besetzt sind und leicht Erinnerungen an die angstvolle Zeit des Kleinkindes wachrufen, auf dessen heftige Gefühlsausbrüche die Mutter oder mütterliche Person nicht adäquat reagieren konnte.

Ein solches Ich, das durch äußere Belastungen und Konflikte Bedrohung erfährt und sich affektiv in existenzielle Grenzsituationen gedrängt fühlt, bricht zusammen und teilt sich nach von Minden in kleinere Teil-Iche auf.[60] Auf diese Weise identifiziert sich das Ich mit den störenden Faktoren in der Hoffnung, eine minimale Beziehung mit ihnen aufrecht zu erhalten. So kann die Bedrohung der äußeren Welt abgewehrt werden, was aber auf Kosten der echten Bezogenheit geschieht. Als Folge davon entstehen beim Borderline-Patienten innere Phantasiebeziehungen, die entweder alle als ganz „gut und befriedigend" oder ganz „schlecht und furchtbar" wahrgenommen werden und die negative Beziehungserfahrung aus der Vergangenheit darstellen. Auf jede dieser Beziehungen reagiert der Patient mit einer gesonderten Identifikation seiner Teil-Iche und ist dabei unfähig, sein wechselhaftes Verhalten zu erkennen. Hier fließt auch deutlich Kleins Ansatz der Abwehr und Spaltungsprozesse in die Entwicklungspathologie bei Borderline-Störungen ein.

Die therapeutische Arbeit mit den Borderline-Patienten bringt charakteristischerweise chaotisches Übertragungsmaterial und eben solche Gegenübertragungen auch in der Kunsttherapie hervor. Das Beispiel von Frau R. wird später unter diesem Aspekt beschrieben. Alte Beziehungsmuster werden in der emotional gefärbten Situation schnell reaktiviert und äußern sich häufig in sehr widersprüchlichem Verhalten des Patienten dem Therapeuten gegenüber. Abwechselnd und nicht berechenbar zeigt der Patient Gefühle von Nähe und Zuneigung oder Hass und Ablehnung. Parallel zu dem wechselhaften Verhalten geht eine Veränderung der ichgesteuerten Fähigkeiten einher. Von organisiert erscheinendem Verhalten, Wahrnehmen und Handeln kann ein regressives Abrutschen geschehen. Realitätsüberprüfung, Impulskontrolle, Höhe der Angstschwelle vermindern sich und primärprozesshafte Ausdrucksweisen und andere primitivere Abwehrmechanismen treten an deren Stelle.

Die therapeutische Arbeit mit Borderline-Patienten

Das Hauptproblem mit den Borderline-Patienten liegt also vor allem in den Spaltungen, die sie produzieren. Das kann sich nicht nur in der direkten

Beziehung mit der Therapeutin äußern, sondern auf ein ganzes Team ausweiten. Solche Patienten schaffen es, ihre betroffenen Mitmenschen so zu konstellieren, dass es zu Diskrepanzen und Schwierigkeiten um Wahrnehmungen, Einschätzungen und Kompetenz der anderen kommen kann. Demnach ist das Ziel der Therapie mit Borderline-Patienten, dass sie die Polarisierung der Gefühle zugunsten eines integrierten Selbst-Gefühls aufgeben können. Die Spaltung, die vorher als Kontrolle zur Erhaltung der Illusion einer Beziehung zu einer nur guten Mutter gedient hatte, sollte aufgegeben werden können, um stattdessen „gute" und „schlechte" Anteile im Selbst integriert anzunehmen.

Für das Kleinkind wäre das derjenige Entwicklungsschritt, in dem es akzeptieren kann, dass die Mutter gebende und versagende Anteile in einer Person besitzt und das Kind sich mit allen Anteilen identifizieren kann. Dann erst kann man von einer tragfähigen Objektkonstanz sprechen. Eine solche Zielsetzung hat zur Folge, dass Veränderungsprozesse gefördert werden, in denen eine realitätsangemessenere Wahrnehmung und reifere Formen der Abwehr erwachsen können. Und dennoch bedeutet eine solche Entwicklung nicht, dass primärprozesshaftes Denken aufgegeben und eine vollkommene Anpassung an die äußere Realität stattfinden muss. Zum Ziel der Therapie gehört auch die Einsicht, dass inneres und äußeres Leben sich gegenseitig beeinflussen und zur Integration gebracht werden können.

Bei Kernberg werden theoretische Ansätze sowohl von Klein als auch von Mahler und Winnicott als Grundlage der therapeutischen Arbeit mit Borderline-Patienten angenommen. Der Beitrag Mahlers zur Objektbeziehungstheorie soll noch einmal herausgestrichen werden. Sie betonte deutlicher als Klein die Rolle der menschlichen Umgebung der prä-ödipalen Zeit nach der Geburt. Die dyadischen Aspekte sowohl der Symbiose als auch der Loslösung und Trennung fokussieren den breit gefächerten Austausch zwischen zwei Menschen, dessen Verlauf für das Kind maßgeblich seine Fähigkeiten bestimmt, gute und befriedigende innere und äußere Beziehungen in seinem Leben zu führen.

Doch einige neuere Theoretiker wie Kernberg haben Aspekte ihrer Theorie in Frage gestellt. Der Hauptkritikpunkt an Mahlers Ansatz betrifft ihren Symbiosebegriff. Die Diskussion um die Symbiose wird sich auch auf die Sichtweise der Kunsttherapie auf den künstlerischen Prozess auswirken.

Aspekte der Säuglingsforschung in der Objektbeziehungstheorie

Beobachtungen und Experimente der Säuglingsforscher wie Daniel Stern und Martin Dornes führten zu Ergebnissen, die zeigten, „dass der Säugling von Geburt an über differenzierte Wahrnehmungs- und Interaktionsmöglichkeiten verfügt und deshalb nicht als autistisch oder symbiotisch bezeichnet werden kann."[61] Der Säugling ist kompetent, so Dornes, weil er schon elaborierte Interaktionsfähigkeiten nachweisen kann.[62] Anstelle von symbiotischer Verschmelzung sollte man lieber von *self-with-other* sprechen, schlägt er vor, ein Begriff, den er von Stern übernommen hat. Er beschreibt das Zusammenleben in den ersten Monaten mit differenzierten Wahrnehmungen und Interaktionen, die ein Gefühl von aktiv hergestelltem Miteinander zwischen Neugeborenem und Mutter sowie affektiver Übereinstimmung bei Aufrechterhaltung der Ich-Grenzen hervorbringen.[63] Stern begründet seine Ablehnung eines symbiotischen Zustandes des Säuglings mit seinen Beobachtungen, dass bereits Neugeborene über die Fähigkeit verfügen, Selbstorganisationsprozesse wahrzunehmen, nämlich von außen kommende sinnliche Stimulationen zu unterscheiden und auf sie zu reagieren.[64]

Zu den Beobachtungen Sterns gehört, dass der Säugling die Stimulierung eines Sinnes auf Empfindungen in einer anderen Stimulationsmodalität übertragen kann: ein Schnuller mit Noppen, den der Säugling zuvor in seinem Mund hatte, wird länger betrachtet als die Schnuller ohne Noppen. Dieses Phänomen der Synästhesie, „der Lehre der äquivalenten Informationen" über die Einheit der Sinne hat Stern zu einer Anwendung dieser Theorie auf die künstlerischen Bereiche veranlasst: er beobachtet, dass z. B. bestimmte Klänge das visuelle Bild einer bestimmten Farbe hervorrufen. Die Einheit der Sinne sei für Künstler eine Selbstverständlichkeit; trans-sensorische Analogien und Metaphern sind jedem Menschen unmittelbar selbstverständlich.[65]

Insofern geht Stern davon aus, dass es weder am Anfang noch später im Leben des Säuglings Verwechslungen von Selbst und Nicht-Selbst gibt. Er sagt, dass das Gefühl des Einsseins mit einem Menschen erst auftreten könne, wenn das Empfinden eines Kern-Selbst und eines Kern-Anderen vorhanden ist. Diese Erfahrungen des Einsseins werden als Gelingen einer aktiven Organisation des Zusammenseins mit dem anderen (hier: der Mutter) aufgefasst und nicht als eine passive Unfähigkeit, zwischen dem Selbst und anderen zu unterscheiden.[66]

In beidseitiger Übereinstimmung und Abstimmung kreieren Mutter und Kind eine Atmosphäre, in der beide aktiv das Geschehen durch Austausch und Nachahmung von Mimik, Lauten, Gesten bestimmen. Dornes weist darauf hin, dass dies keine passive Verschmelzung darstelle. Dagegen sei „Verschmelzung und der Verlust von Ich-Grenzen eher ein pathologischer Zustand, der eintritt, wenn die Wahrnehmungskapazitäten und interaktiven Regulationsfähigkeiten des Säuglings dauerhaft zusammenbrechen, etwa weil heftige Affekte durch die Beziehung nicht genügend moderiert werden."[67] Somit seien Verschmelzungserlebnisse eher das „Desintegrationsprodukt einer entgleisten Beziehung als ein normaler Zustand".

Dornes schlägt jedoch eine Rehabilitation von Mahlers Symbiosebegriff vor: er räumt in Anlehnung an den Mahler-Mitarbeiter Pine ein, dass es durchaus Zustände von symbiotischem Erleben gibt, das aber in der gesunden Entwicklung nicht in längeren Phasen vorkommt, sondern in *Momenten*. So ist normalerweise das Erleben des Säuglings im Zustand aktiver, entspannter Aufmerksamkeit nicht als symbiotisch zu beschreiben; jedoch wenn er zum Beispiel schläfrig und genährt an der Mutterbrust liegt und seine Wahrnehmungsfunktionen nicht auf der Höhe sind, dann scheint es denkbar, dass er sich nicht von der Mutter abgegrenzt, sondern sich als mit ihr verschmolzen erlebt.[68] Diese Momente werden aber erst bedeutsam, wenn Eltern damit Probleme haben, d. h. wenn sie solche Momente für sich selbst benötigen, über Gebühr verlängern und dem *symbiotischen Moment* eine unangemessene Bedeutung verleihen. Dann kann im Kind die Sehnsucht nach einem symbiotischen Zusammensein auf Dauer geweckt werden. Aber auch wenn der Säugling zu wenig Symbiose erfährt, wird er ein ewiges Verlangen danach entwickeln. Es kommt folglich auf die Balance an, die Eltern zwischen Momenten der Symbiose und der Getrenntheit sowie den Übergängen von einem Zustand zum anderen herstellen sollten.[69]

In ähnlicher Weise hat Winnicott immer wieder darauf verwiesen, wie das Kind in engster Verbundenheit mit der Mutter aus einer frühen Phase des Verschmelzungserlebens herauswachsen kann. ‚Verschmelzung' versteht Winnicott als Form der Objektbeziehung, wenn das Objekt noch nicht vom Subjekt abgetrennt ist. Die Mutter lässt sich zunächst als Objekt verwenden, es gibt noch keine Trennung von Ich und Nicht-Ich.[70] Ist die Mutter in der Lage, sich zunächst aktiv an die Bedürfnisse des Säuglings anzupassen, lässt sich also als Subjekt verwenden, findet der Säugling allmählich den Übergang zum Realitätsprinzip. Winnicott sieht die Mutterbrust als subjektives Phänomen des Säuglings, weil die Mutter dem Kind die Illusion erlaubt, ihre Brust stehe unter der magischen Kontrolle des Säuglings, denn sie bietet dem Kind die reale Brust gerade dann an, wenn es zu einem schöpferischen Prozess bereit ist, also genau zum richtigen Zeitpunkt. So kann die Brust als Teil des Kindes selbst wahrgenommen werden. Der Ort, an dem das Kind die Mutter erstmals als ‚Nicht-Ich' erlebt, ist ein *potenzieller Raum*, der von guten Erlebnissen der Verschmelzung auf der Basis von Verlässlichkeit und Vertrauen angefüllt sein muss, um die Trennung von Objektwelt und Selbst vollziehen zu können. Winnicott spricht davon, dass der Raum nicht *leer* sein darf.[71] In diesem Bereich ereignen sich Spiel und Kulturerleben, Situationen, die dem Übergang von innerer und äußerer Realität, von Subjektivem und Objektivem, Form verleihen können, ohne in Frage gestellt zu werden. Das Ich und die Welt der Objekte definieren sich gegenseitig durch ihre Interaktionen. So wird Winnicotts Übergangsobjekt, das sich das Kind als ersten Nicht-Ich Besitz aneignet, als das entwicklungspsychologisch prototypische Modell für die künstlerisch-kreative Form von vielen Psychotherapeuten, auch den Kunsttherapeuten, angenommen.

Wie hier deutlich wird, geht es den meisten Theoretikern darum, den genetischen Kristallisationspunkt für Beziehungsfähigkeit in der engen Mutter-Kind-Beziehung zu erkennen. Winnicott betont an dieser Stelle, dass der angefüllte gute Raum mit der Mutter auch die erste Erfahrung des Kindes von eigener Kreativität ist. Im Gegensatz dazu führt eine Leere dieses Raumes zur Unmöglichkeit, kreativ werden zu können. Wir erleben in der Kunsttherapie oft die Angst von Patienten, wenn sie sich dem leeren Blatt gegenüber sehen. Sie befürchten unbewusst, mit der selben Leere, dem Horror Vacui, wieder konfrontiert zu sein, die sie früher mit der Mutter empfunden haben, als diese ihre Bedürfnisse und Gefühle nicht angemessen wahrgenommen und moduliert hatte.

Symbiotische Momente und Kreativität hängen also eng zusammen.

Verschmelzung und Individuation in der Ästhetik

Der Moment tiefer Verbundenheit, die temporäre Illusion einer gemeinsamen Existenz, die als

„mächtig und magisch“[72] empfunden wird, ist von vielen Theoretikern und Künstlern als Essenz der ästhetischen Erfahrung beschrieben worden. Manche beziehen sich unmittelbar auf die ersten Objekt-Subjekt Erfahrungen im Leben.

Der Psychoanalytiker Bollas sieht in der Beziehung zwischen Mutter und Kind die prototypische Erfahrung für die spätere Kunst: „Das Idiom (die Eigenart) der Mutter zu versorgen und die Erfahrung des Säuglings von dieser Versorgung ist die erste menschliche Ästhetik.“[73] Und an anderer Stelle erläutert Bollas die Empfindungen, die der Betrachter eines Kunstwerkes entwickelt: „Das Subjekt fühlt sich erobert durch einen referentiellen *Moment* mit dem ästhetischen Objekt, durch einen Zauber, der das Selbst und den Anderen in Symmetrie und Einsamkeit hält, in denen Zeit zu Raum kristallisiert, und wir erfahren die unheimliche Freude, von einem Gedicht, einer Komposition, einem Gemälde gehalten zu werden.“[74]

Die Magie des ästhetischen Schaffens des Künstlers und des Nacherlebens des Betrachters scheint demzufolge ihre Wurzeln in der engen Verknüpfung von symbiotischem Einssein und Anderssein zu haben. Um diesen Moment zu erreichen, muss der temporäre Verlust der klaren Grenzen des Selbst toleriert werden können, das Ich muss in der Lage sein, seine kognitive Objektivierungsfunktion und Prüfung der Realität aufgeben zu können.

Wir wissen, dass die „Künstler“ der Naturvölker, die Magier und Zauberer, sich durch rituelle Zeremonien in psychische Zustände versetzen, aus denen sie ihre halluzinatorischen Phantasien und Imaginationen beziehen. Muensterberger betont in seiner Schrift über die Wurzeln primitiver Kunst, dass in der Herstellung solcher Bedingungen für künstlerische Aktivität die Wiedervereinigung mit der verlorenen Mutter der prä-ödipalen Phase gesucht wird; symbolisch kehren die Männer zurück in den Mutterleib, um die phallischen Kräfte der Mutter in Besitz zu nehmen.[75] Wie der schottische Anthropologe Frazer in seinem Buch „Der Goldene Zweig“[76] an unzähligen Beispielen zeigt, liegt die Macht des Magiers bei vielen Völkern in seiner starken Verbindung zum Göttlichen und seiner Vermittlungsfähigkeit zu den Bedürfnissen der Menschen. Sein Einfluss gleicht dem des Kindes, das sich in der Fusion mit der Mutter als omnipotent und zur Kreativität fähig wahrnehmen kann.

Milner schließt aus der Beobachtung von Künstlern und anderen kreativ tätigen Menschen, dass die Kunst eine Methode ist, Zustände wieder herzustellen, die in der gesunden kindlichen Entwicklung normal und alltäglich auftreten.[77] Der Wunsch nach dem früheren, „originalen objektlosen Zustand“ (Fenichel) hat nach Milner seine Ursache in der lebenslangen Notwendigkeit, kreative Illusionen nutzen zu können, um letztendlich eine bessere Anpassung an die Realität zu erreichen. In der Therapie ist es der therapeutische Rahmen, der diese verschiedenen Wirklichkeiten ermöglicht, in der Kunst ist es eine bestimmte Art von künstlerischer Ekstase.[78]

Ästhetische Erfahrung und das Glück der Momente

Dieser intensive Moment im ästhetischen Erleben wird nicht selten als ozeanisches Sein oder ekstatisch wie bei Milner erlebt. Dewey spricht über die „radikale Hingabe an das Ästhetische“ als eine Erfahrung, die stark in die Nähe einer ekstatischen Vereinigung rückt.[79] Bell beschreibt eine Welt der ästhetischen Hochstimmung, in die wir hinein getragen werden, wenn wir große Kunst empfinden: „Für einen Augenblick sind wir losgelöst ... Wir schweben über dem Strom des Lebens.“[80] Die Parallele zu dem von Dornes vermuteten *Moment* im Leben des kleinen Kindes, in dem für kurze Zeit ein Gefühl symbiotischen Einsseins mit der Mutter vorhanden ist, drängt sich auf. Das vollkommene Getragen-Sein in dieser Erfahrung bildet den Fluss für jede weitere Entwicklung, das heißt sowohl für das psychische als auch das künstlerische Wachstum.

In ähnlicher Weise nimmt Adrian Stokes an, dass wir in der Kunst das ozeanische Gefühl der Fusion mit einem Gewahrsein des anderen Objekts (object-otherness) erneuern. Die Grundlage des ästhetischen Prozesses ist nach Stokes, ähnlich wie bei Bollas, die getreue intrapsychische Wiederholung der Erfahrung der Verschmelzung mit der Mutter, wenn das Kind an ihrer Brust trinkt. Dabei vergleicht er dies mit dem Zustand des Verliebt-Seins: „... dies scheint wahr zu sein, wenn wir die infantilen Introjektionen und reparativen Haltungen, die in diesem Zustand betont werden, betrachten.“ Er betont, dass diese Haltungen die Quelle der Form bilden: „Wenn der Künstler sich diese im kreativen Prozess zu eigen macht, dann erneuern sinnliche Erfahrungen der Kleinkindzeit in ihm eine frische Sehweise, eine Art der Welt wie zum ersten Mal zu begegnen, die phänomenale Welt und die mit ihr verbundenen Gefühle.“[81]

Obwohl er die Grundlage des ästhetischen Schaffens in der Überwindung der depressiven Phantasien sieht und sich dabei an Segals und Kleins Wiedergutmachungsgedanken anlehnt, richtet Stokes seinen Blick viel deutlicher als diese auf die künstlerische Form: „Form verleiht nicht nur ein Muster (pattern), sondern Vollständigkeit; nicht nur das Gefühl der Getrenntheit, sondern das Gefühl der Verschmelzung." Eine wichtige Rolle spielt dabei nach Stokes das Material, das der Künstler positiv besetzt, weil er weiß, dass aus dem guten Objekt etwas entsteht, das als nährend und wohlwollend und gleichzeitig als besonderes oder geliebtes Objekt in Form gebracht werden wird.[82] Hier zeichnet sich ab, dass die sinnlichen Qualitäten des künstlerischen Materials die Referenzen zu Erfahrungen des Künstlers bilden, die aus seiner frühen Lebenszeit stammen. Diese besonderen Qualitäten, sich über das Material und Form-Schaffen erinnern zu können, macht für den Künstler die Beziehungsaufnahme zum Medium attraktiv. Aus dieser Perspektive scheint das „Versprechen" des künstlerischen Prozesses zur Erlangung von ekstatischer Vereinigung und paralleler Erfahrung der Autonomie im Ästhetischen eine wichtige, meist unbewusste Triebfeder des Künstlers auszumachen.

Hellwach und zugleich bereit für das Getragenwerden von seinen Empfindungen berichtet Cézanne: „Ein scharfer Sinn für Nuancen bearbeitet mich. Ich fühle mich gefärbt von all diesen Abtönungen des Unendlichen. In diesem Augenblick bin ich vollkommen eins mit meinem Gemälde. Wir sind ein schillerndes Chaos."[83] „Als ich meine Alte mit dem Rosenkranz malte, sah ich ... eine Atmosphäre, ein undefinierbares Etwas, eine bläuliche und rötliche Farbe ... Dieses starke Rötlich-Blau überfiel mich, sang mir in der Seele. Ich tauchte ganz darin ein."[84]

Die Erfahrung der Ekstase im künstlerischen Prozess finden wir auch bei Ehrenzweig. Ebenso wie Stokes bezieht er sich auf die verschiedenen, von Klein und Segal postulierten Stufen der Kreativität und beschreibt: „Manische Umhüllung durch ‚Einssein' und depressive Trennung durch ‚Anderssein' charakterisieren zwei Stadien der schöpferischen Leistung. Ich habe unterschieden zwischen den drei Phasen schizoide Projektion, unbewusste Integration auf einer undifferenzierten, manischen Stufe und schließlich depressive Introjektion."[85] Ehrenzweig hält das Anderssein des Kunstwerks als eine unabhängige Existenz erst mit dem Erreichen der letzten depressiven Phase für möglich. Die Zeit der ozeanischen Stufe der „Dedifferenzierung" ist der Moment der Auflösung der Grenzen zwischen Innen- und Außenwelt, wenn sich Zeit und Raum als die Dimensionen des Verstandes auflösen können. Aus der Dedifferenzierung findet der Künstler über die strukturierenden Fähigkeiten des Ich zu neuer Kohärenz und Integration.[86] Im Licht der Objektbeziehungstheorie ist auch hier der ozeanische oder manische Moment nur ein Teil des Zusammenseins mit einem Anderen, die Zeit, bevor Subjekt und Objekt getrennt voneinander existieren und jeder eine andere, neue Entität bilden kann. Mutter und Kind, Kunstwerk und Künstler repräsentieren auch bei Ehrenzweig analoge Beziehungsformen.

Vergleichbares finden wir bei Rank, einem Schüler Freuds, der den Charakter der Kunst zwischen einer subjektiven und einer äußeren Realität ansiedelt: „Kunst verbindet die Welt der subjektiven Unwirklichkeit mit der Welt der objektiven Wirklichkeit – während sie die Ränder mit einander verschmilzt ohne sie zu vermischen."[87]

Verblüffend ähnlich leitet Winnicott sein Kapitel zur Lokalisierung des kulturellen Erlebens ein: „An den Küsten endloser Welten spielen Kinder", zitiert er den indischen Philosophen Tagore.[88] Kreativität und das kindliche Spiel sind weder nur eine Sache der inneren, psychischen noch eine Sache der äußeren Realität, sondern in einem Objekt repräsentiert, das beide Bereiche harmonisch verbindet: das, was Winnicott das Übergangsobjekt des Kindes nennt und das später die Kunst des Erwachsenen ausmacht.

Bei Dewey gibt es zwar nicht den Begriff der Fusion im Ästhetischen, aber in vergleichbarer Weise wird seiner Meinung nach im künstlerischen Prozess ein stimmiger Konsens zwischen zuvor unverbundenen Elementen erreicht. So nimmt er an, dass die Wurzeln des Ästhetischen in der Sehnsucht des Künstlers nach harmonischer Verbindung zu suchen sind. Innere Harmonie entsteht, wenn auf die eine oder andere Weise Übereinstimmung mit der Umwelt erzielt wird. Den Künstler treibt sein Interesse nach Wiederherstellung von Brüchen zu einem ganzen Objekt; deshalb weicht er Momenten der Spannung und des Widerstandes nicht aus.[89] Im rhythmischen Wechsel von Bedürfnis und Befriedigung spielen sich die wechselseitigen Beziehungen ab. Er sagt sogar, dass der Moment, in dem ein gestörter Zustand in einen harmonischen übergeht, der Augenblick intensivsten Lebens sei.[90] Das Erfüllt-Sein im Zustand der Ausgeglichenheit markiert nach Dewey gleichzeitig den Beginn einer neuen Umweltbeziehung mit der Möglichkeit weiterer Anpassung durch Auseinandersetzung.[91] Die Auseinandersetzung im ästhetischen Prozess bringt also nicht nur heilende, die Brüche schließende Erfüllung, sondern bereitet dem künstlerisch Schaffenden den Boden für neue, zukünftige Möglichkeiten: „Die Kunst feiert mit besonderer Intensität jene Momente, in denen die Gegenwart durch die Vergangenheit neu bestärkt und in denen das Bestehende durch die Zukunft belebt wird.“[92]

Die interdisziplinäre Brücke vom Ästhetischen zur Objektbeziehungstheorie kann auch bei Dewey geschlagen werden: Das kleine Kind, das schon früh einen rhythmischen Wechsel von Bedürfnis und Spannung mit Befriedigung und Entspannung in sein Leben integrieren muss, wird den Zustand des Übergangs von Störung, d. h. von Hunger, Abwesenheit der Mutter, Bedürfnis nach Pflege, in einen Zustand, in dem diese Bedürfnisse gelöst sind, als intensiv und quasi *ästhetisch* erleben. Unter der Bedingung, dass die Mutter sich zur Verfügung stellt wie ein Werk im Prozess der Erschaffung macht das kleine Kind die kontinuierliche Erfahrung, dass diese Rhythmen alternierend geschehen; sie machen es offen und frei dafür, neue Erlebnisse, Unsicherheiten und Brüche in seinen Erlebnishorizont Eingang finden zu lassen. Die Sicherheit, dass harmonische Momente immer wiederkehren, bietet eine gute, tragende Beziehung an in der Weise wie das Kunstwerk Momente der Vergangenheit, Gegenwart und Zukunft integrierend umspannen kann.

So funktioniert das Kunstwerk wie eine gute Mutter, die dem Kind das Erleben einer dualen Einheit ermöglicht, in der sein noch unreifes Ich vor traumatisierenden, überstimulierenden Erfahrungen geschützt wird. Die Mutter reguliert bzw. moderiert (Stern) seine Wahrnehmungen und Äußerungen und vermittelt dadurch dem Kind den Eindruck eines gemeinsamen omnipotenten Orbits, in dem Gutes entstehen und Schlechtes in Gutes transformiert werden kann. Die Prinzipien ästhetischer Erfahrung verhalten sich analog, wie wir anhand der geschilderten Theorie erfahren haben.

Exkurs: Die Kindheit des Künstlers: der Ansatz von Phyllis Greenacre

Einen wichtigen Beitrag über den Künstler und seine Objektbeziehungen hat Phyllis Greenacre geleistet. Das Werk der amerikanischen Psychoanalytikerin beschreibt im Wesentlichen die qualitativ unterschiedliche Art von Beziehung mit Objekten, die ein Künstler im Vergleich zu den weniger Begabten eingeht. Ihre Arbeiten werden in der amerikanischen psychoanalytischen Literatur zu den unverzichtbaren Klassikern zum Thema Kunst und Psychologie gezählt, während sie in der deutschen Literatur in diesem Kontext so gut wir gar keine Erwähnung finden.[93]

Greenacre hat sich vornehmlich mit der Kindheit des Künstlers befasst; ihrem ersten Aufsatz *The Childhood of the Artist: Libidinal Phase Development and Giftedness*[94] folgten weitere, die später in einem Sammelband erschienen.[95] Für jeden, der sich mit der psychodynamischen Entwicklung von Künstlern befasst, etwa Biografen oder Psychotherapeuten, können diese Studien eine wertvolle Bereicherung sein.

Greenacres Schriften stützen die Kunsttherapie in der These, dass in der Kunst alternative Formen des Umgangs mit Beziehungen erfahren und erprobt werden können. Denn obwohl sie vom angeborenen Talent als besonderem Merkmal der künstlerischen Persönlichkeit ausgeht, und wir dieses besondere Talent zu genialer Kunst bei den Patienten in der Kunsttherapie kaum finden bieten wir doch eine analoge Situation, wie sie ein Künstler von Kindheit an produktiv verwertet: nämlich im künstlerischen Material ein Gegenüber mit Beziehungscharakter zu finden, dieses zu erforschen und zu nutzen.

Indem sie sich mit ausgesprochener Dankbarkeit an Ernst Kris und seine biographischen Studien zu den Lebensgeschichten einiger Renaissance Künstler anlehnt, nimmt Greenacre dessen Beobachtungen zum Anlass, die Phantasien zu untersuchen, die sich um die Kindheit und ‚Entdeckung‘ berühmter Künstler wie Giotto[96] oder Leonardo[97] ranken. Sie spricht dabei von der *Familien-Romanze (family romance)* als den außergewöhnlichen Möglichkeiten des künstlerisch begabten Kindes, Beziehungen herzustellen, die schon sehr früh in seinem Leben über die elterliche Bindung hinaus reichen.

Greenacre begreift den Künstler als jemanden, dessen Arbeitsergebnisse nicht nur solche Fertigkeiten zeigen, die durch Lernen und Praxis erworben wurden, sondern der auch über die Fähigkeit zu ungewöhnlicher imaginativer Kreation, originellem Denken, Erfindung und Entdeckung verfügt. Dabei unterscheidet sie explizit drei Arten von „Wunderkindern“: solche, deren frühreife Entwicklung als spontane, schnelle Entfaltung einer inneren Notwendigkeit zu ungewöhnlichem Wachstum im Kind selbst innezuwohnen scheint; solche, die das Auftreten von besonderer Begabung hauptsächlich auf Grund des Drucks der Eltern zeigen, die ihre eigenen unerfüllten Ambitionen im Kind verwirklichen wollen; und solche, bei denen die bemerkenswerte Leistung das Ergebnis eines neurotischen Konflikts darstellt.[98]

Die Talente des Künstlers

Die spezifischen Charakteristika kreativ talentierter Menschen ordnet Greenacre unter vier Gesichtspunkten ein: sie besitzen größere Empfindungsfähigkeit (sensitivity) für sinnliche Stimulation; außergewöhnliche Fähigkeiten in der Wahrnehmung von Beziehungen zwischen verschiedenen Stimuli; Neigung zu einer breiter gefächerten Empathie und tieferen Vibration; und Intaktheit von genügend sensomotorischer Ausstattung, um projektive motorische Entladung für expressive Absichten möglich zu machen.[99] Ferner können künstlerisch begabte Menschen strukturelle Beziehungen, besonders subtile Ähnlichkeiten und Unterschiede, leichter wahrnehmen.

Ein potenziell begabtes Kleinkind ist bei der Geburt – Greenacre sagt, Talent sei ein Geschenk der Götter – schon ausgestattet mit einer frühen und intensiven Reaktion auf Form und Rhythmus. Es reagiert mit größerer Empfindlichkeit als andere auf sinnliche Stimulation, nicht nur auf die Mutter, sondern auch auf die weitere Umgebung. Sie illustriert dies an einem hypothetischen Beispiel: „Wir können uns vorstellen, dass das potentiell begabte Kind auf die Brust der Mutter mit einer Intensität des Eindrucks an Wärme, Geruch, Feuchtigkeit, dem Gefühl der Hautoberfläche, und die Sicht der Rundungen der Form reagiert, entsprechend der Zeit und der Situation, in der alles geschieht – jedoch mehr als es der Fall ist beim weniger begabten Kind."[100] Diese sinnliche Wahrnehmungsbereitschaft betrifft auch den eigenen Körper des Kindes und seine Umgebung.[101] Ein solches Kind reagiert verstärkt auf seine Ausscheidungen, auf Gerüche, Wasser, Licht und Töne und wird diese Eindrücke im Spiel mit Sand, Ton und anderen Medien zu symbolisieren suchen. Greenacre gibt dazu ein weiteres hypothetisches Beispiel: In der kritischen Phase der Sauberkeitserziehung, die zwischen der Mutter und dem Kind leicht zu schwierigen Situationen führen kann, ist ein begabtes Kind viel eher bereit, aus Ton oder Dreck etwas zu formen, um einen Ersatz für das Spiel mit den Exkrementen und die Phantasien zur Erforschung seines Körperinneren zu schaffen.[102] Andere Fähigkeiten mit empathischem Charakter zeigen sich verstärkt wie die Neigung kreativer Menschen, Gegenstände in ihrer Phantasie zu animieren und zu anthropomorphisieren.

Für diese vielförmige Ausweitung der Interessen in der Wahrnehmung von Objekten und der Beziehung zu ihnen hat Greenacre einen Begriff ‚erfunden': sie nannte sie *kollektive Ersatzbildungen*.[103] Obwohl der Ursprung der Objektbeziehung des Kindes in seinem primären Objekt der Mutter liegt, kann es seine Erfahrungen leichter als andere Kinder auf die Außenwelt ausdehnen und dort gewissermaßen in mehrfache substituierende Formen verwandeln. Greenacre folgert: „Dies führt zu einer Vielfältigkeit der Erfahrung bei größerer Leichtigkeit und sogar Notwendigkeit zur Symbolisierung und zu einer Reichhaltigkeit in den Strukturen und Mengen der Sinnesgebilde. Mit anderen Worten, das Kind mit potenzieller kreativer Fähigkeit erfährt tiefere Resonanzen und mehr Zwischentöne als das weniger begabte Kind."[104] An anderer Stelle begründet sie den Begriff *Ersatzbildungen* mehr aus einem psychischen Defizit heraus: sie stellen je nach Gelegenheit einen Ersatz für wärmere, zeitweilig nicht vorhandene menschliche Beziehungen dar.[105] Weil das künstlerisch begabte Kind in der Lage ist, die frustrierenden frühen Erfahrungen und Traumata mit seinen ersten Liebesobjekten, den Eltern, in sein Interesse an der Beschaffenheit der Außenwelt zu transformieren, kann man auch sagen, dass es „im Besitz besonderer Formen der Abwehr ist, um mit den Unvollkommenheiten, der Sexualität und den enttäuschenden Seiten der Eltern umzugehen und größere Unabhängigkeit von ihnen zu erlangen."[106]

John Gedo hat diese Beobachtung aus seiner klinischen Arbeit bestätigt: Menschen, die für kreatives Arbeiten bestimmt sind, seien relativ weniger verletzlich in Bezug auf ihre Erziehung als andere Kinder.[107] Auf diese Weise nutzt ein solches kreativ begabtes Kind die äußere sinnliche Welt, um seine inneren Bedürfnisse an harmonischen Objektbeziehungen zu erfüllen. Dieses Streben nach kollektiven Objektbeziehungen des Künstlers nennt Greenacre seine *Liebesaffäre mit der Welt*; sie geht davon aus, dass dies eine unabdingbare Seite jedes großen Künstlers sei. So hat dann auch das künstlerische Produkt den Charakter eines Liebesgeschenks an die Welt; denn was jetzt an das Publikum gerichtet ist, ist besetzt mit der Liebe zum ersten, ursprünglichen Objekt, der Mutter.

John Dewey berichtet von zwei Künstlern, deren Beschreibung von ihrer Verbundenheit mit ihrer Umwelt an den Zustand großer Verliebtheit erinnert. So zitiert er den Maler W. H. Hudson: „Wenn ich höre, dass die Leute sagen, sie fänden das Leben nicht schön oder interessant genug, um sich darin *verlieben* (Hervorhebung von d. Verf.) zu können, oder sie sähen seinem Ende ungerührt entgegen, so möchte ich behaupten, dass sie noch nicht richtig gelebt haben, und dass sie die Welt und all das, was sie so abfällig beurteilen, noch nie mit klaren Augen wahrgenommen haben – noch nicht einmal einen Grashalm;" und den Künstler Emerson: „Als ich durch einen winterkahlen Park ging, durch Pfützen aus geschmolzenem Schnee, in der Dämmerung, unter wolkenverhangenem Himmel, ohne den geringsten Gedanken an irgendein besonderes Glück, da überkam mit das Gefühl einer vollkommenen Freude. Ich bin glücklich bis an die Grenze zur Angst." Dewey versteht diese Reaktionen und Dispositionen als Neubelebung der frühesten Beziehung zur Umwelt und erkennt darin eine Kontinuität: „Die unmittelbare sinnliche Erfahrung besitzt die unbegrenzte Fähigkeit, Bedeutungen und Werte aufzunehmen ..."[108]

Segen und Gefährdung

Dewey hat mit den Worten der Künstler veranschaulicht, was Greenacre mit der *Liebesaffäre* gemeint hat. Jedoch ist die optimistische, glücklich machende Seite – wie wir auch von Künstlern wissen – nur das eine Ende des Spektrums ihrer Sensibilität. Wie eine Liebesaffäre zwischen den Menschen kann auch diese verhängnisvoll sein. Dass es nicht immer nur das Glück ist, was Künstler wahrnehmen, wissen wir spätestens seit dem Beginn der Moderne. In ihrer seismographischen Funktion nehmen sie, wie vielfach schon beschrieben, auch das Unglück ihrer Welt auf.

Auch Greenacre weist auf die für den Künstler manchmal schwierigen Seiten hin. Wegen dieser besonderen Begabung zu alternierenden Beziehungsformen verlaufen die phasenspezifischen libidinösen Entwicklungsschritte nicht in der gleichen abgegrenzten Weise wie in der normalen Entwicklung. Probleme wie z. B. der ödipale Konflikt werden weniger rigide gelöst, die Fähigkeit zur Bisexualität ist höher, die Schranken zwischen Primär- und Sekundärprozess sind weniger fest, oder die Neigungen zu schwankendem Verhalten, Idealisierung, übertriebenem Ehrgeiz und Schuldgefühlen halten über die Kindheit hinaus an. Der Druck der entwicklungsbedingten Gefühle und die Intensität seiner Empfindlichkeit bleiben im Leben des Künstlers, und sie sind viel stärker als in jedem anderen nicht talentierten Menschen.

Greenacre schreibt, es sei erstaunlich, wie viele kreative Menschen von Erfahrungen im Alter von etwa vier bis fünf Jahren berichten, in denen Erinnerungen an Erlebnisse der Offenbarung, Ehrfurcht und eine Art transzendentaler Zustände eine Rolle spielen. Eine weitere Komponente von diesen fast religiösen Gefühlen in der frühen Kindheit sei aber auch eine Empfindung von Verschmelzung mit der äußeren Welt in einem Zustand von gegenseitiger Durchdringbarkeit, manchmal auch beschrieben als *ozeanisches Gefühl*.[109] Greenacre bestätigt, was viele andere Autoren mit dieser Terminologie zu erfassen versucht haben. Susan Deri erkennt darin auch die Essenz des von Winnicott geschaffenen *Übergangsraums*; so hängt für den Künstler die Existenz dieses weiten Raums des Übergangs nicht von der Mutter ab, sondern ist ein spezifisches Charakteristikum seiner angeborenen psychischen Natur.[110]

Das kreative Kind, das sich seiner Begabung bewusst wird, fühlt sich nicht selten allein, freakig und unnormal, weil es sich in seiner Identität in mehrere Selbst-Repräsentationen aufgespalten empfindet. Diese Wahrnehmung kann in der Kindheit zur inneren Qual und Zerrissenheit führen, nicht zuletzt auch deshalb, weil es das kreative Selbst zugunsten eines sozialen stereotypen Selbst verleugnen möchte. Dieser Kampf zwischen Konvention und kreativem Selbst kann bis in das erwachsene Leben hinein dauern.[111]

Greenacre unterstreicht ihre Überzeugung, dass kreative Aktivität hochgradig libidinös besetzt ist und ohne diese starke emotionale Besetzung nicht zustande käme. Dabei bildet die Aggression eine wichtige Komponente, denn aus ihr entsteht die Kraft, die im Leben vorwärts gerichtet ist und zur flexiblen Veränderung der libidinösen Ziele und Objekte dient.[112] Insofern grenzt sie diese Art der Aggression von aggressiver Feindseligkeit ab und hält den Begriff der Neutralisierung im Zusammenhang mit aggressiven Aspekten des künstlerischen Prozesses für unglücklich gewählt. Damit setzt sie sich von Kris ab, der in der Neutralisierung eine passende Beschreibung für das Schicksal der aggressiven Impulse im künstlerischen Prozess gefunden zu haben glaubt.

Die Bedeutung Greenacres für die Objektbeziehungstheorie über den talentierten Künstler hinaus hat sie gewissermaßen selbst formuliert. So schließt sie ihren Aufsatz *The Familiy Romance of the Artist*: „Ich glaube, dass dieses Gewahrwerden von Veranlagung oft eine große Entlastung für besonders talentierte Menschen ist, nicht so sehr wegen der narzißtischen Befriedigung der Anerkennung und nicht wegen der Verwirklichung von Ausgewogenheit und Harmonie, sondern wegen der temporären Unterbrechung essentieller Einsamkeit."[113]

Die Folgen mangelnder Zuwendung und ungenügend stabiler innerer Objekte scheinen den künstlerischen begabten Menschen weniger zu tangieren, weil er sich die heilende Wirkung der kreativen „Liebesaffäre mit der Welt" zunutze machen kann.

Gedo hält jedoch seine Erfahrungen aus der klinischen psychoanalytischen Therapie dagegen, denn selbst solche Patienten, die schon kreativ waren, würden dieselben Abwehrmechanismen gegen die Desillusionierung durch die versorgenden Personen der Kindheit entwickeln wie jeder andere auch – vor allem leugnen sie die bittere Wahrheit oder Nichtanerkennung ihrer emotionalen Bedeutung. Was Gedo jedoch für psychologisch hilfreich hält, ist die schützende Funktion, die von der Kreativität bereitgestellt wird, wenn daraus ein enormer Auftrieb im Selbstwertgefühl wie bei jeder ungewöhnlichen Kompetenz entsteht. Ein begabtes Kind kann schon relativ früh in seinem Leben durch den Zugewinn an Befriedigung, die es erhält, wenn es seine Begabung einsetzt, seine Prioritäten weiter in diese Richtung steuern. Die Liebesaffäre findet unter einigen Aspekten auf diese Weise nicht mit der äußeren Welt, sondern mit den künstlerischen Talenten des Kindes statt. Damit, so Gedo, kehre die psychoanalytische Hypothese, die den Ursprung der Kreativität auf ein Bedürfnis der Reparatur von verletztem Selbstwertgefühl zurückführt, die Abfolge der Ereignisse um: das kreative Potenzial stand schon immer zur Verfügung und *schützt* das Individuum vor Verletzungen des Selbstwertgefühls.[114]

Wenn wir in der Kunsttherapie Material zur Verfügung stellen und zu kreativen Prozessen anregen, bieten wir den Patienten ein Gegenüber an. Wir verknüpfen das im Sinne Greenacres mit der Hoffnung, dass sie im entstehenden Werk ein Objekt erkennen, das ihnen in der neuen Zweisamkeit ein gewisses Ausmaß an Überwindung der Einsamkeit erlaubt. Die Abhängigkeit von einer konkreten Person wird gemildert, denn das sich formende Bild wird zum Du, zum reagierenden Anderen. Nicht selten lässt sich eine Art „Liebesaffäre" beobachten mit der Freude und Lust, die die Entdeckung eines neuen Mediums hervorrufen, der Befriedigung, dass man mehr in seiner Umwelt zu eigenen kreativen Zwecken verwenden kann, als man es je von sich geglaubt hatte, oder man erfährt ein Wiederauftauchen vergessener Aktivitäten aus Tagen der Kindheit. Es kann ein Kontakt mit der Außenwelt der Medien aufgenommen werden und die Dynamik des rhythmischen Austausches kann beginnen.

Objektbeziehungstheorie in der künstlerischen Praxis

Der nächste Abschnitt wird sich an die künstlerische Praxis wenden; implizit ist die Frage längst gestellt, wie nun der konkrete künstlerische Prozess aussieht, wenn man ihn als ein sich dynamisch entwickelndes Geflecht an Beziehungen versteht, die zu einer optimalen Form führen sollen. Wie die Objektbeziehungstheorie lehrt, kann es nur um eine gemeinsame Entwicklung gehen, bei der am Anfang der Kunst die vagen amorphen Vorstellungen des Künstlers und das amorphe Material als Farbe, Leinwand, Ton etc. und am Ende das künstlerische Werk stehen. Hier befinden sich der Künstler und der Patient in der Kunsttherapie am gleichen Ausgangspunkt.

Wenn der Künstler oder der Patient einen Strich oder eine Linie auf die Leinwand oder das Blatt setzt, erfordert genau dieses eine Sichtbare die nächste Reaktion mit dem Pinsel oder dem Stift. Der Prozess ist ein reziproker, bei dem das eine das andere beeinflusst und die Entwicklung der Form vorantreibt. Susanne Langer spricht vom Bild als einem neuen *Leben*, das nicht auf vereinzelte Flecken von Farben zurückzuführen ist, sondern etwas ist, das neu kreiert wurde. Der Künstler „arrangiert" Formen und Farben, manchmal sprechen Künstler sogar von einem *Arrangement*.[115] Langer betont, dass das pure visuelle Objekt immer eine Aura von Illusion und „Anderssein" erhält, weil es von der aktuellen Wirklichkeit getrennt ist. Es ist immer etwas Neues, das in der Kunst entsteht.[116] Hervorzuheben ist hier besonders der in die Zukunft und auf Veränderung verweisende Gedanke des Neuen, den Langer als ein Ergebnis des künstlerischen Prozesses entwickelt.

Der Bauhaus-Maler und Kunstpädagoge Johannes Itten lehrte seine Schüler in erstaunlicher Parallelität zu den Beschreibungen der frühen Mutter-Kind-Interaktion den Rhythmus von Bewegungen, die zwischen dem entstehenden Kunstwerk und der inneren Verfassung des Künstlers vorhanden sein müssen, um zur künstlerischen

Form zu gelangen; „Form wahrnehmen, heißt bewegt sein, und bewegt sein, heißt formen. Schon das leiseste Gefühl ist eine Form, die Bewegung ausstrahlt ... Bewegung gebiert Form. Form gebiert Bewegung. Jeder Punkt, jede Linie, jede Fläche, jeder Körper, jeder Schatten, jedes Licht und jede Farbe sind aus Bewegungen geborene Formen, die wieder Bewegungen gebären. Trauer und Lust, Haß und Liebe, Abneigung und Zuneigung sind Formen der Psyche, aus Bewegung gezeugt ... Zeichne ich eine Linie mit der Hand, bin ich physisch bewegt, das ist der erste physische Grad der Bewegtheit. Bewege ich meine Sinne eine Linie entlang, so bin ich im zweiten, seelischen Grad der Bewegtheit. Wenn ich die Linie geistig vorstelle, bin ich im dritten, geistigen Grad ... dieser dritte Grad ist das innerliche Bewegtsein ...“[117]

Wechselseitige Einflussnahme: der Künstler und sein Werk

Der rhythmische Austausch zwischen dem Material, dem entstehenden Bild oder der Skulptur wird von Künstlern oft als gegenseitiger Prozess empfunden, als wäre ihr Werk ein Gegenüber, das sie beeinflussen und formen können. Das Objekt ist das Material, das durch seine spezifischen Eigenschaften die Art der Beziehung und des Beziehungsverlaufs bestimmt. Sehr beeindruckend hat dies der Frankfurter Steinbildhauer Peter Knapp einmal zusammengefasst: Wenn ich eine Skulptur geschaffen habe, dann ist ein Stück vom Stein in mir und ein Stück von mir im Stein.[118] So wird das entstehende künstlerische Objekt, wie das Übergangsobjekt, zum Teil des Selbst und zum Teil des Anderen. Oremland beschreibt: „Der Bildhauer, der den Staub einatmet, schluckt und von ihm bedeckt wird, wird physisch ebenso wie psychologisch eins mit dem Stein, während dieser zur Skulptur wird; gleiches geschieht mit der Farbe und dem Maler, während die Farbe zum Gemälde wird.“[119] Die Zustände der Fusion gehen allmählich in einen Zustand von differenziertem Selbst und Nicht-Selbst über, verbunden mit dem Bedürfnis nach Kommunikation. In seiner Studie über Michelangelo schreibt Oremland, dass dieses Heraustreten aus dem ‚ozeanischen Gefühl' die künstlerische von der mystischen Erfahrung unterscheidet, denn das fertige Objekt steht zur Reflexion auf einer kognitiveren Ebene zur Verfügung.

Auch die englische Bildhauerin Barbara Hepworth hält die Bewahrung der Beziehung zwischen äußerem Raum und dem persönlichen Leben für elementar, um offen für neue Erkenntnisse zu sein: „Die Arbeit des Bildhauers besteht darin, die Welt des Raumes und der Form vollständig zu erfassen, sein persönliches Verständnis des eigenen Lebens und der eigenen Zeit in seinen allgemeinen Bezügen auf diese besondere bildnerische Erweiterung des Denkens zu übertragen und diese besondere Seite seiner Existenz lebendig zu erhalten.“[120]

Matisse beschreibt seine Interaktion mit dem entstehenden Bild so: „Von meiner Interpretation ausgehend reagiere ich beständig, bis mein Werk mit mir übereinstimmt ... In jeder Etappe fühle ich ein Gleichgewicht. Wenn ich in der folgenden Sitzung irgendwo auf dem Bild eine schwache Stelle finde, dann führe ich mich durch diese schwache Stelle wieder ein – ich dring durch die Bresche ein –, und ich entwerfe alles von neuem ... Ein Schwarz kann sehr wohl ein Blau ersetzen, da ja im Grunde der Ausdruck von der Beziehung abhängig ist, in der die Farben zueinander stehen.“[121]

Während er arbeitet, richtet der künstlerisch Schaffende seine Aufmerksamkeit sowohl auf das, was entsteht, als auch darauf, was das Entstehende ihm zurückgibt. Wir erinnern uns an das von Rycroft u. a. beschriebene Feedback System des künstlerischen Prozesses. Allmählich kann der Künstler und – wie die Erfahrung zeigt – auch der Patient, sich mehr und mehr auf die reziproken Schwingungen zwischen Selbst-Ausdruck und Kunstwerk einstellen. Das zum Ausdruck Kommende wirkt auf seine Persönlichkeit ein, und wenn der Künstler oder der Patient reagiert, hat es sich schon verändert. Person und Werk wirken ständig aufeinander ein. Die Transformation zwischen den sich gegenseitig beeinflussenden Elementen, die zu einer integrierten Form gelangen sollen, war immer ein wesentliches Anliegen in der Kunst. Und was entsteht, ist nicht von Dauer. Allein die Tatsache, dass in einem Werk immer wieder neue Aspekte wahrgenommen werden, zeugt von der Veränderbarkeit des Verhältnisses zwischen Werk und Betrachter.

Die fortlaufend neu entstehenden Beziehungsmuster erfordern Toleranz und Respekt für das jeweilige Anderssein. Nur dann führt eine wechselseitige Einflussnahme zu fruchtbaren Veränderungen. Dieses Feedback, das sich zwischen Künstler und Werk abspielt, ist dem zwischen Mutter und Kind vergleichbar, wenn die Beziehung „gut genug“ ist. Wie uns vor allem die neuere Säuglingsforschung lehrt, „verhandelt“ das Kind, sobald es geboren ist, mit der Mutter über die Gestaltung ihres gemeinsamen Orbits. Das wechselseitige Regulieren[122] wird den Ausgang der Interaktion bestimmen; am Anfang ist das Ergebnis noch offen.[123]

Die im beständigen Austausch entstehenden neuen Formen der Interaktion treiben die Entwicklung voran. Deshalb wird der gemeinsame Raum sowohl in zwischenmenschlichen Beziehungen als auch in der Kunst ständig neu definiert und modifiziert. So sagt der Maler Otto Freundlich: „Sobald im Bild eine Linie und mit ihr Grenze und Teilung auftritt, beginnt das Reich der Objekte, also auch das Reich der Subjekte, das aus einer Distanz die Dinge anschaut."[124] Das Kunstwerk zeugt davon, dass es ein Ich und ein Du gibt, weil es den Betrachter mit umfasst. Voraussetzung ist das Gewahrsein einer Getrenntheit. Nur auf dieser Basis können die Form der Beziehung erfasst und Veränderungen initiiert werden. Ohne Offenheit füreinander kann es eine „echte menschliche Bindung" (Gadamer) ebensowenig wie einen fruchtbaren künstlerischen Prozess geben.

Kunsttherapie als Ort der Erprobungen

Insofern ist jeder kreative Prozess ein Experiment mit dem Anderen. Diese Spannung erleben Patienten in der Kunsttherapie fortlaufend. Die Schwierigkeiten am Anfang, die Angst vor dem Anderen des ersten Strichs kann oft nur mit sehr viel empathisch formulierter Ermutigung des Therapeuten erfolgen. Aber es ist fast immer wieder erstaunlich, wie die erste Linie, die erste Spur mit dem Pinsel dann bald zur nächsten führt, und langsam das Wechselspiel, dieser beschriebene Rhythmus von Tun und Lassen beginnt. Geleitet vom Grad seiner Offenheit, der vom Ausmaß seiner Konflikte und Ängste abhängt, kann der Patient Beziehungserfahrungen machen, ohne ein Bewusstsein davon haben zu müssen. Je mehr er sich traut, weil er dem Bild mehr vertraut, desto eher wird er mit seinem Werk eine Bindung eingehen.

Der Versuch, eine Form zu finden und von ihr zu lernen, kann – wie schon angedeutet – dennoch nur als bruchstückhaft und temporär gültig bezeichnet werden, weil der Faktor des Unbekannten immer neu auftaucht und nie endgültige Lösungen erreicht werden. Deshalb sind künstlerische Prozesse Erprobungsfelder für das Zulassen von Ambiguität und Unvollkommenheit. Je mehr die Toleranz für die wechselseitigen Entwicklungen wachsen kann, desto mehr „profitiert" der Schaffende davon. Er lernt nicht nur, das Unvorhergesehene (das, was vorher nicht gesehen wurde) zu erwarten, sondern begibt sich bewusst in diese Situation. Denn nun will er erfahren, was das Unbekannte ihn lehren kann. Künstler wissen um diesen „kreativen Drang" (*creative urge* nach Otto Rank), dem sie bewusst mit dem Ziel der Exploration nachgeben. Diese Motivation impliziert auch das viel benutzte (und oft verkürzt verstandene) Diktum zur Kunst: der Weg ist das Ziel.

Auch Patienten werden immer neugieriger, welche Botschaften ihre Bilder ihnen anbieten. Um zu neuen Einsichten und Erkenntnissen zu gelangen, muss der Prozess in verschiedene Aspekte unterteilt bzw. als in Phasen unterteilt verstanden werden.

In seinem Aufsatz über „Kunst und Objekthaftigkeit" beschreibt Michael Fried, dass es vor allem die nach dem künstlerischen Prozess eintretende räumliche Distanz des künstlerischen Objekts ist, die zur Strukturierung und „erweiterten Situation" führt: „Die Größe der Arbeit ... distanziert den Betrachter – nicht nur physisch, sondern auch psychisch. Man könnte sagen, dass genau diese Distanz den Betrachter erst zum Subjekt *macht* und die betreffende Arbeit ... zum Objekt."[125]

Fried formuliert die Bedingungen für Erkenntnis in der Kunst analog zu den von der Psychoanalyse beschriebenen Zuständen, die für eine wachstumsfördernde Beziehung zwischen menschlichen Objekten in jedem Augenblick des Lebens ausschlaggebend sind. Rhythmischer Austausch und unablässiges Feedback der beteiligten „Objekte" sind also Faktoren, die sowohl die Form in der Kunst als auch der zwischenmenschlichen Beziehungen in ihrer Entwicklung vorantreiben. Nach den Momenten des intensiven Schaffens ist es nur der immer wieder trennende Abstand, aus dem das Andere im Gegenüber wahrgenommen werden kann.

Aus diesem Grund richten wir für die Patienten in der Kunsttherapie immer wieder eine Phase der Distanz ein. Wir schlagen vor, ein Stück von dem Bild zurückzutreten, den Abstand zu nutzen, es neu zu sehen und eventuell zu entdecken, wo das Bild noch etwas „braucht" oder ob es als fertig gelten kann. Das gemeinsame Sehen aus einiger Entfernung gibt dann oft den Weg frei für überraschende neue Sichtweisen. Häufig hilft ein solches „Dazwischentreten", wenn der Prozess des Malens oder Zeichnens offenbar ins Stocken gerät und der Patient keinen Ausweg zu finden scheint. Die etwas kognitivere Haltung, die die Distanz impliziert, führt dazu, dass das Bild als getrennt erlebt und die Selbständigkeit seiner Form akzeptiert werden kann.

Im Dialog mit dem fremden Selbst

Damit bietet das Kunstwerk dem Künstler und dem Patienten in der Kunsttherapie an, mit anderen Teilen seines Selbst einen Dialog aufzunehmen. Das Fremde wird erkannt, weil es sichtbar ist. Es fordert heraus, sich damit zu beschäftigen. Was vorher abgespalten und unbewusst war, kann nun betrachtet werden. Was zu sehen ist, kann leichter als das Eigene akzeptiert werden. Der künstlerische Produktionsprozess übernimmt dabei die Funktion des vermittelnden Objekts. Der Patient oder der Künstler erlebt, dass aus chaotischen, undeutlichen und schwankenden Gefühlen Struktur und Grenzen in dem künstlerischen Werk gefunden werden können. Der Prozess und das Werk übernehmen die Rolle des Organisierens. Was vorher nicht materiell zu fassen war, wird jetzt begreif-bar. Was vorher aus der Sicht der Objektbeziehungstheorie als Spaltungen im Ich vorhanden war, kann jetzt im künstlerischen Werk inszeniert, betrachtet, sogar überzeichnet und neu zusammengesetzt werden.

Doch ein Faktor, der die Kunsttherapie von der freien künstlerischen Tätigkeit unterscheidet, ist, dass der Patient, anders als der Künstler, meistens nicht die Bereitschaft oder die Fähigkeit mitbringt, seine Werke als Medium der Selbsterkenntnis und Reflexion bewusst nutzen zu wollen. Im Gegenteil – er kann sehr erschrocken über die plötzliche Konkretheit und Fassbarkeit seines Zustandes sein, wie er sich ihm im Bild oder der Skulptur quasi wie ein Spiegel präsentiert. Das bedeutet psychodynamisch gesehen, dass er nun noch einmal erlebt, was es heißt, einen „schlechten" Teil der Mutter oder Mutterfigur zu spüren. Aus der Sicht der Objektbeziehungstheorie weist ein solches „Erkennen" auf eine Annäherung an den realistischen Aspekt der Objektbeziehungen hin, wo vorher eher pathologische und unbewusste Identifikationen stattgefunden haben.[126] Der Rahmen der künstlerischen Arbeit bietet so viel Sicherheit, dass der Patient den Dialog mit diesen Identifikationen aufnehmen kann, ohne negative Konsequenzen fürchten zu müssen. Das künstlerische Werk wird nicht reagieren wie eine unzuverlässige Mutter, deren Verhalten Ursache für die Flucht in Krankheit verursachende Spaltungsprozesse geworden war.

In diesem geschützten Rahmen können diffuse und nonverbale Erfahrungen auf bildnerisch-symbolische Weise nicht nur zum Ausdruck gebracht werden; vielmehr finden sie über den künstlerischen Ausdruck eine längst fällige Definition und damit Begrifflichkeit. Kunst hilft, Gefühle zu verfeinern und sie sogar zu erziehen, wie Rose sagt.[127] Denn in der Bewegung vom rein primärprozesshaften Denken und Phantasieren zum Arbeiten an der Wirklichkeit im Umgang mit dem Material ist die Bewegung aktiv, objekt-orientiert und verbunden mit der Stimulation und Freude an der Herausforderung. Rose dazu weiter: „Für den kreativen Menschen erreichen die inneren Prozesse Objektivierung in Form von fiktionalen Gestalten und Kunstgegenständen. Die kreative Arbeit ist ein Aufbauen und Zusammenschmelzen, wieder und wieder, ein Verlieren und neu Definieren von sich selbst in Stellvertretung; in mehr technischer Terminologie, zwischen primären und sekundären Prozessen, und zwischen Selbst-Bildern und Objekt-Bildern im Ich. Das geht so lange, bis das Werk eine eigene Wirklichkeit und Autonomie erreicht, wobei der Autor auch frei wird, zumindest freier, um zu etwas Anderem weiter zu gehen."[128]

Rose vergleicht die Psychoanalyse mit der Kunst und betont, dass beide ein Aufwachen für verlorene und abgespaltene Gefühle bewirken. Sowohl im Verlauf einer Analyse als auch in der ästhetischen Erfahrung werden Affekte zugänglicher, besser toleriert, komplexer und besser ausgedrückt.[129] Die Kunst wird somit zur Zeugin einer Präsenz; und wie in der Analyse der Patient durch die Therapie erlebt, dass er seine Gefühle mehr wahrnehmen kann, erhält der Betrachter eines Kunstwerkes die Erlaubnis, mehr und intensiver zu fühlen.

In der spezifischen Situation der Kunsttherapie ist die Anwendung der Kunst der leitende Weg, auf dem beide, Therapeut und Patient, die Strukturen erkennen, aus denen die realen und phantasierten Objektbeziehungen bestehen. Das künstlerische Werk vermittelt die Selbst- und Fremdbilder, d. h. es zeigt auch, wie der Patient seine Beziehungen zu anderen Menschen in der Vergangenheit gestaltete bzw. in der Gegenwart gestaltet.

Zusammenfassend soll Therapie aus der Sicht der Objektbeziehungstheorie helfen, innere Konfusionen über Ich- und Nicht-Ich-Anteile zu trennen, indem primitive Spaltungsmechanismen überflüssig gemacht werden, um die Weiterentwicklung zu neuen Wahrnehmungs- und Kognitionsfähigkeiten zu ermöglichen.

Objektbeziehungen und die Integration des Fremden in der Kunsttherapie

Ein besonderes Phänomen der unverbundenen Selbstwahrnehmung taucht immer wieder in der Kunsttherapie auf. Die ursprüngliche Abspaltung der Persönlichkeitsanteile, die als „schlecht" zum Zwecke der Abwehr eingeordnet werden müssen, äußert sich auf ganz plastische Weise: Patienten distanzieren sich energisch von ihrem Werk, wenn sie das Gefühl haben, dieses Bild oder diese Skulptur birgt für sie bedrohliche Komponenten. Das kann sich so äußern, dass sie das künstlerische Produkt zerstören wollen, heftig ablehnen oder abwerten und in die entlegenste Ecke wünschen bis hin zum Nicht-mehr-Wiedererkennen in der folgenden Stunde. Es ist zu vermuten, dass die plötzlich sichtbare Existenz des abgewehrten, bisher im Unbewussten gehaltenen Teil der Psyche nicht als Bestandteil des Selbst wahrgenommen werden kann. Denn das Fremde, die unerwartet aufgetauchte Existenz ist unheimlich; was zuvor ein unerlaubtes Dasein führte, ist nun unleugbar visuelles und taktiles Objekt geworden. In dieser Direktheit erfährt das „falsche Selbst" die Konfrontation mit den verdrängten ungeliebten Anteilen und muss auf diese Tatsache reagieren. Instinktiv reagiert es auf die Bedrohung mit Leugnung oder Verstecken-Wollen.

In solchem Zustand versuche ich als Kunsttherapeutin, diese Furcht so zu akzeptieren, indem ich dem Impuls nachgebe und dem Patienten versichere, dass es manchmal in der Kunst so sein kann, dass man sein Werk am liebsten „weg" haben möchte, und eventuell sogar die Arbeit mit dem Einverständnis der Patienten verpacke oder wegräume. Ich versuche im Sinne der projektiven Identifikation, diesen abgewehrten „schlechten" Anteil an mich zu nehmen und fungiere als Sammelstelle, Container im Sinne Bions, für das, was der Patient noch nicht ertragen kann. Jedoch lasse ich die Möglichkeit offen, vielleicht doch später einmal wieder „einen Blick darauf werfen" zu können.

Das Unheimliche und Unbekannte besitzt nämlich auch eine Anziehung, auf deren Kraft der Therapeut vertrauen kann. Auch als Künstler kennt er die Phasen, in der seine Aufmerksamkeit trotz massiver ambivalenter Gefühle immer wieder die Gegenwart des Werkes sucht, um sich langsam mit ihm „anzufreunden". Und tatsächlich kehren die meisten Patienten zu ihrem Werk zurück und lassen verlauten, dass sie es jetzt doch akzeptieren können und oft sogar „gar nicht so schlecht finden". Das hieße, sie integrieren an diesem Punkt die zunächst abgespaltenen Seiten ihres Selbst.[130]

So geschah es bei einer Rheuma-Patientin, die besonders darauf achtete, ihre freundliche Haltung in ihrer Umgebung zu bewahren, obwohl die Krankheit und ihre Lebensgeschichte genug Anlass geboten hätten, Trauer und Ärger zu zeigen. Sie hatte sich sehr an ihren kleinen, lieblich erscheinenden Landschaftsbildern in Aquarell „festgemalt" und beherrschte die Technik in perfekter Weise; diese Bilder waren zwar hübsch anzusehen, vermieden aber jeden Ausdruck einer affektiven Regung. Der Pinselgestus war kontrolliert und eng. Da unsere Beziehung stabil war und die Patientin mir vertraute, konnte ich ein gewisses Risiko eingehen mit einem Vorschlag, etwas anderes auszuprobieren. Ich bot ihr Ton an, damit sie vielleicht mit dem Material, das ihr unbekannt war, weniger Kontrolle und mehr Emotionalität ausdrücken konnte.

Der Ton wird von vielen Kunsttherapeuten als ein Medium geschätzt, das über die besondere sinnliche Stimulation haptischer Natur subjektive Expressivität fördert und die starre Orientierung an der äußeren Realität lockert. Charakteristischerweise wird er als integratives, beziehungsförderndes Medium eingesetzt, wie die Arbeiten von Kramer, Henley, Herrmann und anderen zeigen.[131]

Die Patientin schuf ein seltsames, morbid wirkendes Gesicht. Sie fand es „furchtbar" und sagte, es wirke wie eine Moorleiche, mit der sie nichts zu tun haben wolle. Nachdem der Ton gebrannt war, nahm sie schließlich die Skulptur mit nach Hause und berichtete zwei Wochen später, sie läge jetzt auf dem Kühlschrank. Außerdem würde das Gesicht sie an ihren verstorbenen Schwiegervater erinnern, den sie sehr gemocht hatte und über dessen Verlust sie nie richtig hinweggekommen war. In den folgenden Wochen erwähnte sie immer wieder, dass sie sich allmählich an „diesen Kerl" gewöhnen würde und ihn jetzt keiner mehr wegnehmen dürfte. Sie hatte also im Laufe der Zeit den sinistren und trauernden Aspekt in ihr selbst wahrnehmen und anerkennen gelernt. Mit dem zuvor Verdrängten, Abgespaltenen hatte sie nun Freundschaft schließen, d. h. eine akzeptierende Beziehung aufnehmen und als neuen Teil ihrer Persönlichkeit integrieren können.

Der Kunsttherapeut kann helfen, Entwicklungsdefizite zu überwinden

Der Kunsttherapeut übernimmt die Funktion, diesen Raum zum künstlerischen Dialog zu sichern.[132] Seine psychotherapeutischen Absichten richten sich darauf, den im Kunstwerk sichtbaren Aufspaltungen in negativ und positiv, in Enttäuschungen und Wut, in Stereotyp und Subjektivität, Distanz und Verschmelzung, eine haltende Umgebung zu schaffen, so dass unverbundene Gegensätze letztendlich zu Integration und harmonischer Koexistenz gebracht werden können. Die Situation in der Kunsttherapie bietet intrinsisch viele der Faktoren einer solchen frühen Mutter-Kind-Beziehung. Sie erlaubt Distanz und Nähe, symbolisches Halten und Loslassen, Verschmelzung und Autonomie. Zeitweise muss sich der Kunsttherapeut ganz auf die symbiotischen Bedürfnisse des Patienten einstellen, damit dieser seine frühen defizitären und schmerzhaften Erfahrungen wieder erleben kann.[133] Wir ermöglichen dem Patienten Momente der Fusion, sowohl mit uns als auch mit dem entstehenden künstlerischen Werk. Oft ist er noch nicht in der Lage, seine Interessen an der äußeren Welt von selbst zu finden. Wir müssen wahrnehmen, wann die Nähe und wann die Distanz erforderlich ist. Wachstum ergibt sich nach Robbins nicht daraus, dass der Therapeut den Hunger des Patienten stillt, sondern ihm bei dem schmerzlichen Prozess des Durchschreitens einer nicht gelebten Entwicklungsstufe hilft. Dies schafft ein quasi Paradox der Behandlung: Ich bin mit dir, aber ich kann dir deinen Schmerz nicht abnehmen.[134]

Zweifellos können ohne die emotionale Bereitschaft des Therapeuten zu einer engen Beziehung keine solchen zu korrektiven Erfahrungen führende Prozesse stattfinden. Das therapeutische Ziel jedoch liegt nicht nur in der Beziehungsgestaltung zur Person des Therapeuten; mindestens ebenso relevant ist, wie wir gesehen haben, die Beziehung des Patienten zu seinem Kunstwerk. Die in der Kunst liegenden Möglichkeiten, innere und äußere Realität zu überprüfen und von einem objektiveren Standpunkt Beziehungen zu erkennen, ist weitaus breiter gefächert, als in einer Zwei-Personen-Therapie. Mit anderen, poetischeren und viel zitierten Worten hat Paul Klee treffend bekannt: „Kunst gibt nicht das Sichtbare wieder, sondern macht sichtbar."[135]

In der Kunsttherapie erfolgt die Reorganisation von vergangenen pathologischen Identifikationsmechanismen über den visuellen Dialog. Das künstlerische Material stimuliert Erinnerungen an die frühen Phasen der Kindheit, in denen über sinnliche und motorische Ausdrucksformen kommuniziert wurde. Es kreiert einen Zustand des Alleinseins und doch nicht das Gefühl des Alleinseins.[136] Der intensive Zustand des Schaffens erinnert an den Rhythmus und das ungeteilte Sein der frühen Lebenszeit. Momente ozeanischer Verschmelzung können vermutet werden, wenn der Patient mit höchster Konzentration an der Entstehung seines Bildes arbeitet. Die tiefe Befriedigung, oft verbunden mit einer Veränderung der Stimmung, bringen Patienten manchmal zum Ausdruck, wenn sie sich diesem Prozess relativ angstfrei überlassen können.

Trotz der Verdichtung in ozeanischen, primärprozesshaften Momenten bilden Erfahrungen aus dem Bereich der sekundärprozesshaften Kognition im künstlerischen Prozess einen wichtigen Bestandteil: Zeit-, Raum- und Materialbezogenheit repräsentieren Strukturen der äußeren Welt, ohne die ein Bild oder eine Skulptur nicht entstehen könnten.

Der Kunsttherapeut kann davon ausgehen, dass der psychotische, schizophrene oder Borderline-Patient auf mehreren Ebenen seine Problematik durcharbeitet. Diese notwendige Gleichzeitigkeit von affektiven und kognitiven Anteilen in der Kunst hilft, die Beziehungen zu den Objekten realitätsgerechter einzuschätzen. Wie weit dazu verbale Begleitung und eventuell Deutungen die Einsicht in die Wirkung der Prozesse vertiefen, ist eine andere zentrale Frage, auf die erst später eingegangen werden soll. Wichtig für das Verstehen der Bedeutung der Objektbeziehungstheorie im Rahmen der Kunsttherapie ist an dieser Stelle die Erkenntnis, dass pathologische Entwicklungen über künstlerische Arbeit reorganisiert und neue Ausdrucksformen im Bereich des Konkreten und Metaphorischen der Kunst gefunden werden können. Die Spaltungen, die zur Abwehr von unerträglichen psychischen Verletzungen entwickelt wurden und in pathologischen Objektbeziehungen zum Ausdruck kommen, können mit Hilfe der Konkretisierung im Kunstwerk erkannt und mit den Mitteln der Kunst überwunden werden. Die Folge dieser Integration ist die Entstehung eines ‚wahren Selbst', das seine inneren und äußeren Objektbeziehungen befriedigend und realitätsangemessen kommunizieren kann.

Borderline-Patienten in der Kunsttherapie

In der klinischen Praxis mit psychiatrischen Patienten, die unter solchen, in der Objektbeziehungstheorie beschriebenen Störungen leiden, treten diese Phänomene in vielfältiger Weise auf.

Kunsttherapie mit diesen Patienten gestaltet sich manchmal besonders intensiv und bringt außergewöhnliche Momente mit sich. Ruth Obernbreit führt Gründe dafür auf, dass Borderline-Patienten leichten Zugang zu kreativen Bereichen haben. Sie vermutet, dass der Borderline-Patient aufgrund des Verharrens in frühen symbiotischen Beziehungsmustern und nicht gelungener Trennungsphase ein dauerndes Bedürfnis hat, ein Übergangsobjekt zu schaffen.[137] Jedoch kann er, im Gegensatz zum Künstler, nichts mit diesen Wahrnehmungen anfangen, weil sein Ich zu sehr geschwächt ist. Die häufig geäußerten Frustrationen über ein angeblich misslungenes Werk rühren von dem „falschen" Selbst her, das die Lage nicht authentisch erleben und einschätzen kann.

„Fähigkeiten, die der Künstler benötigt, stehen diesem Individuum nicht zur Verfügung: die Fähigkeit zur Frustrationstoleranz, die Fähigkeit, der Angst bei etwas Unfertigem oder Unterentwickeltem zu widerstehen, die Fähigkeit, eine Art Kontrolle über das Selbst zu bewahren, während Nähe zu dem Werk entsteht, die Fähigkeit, positive und negative Attribute in derselben Arbeit wahrzunehmen und die Fähigkeit, Vergnügen und Liebe zu dem zu empfinden, was man tut."[138] Wegen der mangelnden Frustrationstoleranz durch die Fragmentierung des Selbst erscheint dem Borderline-Patienten die Offenheit, die der künstlerische Prozess mit sich bringt, als bedrohliches Chaos, und er ist enttäuscht, weil das Ergebnis nicht gleich seinen Vorstellungen entspricht. Dem Borderline-Patienten fehlt nach Obernbreit, was den Künstler psychodynamisch gesehen auszeichnet: dass er sich im Übergangsbereich wohl fühlt und ihn nutzt, um vielschichtige Beziehungen mit dem Werk einzugehen. In der Kunsttherapie hat der Patient die Chance, mit Unterstützung des Therapeuten seine Wahrnehmung veräußert im Gegenstand zu erleben und eine gewisse Kontrolle über seine Projektionen auszuüben. Die entstehende Distanz beeinflusst den weiteren Verlauf des künstlerischen Prozesses; Verflechtungen können entwirrt, der Prozess kann verlangsamt und bewusster beeinflusst werden. Interne und externe Reize können leichter getrennt voneinander erlebt werden. Das symbiotische Erleben mit dem künstlerischen Werk hört auf und stattdessen kann die Individuation des Patienten von seinem Bezugsobjekt beginnen.

Für die Therapeutin enthält das in der Kunsttherapie entstehende Werk zusätzliche Aspekte, die nicht nur das generelle Verhältnis des Schaffenden zu seinen Objekten spiegeln, sondern als Indikatoren für den Verlauf der Therapie verstanden werden können. Es reflektiert den Stand des therapeutischen Prozesses, es zeigt, ob Fortschritte stattgefunden haben oder Blockierungen und Widerstände aufgetreten sind, also Aspekte, die auch als Übertragung und Gegenübertragung diskutiert werden können. Diese sind in der Kunsttherapie von besonderer Bedeutung, da sie – wie sich hier abzeichnet – eng mit dem künstlerischen Werk verknüpft sind. Deshalb werden diese besonderen psychodynamischen Phänomene, die in jeder Beziehung eine Rolle spielen, später ausführlicher besprochen.

Fallvignetten

Die folgenden Beispiele aus der Praxis zeigen, wie überraschend deutlich in der Kunst die Phänomene der Objektbeziehungstheorie auftreten können. Der künstlerische Prozess wie er vom Borderline-Patienten erlebt wird, zeigt Parallelen zu seiner persönlichen Problematik. Im Rahmen der Objektbeziehungstheorie kann der Kunsttherapeut sein klinisches Verständnis und seine Interventionen darauf richten, die Konflikte der Trennung und Individuation, wie sie von vielen Theoretikern beschrieben wurden, mit den Elementen der kreativen Prozesse zu behandeln.

Frau R. war das jüngste von sieben Kindern und von der Mutter ungewollt. Als sie mit 30 Jahren in die psychiatrische Abteilung kam, hatte sie schon mehrere Klinikaufenthalte und psychotherapeutische Behandlungen hinter sich. Sie litt sehr unter Minderwertigkeitsgefühlen und beschrieb sich als hässlich und „voll daneben". Aufgrund ihrer Symptome wurde sie als Borderline-Patientin diagnostiziert. In der Kunsttherapie sprach sie von ihrem großen Leistungsdruck, den sie spürte. Sie wirkte unruhig und angespannt. Zunächst zeigte sie großes Interesse an mehreren Medien wie den Aquarellfarben und dem Ton; doch nach den ersten Versuchen gab sie schnell auf, weil die Ergebnisse nicht ihren Vorstellungen entsprachen. Sie sagte von sich selbst, sie sei so ungeduldig. Mit viel Unterstützung gelang es ihr, aus Ton einen Trinkbecher zu formen. Doch musste ich mich anstrengen, nicht zu viel Hilfe zu geben, denn sie wehrte schnell ab, es sei dann ja nicht ihr Gefäß. Zwischen Hilflosigkeit und Autonomie-Bedürfnis schien sie hin- und her zu schwanken. Häufig verhielt sie sich sowohl den entstandenen Werken als auch ihren Fähigkeiten gegenüber sehr abwertend. Auch warf sie mir

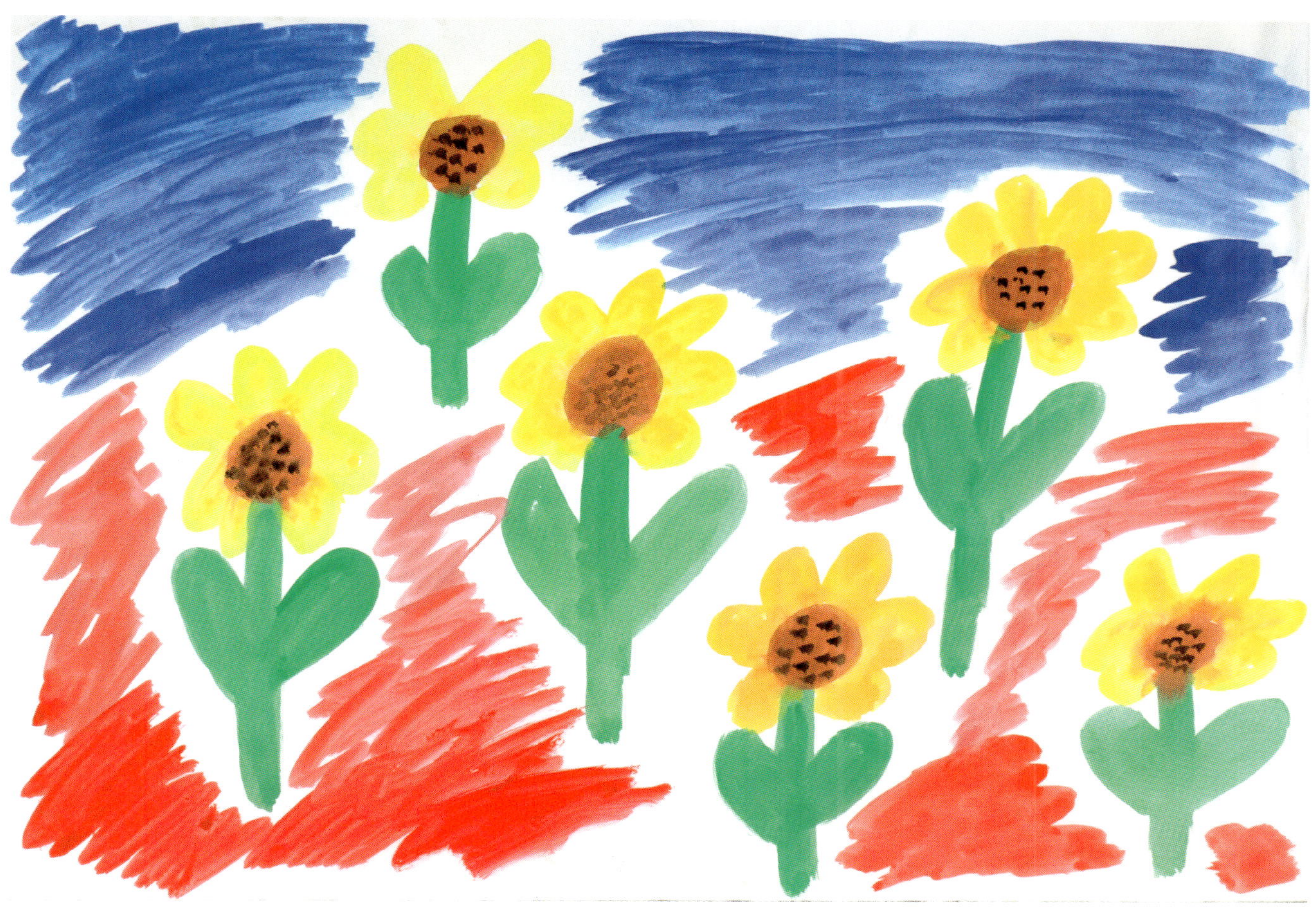

Abb. 16: 35x50 cm
Tuschfarbe

vor, ich würde ihr nicht zutrauen zu malen, als ich ihr in einer Situation, in der sie wieder einmal sehr unschlüssig wirkte, andere Medien wie Ton oder Stein anbot. Andererseits erzählte sie manchmal vertrauensvoll von ihrem Kummer und ihren Zweifeln an ihrer Zukunft, während sie mit dem Material um Ausdruck fast zu kämpfen schien.

Eines Tages begann Frau R., sehr sorgfältig fünf Sonnenblumen zu malen. Als ich gesagt hatte, „Ah, fünf Sonnenblumen ...", fügte sie eine weitere hinzu. Plötzlich änderte sich ihre Stimmung; sie nahm Blau, malte schnell schräge, heftige Striche für einen Himmel. Dann tat sie dasselbe mit einem kräftigen Rot, das um die Blumen herum strichweise gemalt wurde, aber ohne den gesamten Grund zu füllen (Abb. 16).

Dieses Aussehen kommentierte ich mit der Bemerkung: „Das Rot scheint ein angedeuteter Hintergrund zu sein!" Auf diesen Kommentar hin begann ein schließlich unentwirrbarer Dialog. Frau R. fragte misstrauisch, ob ich also meinte, der Hintergrund sei angedeutet. Ich antwortete, dass „angedeutet" vielleicht auch nicht genau ihre Pinselstriche charakterisiere, der Hintergrund hätte vielleicht auch wegen der roten Farbe eher Signalcharakter. Darauf sagte Frau R., dann könne er ja etwas ankündigen. Die Verwirrung wuchs, als sie weiter fragte, ob das Rot nun etwas andeutete oder ankündige. Schließlich musste ich passen, denn ich selbst hatte den Faden verloren und sagte Frau R., dass ich nicht mehr wüsste, wie sich unser Gespräch noch auf das Bild bezog. Diese Feststellung schien Frau R. etwas zu erleichtern, da sie wohl ähnlich empfand und in beidseitiger Betroffenheit ging diese Stunde zu Ende.

Das Bild, an dem sich dieser verwirrende Dialog entzündet hatte, zeigt große Splits in der Farbgebung und dem formalen Rhythmus. Die Blumen erscheinen kindlich-naiv. Es sind sechs an der Zahl. Man könnte nun darüber spekulieren, ob Frau R. an dem Punkt zu dem heftigen Hintergrund wechselte, als eigentlich die siebte Blume hätte erscheinen können. Sie hat sechs Geschwister und war als siebtes Kind unerwünscht. Das lässt auf die inneren Spannungen als Ursache für den formalen Split im Bild schließen. Aber diese

Vermutungen bleiben im spekulativen Bereich. Was Borderline-Patienten jedoch tatsächlich häufiger zeigen, wie es auch Frau R. hier tat, war die Neigung zu verstrickender und pseudo-intellektueller, verbaler Kommunikation. Anstatt an der Kern-Aussage „der Hintergrund ist angedeutet" festzuhalten und auf das Bild bezogen weiter zu arbeiten, hatte sie die frustrierende verbale Diskussionsebene gesucht, um die entstandene Spannung im Bild nicht weiterverfolgen zu müssen. Dadurch war in der Beziehung zwischen uns eine unausweichliche Sackgasse entstanden, die ich selbst an dieser Stelle als „Patt-Situation" empfand. Jedoch schien mir insgesamt der Stand unserer Beziehung nicht gefährdet, denn Frau R. hatte zum ersten Mal flüssige Farben benutzt und großflächig gemalt. Möglicherweise verwies das ganze Geschehen doch darauf, dass ein emotionaler Durchbruch bzw. eine Veränderung „angekündigt" worden war.

In der Tat ereigneten sich in der folgenden Stunde einige Überraschungen. Zum ersten Mal suchte sich Frau R. zielstrebig eine Farbe aus und begann sehr konzentriert und ohne viel zu sprechen mit dem Malen. Von einem breiten blauen Pinselstrich aus ging sie langsam über zu lila und orangefarbenen Tönen. Zum ersten Mal sprach sie relativ wenig und verfolgte stattdessen die Entstehung ihres Bildes. Das abstrakte Spiel der Farben, die sie selbst mischte, darauf bedacht, dass vom Weißen des Papiers noch etwas zu sehen war, schien sie sehr zu erfreuen. Sie nahm, nachdem sie das Bild als beendet deklariert hatte, den Vorschlag an, ein Passepartout für ihr Werk auszusuchen (Abb. 17).

In dieser Stunde machte sie keine der sonst üblichen abwertenden Bemerkungen über ihr Kunstwerk, und zum ersten Mal malte sie abstrakt und mischte Farben. Während des gesamten Schaffensprozesses suchte sie viel weniger als sonst den Kontakt zu mir, sondern „kommunizierte" ganz mit dem entstehenden Bild. Vieles

Abb. 17: 29,7x42cm
Gouache

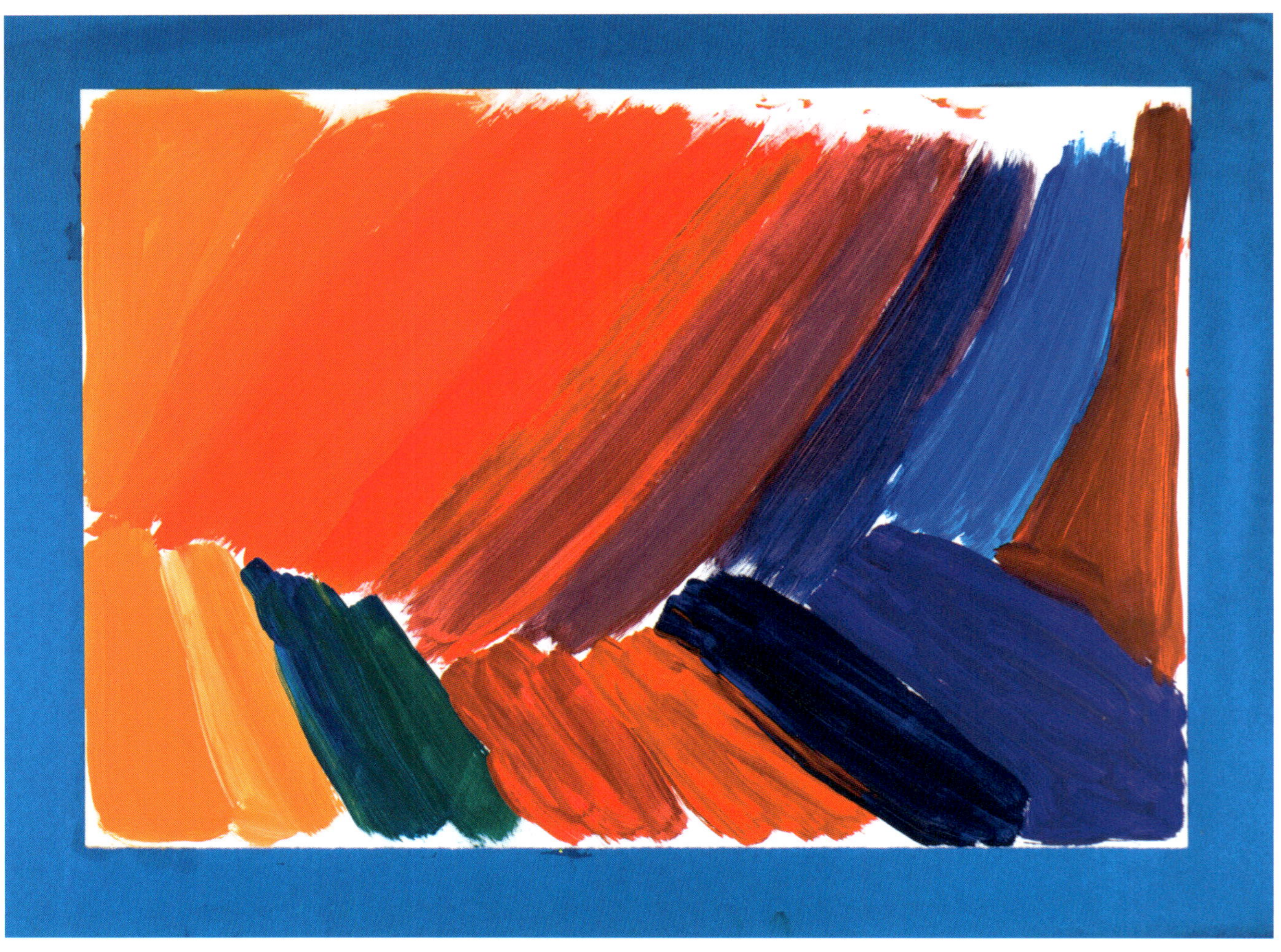

floss in dieses Bild ein, was als Fortschritt für Frau R.'s Entwicklung in der Therapie eingeschätzt werden konnte. Der Betrachter spürt die Auseinandersetzung der Malerin mit der sich entwickelnden Farbkomposition. Positiv- und Negativ-Raum der Farb- und Weißflächen wirken sich gegenseitig unterstützend, ebenso wie die Richtungsänderung der Farbbänder. Sich auf das Mischen von Farben einzulassen bedeutet auch, sich weniger mit intellektuellen Planungen als mit dem Überraschenden der emporsteigenden Formen und Gefühle einzulassen.

Frau R. hatte in dieser Stunde sichtlich ein Kunstwerk geschaffen, das von einer Integration von Gefühl und Rationalität zeugt. Sie hatte die Spaltungsmechanismen, die in dem vorigen Bild so deutlich zum Ausdruck kamen, aufgeben können zugunsten eines interessanten und lebendigen abstrakten Gemäldes, in dem viele Gegensätze integriert werden konnten, ohne die innere Kohärenz zu zerstören. Mit den Termini der Objektbeziehungstheorie gesprochen war es ihr in dieser Stunde gelungen, über das Ertragen-Können des Ambivalenzkonfliktes zu einem „wahren Selbst" zu kommen, dessen symbolischer Repräsentant ihr Kunstwerk wurde.

Die vorausgegangene Stunde hatte vermutlich für den weiteren Verlauf des Prozesses eine Schlüsselfunktion; denn in ihr hatte sich eine Situation konstelliert, in der die Tragfähigkeit der Beziehung auf die Probe gestellt wurde. Trotz der komplizierten Spaltungsmechanismen im Bild und im Wort hatte Frau R. offensichtlich verstanden, dass dadurch unsere Beziehung nicht gefährdet und zerstört wurde. Es hatte ihr vermutlich geholfen, dass ich die Spaltungsmechanismen und das Vorhandensein von widersprüchlichen Zuständen benannt hatte. Das gab der Patientin die Möglichkeit, abgespaltene Teile ihrer selbst in eine einheitlichere Sichtweise von sich und mir zu bringen.[139] Der Erfolg zeigte sich darin, dass ich in der folgenden Stunde weniger wichtig war und Frau R. ihre emotionalen Valenzen auf das Bild richten konnte. Damit hatte sie einen wichtigen Schritt in Richtung Identitäts- und Autonomiefindung unternehmen können.

Mit dem nächsten Beispiel möchte ich an die 19-jährige *Nadja* erinnern, deren Fallgeschichte teilweise schon zuvor beschrieben worden war.[140] Den Grund für eine weitere Schilderung bieten eine Reihe von Bildern und schließlich eine Zeichnung, die Nadja im späteren Verlauf der Therapie geschaffen hatte. Diese Arbeiten spiegeln eindrucksvoll, wie in der Kunsttherapie die psychischen Veränderungen von Borderline-Patienten in Richtung einer realitätsangemessenen Wahrnehmung und Integration von zuvor abgespaltenen Teilen der Persönlichkeit sichtbaren Ausdruck erlangen können.

Wir hatten schon etwa ein dreiviertel Jahr einmal pro Woche miteinander gearbeitet. Zu Beginn der Kunsttherapie standen Nadjas verzweifelte Versuche im Vordergrund, ein Ideal-Ich zu erreichen, was aber notgedrungen zu den großen Frustrationen geführt hatte. Am Beispiel der Idee, dass sie wie Marylin Monroe aussehen wolle, war dies sehr deutlich geworden. Die Fragmentierung hatte sich in mehreren Entweder-Oder-Bildern gezeigt.

In ihrer allerersten Zeichnung hatte sie sich selbst dargestellt: ein Strichmännchen, unter dem augenscheinlich rotes Feuer brannte. Auf eine mögliche Alternative hin befragt, ob die Figur auch in einer weniger gefährlichen Situation sein könne, hatte Nadja sich daneben in ein gold-silbernes total einhüllendes Rund gezeichnet (Abb. 18). Das Nur-Gut und Nur-Böse–Empfinden ihrer Lebenslage gelangte hier zum Ausdruck. Das spätere Werk, das nun nach den vielen Stunden Kunsttherapie entstand, zeugt von dem enormen Entwicklungsprozess, den sie erlebt hatte:

Nadja hatte beschlossen, eine Zeichnung von einem Gegenstand aus dem Kunstraum zu schaffen. Sie wollte unbedingt mit Bleistift arbeiten. Die Tatsache, dass sie eine Studie eines Gegenstandes machen wollte, schien darauf hinzuweisen, dass sie einen Ausgleich suchte zwischen Realität und Illusion. Kunst erfordert immer eine Auseinandersetzung zwischen Realität und Phantasie; deshalb war dieser Wunsch der als Borderline-Patientin diagnostizierten Nadja als ausgesprochener Fortschritt zu werten.

Um so erstaunlicher erschien die Wahl des Objektes: sie suchte sich von all den vorhandenen Dingen im Kunsttherapie-Raum ausgerechnet den relativ flachen Tuschfarbkasten heraus, um ihn abzuzeichnen. Wichtig war ihr, dass Licht und Schatten, hell und dunkel gut erkennbar sein sollten. Dazu hielten wir gemeinsam den Kasten gegen das Fenster, und sie zeigte auf die Flächen, auf die ein Schatten fiel.

Zunächst begann Nadja mit den Konturen des Kastens, den sie genau abzuzeichnen versuchte. Dabei ragte eine Ecke des gezeichneten Kastens über den Rand des Zeichenblattes hinaus. Obwohl Nadja die Korrektur mit dem Radiergummi problemlos hätte vollziehen können, behielt sie die Zeichnung, wie sie war. Vielmehr sagte sie, dass sie es so lassen wolle, sie könne mit dem Imperfekten leben.

Ich war erstaunt: diese junge Frau, die immer nur nach dem perfekten Aussehen gestrebt hatte, eigentlich wie Marylin Monroe aussehen wollte und sehr litt, wenn sie es nicht erreichte, formulierte aus, dass sie mit dem Unvollkommenen „leben" könne. Eine neue Fähigkeit,

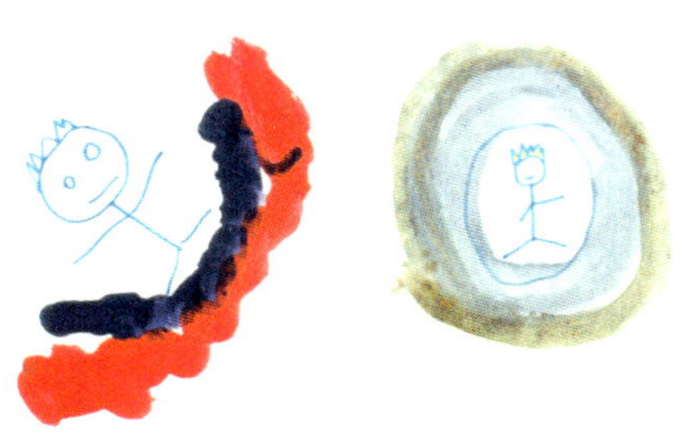

Abb. 18: 59,7x42 cm, Gouache, Filzstift

Abb. 19: 59,7x42 cm, Bleistift

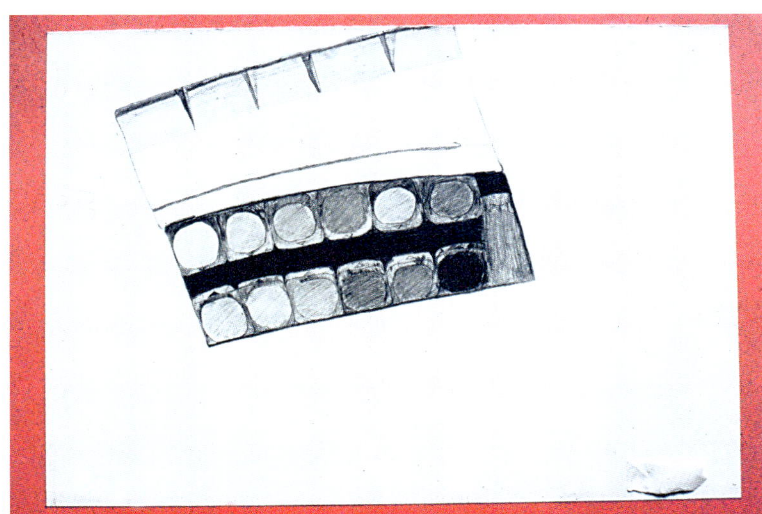

Abb. 20: 59,7x42 cm, Bleistift

„Gutes" und „Schlechtes" in ein Gesamtes integrieren zu können, ein Ziel in der Therapie gemäß der Objektbeziehungstheorie, schien herangereift zu sein.

Der weitere Entstehungsprozess der Zeichnung verstärkte diesen Eindruck. Ich war sehr neugierig, wie sie das künstlerische Problem der Farbgebung der im Kasten vorhandenen Farbnäpfchen lösen würde. Sie selbst schlug vor, diese in Grau- bis Schwarztönen darzustellen, wie bei einer Schwarz-Weiß-Fotografie.

An diese doch sehr schwierige Aufgabe gingen wir dann gemeinsam heran, indem wir die Farbwerte der bunten Farben miteinander verglichen und in entsprechend helle oder dunkle Grautöne umwandelten. Wir sprachen zusammen darüber, Nadja entschied sich, zuerst auf einer Skizze die Vergleiche festzuhalten (Abb. 19) und übertrug diese dann auf ihre originale Zeichnung (Abb. 20). Meine Rolle war die der technischen Beraterin, Mitüberprüferin dessen, was sie über die Graustärke der Farbwerte vermutete. Wenn sie manchmal Zweifel an dem Gelingen der Zeichnung äußerte, versuchte ich, sie zu ermutigen. Aber insgesamt arbeitete sie ruhig und selbständig und traf ihre Entscheidungen alleine.

Die Bereitschaft Nadjas, an diesem künstlerischen Thema das Sehen zu strukturieren, spiegelte ihre herangereifte Fähigkeit, zu Objekten eine adäquate Beziehung aufzunehmen. Sie blieb konkret am Gegenstand und die Mühe der Erarbeitung schien sie bewusst auf sich zu nehmen. Das zeigt auch, dass sie gelernt hat, Befriedigung nicht sofort zu erwarten, sondern durch Eigenaktivität erst nach einer Zeit der Auseinandersetzung zu dem bestmöglichen Ergebnis zu kommen. In einer dieser Stunden erzählte sie, dass sie nun ihre Umgebung anders betrachte; sie würde nach Licht-Schatten-Verhältnissen bei den Gegenständen schauen und sich überlegen, wie man diese zeichnerisch umsetzen könnte. Tatsächlich deutet auch diese Bemerkung auf eine neue objektbezogene Wahrnehmung ihrer Umwelt hin. Sie war jetzt merklich weniger von meiner emotionalen und verbalen Unterstützung abhängig, sondern erhielt aus dem erweiterten Sicht- und Erlebniskontakt mit ihrer Umgebung wichtige Gratifikationen, die sie benötigte.

Mit diesem Bild hatte Nadja viele Phänomene zum Ausdruck gebracht, die in der Objektbeziehungstheorie beschrieben werden. Von einer Spaltung in entwertete und idealisierte Schwarz – Weiß Teile der Welt konnte sie zu einem Erleben gelangen, in dem Fehler keine Katastrophen bedeuten und das Leben aus Schattierungen von vielen Grautönen zwischen Schwarz und Weiß besteht. Das Besondere an diesem Ort, an dem sich diese Entwicklungsprozesse ereignen konnten, war, dass er durch die Kunst und das kunsttherapeutische Arbeitsbündnis zur Verfügung gestellt wurde.

Empathie und künstlerisches Symbol – Der Ansatz Kohuts in der Kunsttherapie

In diesem Abschnitt möchte ich den Ansatz von Heinz Kohut skizzieren, dessen Theorie im Zusammenhang mit der Entstehung von Objektbeziehungen nicht unerwähnt bleiben darf. Außerdem hat die amerikanische Kunsttherapeutin Mildred Lachman-Chapin Aspekte aus Kohuts Theorien herausgefiltert, die das Verständnis für die gesunde Gestaltung von Objektbeziehungen und ihre klaren Parallelen zum Künstler und künstlerischen Prozessen aufzeigen. Deshalb soll aus ihrer Arbeit zitiert werden.

Auch für Kohut liegt der Ausgangspunkt für pathologische Entwicklungen in der Objektbeziehung des Kleinkindes zu seiner Mutter. Kohuts zentraler Begriff für eine Theorie des Selbst dreht sich um die narzisstische Persönlichkeitsstörung. Der Säugling kann nach Kohut die unvermeidbaren Frustrationen, die durch die notwendigerweise eintretende Unzulänglichkeit der mütterlichen Versorgung entstehen, bewältigen, indem er ein grandioses und exhibitionistisches Bild des Selbst entwickelt: das Größenselbst; und indem es die bisherige Vollkommenheit einem bewunderten, allmächtigen (Übergangs-)Selbstobjekt zuweist: dem idealisierten Elternimago.[141] Narzisstische Vorstellungen in Form einer „Ich-bin-perfekt"-Haltung zum Selbst und „Du-bist-perfekt-Haltung und ich bin Teil-von-dir"-Sichtweise des idealisierten Elternobjektes prägen diese Phase der kindlichen Entwicklung .[142] Das archaische grandiose Selbst und das idealisierte Elternimago bilden die beiden Pole der Narzissmustheorie Kohuts.

Das Kind erlebt sich zunächst als omnipotent, wenn es optimal versorgt wird. Erst allmählich, wenn die narzisstischen Grundbedürfnisse durch den idealisierten Elternteil ausreichend gestillt worden sind, kann es sich vom grandiosen Selbst lösen und aktiv werden, um durch eigene Handlungen und Anstrengungen Zuwendung und Bewunderung zu bekommen. Gelingt dieser Entwicklungsschritt nicht, so wird es fortwährend auf jener Stufe verharren, in der es passiv die Erfüllung seiner Bedürfnisse erwartet oder in grandioser Manier nach Aufmerksamkeit heischt. Kindliche Formen der narzisstischen Befriedigung werden auf diese Weise bis ins Erwachsenenleben beibehalten.

Das idealisierte Elternbild erfährt mit zunehmender Reifung normalerweise eine Veränderung, so dass es dem Bewusstsein zugänglich wird und als positive Identifikationsmöglichkeit der Realität ohne den Drang zum Vollkommenen angenähert werden kann. Die entscheidende Rolle für einen gesunden Verlauf dieser Phase, die nach Mahler am Ende der symbiotische Phase angesiedelt ist, sieht Kohut in der Gewährung eines altersangemessenen Größen-Selbst durch die Mutter.[143] Sie bestätigt dem Kind sein grandioses Selbstbild durch „den Glanz in ihren Augen" und spiegelt so seine eigene Existenz wider. Die Mutter stellt sich mit ihren Gesten, ihren Ausdrucksreaktionen, besonders denen des Gesichts und der Stimme, und allen anderen Handlungen ganz auf das kleine Kind ein. Nach Kohut kann sich in diesem Prozess des übereinstimmenden Andersseins das Gefühl für ein zusammenhängendes Selbst entwickeln. Die Sehnsucht nach der empathischen Einstellung und nach dem bedingungslosen Verstanden-Werden von der wichtigen Bezugsperson scheint oft bei narzisstisch gestörten Patienten unendlich groß.

Empathie und Akzeptanz muss also auch der Therapeut besonders gegenüber solchen Patienten zum Ausdruck bringen. Bei ihren Äußerungen zeigt er „den Glanz des mütterlichen Auges"; seine Handlungen und Einstellungen übernehmen die Funktionen eines „Selbst-Objekts". „Jedoch ist es von größter Bedeutung, dass während des gesamten Spiegelungsprozesses die Therapeuten versprechen, die letztendliche Anerkennung für die *wirkliche* Leistung zu zollen, d. h. für das Verlassen der Symbiose (oder der infantilen Mechanismen der Befriedigung narzißtischer Bedürfnisse)."[144]

Die Theorie Kohuts kann – wie Lachman-Chapin betont – auf Künstler große Anziehungskraft ausüben. Ist nicht das ganze Bemühen und die bis zum Rande der Erschöpfung investierte Anstrengung des Künstlers im künstlerischen Prozess darauf ausgerichtet, das Selbst zu suchen und auszudrücken? Ist es nicht gerade das narzisstische Bedürfnis, sich in dem Gegenüber des künstlerischen Objektes wiederzufinden und die eigene Existenz zu bestätigen? Die narzisstische Gratifikation des Künstlers kann eine doppelte sein: das Werk spiegelt dem Autor, was ihm zuvor unbekannt war; das Publikum zollt unter den besten Umständen Beifall, oder es reagiert wenigstens auf die zu Form gewordenen Äußerungen. Die Erfüllung der Sehnsüchte des Größen-Selbst kann sich der Künstler in seiner Arbeit verschaffen. Vielleicht ist dies der heilende Faktor, weil dem Selbst Gelegenheit gegeben wird, sich zu äußern.

Wenn wir in der Kunsttherapie Patienten begegnen, spüren wir häufig deutlich, dass etwas in ihnen eingeschlossen und unzugänglich ist, etwas, was sie am vollen Ausschöpfen ihres „Selbst" hindert. Oft entstehen auch Bilder, die dieses „Eingeschlossen-Sein" fast unmittelbar verdeutlichen: dicke Kreise in dunklen Farben, in deren Zentrum sich ein Kern befindet, der sich nicht entfalten kann; oder Mauern als Barrieren zu einer anderen Welt, oft als „draußen" bezeichnet. Diese andere Welt wird einerseits als das Erstrebenswerte, andererseits als das Angst Auslösende erlebt.

Dagegen suchen Künstler aktiv die Beziehung zum Unbekannten. Bilder und Skulpturen konfrontieren immer mit Neuem, das vorher nicht bewusster Teil des Selbst gewesen war. Der künstlerisch Arbeitende handelt so aus Neugier, zumindest verspricht er sich irgendeine Art der Befriedigung, sonst ginge er dieses Risiko nicht ein. Psychologisch ausgedrückt verspricht er sich eine Erweiterung und Bereicherung seines Selbst-Bildes. Kohut verweist auf die narzisstische Natur des schöpferischen Aktes: Das Lösen des intellektuellen oder ästhetischen Problems, besonders, wenn die richtige Lösung in relativ kurzer Zeit erkennbar wird, führt zu einem Gefühl narzißtischen Vergnügens, das die affektive Begleiterscheinung des plötzlich wiedergewonnenen narzißtischen Gleichgewichts ist."[145]

In der Krankheit erscheint das Symptomhafte als Barrikade auf dem Weg zum verborgenen Selbst. In der Kunsttherapie kann der künstlerische Ausdruck einen Prozess einleiten, der diese Blockaden aufbrechen hilft. Für die Therapie heißt das aber, dass vor allem zu Beginn die Symptome mächtige Hindernisse den Weg zum Selbst versperren. Der Kunsttherapeut muss die Ausdrucksformen der Symptome akzeptieren und mit einem gewissen Respekt annehmen.

Sich zeigen ohne Scham

In der neuen Beziehung, wie sie sich in der Kunsttherapie herstellt, versuchen wir alle Äußerungen des Patienten wahrzunehmen, zu verstehen und auf sie zu reagieren. Gerade diese beginnende Beziehung muss viele Elemente enthalten, in denen der Patient spürt, dass er wertgeschätzt wird und trotz der symptomhaften Schwierigkeiten im Grunde ein großartiger Mensch ist. Wir vermitteln ihm, dass er sich exhibitionistisch wie der Säugling verhalten kann, dass er sein Größen-Selbst ruhig hier zeigen darf, ohne Scham entwickeln zu müssen.[146] Nur auf der Basis eines solchen Angenommen-Worden-Seins wird der Patient ein Gefühl für Sicherheit entwickeln können.

Es entsteht häufig am Anfang der Kunsttherapie der Eindruck, als werde tatsächlich jeder Strich, jede Form so akzeptiert und sogar „gefeiert", wie er bzw. sie sich auf die ersten Gesten des Patienten hin zeigt. D. h. selbst eine einzelne Linie oder ein bloßer Farbtupfen kann der Ausdruck eines sich entwickelnden Selbst sein; deshalb spiegeln wir ebenso wie die Mutter auf die Äußerungen des Kindes reagiert, dass wir uns über diese Regung freuen und jeden weiteren Schritt begrüßen. Viele Patienten haben nur ein sehr fragmentiertes Selbst-Bild, so dass das Vertrauen auf ihre eigenen Fähigkeiten auf vielen Gebieten sehr gering ist. Die mangelnde künstlerische Erfahrung im Umgang mit den Materialien und den kreativen Prozessen kann dieses Gefühl schnell verstärken. Auf der Grundlage des bedingungslosen Akzeptiert-Werdens kann sich die therapeutische Beziehung weiterentwickeln. Dafür müssen wir den „Glanz in Mutters Auge" beständig zur Verfügung stellen.

Nicht selten geschieht es, dass Patienten im Laufe der Zeit anfangen, von ihren unerfüllt gebliebenen Bedürfnissen, die sich um ihr „Selbst" drehen, zu sprechen. Wie wenig ihnen in der Kindheit zugehört wurde, wie wenig sie das bekommen haben, was sie brauchten, was man von ihnen verlangt hat, damit sie von den Eltern Liebe erfahren konnten. Und wie sie ihre Fassaden aufrecht erhalten mussten, um die Phantasien des Größen-Selbst nähren zu können. Manchmal sprechen sie dann auch davon, dass sie in der Kunsttherapie zu erstmals „sie selbst" sein können.

Freilich lässt der Kunsttherapeut während des Spiegelungsprozesses sein eigentliches Ziel nicht außer Acht, dem Patienten bei der Bildung eines weniger archaischen Größen-Selbst zu helfen. So wird er zunächst alles dafür tun, dass die narzisstischen Wünsche in Erfüllung gehen:

„Er leiht dem Patienten das, was Kohut mit dem Begriff ‚Selbst-Objekt' bezeichnet: eine Person oder eine Sache, die wegen ihrer Fähigkeit geschätzt wird, das eigene Selbst zu verstärken. Es unterscheidet sich von einem echten Objekt, einer Person, die um ihrer selbst willen geschätzt und geliebt wird"[147]. Mit der Spiegel-Übertragung reagiert der Therapeut empathisch auf das, was der Patient braucht, um die Defizite seines Selbst ausgleichen zu können. „Idealerweise wird der Patient allmählich diese Reaktion fühlen und erkennen, was er vom Therapeuten verlangt und genetisch seine Lebensgeschichte rekonstruieren, und, was sehr wichtig ist, von der korrektiven empathischen Erfahrung Nutzen ziehen, indem er oder sie Ich-Strukturen aufbaut, die weniger abhängig von archaischen Selbstobjekten sind. Mit anderen Worten, der Patient wird abstraktere und mehr zielgerichtete Selbst-Objekte entwickeln".[148]

Für die Kunsttherapie erhebt sich immer wieder die Frage, wie man Patienten mit so vagem und schwachem Selbst-Gefühl helfen kann. Wenn wir vermuten, dass die Borderline-Patienten darunter leiden, dass ihre Sehnsüchte nach Grandiosität und Sich-zur-Schau-Stellen nie erfüllt worden sind, dann erinnern wir uns an das, was über die Kunst in diesem Zusammenhang gesagt wurde. Der künstlerische Prozess hat Parallelen zu dem Dilemma des Borderline-Patienten. Das künstlerische Produkt besitzt die Eigenschaften eines Selbst-Objektes. Insofern kann es für den Patienten diese wichtige Spiegelungsfunktion übernehmen. Bis jedoch dieser wichtige Aspekt des Dritten in der Beziehung, des künstlerischen Produktes, zum Tragen kommen kann, bedarf es anderer Phasen des Prozesses, die zuvor stattgefunden haben müssen.

Denn zu Beginn einer therapeutischen Beziehung stellen wir uns vor allem mit unserer Person als Selbst-Objekt zur Verfügung. Wir übernehmen die Rolle des Unterstützens, Förderns und wohlwollenden Gewährenlassens, indem wir uns so weit wie möglich auf den Patienten einstellen. Den Spielraum, den der Patient nach allen Richtungen braucht, hat von Minden mit einem Grundsatz beschrieben: so viel wie nötig, so wenig wie möglich.[149]

Die heilende Wirkung der Empathie

Empathie und Einfühlung gehören zu den Grundeigenschaften eines jeden Therapeuten. Aus der Sicht der Selbstpsychologie kann ohne den Gebrauch von Empathie keine wirkungsvolle Therapie stattfinden. Kohut bezeichnet sie als „wertneutrales Beobachtungswerkzeug" und definiert sie als „‚stellvertretende Introspektion', oder, einfacher, als eines Menschen (versuchte) Erfahrung des Innenlebens eines anderen Menschen unter gleichzeitiger Beibehaltung der Einstellung eines objektiven Beobachters."[150] Die prinzipielle Bedeutung der Empathie sieht Milch darin, dass mit ihr innerseelische Prozesse eines anderen Menschen verstanden werden können. Er unterscheidet zwei Schritte im empathischen Verstehen: um die Mitteilungen des Patienten zunächst auffassen zu können, muss der Therapeut offen für die eigene affektive Resonanz sein; aus dieser eigenen affektiven Reaktion und Einstellung auf die Stimmungslage des Patienten, stimmt er sich auf dessen affektiven Zustand ein. Dieses daraus gewonnene affektive Verständnis nutzt der Therapeut, um Hypothesen bezüglich der Bedeutungen der Mitteilungen des Patienten zu entwickeln, die sich dann in seinen Interventionen niederschlagen. Daraus schließt er: „Die kurativen Funktionen der Empathie bestehen in stützenden und strukturierenden Funktionen für das Selbst, in der Fähigkeit zur Introspektion, in der Unterstützung der assoziativen Fähigkeiten und in der Verbesserung der sprachlichen Ausdrucksfähigkeit."[151] Kohut betont ein weiteres Zeichen für den erfolgreichen Verlauf einer Therapie: die Zunahme von schöpferischen Fähigkeiten und Impulsen.[152]

Die Notwendigkeit der Einfühlung haben Kunsttherapeuten in der künstlerischen Arbeit gelernt. Um einen Gegenstand zu zeichnen oder das Wesen einer Person, die wir in der Skulptur darstellen wollen, wirklich zu erfassen, muss ein Künstler sich in sein ausgewähltes Objekt „hineindenken", einfühlen können. Nur dann wird es ihm gelingen, die Essenz dieses Motivs in der künstlerischen Form wiederzugeben. Aus diesem Grund halte ich es für wenig empfehlenswert bzw. sogar schwierig, von einer Fotografie zu arbeiten. Die Flachheit des Gegenstandes in der Zweidimensionalität führt leicht zur Verflachung des Einfühlungsvermögens und zu der Neigung, an den äußeren Konturen des Gegenstandes hängen zu bleiben.

Der Künstler bringt die Empathie aus der „Liebe zum Gegenstand" mit, wobei mit „Gegenstand" durchaus eine Abstraktion oder das innere Motiv gemeint sein kann.[153] Diese Erfahrung transponiert er als Kunsttherapeut in der therapeutischen Situation sowohl auf den Patienten als auch auf das entstehende Produkt. In einer solcherart auf das empathische Verstehen ausgerichteten Beziehung kann der Patient wichtige korrektive Erfahrungen machen, die die Freilegung eines integrierten und introspektionsfähigen Selbst in Bewegung bringen. Das heißt aber auch, dass Konfrontation und Deutung nicht angebracht und vielleicht sogar schädlich sein können. Eine Behandlung kann also nicht mehr im Sinne von Bewusstmachen von Unbewusstem gesehen werden.[154] Vielleicht können solche Vorgehensweisen zu einem späteren Zeitpunkt sinnvoll werden, wenn das Selbst-Gefühl des Patienten gestärkt genug ist, um die konfrontative Wirkung von Deutungen als Weg der Erkenntnis annehmen zu können.

Kunsttherapie wird im Rahmen der Objektbeziehungstheorie auf diese Weise zu einer stützenden Therapie mit dem Ziel des Aufbaus innerer

Strukturen, die es dem Patienten ermöglichen, sich Hilfe, Bestätigung und Stützung bei einem immer breiteren Spektrum von Selbstobjekten zu suchen und verlässliche kompensatorische Strukturen aufzubauen.[155]

An einem weiteren Fall möchte ich skizzieren, wie die Prämissen der Objektbeziehungstheorie in der Kunsttherapie auftreten und die Gestaltung der Beziehung einen deutlichen Einfluss auf das künstlerische Produkt haben kann.

Frau M., eine Patientin Ende zwanzig mit psychotischen Angstzuständen, wählte beim Malen und Zeichnen lange Zeit Motive, in denen dyadische Komponenten eine Rolle spielten. Begleitet war ihr Schaffen von großen Unsicherheiten und stereotypen Wiederholungen derselben Fragen: ob das Malen denn helfen würde, wozu es gut sei. Sie äußerte immer wieder ihre Angst, nie alleine leben zu können, sondern immer von der Großmutter abhängig zu sein. Sie versichert sich am Anfang jeder Stunde, ob ich sie in die Abteilung zurückbegleiten würde und ging dann doch alleine.

Rituale spielten auch im Umgang mit den entstehenden Bildern eine große Rolle. Sie sagte, sie könne nicht malen und malte doch gleich an ihrem angefangenen Bild weiter. Ich sollte Fragen zu ihren Bildern stellen, die sie dann in Form von Geschichten beantwortete. Der Eindruck entstand, dass sie nach einer stark symbiotisch geprägten Beziehung verlangte, und ich versuchte, diese nach Möglichkeit zu geben. Doch manchmal fiel es mir schwer, die Geduld nicht zu verlieren und ihren wiederholenden Fragen und Zweifeln Raum zu geben. In diesem Fall war es wirklich eine Hilfe, an die Theorie denken zu können und die Mutterfigur der Objektbeziehungstheorie, die Ambivalenzen aushalten und sich zunächst zur Erfüllung archaischer Selbstobjektbedürfnisse zur Verfügung stellen können muss, als meine Rolle anzunehmen. Kramer sagt dazu: „Nichts ist so praktisch wie eine gute Theorie!"[156]

Abb. 21: 9,7x42 cm, Bleistift, Buntstift

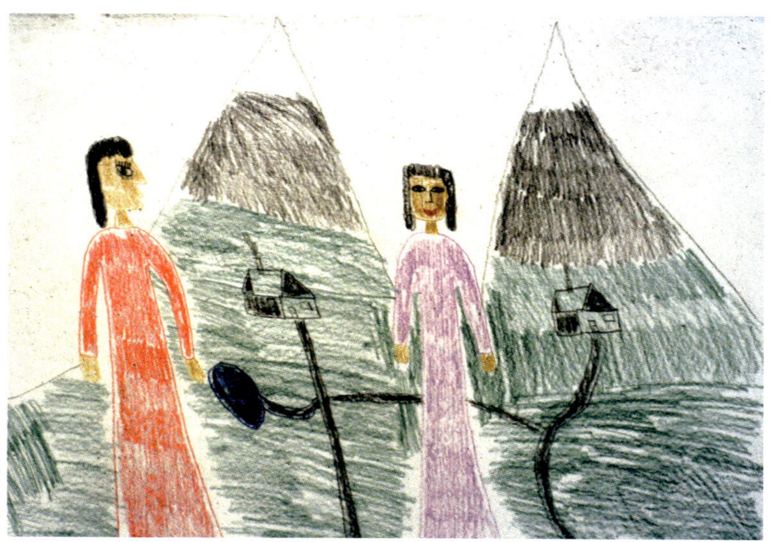

Abbildung 21 ist ein Beispiel für die Bilder, in denen es um Dualität, Abhängigkeit und nicht vollzogene Trennung geht. Die beiden dargestellten Frauen scheinen in einem engen Verhältnis zu stehen. Frau M. identifizierte sich mit der mittleren Figur, die ihr tatsächlich gleicht. Die linke sei eine ältere Frau, die genau beobachte, was die andere tut. Sie würden getrennt wohnen, aber sich gegenseitig besuchen. Diagnostisch ist weiter interessant, dass auf der Seite der älteren Frau ein See dargestellt ist und der verbindende Weg durch den Bereich des Geschlechtsteils der jungen Frau führt. Nach meiner Erfahrung entstehen häufig Seen in den Bildern, in denen das Thema Mutter repräsentiert wird. Der Eindruck einer nabelschnurartigen Verkoppelung der beiden Figuren wird durch die Position des Weges verstärkt. Die ältere wahrscheinlich mütterliche Figur schaut argwöhnisch auf die jüngere, die keine Bewegung zeigt.

Die beiden spitz zulaufenden kalten Berge verstärken den Eindruck des Eingekeilt-Seins der jüngeren Frau. Dieses Bild deutet mit verschiedensten Elementen darauf hin, dass die Patientin wahrscheinlich in einer sehr symbiotischen Beziehung verharren musste, bei der sie nur geringe Chancen hatte, eigene Initiativen, ein eigenes Selbst zu entwickeln.

Nach einigen Wochen fing Frau M. eines Tages an, sehr zielgerichtet mit Wasserfarben zu malen. Sie fragte, ob ich wüsste, was das werden würde. Da ich mir nicht ganz sicher war, ob sie mit der uneindeutig wirkenden Linie ein Profil malen wollte, hielt ich die Worte zurück und fuhr mir aber selbst über die Profillinie meines Gesichts. Ihre Frage schien mir wie ein kurzer Prüfungsmoment, ob die symbiotische bzw. omnipotente Verschmelzung in unserer Beziehung für diesen wichtigen Augenblick vorhanden sei. Frau M. nickte und bat mich, zur Seite zu schauen, beobachtete mein Profil und malte ein Gesicht.

Beim genaueren Hinschauen entdeckte sie, dass noch Augenbrauen und Nasenlöcher auf ihrem Antlitz fehlten und fügte diese dazu. Auf meine Frage, ob dieses Gesicht jemandem ähnlich sähe, antwortete sie: „Ja, mir!", und schrieb mit schwarzer Farbe *ICH* auf ihr Bild. Die Größe des Gesichts füllt das Format des Blattes aus (Abb. 22).

Als sie fertig war, fragte sie routinemäßig, was sie denn jetzt malen könne. Ich fragte zurück: „Was könnte nach einem Selbstportrait kommen?", und sie antwortete: „ein ganzes Portrait!" Sehr schnell stellte sie sich dann in der Kleidung dar, die sie an jenem Tag trug. Am

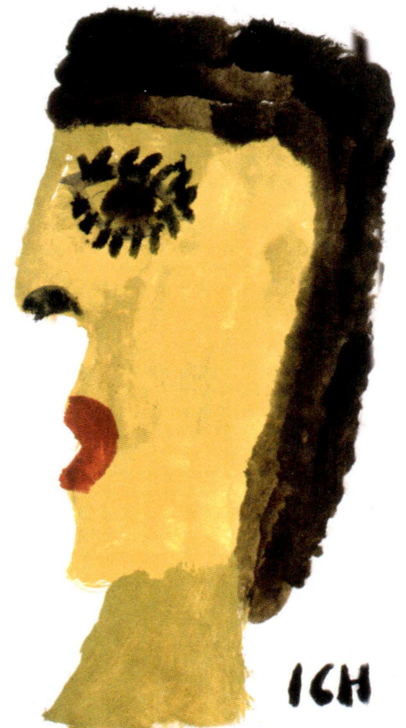

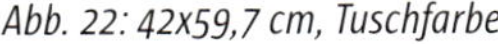
Abb. 22: 42x59,7 cm, Tuschfarbe

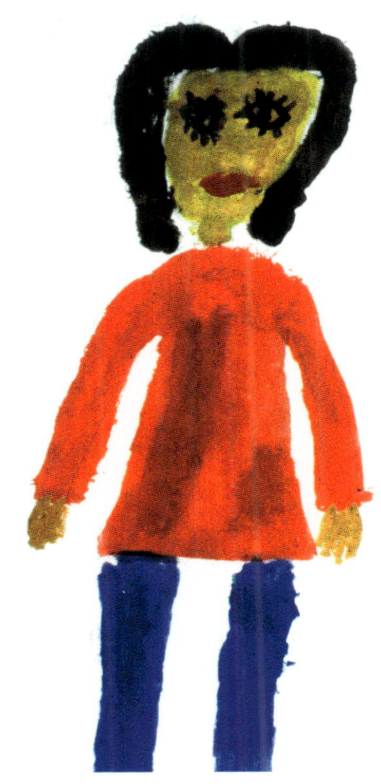

Abb. 23: 42x59,7 cm, Tuschfarbe, Bleistift

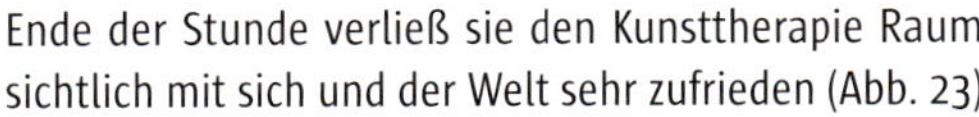
Ende der Stunde verließ sie den Kunsttherapie Raum, sichtlich mit sich und der Welt sehr zufrieden (Abb. 23).

Erstaunliches war in dieser Stunde geschehen. Frau M. hatte mich als Modell genommen, um eine Darstellung ihrer selbst daraus zu entwickeln. Über die langwierige, teilweise sehr symbiotisch erscheinende Beziehung hatte sie in dieser Stunde mich benutzt, um daraus ein Bild über sich zu finden. Der Schritt zu einem autonomen (nach Mahler), integrierten (Kohut) Selbst konnte getan werden, indem eine vertraute Person sich zur Verfügung gestellt hatte. Der Individuationsprozess konnte beginnen und wurde im Prozess und schließlich in den beiden Bildern sichtbar. Zwar ist die Person im Ganzkörperportrait noch immer ohne Füße auf wackeligen Beinen stehend dargestellt; aber immerhin ist sie alleine und bereit zur Weiterentwicklung. Auch ist der Körper noch recht pubertär, ohne die spezifischen Merkmale einer jungen Frau. Trotzdem reflektieren diese beiden Bilder, dass Frau M. dabei war, ein Bild ihres Selbst zu entwerfen.

Die Basis dafür hatte ihr offensichtlich die enge therapeutische Beziehung geboten. Veränderung konnte stattfinden, weil sich die Therapeutin als Selbstobjekt zur Verfügung gestellt hatte; sie war für die Patientin eine Zeit lang der äußere idealisierte Spiegel, der ihr eigenes Selbst so stärken konnte, dass sie sich selbst schließlich realistischer und unabhängiger wahrnehmen konnte.[157]

[1] vgl. Kapitel 1, Fußnote 26 zum Konstruktionismus

[2] Greenberg, Jay R., Mitchell, Stephen A. (1983), Object Relations in Psychoanalytic Theory, Cambridge, Harvard University Press, S. 14

[3] Dies habe ich schon (1992) anhand des Begriffes der Sublimierung angedeutet.

[4] vgl. Boehm, Gottfried (2003), Der Topos des Lebendigen; in: J. Küpper, C. Menke (Hrsg.), Dimensionen ästhetischer Erfahrung, Frankfurt/M., Suhrkamp, S. 105

[5] Laplanche, J. Pontalis, J.-B. (1977), Das Vokabular der Psychoanalyse, Bd. II, Frankfurt/M., Suhrkamp, S. 340

[6] von Minden, Gerald (1988), Der Bruchstückmensch, München , Reinhardt, S. 29

[7] von Minden (1988), S. 29

[8] Kernberg, Otto (1988), Innere Welt und äußere Realität, München,

Verlag Internat. Psychoanalyse, S. 19

[9] Arlow, Jacob A. (1980), Object Concept and Object Choice; in: Psychoanalytic Quarterly 59 (S. 109–133); in: Essential Papers on Object Relations (1986), New York University Press, Introduction, S. xii

[10] Klein, Melanie (1962), Bemerkungen über einige schizoide Mechanismen; in: dies.: Das Seelenleben des Kleinkindes, Stuttgart, Klett-Cotta, S. 132

[11] siehe Kernberg (1988), S. 24

[12] Klein (1962), Die Bedeutung der Symbolbildung für die Ich-Entwicklung; in: dies., S. 38

[13] vgl. Kernberg (1988), S. 24

[14] Klein (1962), S. 133

[15] vgl. Dannecker (1994), S. 130–132

[16] Klein (1962); Zur Psychogenese der manisch-depressiven Zustände; in: das Seelenleben ..., S. 59

[17] ebd., S. 60/61

[18] Segal, Hanna (1981), Eine psychoanalytische Betrachtung der Ästhetik; in: dies.: Wahnvorstellung und künstlerische Kreativität, S. 235

[19] Klein (1962), dies., S. 67

[20] Kernberg (1989), Objektbeziehungen und Praxis der Psychoanalyse, Stuttgart, Klett-Cotta, S. 119

[21] Greenberg J. et al. (1983), S. 160–174

[22] vgl. Greenberg et al. (1983), S. 174

[23] vgl. auch Dannecker (1992), S. 133

[24] Kernberg (1989), S. 118

[25] Klein, Melanie (1929), Infantile Anxiety Situations reflected in a Work of Art and in the creative Impulse; in: International Journal of Psycho-Analysis, Vol. 10, S. 443

[26] Klein, (1929), S. 443

[27] Noy, Pinchas (1968), A theory of art and aesthetic experience; in: Psychoanalytic Review 55, S. 626

[28] Rickman, John (1940), On the Nature of Ugliness and the creative impuls; in: International Journal of Psycho-Analysis, 21, S. 294–313

[29] vgl. auch das Kap. „Fragmente". Eine Übung mit Kunsttherapie-Studenten, die ich zum Thema „Hässlichkeit in der Kunst" durchführe, verhilft zu ähnlichen Erfahrungen und Einsichten: die Studenten werden aufgefordert, „das hässlichste Bild zu malen, das ihnen möglich ist". Nach anfänglichem Zögern schaffen die Studenten Bilder, die sie in der Besprechung dann als anderen, unerwünschten bzw. nicht gelebten, verdrängten Anteil ihrer selbst beschreiben. Das Fazit, das dann meistens gezogen wird: diese Bilder sind eigentlich nicht hässlich, sondern eher fremd und nicht zum sonstigen „Selbst-Bild" passend. In der Arbeit mit Patienten kennen wir das Phänomen, wenn sie ihr Bild als hässlich empfinden.

[30] Fairbairn, W. R. D. (1938), Prolegomena to a psychology of Art; in: British Journal of Psychology 28; S. 296

[31] Fairbairn (1938), S. 298

[32] Greve, Gisela (1999), Frauenbilder – einige Gemälde Johannes Vermeers psychoanalytisch betrachte; in: Psychoanalyse und bildende Kunst, Tübingen, edition diskord, S. 188

[33] vgl. Gaertner, Adrian (1999), Der Traum der Vernunft gebiert Ungeheuer – vom Traumbild zur Bildidee bei Goya; in: Psychoanalyse und Kunst, Tübingen, edition diskord, S. 191–221

[34] Fairbairn (1938), S. 178

[35] Segal (1981), S. 240

[36] ebd. S. 251

[37] Segal (1991), Traum. Phantasie und Kunst, Stuttgart, Klett-Cotta, S. 60

[38] ebd., S. 61

[39] ebd., S. 252

[40] Stokes, Adrian (1957), Form in Art; in: M. Klein, P. Heiman, M. Kyrle, New Directions in Psychoanalysis, London, Routledge, S. 413

[41] Segal (1981), S. 122

[42] Alter-Muri, S. (1996), Dali to Beuys: Incorporating Art History in Art Therapy Treatment Plans; in: Art Therapy, Journal of the American Art Therapy Association (AJAT), Vol 13, 2, S. 102–107; diess, (1999): Texture in the Melting Pot: Postmodernist Art And Art Therapy; in: AJAT, Vol. 15, 4.

[43] Alter-Muri (1996), S. 107

[44] Segal (1992), S. 236

[45] vgl. Kapitel „Übertragung" und „Rahmen"

[46] Mahler, Margaret, Pine, Fred, Bergmann, Anni (1975), Die psychische Geburt des Menschen. Symbiose und Individuation; Frankfurt/M. Fischer 1978

[47] Mahler, u. a.(1978), S. 66

[48] vgl. Greenberg u. a. (1983), S. 279

[49] Mahler (1972) On the first three subphases of the separation-individuation process; in: Int. Journal of Psycho-Analysis, 53, S. 336

[50] Mahler (1972), S. 338

[51] vgl. Robbins, Arthur (1987), An Object Relations Approach; in: Rubin, J. (Hrsg.) Approaches to Art Therapy, New York, Bruner und Mazel. Siehe auch: Mahler, Margaret (1986), On Human Symbiosis and the Vicissitudes of Individuation; in: Buckley, Peter (Hrsg.), Essential Papers on Object Relations, New York, New York University Press

[52] Minden, Gerald von (1988), S. 34

[53] ebd.

[54] Kernberg, Otto (1988), Innere Welt und äußere Realität, München, Wien, S. 8

[55] Kernberg, a. a. O., S. 14

[56] vgl. Guntrip, Harry (1971), Psychoanalytic Theory, Therapy and the Self, New York, Basic Books

[57] Kernberg (1988), S. 14

[58] Kernberg, Otto (1981), Objektbeziehungen und Praxis der Psychoanalyse, Stuttgart, Klett-Cotta, S. 80

[59] Kernberg (1981), S. 80–83

[60] von Minden (1988), S. 47; vgl. auch Kapitel „Fragmente"

[61] Dornes, Martin (1996), Margaret Mahlers Theorie neu betrachtet; in: Psyche 11, S. 991

[62] In der Musiktherapie wurden die Konzepte der Säuglingsforschung zur Entstehung von Kontakt- und Beziehungsfähigkeit von Karin Schumacher untersucht und auf die musiktherapeutische Behandlung von Menschen, die an einer tiefgreifenden Beziehungsstörung leiden, übertragen; in: Schumacher, Karin (1999), Musiktherapie und Säuglingsforschung, Bern, Peter Lang

[63] Dornes (1996), S. 992

[64] Stern, Daniel (1992), Die Lebenserfahrung des Säuglings; Stuttgart, Klett-Cotta, S. 18

[65] Stern (1992), S. 221

[66] Stern (1992), S. 24; vgl. dazu Dannecker (1994), S. 153–154

[67] Dornes (1996), S. 993

[68] Dornes (1996), S. 998

[69] Dornes (1992), S. 999

[70] Winnicott, Donald, W. (1985), Vom Spiel zur Kreativität, Stuttgart, Klett-Cotta, S. 147
[71] Winnicott, D. W. (1985), S. 125
[72] Spitz, Ellen Handler (1985), Art and Psyche, Yale University Press, S. 139
[73] Bollas, Christopher (1978), The Aesthetic Moment and the Search for Tranformation; in: The Annual of Psychoanalysis, S. 386
[74] Bollas (1978), S. 395, 385–86; vgl. E. H. Spitz (1985), S. 139
[75] Muensterberger, Warner (1951), Roots of Primitive Art; in: Psychoanalysis and Culture, ed. by George Wilbur, Warner Muensterberger, International University Press; New York, S. 389
[76] Frazer, James George (1922 The Golden Bough) 1989, Der Goldene Zweig, Reinbek, Rowohlt
[77] Milner, Marion (1957), The Role of Illusion in Symbol Formation; in: M. Klein et al., New Directions in Psychoanalysis, S. 97
[78] Milner (1957), S. 84
[79] Dewey (1958, 1995), Kunst als Erfahrung, Frankfurt/M. Suhrkamp, S. 39
[80] Bell, Clive (1914), Die ästhetische Voraussetzung; in: Ch. Harrison et al. (1998), a. a. O., S. 145
[81] Stokes (1957), S. 407
[82] Stokes (1957), S. 410
[83] Cézanne, Paul (1957), Über die Kunst, Gespräche mit Gasquet. Briefe, Hamburg, rowohlt, S. 27
[84] Cézanne (1957), ebd., S. 11
[85] Ehrenzweig, Anton (1974), Ordnung im Chaos. Das Unbewusste in der Kunst, München, Kindler, S. 129
[86] Ehrenzweig (1974), S. 131
[87] Rank, Otto (1932), Art and Artist, New York, Agathon Press, S. 104
[88] Winnicott (1985), S. 111
[89] Dewey (1995), S. 23
[90] ebd., S. 25
[91] ebd., S. 26
[92] Dewey (1995), S. 27
[93] außer in einem Sammelband der Sigmund Freud – Vorlesungen: (1973) zusammen mit H. Deutsch und R. Waelder: Greenacre: Die Suche nach dem Vater, Frankfurt/M., Fischer Studienausgabe S. 65–163
[94] Greenacre, Phyllis (1957), in: Psychoanalytic Study of the Child 12, 47–72
[95] Greenacre, Phyllis, (1971), Emotional Growth: Psychoanalytic Studies of the Gifted and a Great Variety of Other Individuals, Vol. II, New York, International University Press
[96] Greenacre, Phyllis (1958, 1971), The Family Romance of the Artist; in: Emotional Growth, Vol II, S. 506
[97] Greenacre, Phyllis (1959, 1971), Play in Relation to Creative Imagination; in: Emotional Growth, Vol. II, S. 570
[98] Greenacre (1971), S. 488
[99] Greenacre (1971), S. 485
[100] Greenacre (1971), S. 489
[101] Greenacre (1971), S. 497
[102] Greenacre (1971), S. 491
[103] Greenacre (1973), Die Suche nach dem Vater; in: H. Deutsch, P. Greenacre, R. Waelder, Dionysos und Apoll, Die Sigmund Freud Vorlesungen. Frankfurt/M. S. Fischer Verlag, S. 72–73. Im Englischen lautet der Begriff „collective alternates"
[104] Greenacre, (1973), S. 72–73
[105] Greenacre, (1971), The Relation of the Impostor to the Artist, S. 539
[106] Greenacre (1971), S. 507
[107] Gedo, John (1996), The Artist and the Emotional World, Columbia University Press, New York, S. 81
[108] Dewey (1995), S. 39
[109] Greenacre (1971), S. 530–531
[110] Deri, Susan (1984) Symbolization and Creativity, International University Press, New York, S. 283
[111] Greenacre (1971), S. 499–501
[112] Greenacre (1971), S. 501
[113] Greenacre (1971), S. 532
[114] Gedo (1996), S. 82
[115] Langer, Susanne (1953), Feeling and Form, New York, Charles Scribner's Sons, S. 47
[116] Langer (1953), S. 46
[117] Itten, Johannes (1921), Analysen alter Meister; in: Ch. Harrison, et. al.(1998), a. a. O., S. 397/398
[118] Knapp, Peter, Frankfurt/M. persönliche Mitteilung
[119] Oremland, Jerome D., (1989), Michelangelo's Sixtine Ceiling: A Psychoanalytic Study of Creativity, Madison, Int. Univ. Press, S. 28
[120] Hepworth, Barbara (1937), Skulptur; in: Ch. Harrison et al. (1998), S. 470
[121] Matisse, Henri (1936); in: Ch. Harrison et al. (1998), S. 453/454
[122] vgl. Stern, Daniel (1979), Mutter und Kind. Die erste Beziehung, Stuttgart, Klett-Cotta
[123] Dasselbe gilt auch bei anderen Beziehungen, die neu aufgenommen werden; so benutzen auch die Theoretiker der Paartherapie den Begriff der *Regeln*, die in einer Paarbeziehung von den Partnern meist unbewusst aufgestellt werden und die Form der Beziehung bestimmen; z. B. beschrieben bei A. Eiguer und A. Ruffiot (1991), Das Paar und die Liebe – Psychoanalytische Paartherapie, Stuttgart, Klett-Cotta
[124] Freundlich, Otto (1921); Die Verwandlung der sichtbaren Welt; in: Ch. Harrison et al. (1998), a. a. O., S. 391
[125] Fried, Michael (1939), Kunst und Objekthaftigkeit; in: Ch. Harrison (1999), a. a. O., S. 1015
[126] vgl. Cavallo, Mary A., Robbins Arthur (1980), Understanding an Object Relations Theory through a psychodynamically oriented Expressive Therapy Approach; in: The Arts in Psychotherapy, Vol. 7, S. 120
[127] Rose, Gilbert (1987), Trauma and Mastery in Life and in Art, Yale Univ. Press, New Haven, S. 205
[128] Rose (1987), S. 211–212
[129] Rose (1987), S. 211
[130] Im vorigen Kapitel beschreibt die englische Kunsttherapeutin Seth-Smith ihre Methode des Umgangs mit den Verdrängungswünschen ihrer psychotischen Patienten.
[131] Kramer, Edith (1979), Childhood and Art Therapy, New York, Schocken Books; Henley, David (1991), Faciliating the Development of Object Relations through the Use of Clay in Art Therapy; in: The American Journal of Art Therapy Vol. 29,2; Herrmann, Uwe (1997), A Tangible Reflection: The meaning of sculpture for body image development in art psychotherapy with a congenitally blind client (Unveröffentlichte Master Thesis, Goldsmiths' College, London)

[132] Später wird diese Überlegung anhand der von Kohut geschilderten Funktion des Therapeuten als Selbst-Objekt vertieft. Vgl. dazu auch Kapitel 4 zum Thema Übertragung und Gegenübertragung

[133] Eigen, Michael, Robbins, Arthur (1980), Object Relations and Expressive Symbolism; in: Robbins, A., Expressive Therapy: A Creative Arts Approach to Depth Oriented Treatment, New York, Human Sciences Press, S. 88

[134] Robbins, Arthur (1991), Kunsttherapie vor dem Hintergrund der Theorie der Objektbeziehungen; in: J. Rubin (Hrsg.), Richtungen und Ansätze der Kunsttherapie, Karlsruhe, Gerardi, S. 91

[135] Klee, Paul (1990), Das bildnerische Denken, Basel, Schwabe Verlag, S. 76

[136] vgl. Winnicott (1984), Die Fähigkeit zum Alleinsein; in: ders., Reifungsprozesse und fördernde Umwelt, a. a. O.

[137] Obernbreit, Ruth (1985), Object Relations Theory and the Language of Art; in: Art Therapy, Journal of the American Art Therapy Association, 3

[138] Obernbreit (1985), S. 13

[139] vgl. Greenberg, Jay R., Mitchell, Stephen A. (1983), Object Relations and Psychoanalytic Theory, Cambridge/Mass. Harvard University Press, S. 330

[140] Dannecker (1994)

[141] Kohut, Heinz (1971), The Analysis of the Self; New York, Int. Univ. Press, S. 25

[142] Kohut (1971), S. 27–28

[143] Lachman-Chapin, Mildred (1979), Kohut's Theories on Narcissism: Implications for Art Therapy; in: American Journal of Art Therapy, Vol 19, 10, S. 5

[144] Lachman-Chapin (1979), S. 5

[145] Kohut, Heinz (1984), Kreativität; in: H. Kraft, Psychoanalyse, Kunst und Kreativität heute, Köln, dumont, S. 243

[146] Lachman-Chapin, Mildred (1991), Kunsttherapie unter dem Aspekt der Selbstpsychologie; in: J. Rubin, Richtungen und Ansätze der Kunsttherapie, Karlsruhe, Gerardi, S. 108

[147] Lachman-Chapin (1979), S. 5

[148] ebd.

[149] Minden von (1988), S. 121

[150] Kohut, Heinz (1989), Wie heilt die Psychoanalyse?, Frankfurt/M., Suhrkamp, S. 250

[151] Milch, Wolfgang (2001), Lehrbuch der Selbstpsychologie, Stuttgart, Kohlhammer, S. 285

[152] in: Milch (2001), S. 148

[153] vgl. Greenacre (1971)

[154] Robbins (1991), S. 86

[155] Milch (2001), S. 148

[156] persönliche Mitteilung

[157] vgl. Greenberg et al. (1983), S. 357

3

Fragmente – Kunst und Seele in Bruchstücken

Im letzten Kapitel ging es um die grundlegenden Voraussetzungen, die sowohl in der psychischen Entwicklung als auch in der Therapie zu stabilen inneren Strukturen führen. Daran anknüpfend werde ich mich im Folgenden mit einigen weiteren zentralen Fragen beschäftigen und dabei von den beiden Grundpfeilern der Kunsttherapie, der Kunst und der Psyche, ausgehen: In welchen Formen drücken sich konkrete und symbolische Beschädigungen aus? Sind Fragmente in der Kunst vergleichbar mit dem Erleben von Menschen, deren traumatisierte Psyche sich in Bildern des Zerfalls und des Mangels äußert? Gibt es einen Sinn des Fragments? Was sagt die Entwicklungspsychologie über den Stellenwert zerstörter Ganzheiten im psychischen Geschehen? Und schließlich: kann uns die Kunst der Moderne etwas über das Verstehen extremer Randbezirke des Seelischen lehren? Aus den Analogien erwachsen Implikationen für die Kunsttherapie, die ich – zumindest fragmentarisch – darzustellen versuche.

Dekonstruktion im künstlerischen Prozess

Offenbar gibt es gemeinsame Orte seelischen Lebens, die vom Künstler freiwillig und von dem an psychischer Krankheit Leidenden weniger freiwillig aufgesucht werden. Die Erscheinungsformen von Verschiebungen, Verdichtungen, Transparenz des Verdrängten, Auflösen der scheinbar objektiven Realität, Erschaffung neuartiger Konstruktionen zu einer Wirklichkeit anderer Ordnung – das sind Charakteristika, mit denen sowohl die Kunst als auch die Ausdrucksformen in der Schizophrenie beschrieben werden.

Im „Phaidros" erklärt Platon, dass Sehergabe und Wahnsinn nicht aus Zufall mit ein und demselben Wort *maniké* bezeichnet werden, und er bezieht sich auf den „Wahnsinn der von den Musen besessenen, er ergreift die zarte und unberührte Seele, begeistert sie zum Rausch, weckt sie zu lyrischen und anderen Gesängen ...

Wenn aber einer ohne den Samen des Wahnsinns in der Seele an die Pforte kommt und meint, er könne mit Hilfe der Kunst in den Tempel gelangen – einem solchen und seiner Dichtung wird, sage ich euch, der Eintritt verwehrt; der Besonnene hat hier nichts zu suchen."[1]

Man muss also wenigstens im Kern „von Sinnen" sein, um zum Seher der Psyche, sprich Künstler, zu werden. Erst vor knapp hundert Jahren legte auch der Psychiater und Kunsthistoriker Hans Prinzhorn in seinem berühmten Buch „Bildnerei der Geisteskranken" im Jahr 1922 dar, wie nahe verwandt der künstlerische Inspirations- und Gestaltungsvorgang dem Weltgefühl der Schizophrenen sei.

Für Kunsttherapie wird es zu einem wichtigen Anliegen, diejenigen Stellen aufzuzeigen, wo diese Verwandtschaft *nicht* zur geglückten künstlerischen Symbolisierung führt wie beim Künstler, sondern wo der Inspirations- und Gestaltungsprozess eine de-symbolisierende Wende in der psychischen Erkrankung erfährt. Im Übrigen liegt schon im Ursprung des Wortes *Symbol* das Fragmentarische: das griechische *symballein* verweist auf eine *zerbrochene* Münze, deren Hälften von zwei Freunden nach Zeiten der Trennung als Erkennungszeichen wieder zusammengefügt werden konnten, wodurch die Freunde und deren Nachkommen somit den Anspruch auf Gastfreundschaft in den Familien besaßen.

In einer der schon zu Anfang genannten Definition des Symbols als die Anwesenheit einer Abwesenheit steckt bereits die Trennung, der Verweis auf einen Verlust, der im Prozess der Symbolisierung per se enthalten ist.

Die Erforschung der psychischen Dynamik, die im kreativen Prozess der Symbolbildung aktiviert wird, war Gegenstand vieler Theoretiker wie Freud, Kris, Klein, Winnicott, Arnheim, Beres und vielen anderen. Ich will hier erneut auf Ehrenzweig verweisen, der den schöpferischen Künstler als jemanden sieht, der mehr als andere Menschen der Neigung widerstehen muss, sich von den „endlichen Erscheinungen" der äußeren Realität verführen zu lassen, um die verborgene Substruktur der Kunst im Rohzustand aufzuspüren.[2] Was das bedeutet, beschreibt er als einen dreistufigen Vorgang, bei dem der Künstler zunächst den Wunsch nach Kontrolle des entstehenden Werkes aufgeben muss zugunsten eines Zustandes, der es ihm ermöglicht, gebrochene, verborgene Teile seines Ich auf die Arbeit zu projizieren. Er nennt dieses ein *schizoides* Anfangsstadium. Der Künstler darf sich dabei nicht an den äußeren Gegebenheiten, aber auch nicht an seinen inneren Normen und fixierten Vorstellungen festhalten, sondern muss sich auf einen Zustand gestreuter Aufmerksamkeit und meditativer Leere einlassen können, Chaos und Gebrochenheit riskierend. Hält der Künstler diesen Zustand aus, ohne übermäßige Angst zu empfinden, kann er die auftauchenden unverbunden, brüchig und abgespalten erscheinenden Elemente in der zweiten *manischen* Phase durch unbewusstes Prüfen verbinden und zu einer neuen Oberflächengestalt, das heißt, zur Form bringen. Das ist die aktive Schaffensphase. Im darauf folgenden dritten Stadium, der *Introjektion*, wird ein Teil der verborgenen Substruktur des Werkes, wie Ehrenzweig es nennt, auf einer höheren Mentalstufe in das Ich des Künstlers zurückgenommen. Das heißt, dass der Künstler aus der nun bestehenden Distanz die neuen, zuvor unbekannten Kombinationen seines Werkes akzeptieren und sich nach Ehrenzweig mit der Unvollkommenheit abfinden kann.

Jeder Künstler kennt diese Erfahrung, dass die neue Form seines Werkes ihn oft überrascht, bisweilen Ambivalenzen, manchmal sogar Ablehnung hervorruft, weil er eigentlich ein anderes Ergebnis erhofft hatte. Kann er trotzdem ein notwendiges Maß an Offenheit seinem Werk gegenüber bewahren, wird er ein Feedback erhalten. Das Werk funktioniert dann wie ein Spiegel, der dem Künstler neue, nicht erwartete Erkenntnisse und Einsichten über sich und sein Verhältnis zur Welt verschaffen kann. Die wichtigste Voraussetzung für diesen gesamten Prozess ist die Fähigkeit, sich in wenig differenzierte, fast ozeanische Zustände des Bewusstseins fallen lassen zu können.[3]

Betonen will ich hier vor allem zwei Erkenntnisse, um später auf die Unterschiede zur Psychodynamik im Gestaltungsprozess in der Schizophrenie und anderen psychischen Krankheiten hinweisen zu können: der Künstler muss relativ frei von Angst sein, wenn er sich auf die Suche nach seinem inneren Unbekannten begibt. Und er findet trotz der partiellen Aufgabe kontrollierten Bewusstseins zurück zur in der Außenwelt verankerten Realität, bereichert um neue Erfahrungen und Einsichten. Diese Rückbesinnung auf die äußere Wirklichkeit gelingt ihm durch den Umgang mit seinem künstlerischen Material, in dem er ihm Struktur und Form verleiht.

Zerstörung und Restitution

Nun sind wir an dem Punkt angelangt, an dem zum ersten Mal ganz deutlich wird, dass die Dekonstruktion von bisherigen Grenzen, das Zerbrechen von Vorherigem, das Aufgeben alter Ganzheiten vor jeder Neuschöpfung stehen. „Jedes Kunstwerk ist mit einer Untat erkauft" – dieses Zitat von Adorno verweist auf den oft leidvoll erlebten und potenziell

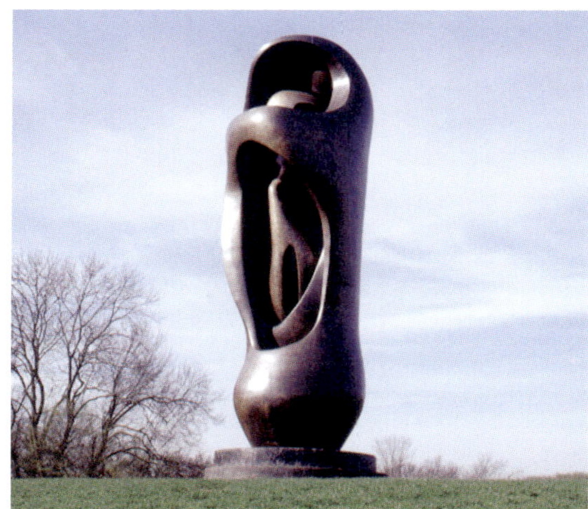

Abb. 24: Henry Moore Large Upright Internal/ External Form, 1981–82

zerstörerischen Zustand am Anfang des künstlerischen Prozesses. Der Motor für die Bereitschaft, sich auf diesen Prozess einlassen zu können, liegt darin, dass der Künstler zumeist unbewusst antizipiert und hofft, dass für ihn irgendeine Art von Befriedigung daraus erwächst. Er *will* sich auseinandersetzen mit Ungelöstem, mit dem Konflikthaften, dem scheinbar Unvereinbaren seines persönlichen und des gesellschaftlichen und sozialen Lebens. Man spricht auch vom Versuch der Restitution im künstlerischen Prozess.

Dem Künstler billigt man also zu, traditionelle Formen zu zerbrechen; ja es ist schon lange ein Paradigma für das künstlerische Schaffen, die Deformationen der gegenwärtigen und erspürten künftigen Realitäten (der Künstler als Seismograph) und den Zerfall der seelischen Ganzheiten zum Leitmotiv zu erheben. Der heutige Künstler darf die Gegenstände des Alltags verfremden, zerreißen, ad absurdum zu führen. Was innen ist, wird sichtbar, was außen ist, löst sich auf, wie in der Skulptur Henry Moores zu sehen ist (Abb. 24).

Dasselbe ist bei der Zeichnung einer Patientin zu sehen, die an einer Psychose erkrankt war (Abb. 25).

Abb. 25: 42x59,7 cm, Gouache, Pastellkreide

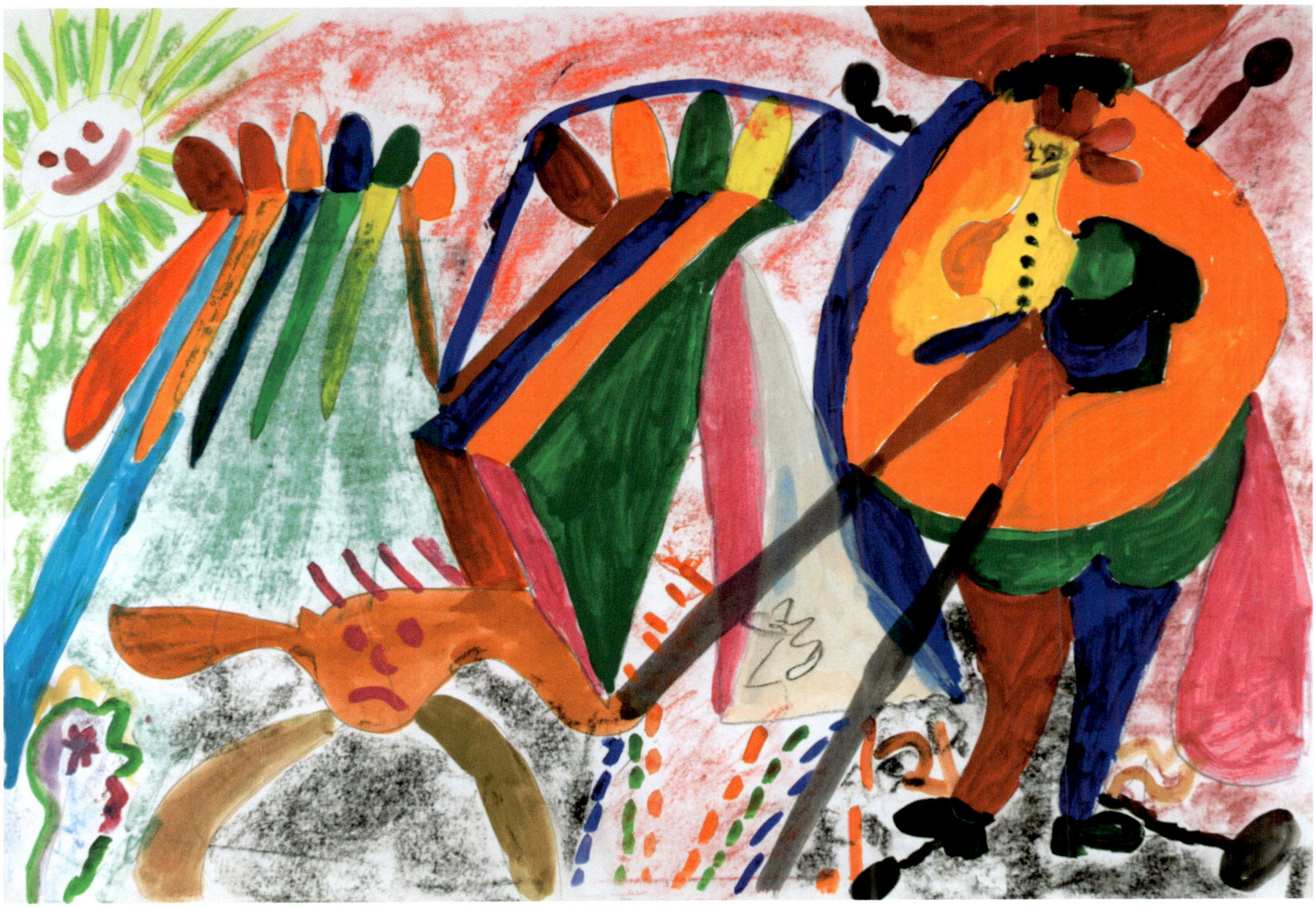

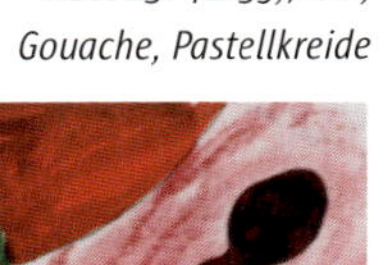

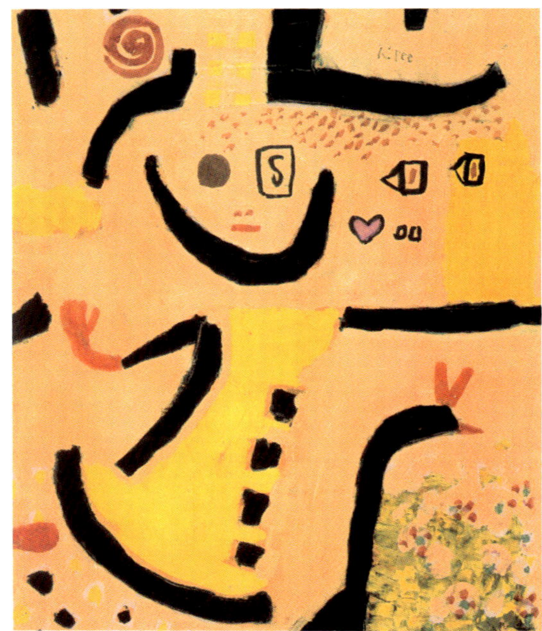

Abb. 26: Paul Klee, ein Kinderspiel, 1939, 385 (A5), Kleisterfrabe und Aquarell auf Karton, die Sammlung Berggruen in den Staatlichen Museen zu Berlin

Es soll an dieser Stelle noch keine Diskussion über den qualitativen Stellenwert der künstlerischen Form erfolgen. In dem Bild von Paul Klee mit dem Titel *Kinderspiel* aus dem Jahre 1939 (Abb. 26) wird deutlich, wie trotz des Titels ein spürbarer Schatten vorhanden ist. Klee war lebensbedrohlich erkrankt; angesichts des nahen Todes reagierte er mit einer Vielzahl von Darstellungen über Kinder. In dem Bewusstsein der Vergänglichkeit alles Irdischen malt er ein fragmentarisch schwebendes Mädchen mit einem blicklosen braunen und einem umgekehrten Fragezeichen als Augen. So steht dazu im Katalog der Ausstellung des Sammlers Berggruen: „Paul Klee deutet an, daß vom Leben nur Spuren bleiben im Sand, wie die Schrift an der Wand. Der Zerfall ist sichtbar."

Dem gegenüber stellen möchte ich zwei Bilder einer schizophrenen Patientin, die befürchtete zu sterben, obwohl die Ärzte ihr körperliche Gesundheit attestierten (Abb. 27) (Abb. 28).

Die Angst vor der totalen Auslöschung des Selbst ist fühlbar: der Zusammenbruch der Grenzen zwischen dem Selbst und der Welt. Die innere Bedrohung hat die Kohäsion des Körpers aufgelöst: was innen ist kann schutzlos mit dem Äußeren verschmelzen, was außen ist, dringt auf das Innere ein. Das Selbst ist bei der Patientin zu einer fragmentarischen Stabfigur reduziert; bei Klee führte die Bedrohung zu einem Gemälde eines Kindes, dessen Konturen unverbunden im Raum verteilt sind.

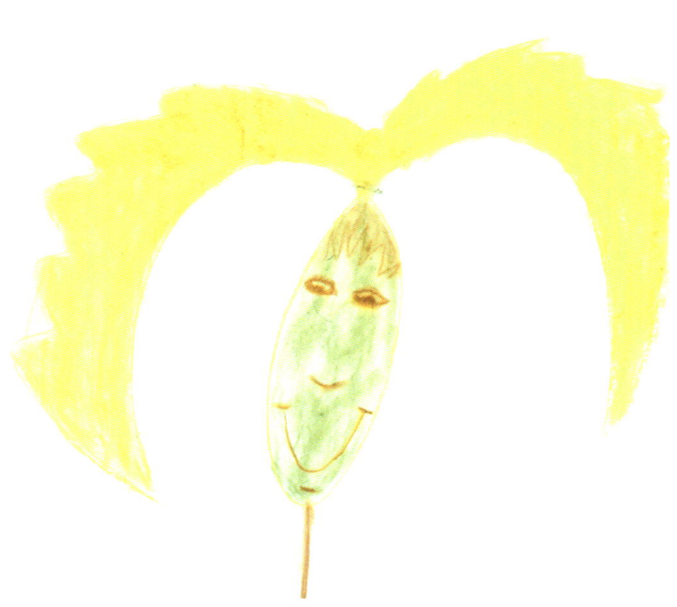

Abb. 28: 42x59,7 cm, Pastellkreide

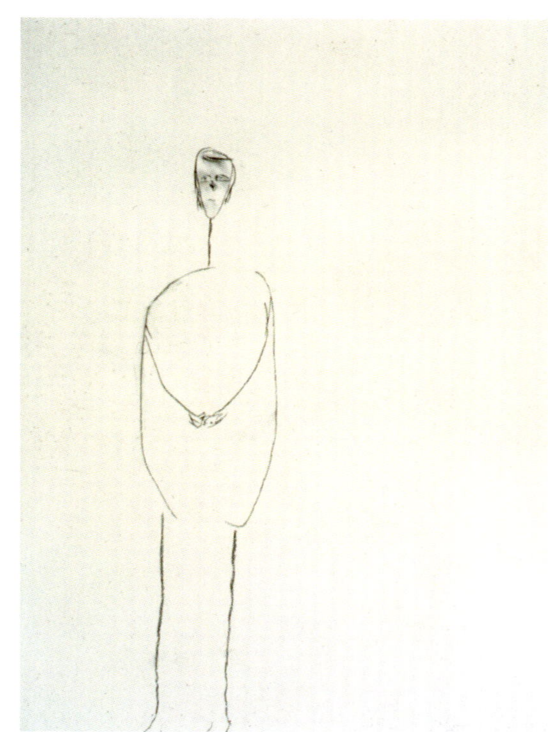

Abb. 27: 42x59,7 cm „Selbstportrait", Bleistift

Das Fragment – ein künstlerisches und psychisches Phänomen

In der Geschichte der Kunst war es aber nicht immer so, dass Künstler die Deformationen der Gesellschaft oder ihrer selbst spiegelten.

Als im Jahre 1492 zum ersten Mal der *Torso von Belvedere* (der Hof des Vatikan) (Abb. 29) von der Öffentlichkeit wahrgenommen wurde, gab es Anlass für eine Legende: Michelangelo habe sich aus überhöhter Bewunderung für die Schönheit des Fragments geweigert, die antike Skulptur zu restaurieren. Dieses war für ihn vollkommen und in diesem Sinn auch *vollständig*.[4] Doch es war nicht einfach für viele Künstler, die körperliche Unvollständigkeit des Torso zu ertragen: sie führten ihre Version der Ergänzung in verschiedensten Formen aus. Die Sehnsucht nach dem Ganzen war größer als der Respekt vor der Ästhetik der bruchstückhaften Skulptur (Abb. 30). Der Torso von Belvedere erlangte auch deshalb so viel Berühmtheit, weil er zum Symbol für die Bildhauerei schlechthin wurde.

Das Interesse der Renaissance-Künstler am Körper in einzelnen Teilen wurde geweckt: das antike Fragment galt als Vorbild und Bezugspunkt. Ein Kommentar von Plinius dem Älteren zu diesen Werken lautete: „Beim Anblick dieser Meisterwerke werden wir von zartem Schmelz ergriffen und verleihen ihnen das, was fehlt, ergänzen nach unseren Wünschen und lesen aus dem Werk die Reinheit des Genies heraus, von dem es entworfen wurde, und erblicken darin alle Schönheiten, die aus ihm hervorgehen."[5] In dem Katalog zu Fragmenten in der Kunst, aus dem diese Bemerkung stammt, wird auch Rilke zitiert: „Darin liegt der unvergleichliche Wert dieser wiedergefundenen Dinge, daß man sie so ganz wie Unbekannte betrachten kann; man kennt ihre Absicht nicht und es hängt sich (für den Unwissenschaftlichen wenigstens) nichts Stoffliches an sie an, keine nebensächliche Stimmung unterbricht die Stille ihres gesammelten Daseins und ihre Dauer ist ohne Rückblick und Angst."[6]

In dieser Verehrung und Wertschätzung des Fragments war das, was einst zufällig Unvollendetes war, zu einer großartigen Erweiterung für subjektive Projektionen geworden. Das ergänzende Phantasieren des Bruchstückhaften ist für den – ich will hier schon andeuten – psychisch gesunden Betrachter ein lustvolles Unterfangen. Er kann den übrig gebliebenen Raum den eigenen Vorstellungen

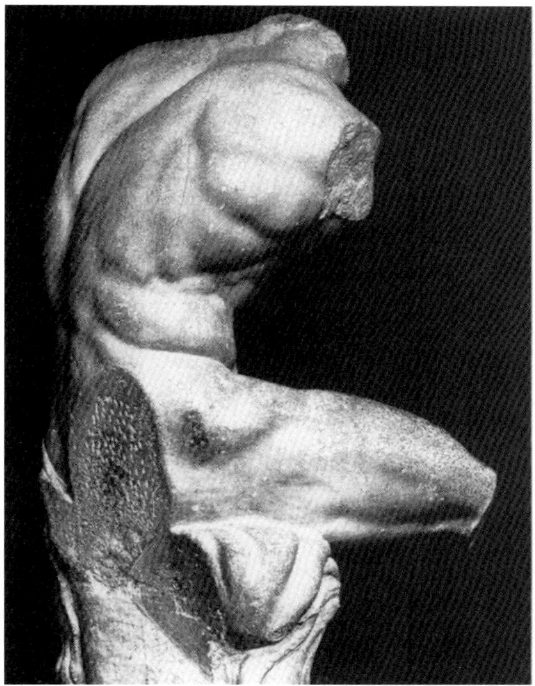

Abb. 29: Torso von Belvedere, 1. Jhdt. vor Christus, Vatikanische Museen, Rom

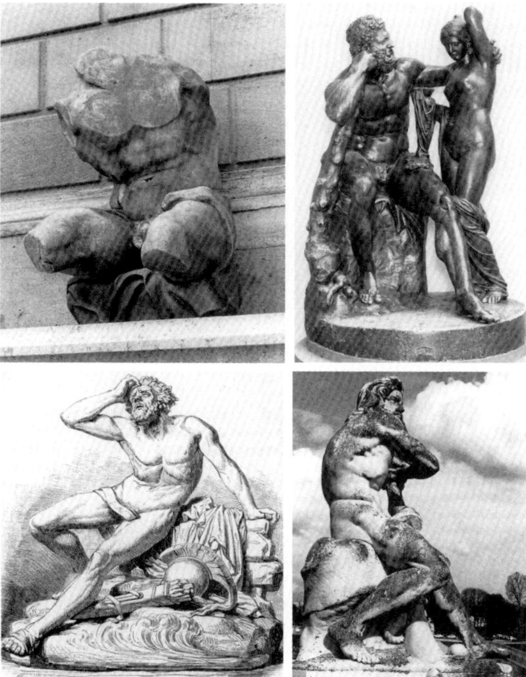

Abb. 30: vgl. Ausstellungskatalog, Schirn, Frankfurt/M.

überlassen: die Skulptur weiter-denken. Er kann dem Fragment seine eigene Welt hinzufügen. Ähnliches geschieht auch mit dem Traum, dessen erinnerbare Fragmente im Wachzustand geordnet und ergänzt werden. Assoziationen geben den Weg frei zur Persönlichkeit des Träumers.

In der Romantik des 19. Jahrhunderts mit der besonderen Freude an Ruinen[7] – man denke an die Gemälde C. D. Friedrichs und anderer – erwachte zugleich die Auseinandersetzung mit der inneren Welt der Seele und mit der Vergänglichkeit des Lebens. Die Ruine gilt als Gleichnis für den Zustand des Zerfalls. Sie handelt von zerstörtem, unbewohnbar gewordenem Raum. Es fehlt die Trennung von innen und außen.[8] Nicht von ungefähr wurde in dieser Zeit auch das Interesse am künstlerischen Ausdruck von Patienten der psychiatrischen Anstalten geweckt.

Außer der Neugier einiger fortschrittlicher Ärzte fanden auch Maler und Dichter Stoff für ihre Werke in den bildnerischen Produktionen der sogenannten Geisteskranken.

So lässt Balzac in einer Erzählung von 1831 „Das unbekannte Meisterwerk“[9] den genialen und wahnsinnigen Maler Frenhofer große Anstrengungen unternehmen, ein perfektes Gemälde einer Frau hervorzubringen, das er lange jedem Betrachter verwehrt, auf dem aber letztendlich außer einem Gewirr von Linien und Farben kaum etwas zu erkennen war. Die Stelle, an der Frenhofer sein Bild endlich dem befreundeten Maler Poussin zeigt, beschreibt Balzac folgendermaßen: „Wie sie nun näher herantraten, entdeckten sie in einer Ecke der Leinwand die Spitze eines nackten Fußes, die aus diesem Chaos von Farben, Tönen und unbestimmten Nuancen, dieser Art von Nebel ohne Form, hervorragte; aber was für ein köstlicher, was für ein lebendiger Fuß war das! Sie blieben starr vor Bewunderung angesichts dieses Fragments, das einer unglaublichen, einer langsamen und fortschreitenden Zerstörung entgangen war. Dieser Fuß kam dort zum Vorschein wie der Torso einer Venus aus parischem Marmor, der sich mitten aus den Trümmern einer vom Feuer zerstörten Stadt erhebt.“[10] In all dem Durcheinander schien es den Beteiligten wie eine enorme Erleichterung, dass wenigstens noch ein Teil des Körpers einer Katastrophe entgangen war.

1931 illustrierte Picasso diese Erzählung in einer Radierung (Abb. 31).

Wir sehen ein Wirrwarr von Linien auf der Leinwand des Malers, die nicht die realistische Form seines Modells wiedergeben; man könnte sie als eine verfrühte Form der Abstraktion begreifen. Die gemeinsamen Absichten von Balzac im Jahre 1831 und von Picasso ein Jahrhundert später kommentiert John MacGregor mit der Feststellung, sie hätten beide einen Kontext geschaffen, in dem man der Kunst eines Wahnsinnigen auf eine ganz neue und positive Art begegnen könne.[11]

Ich möchte das Thema *Fuß* noch vertiefen und in diesem Zusammenhang einen Vorläufer der Eigenständigkeit des Fragments als Ausdruck der körperlichen und seelischen Befindlichkeit nennen: In Hieronymus Bosch Triptichon von 1504 *Das jüngste Gericht,* ist unter anderem ein Kopf zu sehen, der zwar mit keinem Rumpf verbunden ist, jedoch von großen Füßen getragen wird (Abb. 32).

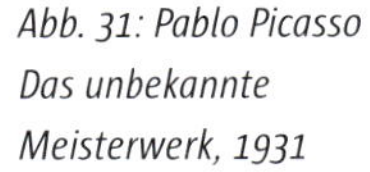
Abb. 31: Pablo Picasso Das unbekannte Meisterwerk, 1931

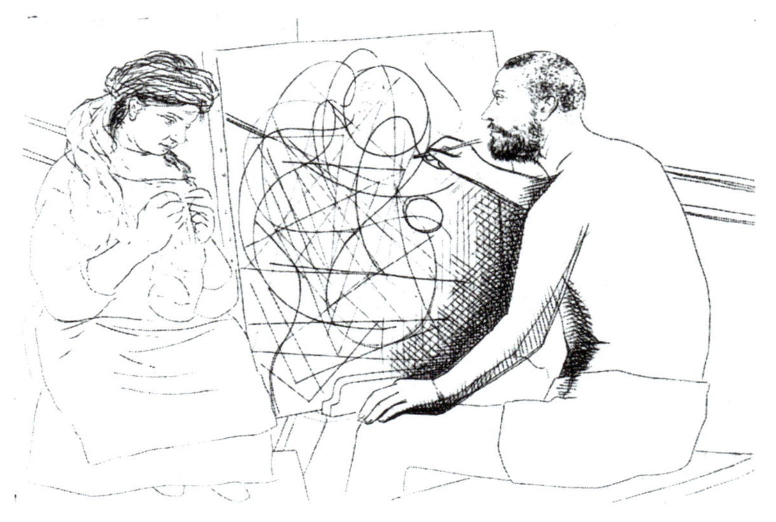

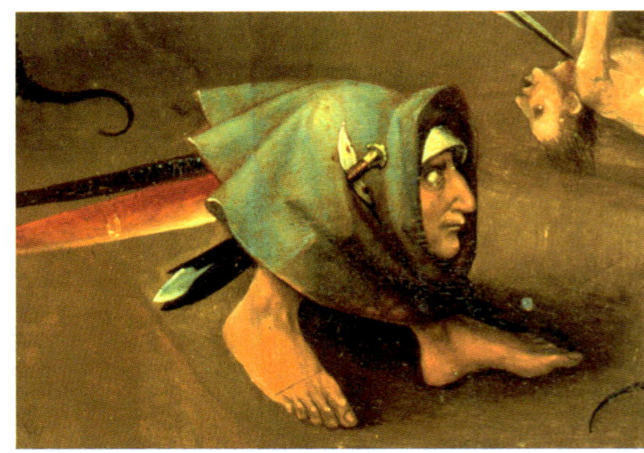
Abb. 32: Hieronymus Bosch, Weltgerichtstriptychon, Mitteltafel Das jüngste Gericht (Ausschnitt), Gemäldegalerie, Akademie der bildenden Künste, Wien

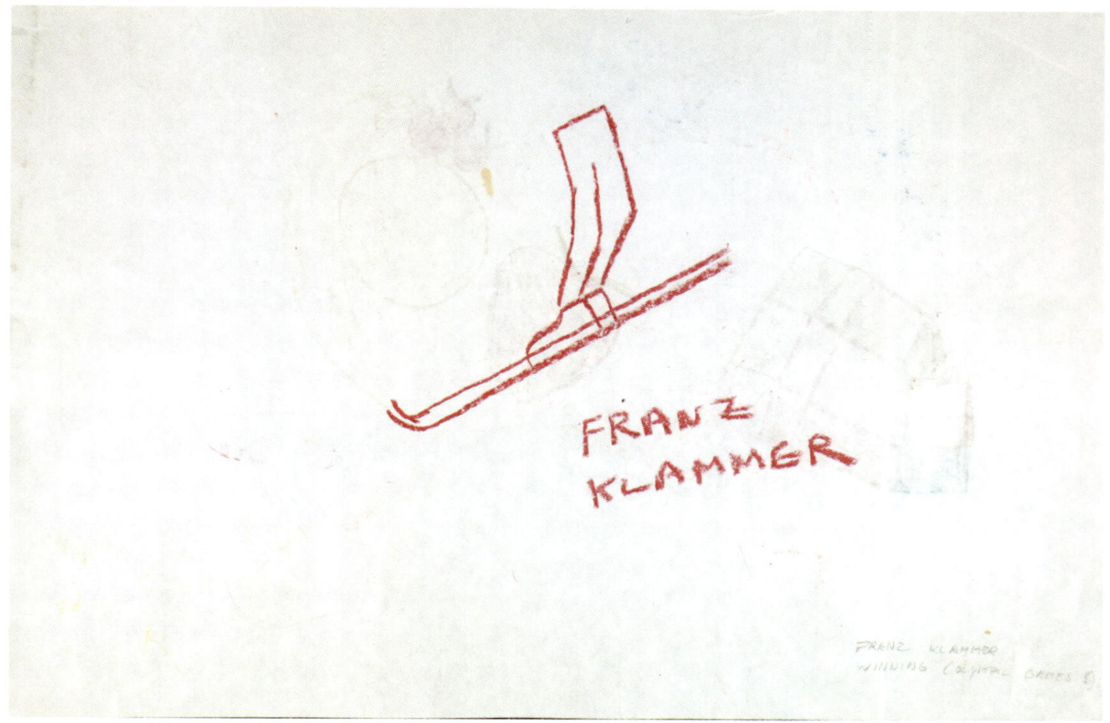

Abb. 33: ca. 27x36 cm, Wachskreide

Dazu im Vergleich eine Zeichnung eines an Schizophrenie leidenden Patienten (Abb. 33).

Er wurde meiner Kollegin Vera Müller in New York in einer psychiatrischen Station zur Kunsttherapie überwiesen. Für den Patienten war Franz Klammer primär vermutlich nicht der österreichische Skiweltmeister, sondern eine erste Verbindungsmöglichkeit und der Versuch, Beziehung zu seiner neuen deutschen Therapeutin aufzunehmen. Die fragmentiert erscheinende Darstellung war vermutlich nicht wirklich nur ein Bruchstück einer ganzen Figur, sondern vielmehr als Pars-pro-Toto eine überzeugende Darstellung dessen, was für Franz Klammer signifikant war bzw. zu seiner unmittelbaren Identifizierung führen konnte.

Dies erinnert an Rodin, der durch Weglassen das Wesentliche seiner Botschaft unterstreichen wollte, wie etwa im *Schreitenden* (Abb. 34). Kritikern habe er auf die Frage, warum der Schreitende keinen Kopf habe, geantwortet: „Braucht man denn zum Gehen einen Kopf?“[12]

Dass der Zeichner von *Franz Klammer* dennoch mehr die erlebte Unverbundenheit seiner eigenen Persönlichkeit als den Akt des Skilaufens zum Ausdruck brachte, verdeutlichte sich auf der Rückseite des Blattes: (Abb. 35)

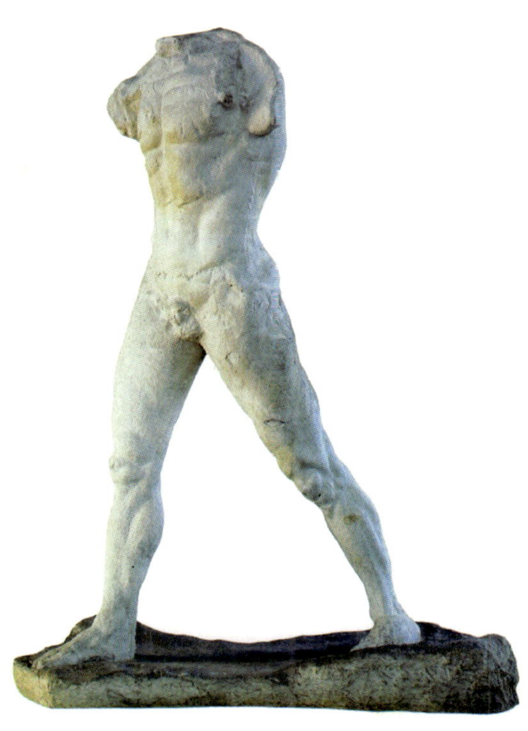

Abb. 34: Auguste Rodin, L'Homme qui marche (Der Schreitende), 1905

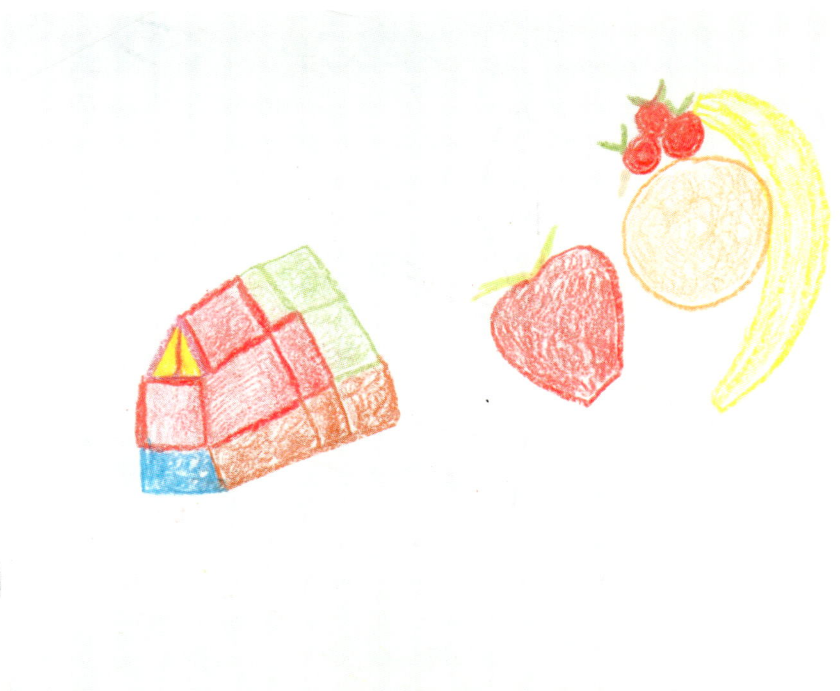

Abb. 35: ca. 27x36 cm, Wachskreide

Dort sieht man die Aufspaltung in der Darstellung eines aufgeklappten Hauses und verschiedener Früchte. Der Patient gab dazu den Titel: „Lauretta's house – persecuted by fruits": das Haus von Lauretta, seiner Gesprächstherapeutin, verfolgt von Früchten. Die paranoiden Vorstellungen, die in engeren bedeutsamen Beziehungen auftraten, auch die Angst vor der Zerstörung des Anderen, wurden hier durch das symptomhafte Auseinanderfallen deutlich. In einer frustrierenden Beziehung mit einer entwertenden und enttäuschenden Mutter kann sich das Thema Nahrungsaufnahme zu einem Gefühl der Abscheu vor widerwärtigem Essen entwickeln, bei dem auf das triebhafte Verlangen abwechselnd mit dem Wunsch nach Verschmelzung und nach Trennung reagiert wird.[13] Deshalb war auch der fragmentierte *Franz Klammer* eher ein aus der impulsiven Angst geschaffenes Symbol für die Unmöglichkeit der ganzen Figur, als Rodins Darstellung des *Schreitenden*, der die bewusste künstlerische Umsetzung einer Idee zum Ausdruck brachte.

Über die Unterschiede zwischen künstlerischer und schizophrener Denkweise gibt es alte Thesen: während der Künstler bestimmte Formen des Bewusstseins wählt, kontrolliert und benutzt, erleidet der Geisteskranke sie einfach.[14] Navratil stellte fest, dass die Kunstproduktion seiner Gugginger Patienten an einen bestimmten psychischen Zustand gebunden war. Für Benedetti scheint mancher schizophrene Maler wie unabhängig vom Bedürfnis, sich mitzuteilen: er vermummt sich, er will die Anderen im Grunde nicht erreichen, und er wird deswegen in seinem Ausdruck weniger von Faktoren beeinflusst, die seinen Mitmenschen gemeinsam und wichtig sind.[15]

Der Sinn des Fragments

Vielleicht, so Louis Sass in seinem Buch *Madness and Modernism*, ist die klarste, aus dem Defizit und dem Leiden stammende Interpretation der „schizophrenen Stimmung" die Idee, dass solche Menschen keine Fähigkeit zur selektiven Aufmerksamkeit für eine zentrierte Wahrnehmung bestimmter Objekte besitzen, wobei sie periphere oder nebensächliche Stimuli auf Grund ihrer „fehlerhaften Wahrnehmungsfilter" ignorieren. Doch diese defizit-orientierte und passive Terminologie, die die Kranken als Opfer kognitiver Unfähigkeit stempelt, sollte nach Sass besser verstanden werden als besondere *Strategien* der Wahrnehmung. Oft geschehe nicht ein *Nachlassen*, sondern ein *Erhöhen* der bewussten Wahrnehmung, nicht eine *Aufgabe* von Verantwortung und Kontrolle, sondern eine *Zunahme* einer Art ängstlicher Zwanghaftigkeit.[16]

Eine ähnlich positive Einschätzung gibt Michel Serres zum Fragment in der Kunst: „Ein Festkörper wird fragmentiert wenn er bei einem Zusammenstoß auf eine Kraft trifft, die stärker ist als die eigene Kohäsionskraft; er teilt sich dann in verschiedene Bestandteile auf, deren jedes eine stärkere Kohärenz genießt als die Kraft, auf die es zuvor gestoßen war. So kann man eigentlich sagen, die Fragmentierung sei eine konservierende Operation ... Die Fragmente sind nicht zerbrechlich; je kleiner sie sind, desto besser widerstehen sie."[17]

So ist der Selbstschutz in Form des Aufspaltens in weniger fragile Formen eine Reaktion auf eine immense Bedrohung und Gewalteinwirkung. Psychologisch ist dies ein Rückzug auf noch funktionierende Anteile des Selbst, um der gefürchteten totalen psychischen Auflösung zu entkommen.[18] Krankheitssymptome wie katatone Stereotypien, Automatismen können auch nach Meinung von Navratil Versuche der Selbstheilung mit appellativem Charakter sein.[19] Bedauerlicherweise wird nur allzu oft diese Kreativität des Symptoms übersehen, weil im Denken Vieler der Blick und die Interpretation von der Pathologie des Defizits verstellt werden.

Wichtigen Aufschluss über die Ätiologie solcher psychischen Störungen, die sich bei Kindern und Erwachsenen in bruchstückhafter, unzusammenhängender Selbst- und Fremdwahrnehmung äußern, wie wir ihnen auch in Bildern und Skulpturen in der Kunsttherapie begegnen, geben uns die Konzepte der psychoanalytischen Selbstpsychologie, der Objektbeziehungstheorie und der Säuglingsforschung.

Voraussetzungen für ein zusammenhängendes Selbsterleben

Ein zusammenhängendes Selbst, das sich als kreativ und relativ angstfrei empfindet, kann sich nur unter bestimmten Bedingungen entwickeln. Erste Voraussetzung dafür ist, dass sich die Mutter (oder mütterliche Figur) in der ersten Phase des Lebens relativ erfolgreich („gut genug") auf die Gesten und Bedürfnisse des Säuglings einstellt.[20] Sie vermittelt ihrem Kind durch ihre empathische Reaktion auf seine Äußerungen, dass sie seine Existenz spiegelt, dass seine Gesten zu wirksamen Ergebnissen führen. Der Säugling braucht diese äußere Regulation, um ein „wahres Selbst" zu entwickeln. Winnicott beschreibt das so: „In diesem Stadium (der ersten Objektbeziehungen) ist der Säugling meist *unintegriert* und *niemals voll integriert*; die *Kohäsion* (Hervorhebung von d. Verf.) der verschiedenen sensomotorischen Elemente ist dem Umstand zu verdanken, dass die Mutter den Säugling hält, manchmal physisch und ständig im übertragenen Sinn. Periodisch verleihen die Gesten des Säuglings einem spontanen Impuls Ausdruck; die Quelle der Geste ist das wahre Selbst, und die Geste zeigt die Existenz eines potenziellen wahren Selbst an."[21]

Nur wenn die Mutter der infantilen Omnipotenz des Kindes begegnen kann, wird das Kind in der Lage sein, sein eigenes Leben, seine körperlichen Grenzen und seine eigene Kreativität zu entwickeln. Nach Kohut entwickelt sich in diesem Prozess des übereinstimmenden Anders-Seins das Gefühl für ein zusammenhängendes Selbst: die Mutter spiegelt dem Kind sein grandioses Selbstbild durch den „Glanz in ihren Augen" wider. Nur wenn diese Phase des empathischen Spiegelns gemäß den Bedürfnissen des kleinen Kindes verlaufen ist, kann es seine Größenphantasien allmählich zähmen und sich mit den zwangsläufig erfahrenen Unvollkommenheiten seiner Selbst und seiner Umgebung abfinden. Es wird sich zum reiferen Menschen entwickeln können, der aus der relativ passiven Haltung des Säuglings heraus die Fähigkeit zu aktiven und kreativen Tätigkeiten erlangen wird. Kleinere unbeabsichtigte Empathiefehler wirken dabei nicht zerstörerisch, sondern führen durch den Prozess der „umwandelnden Verinnerlichung" zu einem Zuwachs an innerer Struktur. Diese nicht-traumatische Frustration wirkt nach Milch „optimal", wenn sie auf das Entwicklungsstadium und auf die Beziehung zwischen Selbst und Selbstobjekt abgestimmt ist.[22]

Die Sehnsucht nach kindlicher Omnipotenz und Vollkommenheit wird in diesem Bild einer depressiv erkrankten Frau auf wunderbare Art deutlich (Abb. 36): Ein dem Wasser entspringendes Wesen, das zugleich schwimmen, fliegen und gehen kann.

Aus einer relativ erfolgreichen Anpassung der Mutter an die Gesten und Halluzinationen des

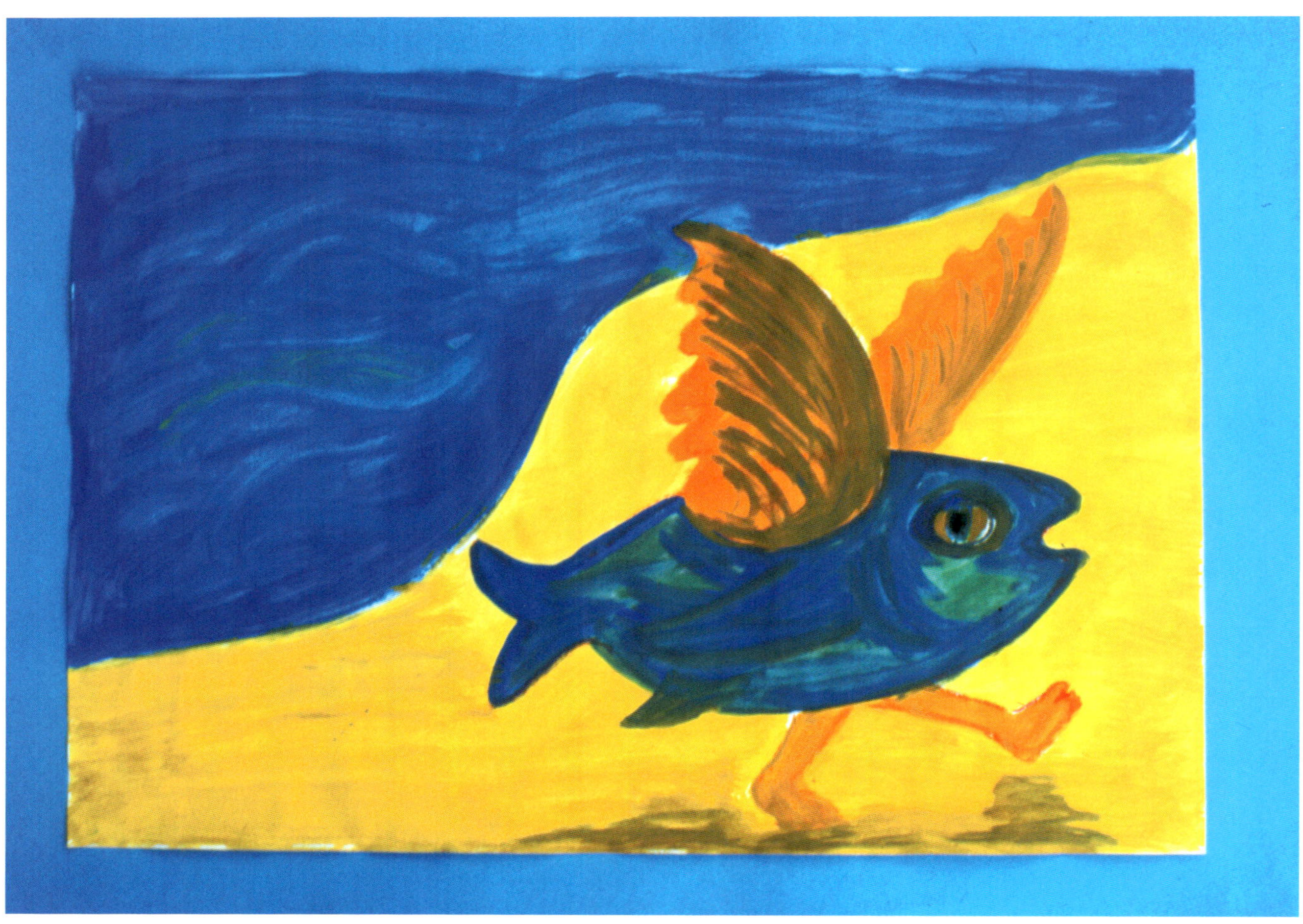

Abb. 36: 42x29,7 cm
Gouache

Säuglings leiten sowohl Winnicott als auch Kohut und Säuglingsforscher wie Stern und Dornes die Grundlagen für die Fähigkeit zur Symbolbildung ab. Denn am Anfang des Lebens in einer geglückten Interaktion kann der Säugling sich in der Illusion wiegen, dass er erschafft und lenkt: die Mutter verbindet ihre Aktivitäten mit dem Säugling und gleichzeitig sind sie doch von ihm getrennt. Ist dieser Kontakt der Mutter zu lange unterbrochen, sind ihre Anpassungen an seine Impulse und Halluzinationen nicht gut genug (Winnicott), kann der Symbolbildungsprozess nicht in Gang kommen. Stattdessen gerät das Kind in einen Zustand von Gefühlen der Angst und Vernichtung. Hat das Kind nicht genügend Toleranz für Affektspannungen entwickeln können, weil die Mutter nicht in der Lage war, intensive negative Affekte zu modulieren, entstehen nach Dornes aufgrund ständiger Überbelastungen fragmentierte oder konfundierte Selbst- und Objektempfindungen.[23]

Die Auflösung der Objekte im schizophrenen Erleben

Ein misslungenes Spiegelstadium als „konstituierende Erfahrung des Körpers als einer begrenzten Form" führt nach Lacan zu dem „Phantasma des zerstückelten Körpers".[24] In den Psychosen führt dies zu traumatisierenden Vorstellungen von Auflösung in einzelne Körperteile, verfolgenden Halluzinationen, mechanisierter, roboterhafter Selbst- und Fremdwahrnehmung. Manche Patienten drücken dieses bruchstückhafte Körpererleben auf beeindruckende Weise aus: (Abb. 37) (Abb. 38).

Eine der eindrucksvollsten Beschreibungen über schizophrene Erlebnisse ist im „Tagebuch einer Schizophrenen" von der Therapeutin Marguerite Sechehaye nachzulesen.[25] Während der langen Therapie mit Renée berichtet diese von ihren Erlebnissen der Irrealität. Eine

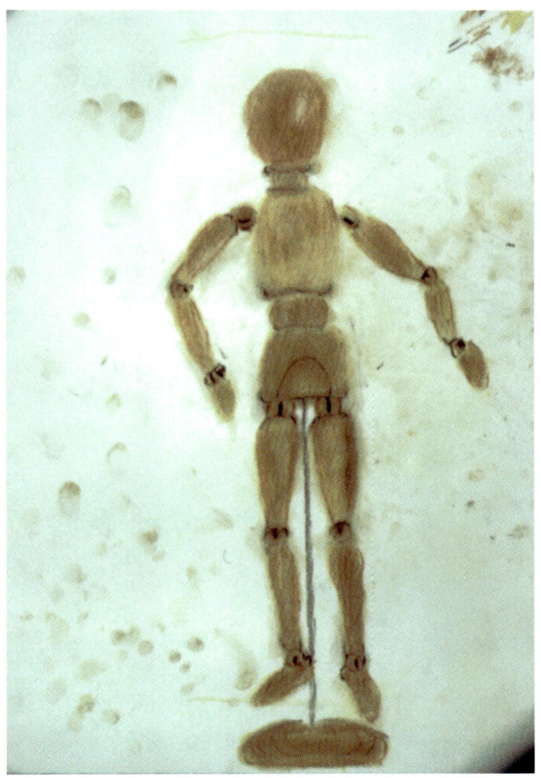

Abb. 37: 29,7x42 cm, Pastellkreide

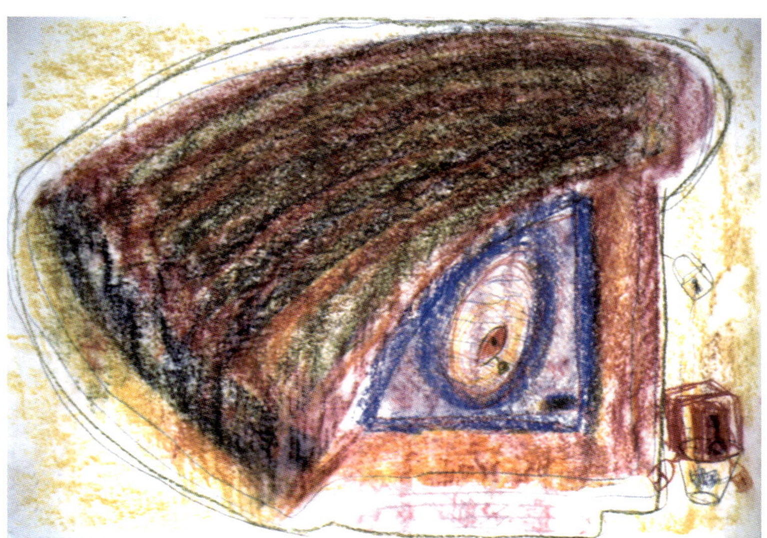

Abb. 38: 42x59,7cm, Pastellkreide

der ersten Erinnerungen Renées an den Beginn ihrer Krankheit bezog sich auf die Schule, als sie zwölf Jahre alt war: „Einmal, als ich im Aufenthaltsraum war, sah ich, wie dieser Saal riesengroß wurde und wie von einem schrecklichen elektrischen Licht erhellt, das keine wirklichen Schatten schuf. Alles war scharf, glatt, künstlich, bis zum Äußersten angespannt; die Stühle und Tische kamen mir vor wie wahllos aufgestellte Modelle. Schüler wie Lehrerinnen schienen wie Marionetten zu sein, die sich sinn- und ziellos drehten. Ich erkannte nichts und niemanden wieder. Es war, als hätte sich die Wirklichkeit aufgelöst, als wäre sie aus all diesen Gegenständen entwichen. Eine entsetzliche Angst überfiel mich, und ich suchte verzweifelt nach irgendeiner Hilfe". Renée wandet sich an ihre Turnlehrerin und schreibt dazu weiter: „Sie lächelte mir freundlich zu und antwortete irgend etwas, woran ich mich nicht erinnere. Doch ihr Lächeln beruhigte mich nicht, sondern steigerte im Gegenteil meine Angst und Bestürzung, denn ich sah nur ihre weißen, regelmäßigen Zähne. Und diese Zähne glänzten unter hellem Licht, und bald nahmen sie, obwohl sie noch immer sie selber waren, mein ganzes Blickfeld ein, so als bestünde der ganze Saal nur aus Zähnen in einem unerbittlichen Licht. Eine furchtbare Angst überkam mich an diesem Tag."

Die unkontrollierbare Aufspaltung der lebendigen oder dinghaften Objekte ließen Renée nicht nur vor, sondern auch während ihrer Behandlung in Zustände geraten, die sie als grauenvolle und ungeheuerliche, unaussprechliche Angst umschrieb. Selbst ihre Therapeutin löste sich zeitweise beim Anblicken auf: „Ich sah nur eine Statue oder eine Gestalt aus Eis, die mir zulächelte. Und dieses Lächeln, das weiße Zähne aufscheinen ließ, setzte mich in Schrecken. Denn ich erblickte alle Teile des Gesichtes getrennt und unabhängig voneinander: die Zähne, dann die Nase, die Wangen, dann ein Auge und das andere Auge. Vielleicht hatte ich gerade wegen dieser Selbständigkeit der Teile solche Angst und konnte sie deshalb nicht wieder erkennen, obwohl ich sie erkannte."[26]

Aus der Literatur möchte ich ein ähnliches Beispiel heranziehen: Hugo von Hofmannsthal schreibt am Anfang des letzten Jahrhunderts über einen fiktiven Brief des sechsundzwanzigjährigen Lord Chandos, in dem er seinem Freund die Gründe für die Aufgabe seiner literarischen Betätigungen schildert: über das Versagen, Sprache und Gedanken zu verbinden: „... abstrakte Worte, deren sich doch die Zunge naturgemäß bedienen muss, um irgendwelches Urteil an den Tag zu geben, zerfielen mir im Munde wie modrige Pilze ... Es gelang mir nicht mehr, die Menschen und ihre Handlungen mit dem vereinfachenden Blick der Gewohnheit zu erfassen. Es zerfiel mir alles in Teile, die Teile wieder in Teile, und nichts mehr ließ sich mit einem Begriff umspannen. Die einzelnen Worte schwammen um mich; sie gerannen zu Augen, die mich anstarrten und in die ich immer wieder hinein starren muss."[27]

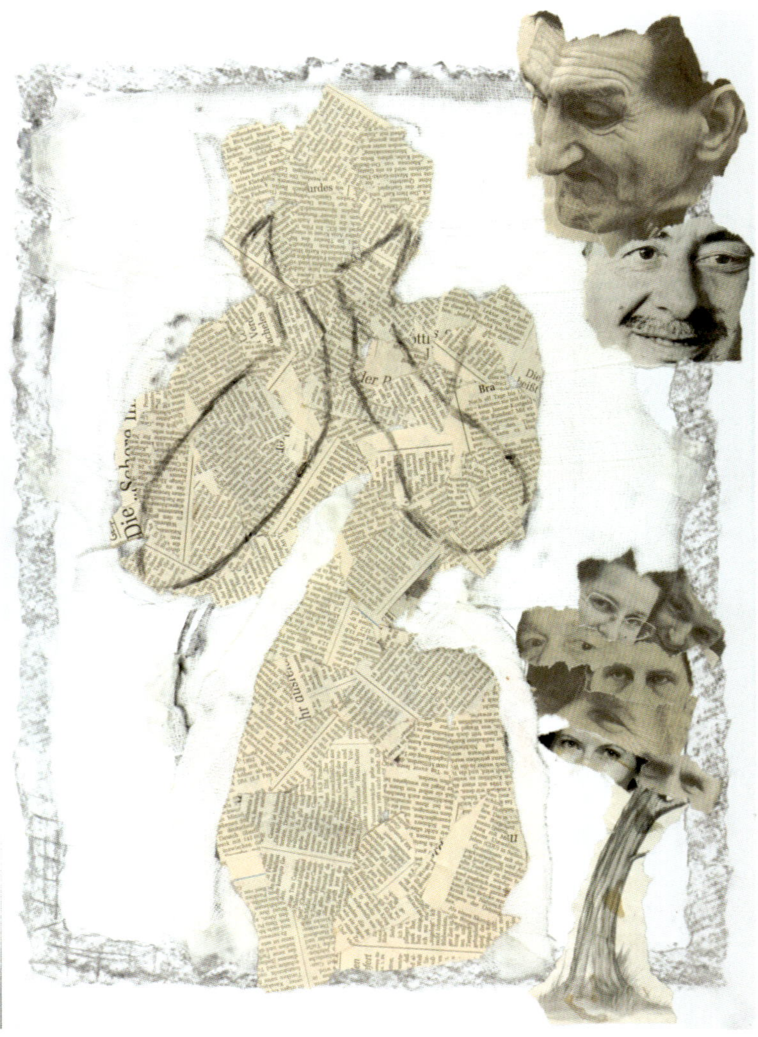

Abb. 39: 42x59,7 cm
Kohle, Zeitungspapier,
Verbandsmaterial

Bei diesen Menschen kam es in der Entwicklung offensichtlich nie zu einer tragfähigen psychischen Grundlage für die Unterscheidung von Selbst und Objektwelt, von Wissen und Gefühl. Ein solcher Zustand ist nur in der frühesten Lebenszeit normal. Der Säugling nimmt in dieser Zeit der ozeanischen Verschmelzung Objekte wahr, die emotionale Bedeutsamkeit für ihn besitzen; er ist noch nicht imstande, neutralere und objektivere Einschätzungen zu geben. Eine erste deutlichere Unterscheidung zwischen Selbst und Anderem geschieht um das zweite Lebensjahr herum. In der bildnerischen Äußerung tritt in dieser Zeit zum ersten Mal der Kreis als erster Kopffüßler auf: ein Zeichen des kleinen Kindes für ein Gefühl der Abgegrenztheit und Geschlossenheit.

Die Welt wird in dieser frühen Zeit über die Suche nach dem Wiedererkennen der menschlichen Physiognomie definiert: das ist die Sehnsucht, von der Welt gesehen zu werden und Widerhall zu erfahren. Selbst nicht lebendige Objekte werden animistisch belebt, wie wir aus den Zeichnungen kleiner Kinder wissen. Blume, Auto, Haus, Sonne – die Gegenstände haben anthropomorphen Charakter. Der Ganzkörperfüßler hat am Anfang noch einen unsicheren Stand, wie Kläger mit der Zeichnung (Abb. 43) „Elisabeth und Mutti" anführt: die Regressionswünsche des Kindes im Alter von fünf, sechs Jahren führen in der kindlichen Selbstdarstellung zur fragmentarischen Form.[28]

Die Regression auf die animistische Stufe der Wahrnehmung scheint auch den Ausdruck der Schizophrenen zu bestimmen. Aber im Gegensatz zum kindlichen Erleben sind die Gegenstände unbarmherzig verfolgend, ohne Bezugspunkte und

Ist diese Collage (Abb. 39) eines psychotischen jungen Mannes, die er ohne einen weiteren verbalen Kommentar in der Kunsttherapie herstellte, nicht fast schon eine Bebilderung der Wahrnehmungen des Schriftstellers Lord Chandos? Mit ziemlicher Sicherheit hat der Patient Hofmannsthal nicht gekannt. Doch die Erlebnisse der zerfallenden nichts sagenden Worte, der starrenden Blicke, denen nicht zu entkommen ist, gleichen sich in beeindruckender Weise.

Ähnlich eindrucksvoll ist die gefäßförmige Skulptur eines anderen begabten jungen Patienten: (Abb. 40/41/42) das, was das Innere des Kopfes ausmachen soll, ist ein leerer offener Raum. Beliebiges kann hinein oder hinaus geschüttet werden. Schrecklich verzerrte Grimassen erzeugen den Eindruck von Gewalt und Pein. Es gibt keine Geschlossenheit, die den Vorgängen im Kopf sicheren Schutzraum bieten könnte.

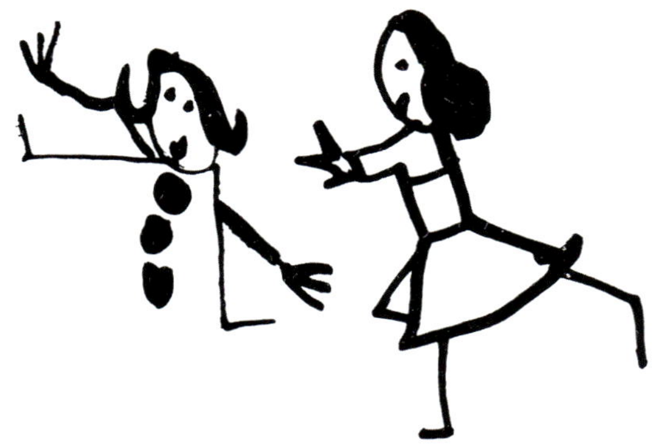

Abb. 43: aus: Max Kläger. Phänomen Kinderzeichnung, Pädagogischer Verlag Burgbücherei Schneider GmbH, Baltmannsweiler, 1989

Berechenbarkeit. Der Mensch fühlt sich ihnen vollkommen ausgeliefert. Denn es ist keine Person da, es gibt kein inneres Bild, keine erinnerbare Erfahrung eines konstanten wohlwollenden Objekts, einer haltenden und tröstenden Mutter, die die Funktion des Behälters oder nach Bion des *Containers* übernehmen und vor gefährlichen Phantasien und Projektionen schützen kann.

Stattdessen stürzen die inneren und äußeren Objekte in Einzelteile aufgelöst ohne Grenzen auf die wenig differenzierte Wahrnehmungswelt des Menschen ein. Der Ausgangspunkt der schweren psychischen Störungen liegt in der traumatischen Mangelsituation zu Beginn des Lebens dieser Menschen.

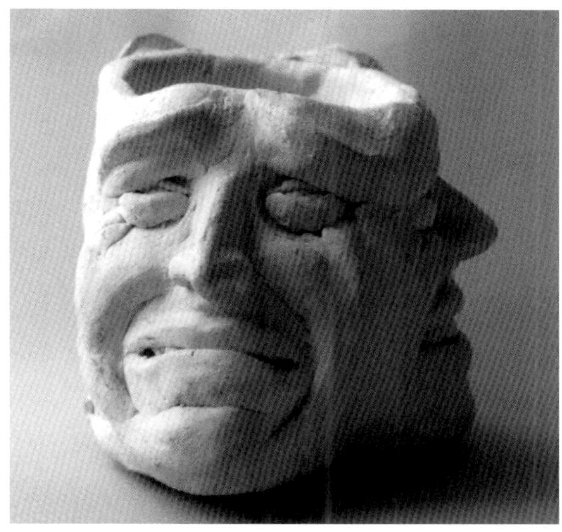

Abb. 40: Höhe 12 cm

Mit dieser Feststellung kehren wir zum Anfang des Kapitels zurück und schaffen die Verbindung zum kreativen Prozess. Wie dort beschrieben wurde, muss der künstlerisch Schaffende die Fähigkeit und das Vertrauen mitbringen, sich mit aktivem Interesse und Zuversicht in den Prozess begeben zu können. Was Ehrenzweig als schizoides Anfangsstadium beschreibt, das der Künstler notwendigerweise durchlebt, ist dagegen beim psychisch Kranken eine schon lang anhaltende Erfahrung in der schizophrenen Erkrankung.

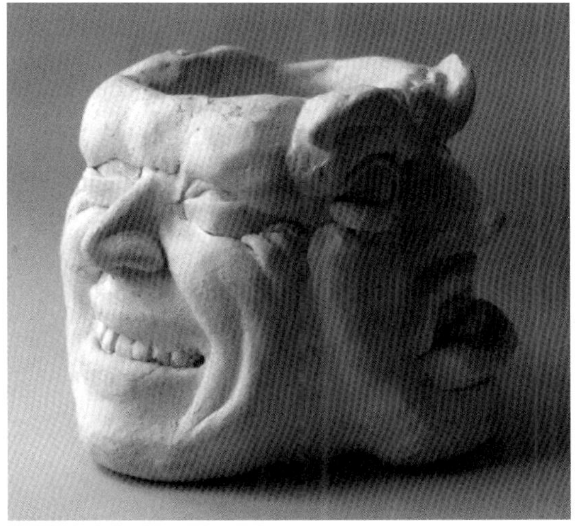

Abb. 41: Durchmesser 10 cm

Diese Art der Fragmentierung ist zwar eine Form der Kreativität, eine, die so gesehen, noch vor der vollständigen Auflösung bewahrt. Jedoch ist sie mit Angst und Gefahr angefüllt. Denn der Kranke hat im Gegensatz zum Künstler keine ausreichenden Erfahrungen von Ganzheit und Grenzen als Basis seines Selbst machen können. *Seine* frühesten Erlebnisse kreisen um Defizite bezüglich stärkender notwendiger Erlebnisse des Gehalten- und Gespiegelt-Werdens, der Entwicklung von kohärenten Empfindungen für die Grenzen seines Körpers, der Wahrnehmung eines erwachenden Selbst, das in befriedigenden Beziehungen zu Objekten der Außenwelt stehen kann.

Der Künstler mit ausreichend guten inneren Repräsentanten von Ganzheit wird die in seinem Leben auftretenden Konflikte und Ambivalenzen in expressive Form bringen können, ohne sie abzuspalten oder sich von ihren Projektionen verfolgt fühlen zu müssen. So können denn ein Kunstwerk wie beim Anblick der antiken Fragmente und Ruinen oder Bilder aus der Moderne bei uns „den wahren Schmelz" auslösen, weil wir unsere eigene Phantasie zur Komplettierung der Idee, der Form des Bildes einsetzen können. Das Fragment besitzt Schönheit, weil es zu Ende denkbar ist – es ist das Prinzip der Hoffnung. Im Fragment kann der Be-

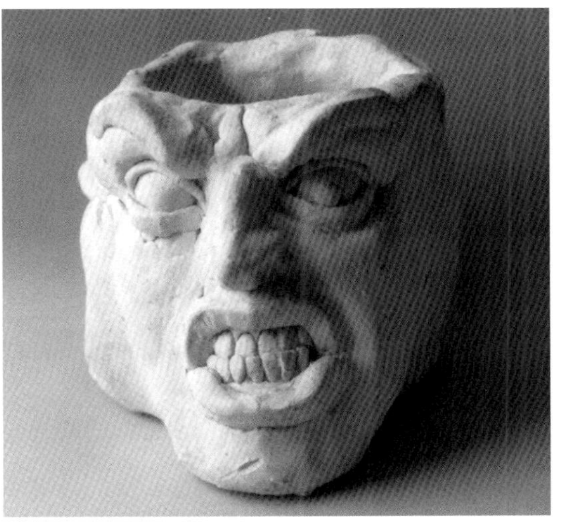

Abb. 42: Ton

trachter sich der Sehnsucht nach einer verloren gegangenen Einheit hingeben. Das Vergnügen und die Befriedigung entstehen, weil wir uns aktiv mit *unserer* Geschichte an der Weiterbildung des Bildes oder der Skulptur im Geiste beteiligen können. Diese Vorstellung ist uns aber nur möglich, weil es vorher ein äußeres oder inneres Ganzes gegeben hat – das betrifft sowohl den Künstler als auch den Betrachter. Dann kann sich eine offene „Stille für das gesammelte Dasein des Fragments“[29] einstellen, wie Rilke sagte.

Dagegen nehmen die Angst und der Schrecken fragmentierter Botschaften in den Bildern der psychisch Kranken dem Betrachter fast jede Möglichkeit, sich ein vormals Ganzes überhaupt vorzustellen. Immer war die Ganzheit gefährdet durch Entzug. Die Leerstelle war nie gefüllt, es gab nie eine Vervollständigung durch ein hilfreiches Gegenüber. Diese Fragmente zeugen von Aggression und Gewalttätigkeit. Wir fragen dann besorgt und beunruhigt: Was ist diesem Menschen geschehen, der ein solches Bild gemalt, eine derartige Skulptur geformt hat? Die Ahnung einer schrecklichen Vergangenheit hält uns so in Bann, dass wir mehr beim Phantasieren über das Leben des Schöpfers als bei seinem Werk verweilen.

In diesem Zusammenhang soll die Geschichte eines Patienten kurz dargestellt werden, dessen Bilder berührendes Zeugnis geben von seiner inneren Not und Gebrochenheit in Bezug auf nicht erfüllte Wünsche zu einer mütterlichen Figur.

Herr T., ein 30-jähriger Patient, beschrieb seinen Zustand als sehr gespalten und fühlte sich von allen Menschen unverstanden. Schon mehrere Male war er in psychiatrischen Abteilungen zur Behandlung gewesen; die ärztliche Diagnose lautete auf eine Psychose aus dem schizophrenen Formenkreis. Herr T. hatte ein naturwissenschaftliches Fach studiert. Während seiner Krankheitsschübe griff er immer wieder zu kreativen Medien als

Abb. 44: 42x59,7 cm, Pastellkreide

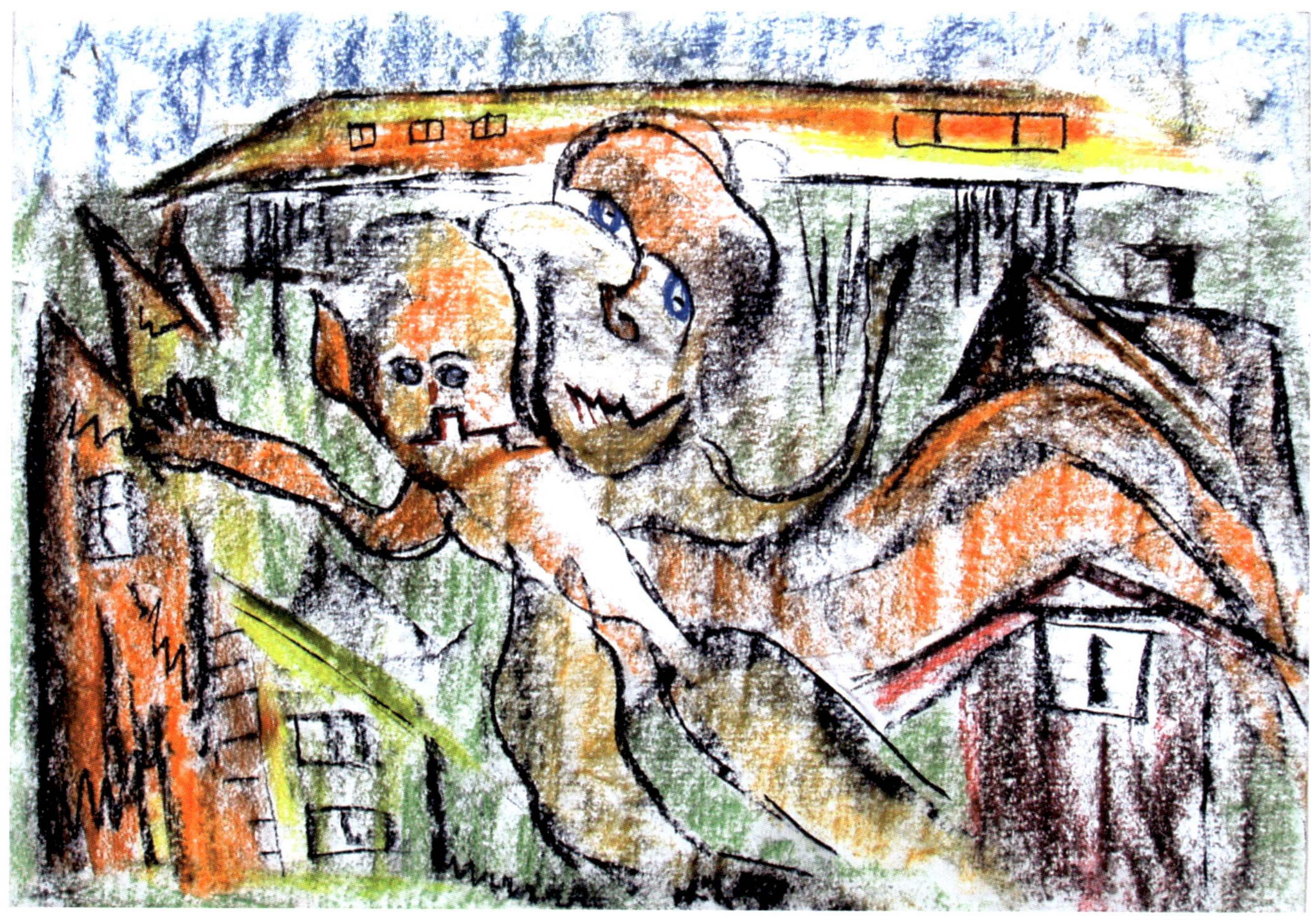

Ausdrucksmittel. Neben dem Zeichnen, Malen und Bildhauern schrieb er auch Gedichte und Prosatexte. Obwohl er zu den Kunstwerken der Mitpatienten oft phantastische und teilweise sehr feinfühlige Assoziationen fand, sprach er kaum über seine eigenen Werke. Er sagte über die Kunst, man könne über sie nicht viele Worte gebrauchen, denn damit ließe sich nicht erfassen, was von innen heraus entstünde. Dennoch war er an den Kommentaren der anderen zu seinen Arbeiten interessiert und stimmte ihnen häufig zu. Die meisten seiner Bilder und Skulpturen schienen phantasiereich und mit großer Intensität geschaffen. In einer Sitzung zeichnet er die beiden Kreidebilder in Abb. 44 und Abb. 45.

Er wirkte sehr angespannt an diesem Tag und sagte nichts zu den Zeichnungen. Mitpatienten der Kunsttherapiegruppe beschrieben die beiden Figuren der zuerst entstandenen Zeichnung als Mutter und Kind, das Kind vielleicht ein Junge. Die Mutter sähe böse aus und würde das Kind vielleicht erdrücken. Im Gesicht des zweiten Bildes scheint ein Teil abgebrochen zu sein. Ich fragte Herrn T., ob ich die beiden Zeichnungen nebeneinander legen dürfte. Er war damit einverstanden. Bei diesem vergleichenden Betrachten sagte ich, dass das Gesicht der älteren Person auf dem ersten Bild dem zweiten Gesicht ähnlich zu sein scheint. Hauptsächlich die Augen und die Kontur gaben mir Anlass zu dieser Feststellung. Herr T. nickte nur und wirkte noch trauriger als zuvor.

In dieser Stunde schien Herr T. durch seine Bilder nahe an Erinnerungen aus der frühen Kindheit herangeführt worden zu sein. Das ungute symbiotische Verhältnis der Mutter-Kind-Konfiguration kreiert im Betrachter ein Gefühl der inneren Einsamkeit der kindlichen Figur. Orale Aggressivität spiegelt sich in den beiden Mündern wider. Trotz der verschmolzenen Körper entsteht ein destruktiver Eindruck, der unausweichlich in die emotionale Katastrophe führen muss. Das Festhalten der Mutter des Kindes hat einen sadistischen Charakter. Mangelhafte oder ganz ausbleibende Differenzierung von Ich-Grenzen sind charakteristisch für die meisten Formen der Schizophrenie und depressiven Psychosen bei Erwachsenen.[30]

Die traurige Gebrochenheit des Frauengesichts wird dann erschreckend deutlich in der zweiten Zeichnung. Selbst schmerzhaft verzerrt und verletzt scheint es zu einem warmen liebevollen Berühren und Berührt-Werden, zu einem wohlwollenden Blick unfähig. Der Aufbau des Selbst ihres Kindes war vermutlich schon von Geburt an zum Scheitern verurteilt. Denn dazu braucht es auf erster Ebene „die mimetische Lektüre des Gesichts“[31] in der Interaktion mit dem bedeutsamen Anderen, also meistens der Mutter. Winnicott geht davon aus, dass das Kind erblickt, was es in sich selbst erblickt. Wie die Mutter schaut, hängt davon ab, was sie selbst erblickt.[32] Das Antlitz der Mutter in dieser Zeichnung spiegelt wahrscheinlich ihre eigene Gebrochenheit und damit die Selbstwahrnehmung des Kindes wider. Entstellte Gesichter in Bildern lassen vermuten, dass der Maler damit auch qualvoll darum ringt, selbst gesehen zu werden.[33]

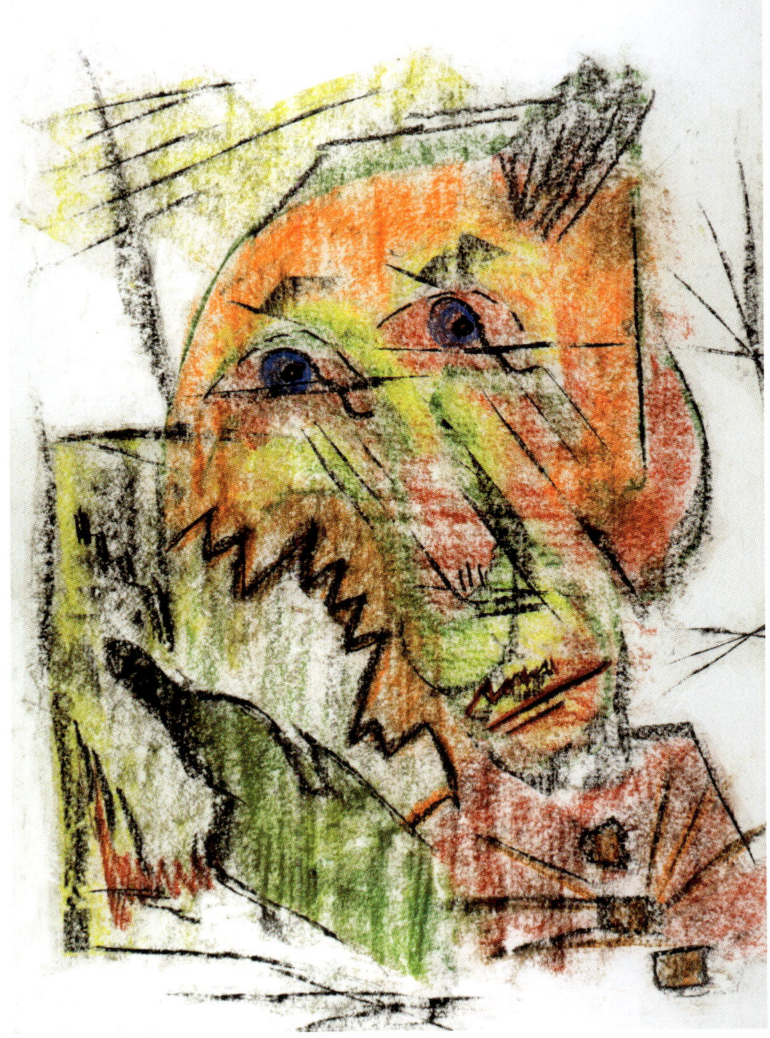

Abb. 45: 42x59,7 cm; Pastellkreide

Das chronische Misslingen der elterlichen empathischen Haltung führt Kohut auf die pathologischen Strukturen der Eltern selbst zurück. Wenn die Mutter sich nicht als empathisches Selbstobjekt zur Verfügung stellen kann, passieren Fixierungen auf verschiedenen triebbezogenen Ebenen.[34] In dieser Beziehung scheint es vor allem um orale Themen gegangen zu sein. Die orale Aggressivität ist in dem Gesicht der Frauenfigur und der Mutter-Kind-Darstellung unmittelbar zu sehen und zu spüren.

Angesichts der Unfähigkeit von Eltern mit narzisstischen Störungen, empathisch auf das auftauchende Selbst ihres Kindes zu reagieren, bricht seine ursprüngliche Suche nach Selbstobjekten zusammen und spaltet sich in sexuelle und aggressive Komponenten auf. Dies ist die Konsequenzderpathologischen Fokussierung, weil das Kind jedes ihm angebotene Selbstobjekt zu nutzen sucht.[35] Daraus folgend lässt sich die aggressive Identifikation verstehen. Dem Betrachter vermittelt sich die ganze Ambivalenz dieses Kindes, zugleich Schutz und Loslösung zu finden.

Herr T. sprach in der Kunsttherapie nicht über die Beziehung zu seiner Mutter. Jedoch vermitteln diese beiden Bildereindrucksvoll, wie die frühen Beziehungen des Patienten vermutlich ausgesehen haben. Aus den Krankenakten erfuhr ich, dass die Eltern in einem anderen Teil des Landes wohnten und der Vater selbst schon mehrere Psychiatrieaufenthalte hinter sich hatte.

Aus einem anfangs nicht greifbaren Grund für eine angespannte und latent traurige Stimmung hatte das Zeichnen Herrn T. zu diesen Bildern geführt. Er schien auf der Suche mit dem Gefühl „Ich weiß nicht, warum ich so traurig bin…" Er zeichnete, um eine Antwort zu finden. Diese beiden Werke vermittelten ihm und den anderen Betrachtern in der Gruppe eine schon sehr nahe am Bewusstsein liegende Ahnung von dem Grund für seine innere Trauer und Verlassenheit.

Die Gebrochenheit der Objektbeziehungen im Leben des Patienten war so massiv, dass bisher keine restaurative Heilung geschehen konnte. Die Kunst hat dieses Dilemma sichtbar gemacht. Über die Wirkung dieses Prozesses kann ich hier nur Vermutungen anstellen. Sicher ließ sich die schwere Störung auf diesem Weg nicht allein behandeln. Jedoch ist zu hoffen, dass über das Sichtbarwerden von zuvor unbewussten und unfassbaren inneren Nöten der Patient selbst ein wenig mehr verstehen konnte, weshalb er so litt. Dies half ihm möglicherweise, sich weniger den inneren Vorgängen ausgeliefert zu fühlen. Das Objekt der Kunst übernahm eine Funktion der Orientierung, wie es eigentlich eine gute Mutter tun muss, deren Kind sich im Hineinwachsen in die Welt manchmal völlig verloren glaubt, wenn es Inneres und Äußeres nicht mehr zu unterscheiden vermag.

Wie wir in diesem und den vergangenen beiden Kapiteln gesehen haben, bildet frühe Erfahrungen mit einer Mutter oder mütterlichen Person, dies ich so gut wie möglich auf die Bedürfnisse ihres Kindeseinstellt, die Grundlage für die Entwicklung einer integrierten Persönlichkeit. Auch der Kunsttherapeut stellt sich zunächst ganz auf den Patienten ein, damit dieser Vertrauen zu ihm und dem künstlerischen Prozess aufbauen kann. Doch verändert sich die Rolle des Therapeuten im Laufe des Prozesses. Die Analogie zu diesem Geschehen liegt in der Veränderung der Beziehung des Kindes zu seiner Mutter, wenn die Spiegelübertragung zugunsten der Entwicklung eines autonomeren Bildes vom Selbst schließlich aufgegeben werden kann.

Das Hinzukommen eines dritten Objektes in der Kunsttherapie, des künstlerischen Werkes, schafft eine besondere Situation, deren Faktoren maßgeblichen Einfluss auf die Beziehungsgestaltung haben. Infolge dessen werden sich die Rolle und Intensität der Mechanismen von Übertragung und Gegenübertragung anders gestalten als in einer psychotherapeutischen Beziehung, die vorwiegend mit Worten arbeitet. Aus diesem Grund gilt das folgende Kapitel diesem wichtigen Thema.

Das Portrait – ein besonderes Fragment

Fragmente haben die Eigenschaft, nach Ergänzung zu verlangen. Einem Bruchstück von einer beschädigten Skulptur möchte man etwas hinzufügen, um wieder ein Ganzes zu erhalten.[36] Schmerzhaft wird empfunden, wenn Dinge unvollständig, abgebrochen, zerstört sind. Das gilt in der Kunst vor allem für Darstellungen des menschlichen Körpers. Rettungsversuche können regelrecht dringlich wirken, wie die Komplettierungsversuche am Torso von Belvedere (s. Abb. 29 und 30) gezeigt haben.

Beim Portrait verhält sich das anders. Erfahrungsgemäß vermisst der Betrachter nichts, wenn er das Bildnis eines Gesichts anschaut. Zwar weiß er intuitiv, dass seine Aufmerksamkeit nur einem Teil des Körpers, einem Fragment, gilt, und dennoch nimmt er das Portrait als Repräsentanz des gesamten Menschen wahr. Er braucht die Arme, Beine oder den Torso nicht, um sich Gedanken über die dargestellte Person machen zu können.

Manchmal erfährt ein als Fragment existierendes Gesicht sogar besondere Verehrung wie in der Abbildung 46 zu sehen ist: ein steinerner Kopf Buddhas, von Wurzeln umschlungen, beobachtet an einer Tempelstätte in Thailand.

Das gibt Anlass zu fragen: Was ist das Besondere am Gesicht als Teil des menschlichen Körpers, sodass es Künstler in jeder Phase der Kunstgeschichte zur Darstellung in Gemälden, Zeichnungen, Skulpturen und Fotografien inspiriert hat? Bis heute spielt das Portrait eine wichtige Rolle, wenngleich es über die Jahrhunderte in seiner

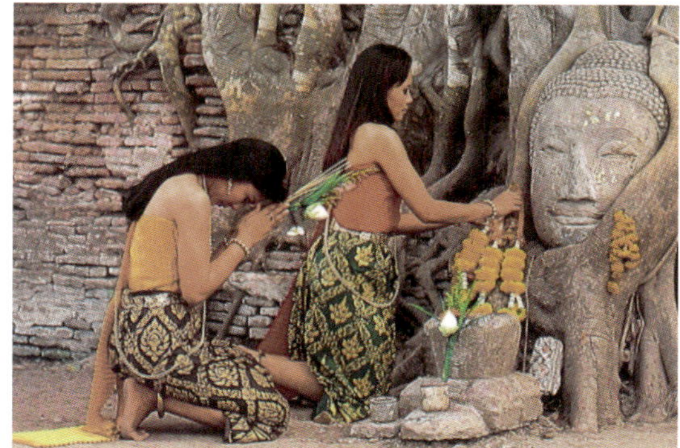

Abb. 46: Postkarte Maekmai House (Ausschnitt)

Bedeutung und in seiner ästhetischen, medialen und technischen Vermittlung einen Wandel erfahren hat. Zeitgemäß ist beispielsweise das digitale Portrait als das einzige zugelassene erkennungsdienstliche Identifikationsmerkmal, weil es biometrisch berechnet werden kann.

Das menschliche Antlitz nimmt auch in der Kunsttherapie einen bedeutsamen Platz ein. Im Fokus der theoretischen Forschung steht dabei das Selbstportrait.[37] Jedoch schaffen Patienten immer auch Gesichter von anderen. Zeichnend und malend erfinden sie Portraits oder kopieren sie von Vorlagen oder nehmen einen anderen Menschen, Mitpatienten oder Therapeuten, zum Modell.

„Wir wurden geschaffen, um einander anzuschauen, nicht wahr?" soll der Maler Degas gesagt haben.[38] Wenn wir also unseren Blick auf den Anderen richten, könnte man dies auf eine Art angeborene Neugierde zurückführen – das behauptet zumindest der Künstler.

Sind wir nicht alle interessiert an Gesichtern? Wir sitzen im Bus und schauen nach den Menschen, die draußen auf dem Bürgersteig spazieren gehen. Wir fantasieren beim Blick auf den vorübereilenden Passanten, was das für eine Person sein mag, was ihn wohl vorantreibt. Das Verlangen, über das Anschauen etwas über den Anderen zu erfahren, treibt vermutlich fast jeden an. Nicht umsonst heißt der Ort, an dem sich weltweit Millionen Menschen zusammentun, *Face*book – das größte virtuelle Buch zum Thema Gesichter.

Im Alltag zeigt sich der Hunger nach Gesichtern – dem eigenen und dem der Anderen – unablässig: beim Blick in den Spiegel, das Schaufenster, die Glastür suchen wir das eigene Gesicht, das des Anderen im Display des Handys, wenn beim Anruf das Foto vom Liebsten aufleuchtet, wenn der Schnappschuss von der Familie im Innern des Portemonnaies jeden Zahlvorgang begleitet oder auf dem Schreibtisch im Büro das Arbeitsleben entspannter machen soll.

Welcher innere Motor veranlasst uns, die Aufmerksamkeit unablässig auf Gesichter zu richten – man könnte auch sagen, in Gesichter zu starren, sie zu enträtseln versuchen, zu beobachten, zu erhoffen, unseren Blick mit dem anderer Menschen zu tauschen? Liegt es vielleicht daran, dass wir in einem Gesicht nicht nur das Äußere eines Menschen, sondern zugleich ein Bild seines Inneren, seiner Seele zu erkennen suchen? Ist damit der Wunsch verknüpft, ihm näher kommen zu können, ihn zu verstehen? Jede Art von Begegnung, die weitergehen soll, beginnt damit, dass wir uns anblicken. Im Übrigen soll es an den Frauen liegen, die mit der Blicklänge signalisieren, ob beim Flirten die Verbindung weitergehen wird oder nicht.

Im Augenkontakt offenbaren wir uns – die intensivste Form der Gegenseitigkeit geschieht. „Schau mir in die Augen" fordert einer, der will, dass Verbindlichkeit und Betroffenheit hergestellt werden.

Im Gegensatz dazu stehen Momente, in denen das eigene Gesicht impulsiv den Blicken anderer entzogen und ein Verschwinden erreicht werden soll. Zumeist geschieht dies, wenn große Scham die Situation beherrscht, ein Gesichtsverlust droht. Ein tragisches Beispiel ist der verschossene Elfmeter des Fußballstars Bastian Schweinsteiger im Endspiel der Champions League 2012. Kurz zuvor noch als Held gefeiert, musste er nun die Niederlage für sich und seine Mannschaft verantworten. Sein Trikot über den Kopf gezogen wollte er sich augenscheinlich vor den Millionen von Zuschauern unsichtbar machen – ein symbolischer Versuch ohne Wirkung, der nur seine Einsamkeit in dieser Lage unterstrich (s. Abb. 47).

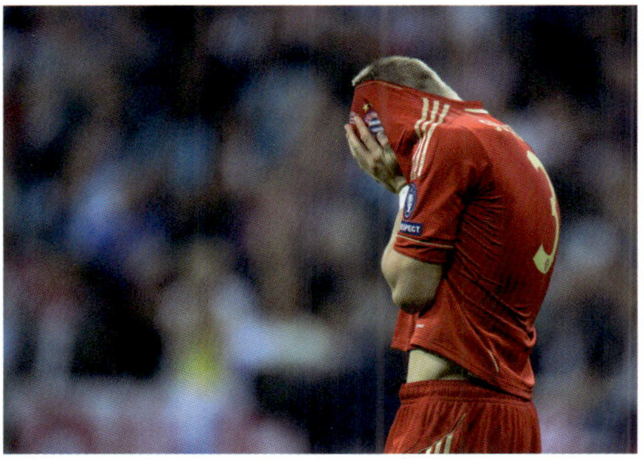

Abb. 47: Bastian Schweinsteiger, Champions League 2012 (Foto: Frederico Gambarini, mit freundlicher Genehmigung von picture alliance/dpa)

Jedes Portrait ist das Ergebnis einer Begegnung. Dem uralten Bedürfnis des Menschen, sich ein Bild von sich und seinesgleichen zu machen (Boehm), liegt vermutlich der tiefe Wunsch nach Erkennen und Zusammenkommen zugrunde.

Das erste, was ein neugeborenes Kind visuell erkennen kann, sind zwei Punkte und ein Querstrich als die ursprünglichsten Merkmale eines menschlichen Gesichts. Schon zwölf Tage nach der Geburt kann ein Säugling Gesichtsausdrücke wahrnehmen und imitieren. Erst sehr viel später in der Entwicklung kann er mit den Augen einen Gegenstand genauer fokussieren und erkennen. Wir wissen, dass die ersten Begegnungen mit einem menschlichen Gesicht, das meistens das der Mutter ist, zu den wichtigsten Erfahrungen im Leben zählen. Verlaufen sie wohlwollend, spiegelnd, und stellt die Mutter ihrem Kind den „Glanz in ihren Augen“ (Kohut) zur Verfügung, kann es grundlegende soziale und kommunikative Fähigkeiten weiterentwickeln.

Punkt, Punkt, Komma, Strich – fertig ist das Angesicht! Der Kinderreim beim Zeichnen Lernen beschreibt die scheinbar einfache Formel, nach der ein Gesicht zum Ersten und Interessantesten gehört, das in der Kunst dargestellt, erforscht und befragt werden kann. Das normal entwickelte zweieinhalb- bis vierjährige Kind mit guten verinnerlichten Beziehungserfahrungen kann eine Line zu einem Kreis schließen zu einer Zeit, wenn es die ersten großen Entwicklungsschritte zur Loslösung von der Mutter und wachsender Autonomie unternimmt. In dieser Phase zeigt sich der gezeichnete Mensch als Kopffüßler, steht jedoch für den ganzen Menschen.

Preimesberger verweist auf die Wichtigkeit des Gesichts als *Pars pro Toto* der menschlichen Erscheinung, deren Voraussetzungen in der menschlichen Phylogenese, das heißt der frühkindlichen visuellen Mutter-Kind-Beziehung, liegt.[39] Der freudige, von Vertrauen getragene Blicktausch zwischen Mutter und Kind gehört zu den wichtigen Voraussetzungen auf dem Weg zur Individualität. In der ersten gezeichneten Menschendarstellung ist diese Dichotomie von Individualität und Verbundenheit enthalten: Einerseits taucht die Kreisform als autonome Ich-Form auf, andererseits braucht sie zu ihrer Entstehung die Beziehung zu einem Anderen.

Dem Portrait wird nachgesagt, dass es erlaubt, die Verbindung zu Menschen zu bewahren, deren lebendige Gegenwart nicht verwirklicht werden kann. Die Möglichkeit, Kontakt mit einem geliebten Menschen zu halten und damit eine Art Unsterblichkeit herzustellen, ist sicherlich einer der Gründe, weshalb Portraits wertgeschätzt werden.[40]

Berührend schildert der Schriftsteller Philip Roth in einer Passage seines Romans „Nemesis“, wie der junge Erwachsene Mr. Cantor die Sehnsucht nach der Mutter, die bei seiner Geburt gestorben war, zu stillen suchte: „Wenn er allein zu Hause war, weil seine Großeltern im Laden um die Ecke arbeiteten, ging er manchmal ins Zimmer seiner Großeltern, strich mit dem Finger über das Foto und zeichnete die Konturen des Gesichtes seiner Mutter nach, als wäre das schützende Glas entfernt und als hätte er ihr Gesicht in Fleisch und Blut vor sich. Er tat es, obwohl das, was er dabei deutlich spürte, nicht die Gegenwart war, die er suchte, sondern vielmehr die Abwesenheit einer Frau, die er nur auf Fotos gesehen und deren Stimme er nicht gehört hatte, deren mütterliche Liebe im nie zuteil geworden war.“[41] (Roth 2010, 100)

Der Ursprung des Wortes Portrait ist abgeleitet vom lateinischen *portrahere* – etwas hervorbringen, ans Licht bringen im Bildnis von einem Menschen, das sich auf Ähnlichkeit der Gesichtszüge und des Charakters bezieht – so schreibt das Wörterbuch. Hier ist wieder das Fragment enthalten: nicht die Darstellung des ganzen Menschen mit Gesicht und seinem gesamten Leib und den Extremitäten ist gemeint, sondern ein „hervorgezogener“ Teil: das Gesicht.

Man unterscheidet zwei Arten von Portraits: die Darstellung des Gesichts und Kopfes einer anderen Person und das Selbstportrait. Die Entscheidung, ein Portrait von einem anderen Menschen zu schaffen, ist mit Folgen behaftet. Wenn ein Zeichner (oder Maler oder Bildhauer) jemanden bittet, ihm Modell zu sitzen, ist dies der Beginn einer besonderen Art der Tuchfühlung zwischen dem, der zeichnet und dem, der gezeichnet wird. Der Künstler platziert sein Modell so, dass er es betrachten und etwas von ihm begreifen kann, was er zur Darstellung bringen will. Wenn er Linien, Kurven und Striche auf das Blatt setzt, geht sein genaues Schauen und Beobachten unmittelbar über in seine Hand. Wenn er tastend Konturen findet, Flächen schafft, die Verortung von Nase, Mund, Augen entscheidet, ist es beinahe so, als würde der Stift den Portraitierten berühren. Eine Atmosphäre von Intimität und Direktheit verdichtet sich.

Den Blicken des Zeichners ausgesetzt, ahnt der Portraitierte, dass sein Gesicht, sein Kopf erforscht wird mit allem, was zu ihm gehört: Oberflächen, Tiefen, Falten, Proportionen, Krümmungen, Wölbungen. Seine Gesichtszüge entwickeln sich unter der Hand des Künstlers: sie werden oval oder kantig, sanft oder hart – der Ausdruck wird zur Stimmung. Der Zeichner und sein Modell befinden sich in einer Auseinandersetzung, bei der am Ende immer ein Moment der Überraschung steht. Denn beide wissen: Es kann nicht um die fotografisch genaue Ähnlichkeit gehen, sondern darum, dass das Wesen einer Persönlichkeit erfasst wird. Jedoch zeigt sich auch der Künstler subjektiv in der Weise, wie er sein Modell versteht: „Im Bild entsteht eine Spur vom Leben des Portraitierten ebenso wie von dem des Zeichners. Denn kein Gesicht ist etwas Gegebenes: es verwirklicht sich immer erst in der Auseinandersetzung mit einem weiteren."[42] Im Portrait wird diesem Verhältnis sichtbare Präsenz verliehen. Das macht den magischen, einzigartigen Moment aus, der jedem Portrait innewohnt.

Einen beeindrucken Bericht über das Verflochten-Sein von Künstler und Modell gibt James Lord wieder, der als Alberto Giacomettis Biograph dem Künstler mehrere Stunden für ein Gemälde Modell gesessen hat. In einem Abschnitt schildert er anschaulich, wie Giacometti mit ihm um die Darstellung der Wirklichkeit in dieser speziellen Situation ringt: *„Er arbeitete am Kopf, malte ihn wieder und wieder neu, malte ein paar Pinselstriche, schaute mich an, malte noch ein paar Pinselstriche, schaute mich wieder an, paffte von Zeit zu Zeit eine Zigarette und gab leise Ausrufe des Abscheus und der Verzweiflung von sich. Ich saß unbeweglich da, schwieg, schwitzte und starrte ihm in die Augen, wenn er gelegentlich sagte, „he, schau her!", oder „beweg' dich nicht!" oder „zeig' mir!" Und in manchen Augenblicken schien es, als ob die Situation völlig unwirklich geworden sei. Das Portrait hatte als Portrait keine Bedeutung mehr. Selbst als Gemälde hatte es nicht viel zu bedeuten. Was Bedeutung hatte, was einzig da war und ein Eigenleben besaß, war sein unermüdlicher, endloser Kampf, durch den Akt des Malens bildhaft eine Wahrnehmung der Wirklichkeit zum Ausdruck zu bringen, die für einen Augenblick mit meinem Kopf übereinstimmte."*[43]

Weil uns die Neugier an anderen Menschen antreibt, suchen wir auch immer die Realität der anderen Person in einem Portrait. Der Autor Brillant beobachtet, dass sich Portraitkünstler einer Person im Wesentlichen mit drei Fragen nähern: Was sehe ich (du, er, sie, wir, oder die Anderen)? Wie bin ich (bist du, sie, er, etc.)? und Wer bin ich (du, etc.)?[44]

Künstler versuchen, in einem Portrait Aspekte der Persönlichkeit und des Charakters ihres Modells zum Ausdruck zu bringen. Dabei folgen sie schon in der Antike formulierten Hypothesen von Aristoteles und Theophrast, dass in der Physiognomie eines Menschen verschiedene körperliche Eigenschaften mit persönlichen Charakteristika verbunden sind, und sich daraus die Schlussfolgerung ableitet, dass das „Innere" und das „Äußere" einer Person unweigerlich verknüpft sind. Im 18. Jahrhundert verfasste der Schweizer Johann Caspar Lavater seine in jener Zeit viel diskutierte Theorie der Physiognomik. Seine Schädelstudien und mathematischen Gliederungen von Profilen im Schattenriss sollten genaue Aussagen über den Charakter eines Menschen liefern. Diesen Glauben an die Lesbarkeit jedes Gesichts bezeichnet Belting als pseudo-wissenschaftlich, da er auf quasi religiöse Weise an das Gesicht als Emblem des Menschen glaube und ein Gesicht kein zuverlässiges Bild des Menschen liefere. Die Kritiker machten vor allem geltend, dass in einem ruhenden Gesicht der Mensch noch lange nicht zu bestimmen sei. Vielmehr sei ein Wissen über die „Zeichen der Gemütsbewegungen", also den affektiven Regungen, vonnöten.[45] Psychologisches Gespür gehört zum Erfassen und Begreifen eines Gesichts.

Dieser Vermutung, dass im Portrait vor allem Emotionen das Charakteristische eines Menschen wiedergeben, hingen auch Renaissancekünstler wie Leonardo und Alberti nach. Sie glaubten, dass die Leidenschaften der Seele, wie sie durch Gesten und Geschichtsausdrücke vermittelt werden, das Wesen der Kunst ausmachen.[46]

Trotz aller Wahrnehmung von atmosphärischen affektiven Aspekten darf eines in einem Portrait nicht übersehen werden: Die vom Künstler gewählte Technik und das Medium bilden wichtige Bestandteile und beeinflussen Form und Ausdruck. Das *Wie* spielt in der Portraitkunst eine ebenso wichtige Rolle wie das *Wer*.

Das Selbstportrait weist einige besondere Merkmale auf: Zu seinem Wesen gehört, dass der Künstler zu etwas vordringen will, das Teil seiner eigenen Persönlichkeit und ihm dennoch verborgen ist. Sein Ziel ist, hinter seine äußere Erscheinung vorzudringen und zu dem „eigentlichen Selbst" zu gelangen. Hinter seinem ihm bekannten Ich sucht er eine neue Realität.

Ein Portrait von sich selbst zu schaffen, ist aufregend und oft mit Spannung ausgeführt: Der Künstler erforscht sich selbst mit den eigenen Augen – gleichzeitig gibt es Nähe und wird doch Distanz gewahrt: Die Ahnung, dass das Ergebnis zugleich ein fremdes und doch das eigene Selbst sein wird, begleitet diesen Prozess. „Ich ist ein anderer" – nach diesem von dem französischen Dichter Rimbaud geprägten Ausspruch empfinden viele Künstler die Auseinandersetzung im Selbstbildnis oft als quälend und von Selbstzweifeln begleitet. Am Schluss steht eine *Face*tte (!) vom Selbst, die dazu herausfordert, die bisherige mit einer neuen, erweiterten Identität in Einklang zu bringen.

Schon Freud hatte Anfang des 20 Jahrhunderts auf die Entfremdung des Ich verwiesen, als er die Region des Unbewussten als den Ort des Fremden definierte, dessen man nie ganz habhaft werden kann. Aus diesem Grund bezeugt das Portrait eine Suche, und das Ziel des Portraitmalers ist nicht die dokumentarische Genauigkeit, sondern er hofft, eine Wahrheit zu finden, die er bisher nicht kennt. Während der Zeichner oder Maler am Selbstportrait arbeitet, wird er zum Nachdenken über die Relevanz des Auftauchenden zum eigenen Leben und zur eigenen Person angeregt, denn „es ist auf sehr tief greifende Weise ein Fragment des eigenen Selbst [...] Es kehrt das Innere des Subjekts nach Außen und schafft aus ihm oder ihr eine unteilbare Dreiheit: Da ist das Kunstwerk, das Bild vom Künstler und die Wahrheit dessen, die er oder sie über sich erahnte, sich fantasierte, oder an die er oder sie glaubte, und welche Auswahl sie trafen, um sich zu zeigen."[47]

Herrmann beschreibt, weshalb die Begegnung mit dem Selbstbildnis sowohl als verlockend als auch als unheimlich empfunden werden kann: Es ist die Begegnung mit dem anderen Ich, dem doppelten Selbst – als wäre es falsch und rivalisierend mit dem eigenen Gefühl der Einzigartigkeit und Untrennbarkeit. Er erinnert daran, dass im mittelalterlichen deutschen Wort für Portrait, *Konterfei*, die beiden lateinischen *contra* (gegen) und *facere* (machen) enthalten sind und es schlicht *Schilderung* bedeutet, während das englische *counterfeit* den betrügerischen Charakter der Nachahmung und das französische *contrefait* Verzerrung und Entstellung beinhalten.[48]

Das Selbstportrait zeigt, dass der Mensch nie ganz eins mit sich ist – sein Ich ist nicht statisch, sondern unterliegt der permanenten Aufgabe, sich neu zu definieren. Ein Mensch, so Belting, kann nie eine Ganzheit darstellen, sondern jeder besteht aus vielen Gesichtern, die sich oft genug widersprechen.[49]

Aus diesem Grund ist für den Künstler meistens nur für den Moment gültig, was er in seinem Selbstportrait erkennt. Das Gefundene kann nie als abgeschlossen gelten.

Manche haben ihr Leben lang in Selbstportraits nach den verschiedenen Versionen ihrer Selbst gesucht wie beispielsweise Rembrandt und Cézanne, oder Duchamp, der sich selbst als Frau unter dem Pseudonym *Rose Sélavy* darstellte. Aktuelle Künstlerinnen wie Cindy Sherman inszenieren sich fotografisch und filmisch in unterschiedlichsten Rollen; Isa Genzken sucht ihre Selbstdarstellung in multimedialen Bildern.[50] Autobiografische Werke wie die Nan Goldins und Tracy Emins breiten ein fragmentiertes, freakiges Selbst vor dem Publikum aus. Die Auflösung traditioneller Repräsentationsmuster in der Kunst führt dazu, dass durch Video und andere technische Möglichkeiten frühere Distanzen, die im gerahmten Leinwandbild noch einzurichten waren, aufgegeben werden und die Kunst den Missbrauch, die Drogen, die Gewalt und Einsamkeit schmerzhaft nahebringen kann.

Instabile Identitäten charakterisieren das 21. Jahrhundert. Menschen sind heute oft aufgeteilt in unterschiedlichen Bedeutungs- und Bezugssystemen – Rollen müssen oft mehrfach am Tag gewechselt werden. Diese Zugehörigkeit zu divergierenden Gruppen verursacht unschwer Gefühle von Zusammenhangslosigkeit und Fragmentierung. Die Konsequenz für das Portrait ist nach Freeland eine Aufsplittung in verschiedene Arten von dargestellten Identitäten, bei denen die Betonung auf künstlichen Konstruktionen von Geschlecht, Rasse oder ethnischer Zugehörigkeit liegt. Daraus folgt, dass nirgends ein innerer verwurzelter Zusammenhang vorhanden ist.[51] Moderne Portraits muten aus diesem Grund oft wie lückenhaft auftauchende Suchbilder („Selbstsucher") an.

Eine manchmal schon an manisches Such- und Suchtverhalten erinnernde Erscheinungsform sind die seit etwa 2012 verwendeten „Selfies" – fotografische Selbstportraits, aufgenommen mit dem Handy oder der Digitalkamera mit ausgestrecktem Arm, um sie in den sozialen Netzwerken wie Facebook zu verbreiten. „Die Menschen wollen wissen, wer du bist, und sie wissen es nicht, solange sie dich nicht sehen können", argumentiert der Journalist

Praschel ironisch über die Notwendigkeit der Ich-Modellierung in der digitalen Kommunikationswelt.[52] Vor allem Einzigartigkeit und Attraktivität sollen mit der Erschaffung eines digitalen Selbst bezeugt werden – um sich hochgeladen für die Öffentlichkeit zugleich der Überwachungsgesellschaft auszuliefern. Die dergestalt fortlaufend neu entworfenen Profilbilder muten wie die Preisgabe eines fragilen Selbst an. Narzisstische Bedürftigkeit und mangelnde Selbstsicherheit tragen zu diesem neuen Phänomen der „Selfies" bei, das mittlerweile auch das Interesse von Soziologen und Psychologen geweckt hat.

Den Einzug der Selfies in die Kunst können wir im Museum am deutlichsten beobachten. Menschen fotografieren sich selbst vor einem Kunstwerk. Der Eindruck entsteht, dass ein Gemälde nur noch als visuelles Zeugnis und Bestätigung wahrgenommen wird: „Ich war da!" Eine Zwiesprache mit dem Werk wird offensichtlich nicht gesucht, vielleicht auch vermieden. Denn das würde die Beschäftigung und Kommunikation mit dem Anderen – dem Bild – und den dadurch geweckten Gefühlen bedeuten. Ein schmerzhafter Verlust geschieht, wenn der Blick nur noch auf das Smartphone-Selbstportrait gerichtet ist (s. Abb. 48). Der Zauber (die Aura) der Begegnung mit der Schönheit und dem Unbekannten in der Kunst kann seine Wirkung nicht entfalten.

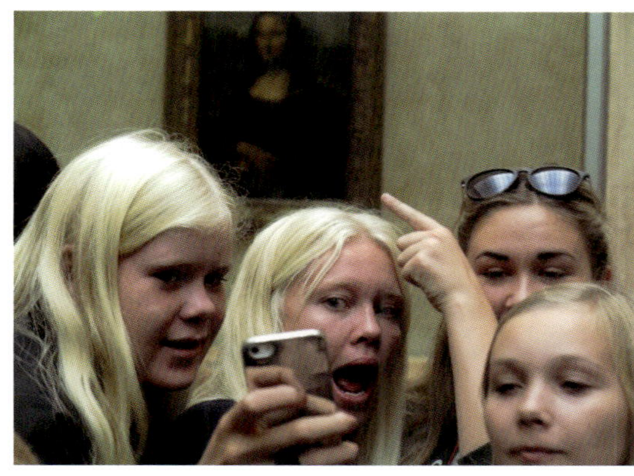

Abb. 48: Louvre 2013 (© K. Dannecker)

Als Spiegel von Verlust taucht das Selbstportrait in der Kunsttherapie bisweilen in berührender Deutlichkeit auf. Viel unmittelbarer als in der unpersönlichen Überspanntheit eines „Selfie" kann der Betrachter etwas über die wahren Gefühle des sich portraitierenden Patienten vermitteln. Denn in seiner Kunst sucht der Zeichnende den Bezug zu einem anderen, ihm unbekannten Teil von sich. Er bezieht sich auf sich selbst als einem Anderen – im Gegensatz zum Smartphone-Portrait-Fotografen. In vergleichbarer Weise schreibt Belting über den Unterschied vom Spiegelbild und Portrait „Der Blick des Portraits schaut sich nicht selbst an, sondern richtet sich auf uns und also einen „anderen", der vor das Portrait als dessen künftiger Betrachter tritt."[53]

Ein weiterer wesentlicher Aspekt mit kommunikativer Wirkung tritt hinzu: Die sinnliche, vom Material ausgehende Unmittelbarkeit eines gezeichneten oder gemalten Gesichts berührt in seiner Symbolhaftigkeit auf eine Weise, dass etwas offen bleibt – und dem Betrachter erlaubt, Weiterentwicklungen zu fantasieren.

Ein Beispiel ist das Bild von Frau S. (s. Abb. 49). Die 40-jährige Patientin mit einer Borderline-Störung hatte das Portrait mit schwarzer Pastellkreide gezeichnet und auf ein schwarzes Passepartout geklebt. Es gibt kein Gesicht; lediglich Konturen, dünne Haare und eine offener Halsansatz sind zu sehen. Verloren und leer wirkt das Nicht-Bildnis, das dennoch ein Selbstportrait sein soll. Nur ein kleines weißes Quadrat bleibt ihm als Raum in dem schwarzen Umfeld. Was das Ich dieses Menschen ausmacht, ist kaum zu erkennen.

Tatsächlich macht der Umriss des Kopfes den Eindruck, als versuche er, im Betrachter den spiegelnden Blick des Gegenübers zu aktivieren. Der Impuls, Augen, Nase, Mund zur Verfügung zu stellen, wird geweckt. Dadurch könnte es vielleicht zu einem Ganzen, zu sich selbst kommen. Man ahnt, dass es „ein Anderer" war, der seinen Blick nicht zur Verfügung gestellt und deswegen verhindert hat, dass Frau S. ein Gefühl für eine eigene Identität entwickeln konnte.

Trotz aller erschreckenden Leere des Gesichts konnte die Patientin im Umgang mit der Pastellkreide etwas von ihrer Bedürftigkeit stillen: Mit großer sinnlicher Intensität rieb und verwischte sie die schwarze Kreide mit ihren Fingern. Taktile Spuren sind am Rand des

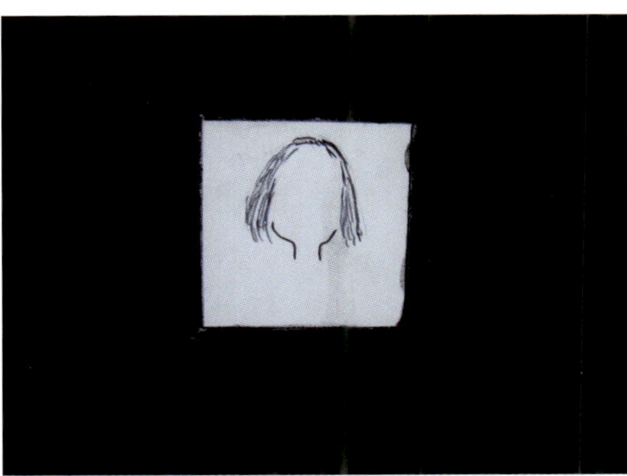

Abb. 49: 29,7 x 42 cm, Pastellkreide

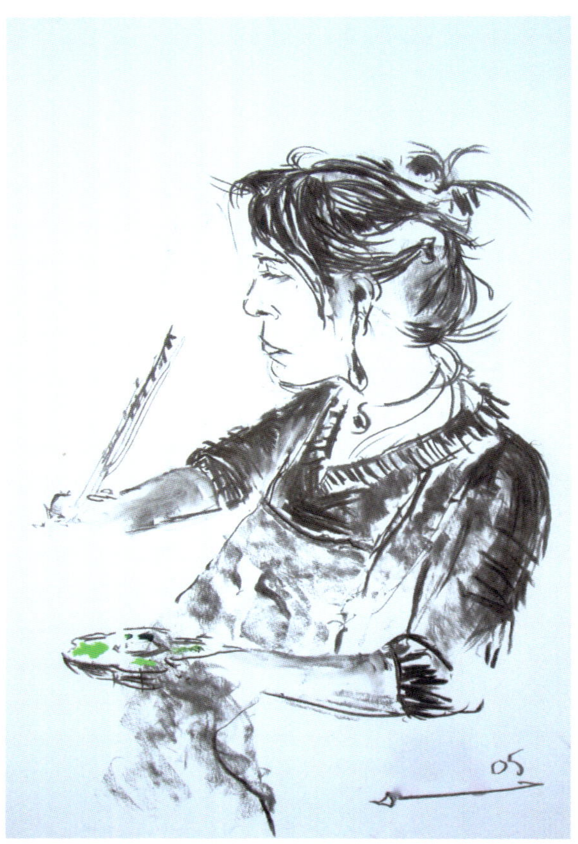
Abb. 50: 42 x 59,4 cm, Kohle und Gouache

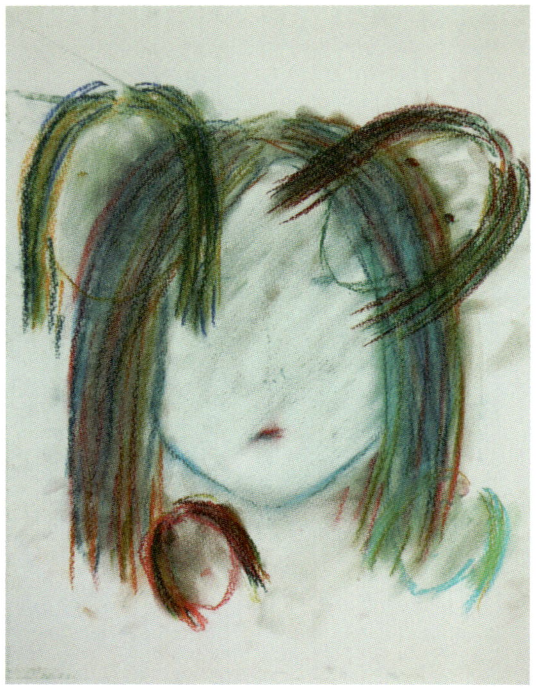
Abb. 52: 40 x 30 cm, Pastellkreide

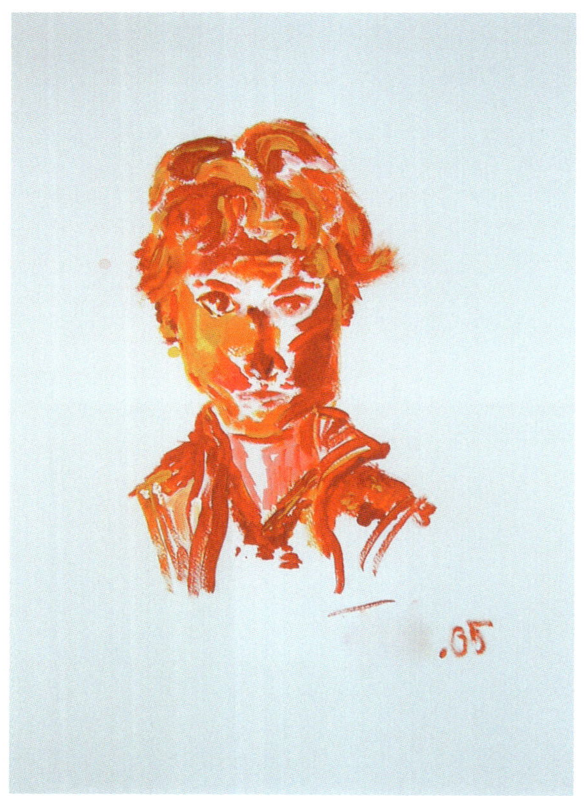
Abb. 51: 42 x 59,4 cm, Gouache

Quadrats zu entdecken. Sie zeugen davon, dass Frau S. sich selbst spüren konnte, wenn sie die Farbe auftrug – ein das Ich vermutlich stärkendes, Kontaktwünsche erfüllendes Erlebnis.

Ein weiterer Patient, der im Alter von 18 Jahren an einer Psychose erkrankte, zeichnete mit Kohle und ein wenig grüner Gouache-Farbe das Portrait einer Mitpatientin. Er war ein genauer Beobachter und konnte die junge Frau in der konzentrierten Pose als Malende gut erfassen (s. Abb. 50).

Als er mit Gouache-Farbe mit Orange und Rot daraufhin ein Selbstportrait (s. Abb. 51) ohne Spiegel malte, kam sein Zustand von Verwirrung und kaum kontrollierbaren Emotionen zum Ausdruck. Während er beim Hinschauen auf die andere Patientin noch sehr gut Strukturen erfassen und sogar Details realitätsgemäß und zeichnerisch sehr feinfühlig darzustellen vermochte, wirkt das Selbstportrait, als wäre die Person fast am Überfließen oder Auseinanderbersten. Letztendlich wurde erst im Selbstbild deutlich, wie sehr der Patient in der Psychose im wahrsten künstlerischen und psychologischen Sinne die Konturen verlor. Die Spielräume des Ich – fähige, gesunde und fragmentierte, sich in Auflösung befindliche, sind in diesen beiden Bildern Teile ein und desselben jungen Mannes.

Berührend ist auch die Serie von Bildern einer jungen Frau im Alter von fast dreißig Jahren, die nach einer

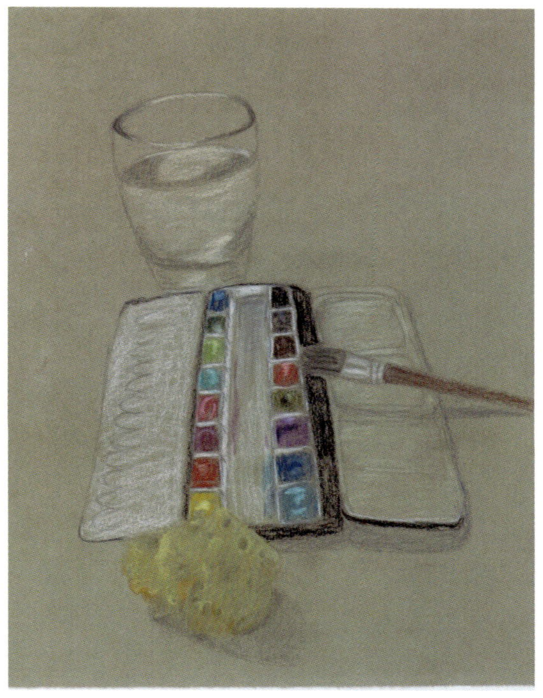

Abb. 53: 30 x 25 cm, Pastellkreide

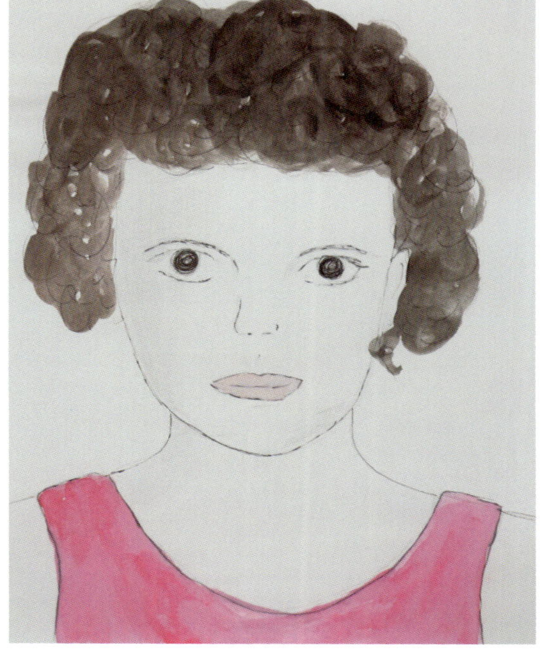

Abb. 54: 29,5 x 21 cm, Bleistift, Fineliner, Aquarell

psychotischen Episode auch nach ihrem stationären Aufenthalt an der Kunsttherapie teilnahm. Schon das Initialbild der ersten Stunde verwies auf ihre Fragen nach dem Selbst (s. Abb. 52). Vor einem traurigen Gesicht, das kaum eigene Konturen besitzt und nur von den Haaren geformt zu sein scheint, gruppieren sich andere schemenhafte, unterschiedlich große Gesichter. Alle seien sie selbst, aber keines sei genau fassbar, sagte sie. Forschend nutzte sie die Kunst, Farben und Materialien, um Zusammenhöriges und Widersprüche zu erkunden, wie ihr Stillleben mit Aquarellkasten und Malutensilien – gezeichnet mit Pastellkreide – deutlich und lebendig zeigt (s. Abb. 53).

Später, als es ihr besser ging, entstand ein klares Mädchengesicht (s. Abb. 54). Mehrere Wochen später zeichnete sie mit Pastellkreide das Portrait einer jungen Frau, das sie von Michelangelo „entlieh“ (s. Abb. 55). In einer weiteren Stunde sollte gezielt ein „Gesicht ohne Kontur“ entstehen. Mit Aquarellstiften zeichnete sie ein Portrait, das von Mitpatienten als unentschieden zwischen männlich und weiblich und noch ohne klaren Mund zum Sprechen beschrieben wurde, es wirke dreidimensional, könne aber auch gleich entschwinden (s. Abb. 56). Die Patientin war mit den Bemerkungen der Gruppenmitglieder einverstanden – sie könne sie gut nachvollziehen. Ihre Ungewissheit, wie dieser Prozess der Suche nach dem Selbst ausgehen wird, hatte sie den anderen vermitteln können. Bemerkenswert an dieser Metamorphose von Gesichtern ist die

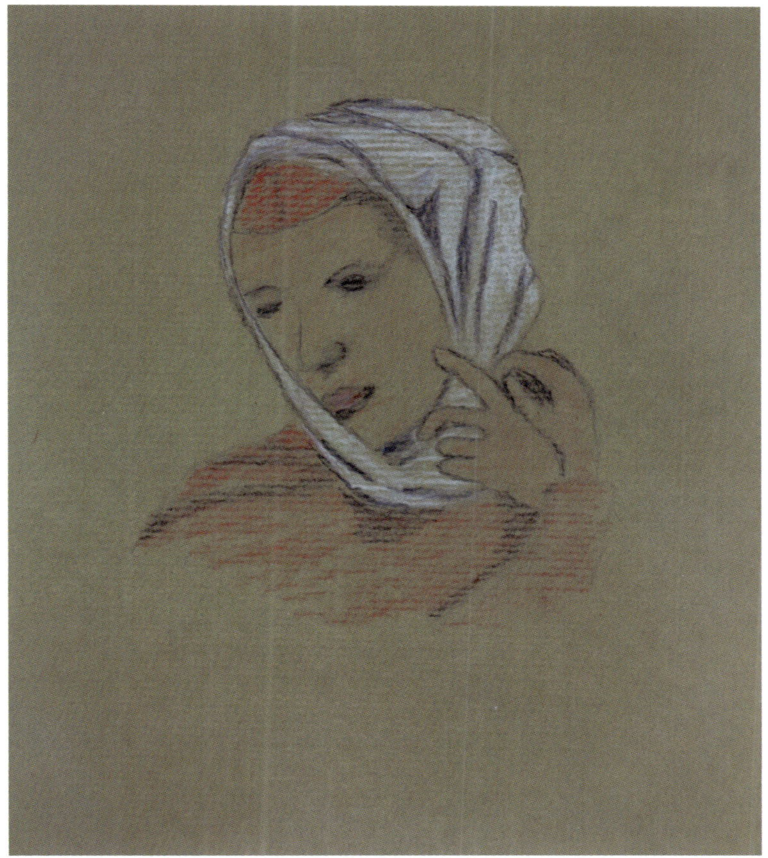

Abb. 55: 29,5 x 21 cm, Pastellkreide

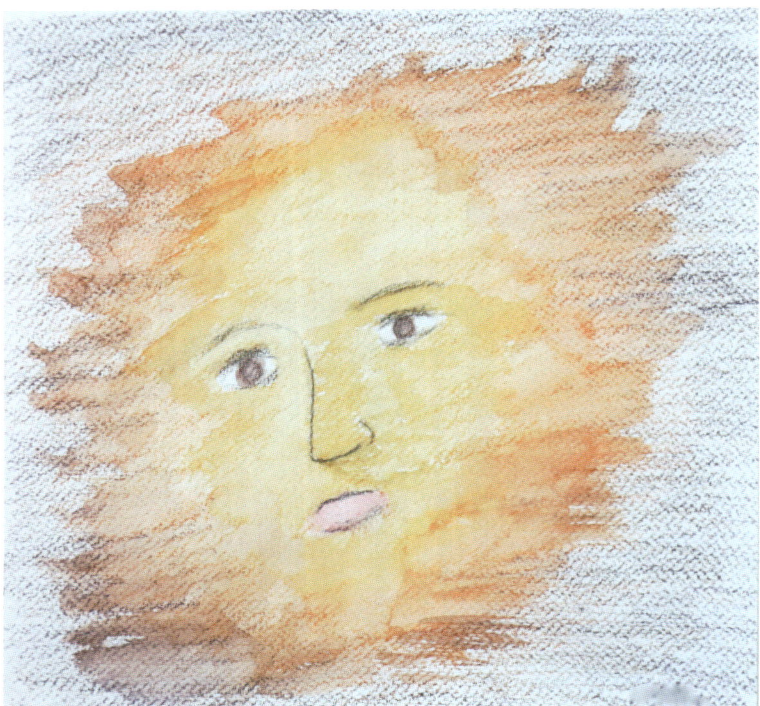

Abb. 56: 22 x 23 cm, Aquarellstifte

Deutlichkeit der Unterschiede: klar und verworren, entschieden und verschmolzen, sinnlich und fragend könnten die Beschreibungen lauten. Tastend und variierend wählte sie auch die Materialien. Die Selbsterkundung blieb das Thema der jungen Frau in der Kunsttherapie. Ihre Portraits zeigen, in wie viele Richtungen ihre Befragungen reichten.

Zum Portrait gehört die Sehnsucht nach dem eigentlichen Ich, ebenso wie ein fortwährendes Schwanken der Identitäten: „Doch was heißen soll, daß das menschliche Gesicht, so, wie es ist, sich noch immer sucht: mit zwei Augen, einer Nase, einem Mund und den beiden Ohrhöhlen“, schrieb der Dramaturg, Dichter, Zeichner und Schauspieler Antonin Artaud.[54]

Dem Betrachter eines Portraits bleibt es überlassen, herauszufinden, wie viel von der persönlichen Geschichte und Biografie, der Gefühle und Ideen des Künstlers enthalten sind. Ein Portrait als ein besonderes Fragment eines Menschen in der Vorstellung zu ergänzen, darüber zu fantasieren oder es als ein Objekt mit eigener ästhetischer Kraft wirken zu lassen, kann Herausforderung, Verstörung, Vergnügen und ästhetischer Genuss sein. Berührung wird geschehen, wenn der Betrachter etwas von sich und seiner eigenen Identität in einem Portrait wieder findet. Denn im Schauen auf den Anderen blicken wir immer auch auf uns selbst.

[1] Arnheim,Rudolf(1962),Bemerkungen zum Schöpferischen; in: Alfred Bader (Hrsg.) Geisteskrankheit, bildnerischer Ausdruck und Kunst, Bern, Huber Verlag, S.62

[2] Ehrenzweig, Anton (1974), Ordnung im Chaos – Das Unbewusste in der Kunst, München, Kindler, S.98

[3] Ehrenzweig, Anton(1984), Die drei Phasen der Kreativität; in: Hartmut Kraft (Hrsg.), Kunst, Kreativität und Psychoanalyse heute, Köln, Dumont, S.107–121

[4] in: Ausstellungskatalog (1990),„Das Fragment – Der Körper in Stücken“, Frankfurt/M. Schirn, Kunsthalle, S.88

[5] ebd., S.89

[6] Rilke, Rainer Maria, (1903), Brief an Lou-Andreas Salomé, 15. August; in: Ausstellungskatalog (1990), S.103

[7] Der Titel eines Buches von Rose Macaulay aus den fünfziger Jahren zu diesem Thema lautet „The Pleasure of Ruins“

[8] vgl. Müller-Thalheim,Wolfgang K. (1990), Mythos der Ruinen – Zur Psychopathologie des Gestaltzerfalls in der Kunst; in: Manfred Heuser, Wieland Schmid (Hrsg.), Gestalt, Gestaltwerdung, Gestaltzerfall; Hannover, duphar med script, S.55

[9] Balzac, Honoréde (1987), Das unbekannte Meisterwerk, Frankfurt/M. Insel-Bücherei

[10] Balzac (1989), S. 109–110

[11] Mac Gregor, John (1989), The History of the Artistry of the Mentally Ill, Princeton, Princeton University Press, S.79

[12] in: Ausstellungskatalog (1990), S.125

[13] vgl. Greenberg und Mitchell (1983), S.308

[14] Sass, Louis (1992), Madness and Modernism, Cambridge, Mass., Harvard University Press, S. 70

[15] Benedetti, Gaetano (1975), Psychiatrische Aspekte des Schöpferischen und schöpferische Aspekte der Psychiatrie, Göttingen. Vandenhoeck und Ruprecht, S. 267

[16] Sass (1992), S.72

[17] Serres, Michel (1990), Zerstückelung; in: Ausstellungskatalog, S.34/37

[18] vgl. auch die Konzepte von Kernberg und von Minden zur Funktion des Ich in kleinere Teillche in existenziellen Grenzsituationen im vergangenen Kapitel.

[19] Navratil, Leo (1998), Die Gugginger Methode – Kunst in der Psychiatrie; Stuttgart, Gustav Fischer, S.76

[20] Winnicott, Donald W. (1984), Ich-Verzerrung in Form des wahren und des falschen Selbst; in: ders., Reifungsprozesse und fördernde Umwelt, Frankfurt/M., Fischer, S.188

[21] Winnicott (1984), S. 188

[22] Milch, Wolfgang (2001), Lehrbuch der Selbstpsychologie, Stuttgart, Kohlhammer, S.291

[23] vgl. Dornes, Martin (1993),Psychoanalyse und Kleinkindforschung. Einige Grundthemen der Debatte; in: Psyche 12, (1117–1152), S. 1134

[24] Ruhs, August (1980), Die Schrift der Seele. Einführung in die Psychoanalyse nach Jacques Lacan, (S.885–909) S. 888

[25] Sechehaye, Marguerite (1982), Tagebuch einer Schizophrenen, Frankfurt/M., Suhrkamp, S.17

[26] Sechehaye (1982), S.37

[27] Hofmannsthal, Hugovon (1987), Ein Brief; in: ders: Poesie und Leben, Frankfurt/M., S. Fischer, S.45. (Der Chandos-Brief entstand 1902.)

[28] Kläger, Max (1989), Phänomen Kinderzeichnung, Baltmannsweiler, Pädagogischer Verlag Burgbücherei Schneider, S.73

[29] Rilke, Rainer Maria (1903), a.a.O.

[30] Kernberg (1989), S.59–60

[31] vgl. Koch, Gertrud (1995), Nähe und Distanz: Face-to-Face-Kommunikation in der Moderne; in: Auge und Affekt, Frankfurt/M. Fischer TB, S. 285

[32] vgl. Winnicott, Donald W. (1985) Vom Spiel zur Kreativität; darin: Die Spiegelfunktion von Mutter und Familie in der kindlichen Entwicklung, Stuttgart, Klett-Cotta, S. 129

[33] Winnicott (1985), S. 131

[34] Greenberg et al. (1983), S.356

[35] ebd.

[36] Dieses Kapitel ist 2011 in einer kürzeren Version unter der Überschrift *Das Portrait – ein besonders Fragment* in der Zeitschrift „Kunst & Therapie“, Heft 2 erschienen. Mit freundlicher Genehmigung des Claus Richter Verlages.

[37] z.B. von Spreti, Flora, et al. 2001; Hampe, Ruth, 2001; Wendlandt-Baumeister, Marion, 2003

[38] Gruetzner-Robins (2002) (Hrsg.), Walter Sickert: The Complete Writings on Art. Oxford, Oxford University Press, S. 418

[39] Preimesberger, Rudolf (2011), „Dennoch reißt es die Augen aller an sich.“ Leon Battista Alberti zur Wirkung des Gesichts im Gemälde. in: Ausstellungskatalog Gesichter der Renaissance. Meisterwerke der italienischen Portrait-Kunst, München, Hirmer, S. 78

[40] Freeland, Cynthia (2010), Portraits and Persons, Oxford, Oxford University Press, S. 43

[41] Roth, Philip (2010), Nemesis, München, Hanser, S. 100

[42] Suthor, Nicola (1999), Gilles Deleuze-Félix Guattari: Das Gesicht ist Politik. in: Preimesberger, R., Baader, H., Suthor, N., (Hrsg.) Portrait, Geschichte der klassischen Bildgattungen in Quellentexten und Kommentaren, Band 2, Berlin: Reimer, S. 470

[43] Lord, John (1993), Alberto Giacometti: ein Portrait/von James Lord, Hain Hanstein, Athenäum, 2. Aufl., S. 90

[44] Brillant in: Freeland, Cynthia (2010), a.a.O., S. 101

[45] Belting, Hans (2013), Faces, München, C.H. Beck, S. 83–91

[46] Freeland, Cynthia (2010), a.a.O., S. 119

[47] Cumming, Laura (2010), A Face to the World. On Self-Portraits, London Harper Press, S. 9

[48] Herrmann, Uwe (2011), Art Psychotherapy and Congenital Blindness: Investigating the Gaze. Unveröffentl. PhD Thesis, Goldsmiths University of London, S. 389

[49] Belting, Hans (2013), a.a.O., S. 197

[50] Klonk, Charlotte (2011), Die Selbstsucher, in: Der Tagesspiegel, Nr. 21 021, S. 28

[51] Freeland, Cynthia (2010), a.a.O., S. 245

[52] Praschel, Peter (2013), In den Augen der anderen, in: Die Welt, 13. Oktober, Ausgabe 41, S. 21

[53] Belting, a.a.O., S. 172

[54] Artaud, Antonin (1947), in: Ausstellungskatalog zur Ausstellung Portraits und Zeichnungen, Paris, Galerie Pierre

4

Das Dritte im Bunde – Zur Übertragung und Gegenübertragung in der Kunsttherapie

Die Kunsttherapie hat, wie wir bisher immer wieder gesehen haben, der Psychoanalyse viel zu verdanken. Die Lehren und Erkenntnisse Freuds und seiner Nachfolger bis in die Gegenwart hinein spiegeln sich in der kunsttherapeutischen Theoriebildung wider. Wahrscheinlich kann man sogar mit ziemlicher Sicherheit davon ausgehen, dass die meisten Kunsttherapeuten, abgesehen von den obligatorischen Ausnahmen, auf die eine oder andere Art psychoanalytisches Denken zur Grundlage ihrer Arbeit machen.

Jedoch müssen wir an dieser Stelle eine wichtige Unterscheidung treffen. Während eine beträchtliche Anzahl von Kunsttherapeuten (mich eingeschlossen) die Psychoanalyse als brauchbare Persönlichkeitstheorie annimmt und versucht, daraus eine eigenständige Theorie von ihrem Standpunkt als Künstler für die Kunsttherapie zu entwickeln, gibt es nicht wenige Kollegen, die aus der Psychoanalyse nicht nur ihr theoretisches Verständnis für den Menschen als Individuum mitsamt seiner Entwicklungsgeschichte und seinen Konflikten beziehen, sondern auch ihre methodische Vorgehensweise in der Kunsttherapie von der Psychoanalyse ableiten. Um einen Vergleich und möglicherweise eine Differenzierung psychoanalytischer/psychotherapeutischer Therapiepraxis und Kunsttherapie herstellen zu können, muss der allen gemeinsame Faktor untersucht werden: die therapeutische Beziehung. In diesem Bereich liegt meiner Meinung nach das entscheidende Merkmal, das die Kunsttherapie als Therapieform mit eigenständiger Indikation und Wirkung ausweist.

Die Psychoanalyse legt ihrer therapeutischen Arbeitsmethode als zentrales Konzept die Mechanismen der Übertragung zugrunde. Diese sind für den Psychoanalytiker der Schlüssel zu einer erfolgreichen Therapie. Betrachtet man die Rolle der Übertragung bei der Gestaltung von Beziehungen ganz allgemein, wird und soll man auch in der Kunsttherapie ihren Einfluss nicht unterschätzen. Doch mit dem Hinzutreten von Kunst bzw. künstlerischen Prozessen bei der Kontaktaufnahme und Interaktion mit einem Patienten verändert sich die therapeutische Beziehung. Die Frage erhebt sich, inwieweit die Übertragung als Methode ihren Sinn behält, wenn ein Patient in der Gegenwart des Therapeuten künstlerisch arbeitet. Zum Verständnis der aufkommenden Zweifel an der „Übertragbarkeit" des psychoanalytischen Übertragungskonzepts auf die Kunsttherapie soll zunächst die klassische psychoanalytische Literatur zitiert werden. Aus ihr wird ersichtlich, welchen Anteil Übertragungsphänomene in jeder therapeutischen Beziehung einnehmen und mit welchem Hintergrund sie zielgerichtet als wesentlicher Bestandteil der psychoanalytischen Methode gelten. Dass dieses Konzept der Übertragung in der Kunsttheorie so gut wie keine Rolle spielt und deshalb kaum Literatur dazu vorliegt, liegt in der Natur des Sache: schließlich wird der Übertragungsbegriff ganz im Hinblick auf die Beziehung zwischen Menschen verstanden und ist deswegen eng an die psychoanalytisch orientierte Psychotherapie geknüpft. Künstler oder Kunsttheoretiker sind nun von Berufs wegen eher an ihrem Gegenstand der Kunst interessiert als an dem professionellen Umgang mit zwischenmenschlichen Beziehungen. Aber – wie wir sehen werden – wird in der Kunsttherapie auch die Kunst in die Übertragung hineingenommen und spielt in diesem Kontext sogar eine bedeutende Rolle.

Freud und der Topos der Übertragung

Freud schreibt 1912 in seinem Aufsatz „Zur Dynamik der Übertragung", „daß jeder Mensch durch das Zusammenwirken von mitgebrachter Anlage und von Einwirkungen auf ihn während seiner Kinderjahre eine bestimmte Eigenart erworben hat, also welche Liebesbedingungen er stellt, welche Triebe er dabei befriedigt, und welche Ziele er sich setzt ... Wessen Liebesbedürftigkeit nun von der Realität nicht restlos befriedigt wird, der muß sich mit libidinösen Erwartungsvorstellungen jeder neu auftretenden Person zuwenden, und es ist durchaus wahrscheinlich, daß beide Portionen seiner Libido, die bewußtseinsfähige wie die unbewußte, an dieser Einstellung teilhaben ... Es ist also völlig normal und verständlich, wenn die erwartungsvoll bereitgehaltene Libidobesetzung des teilweise Unbefriedigten sich auch der Person des Arztes zuwendet ... Die Übertragung verwandelt sich in das stärkste Mittel des Widerstandes."[1] Diesem Widerstand muss der psychoanalytisch arbeitende Arzt offen begegnen, er muss sich in Anspruch nehmen lassen, um die unbewussten Motive des Patienten in der Übertragungsbeziehung kennen zu lernen.

Unter Widerstand versteht man in der Psychoanalyse all jene Phänomene, die sich in den Handlungen und Worten des Patienten dem Zugang zu seinem Unbewussten entgegenstellen. Aus Angst, das innere Gleichgewicht in der Analyse zu verlieren, weil ins Unbewusste verdrängte Wünsche und Erfahrungen aufgedeckt werden könnten, beginnt der Patient, eine Oppositionshaltung gegenüber dem Analytiker einzunehmen. Er fürchtet, dass in der Situation diese unbewussten Wünsche wachgerufen werden können und ihm eine „psychologische Kränkung" auferlegen.[2] In der psychoanalytischen Therapie wiederholt der Patient infantile Mechanismen der Abwehr, um der Konfrontation mit schmerzhaften Erinnerungen und Gefühlen zu entgehen. So ist nach Racker die Übertragung immer beides: Widerstand und Abwehr.[3]

Was Freud zunächst als störendes Hindernis für das Verstehen von Symptomen und den therapeutischen Fortschritt empfand und als „falsche Verknüpfungen"[4] von vergangenen und gegenwärtigen Erfahrungen bezeichnete, wurde bald nicht nur von ihm, sondern von allen Analytikern als das wertvollste Instrument der psychoanalytischen Methode wertgeschätzt. So formulierte Anna Freud: „Übertragung nennen wir alle jene Regungen des Patienten dem Analytiker gegenüber, die nicht in der aktuellen analytischen Situation entstehen, sondern aus früheren Objektbeziehung entstammen und unter dem Einfluss des Wiederholungszwanges in der analytischen Situation nur neu belebt werden. Daß diese Regungen Wiederholungen und nicht Neuschöpfungen sind, macht sie im höchsten Maße dazu geeignet, uns Kenntnisse über die vergangenen Gefühlserlebnisse des Patienten zu vermitteln."[5]

Vorraussetzungen für das Übertragungsgeschehen in der Psychotherapie

Man geht bei diesen Überlegungen auch davon aus, dass schon die Tatsache, dass zwei Menschen wiederholt alleine zusammen sind, eine emotionale Verbindung schafft. Nach Greenacre liegt ihr Ursprung in der Mutter-Kind-Beziehung, und diese kann als primäre Übertragung bezeichnet werden. Weil die Bindung in der Therapie durch die Regelmäßigkeit der Stunden und die Verhältnisse in der Situation ähnlich wie in der Mutter-Kind-Beziehung sind, nämlich dass der Patient als Hilfe suchender und der Therapeut als potenziell helfender Mensch wahrgenommen werden, schafft dies Gefühle von Abhängigkeit und Erwartungshaltungen im Patienten.[6] Dazu kommt, dass er sich dem Therapeuten exponiert – eine Situation, die unschwer vergangene Entblößungen vor den Eltern, Lehrern,

Ärzten, Chefs und anderen Personen als Übertragungsreaktionen produziert.

In der Psychoanalyse gehört das Setting zur Technik, damit der Patient infantile Gefühle und Haltungen entwickeln kann. Deswegen zählt Winnicott zum Setting der Therapie auch das Verhalten des Analytikers, indem dieser sich in einer Weise an die Bedürfnisse anpasst, die „gut genug" ist, dass der Patient allmählich Hoffnungen schöpfen kann, dass das „wahre Selbst" die Risiken eingehen kann, die zum Beginn lebendiger Erfahrung dazu gehören.[7] An anderer Stelle spricht er davon, dass der Analytiker sich als Objekt verwenden lassen muss, weil letztendlich dadurch der Patient zu reiferen Objektbeziehungen gelangen kann.[8]

In der Übertragung stellt sich der Therapeut mit seiner gesamten Haltung in einer Weise auf den Patienten ein, damit dieser regelrecht Gebrauch von ihm machen kann. Dazu gehört die relative Neutralität des Therapeuten, indem er möglichst wenig von seinem persönlichen Leben in die Beziehung hineinträgt, den Patienten nicht mit seinen eigenen Angelegenheiten beschwert und die Übertragung eine von seiner Person induzierte Färbung erhält. Das erfordert ein hohes Ausmaß an Zurückhaltung und Verzicht vom Therapeuten, denn er muss jede andere Art von Beziehung und Austausch außerhalb des Settings mit dem Patienten vermeiden, um die Möglichkeiten zur Übertragung offen zu halten. Auch der mangelnde Sichtkontakt zwischen dem Therapeuten und dem Patienten, der auf der Couch liegt, während der Therapeut hinter ihm sitzt, unterstützt die Entwicklung der Übertragung, denn subjektive Mimik und Wahrnehmung von Körperhaltung, Gestik usw. könnten die Wahrnehmung vom Therapeuten als Person beeinflussen.

Greenson unterstreicht, wie wichtig eine professionelle Haltung des Therapeuten ist, denn frühere Erfahrungen werden schon am Anfang beim Kennenlernen im Erstinterview aktualisiert. Je mehr der Patient den Eindruck hat, dass der Therapeut Vorstellungen über therapeutische Ziele, Mitgefühl und Expertise mitbringt, desto stärker werden sowohl realistische als auch positive Übertragungsreaktionen bei ihm ausgelöst.[9]

Die Übertragungserscheinungen auf den Analytiker werden als Übertragungsneurose bezeichnet. Damit solche Übertragungsphänomene auftauchen können, muss sich der Patient in der therapeutischen Beziehung einigermaßen sicher und gehalten fühlen, um seine bewussten Kontrollen aufgeben zu können und Unbewusstes auftauchen zu lassen. Zetzel sieht sich in Übereinstimmung mit anderen, wenn sie feststellt, dass als Regel für die Entwicklung der Übertragungsneurose die Abwehrmechanismen des Ich ausreichend geschwächt sein müssen, damit vorher verborgene triebhafte Konflikte mobilisiert werden können. Erst wenn der Patient eine gute und vertrauensvolle Beziehung zum Therapeuten entwickelt hat, kann es zur Regression in der Übertragung kommen.[10]

Damit in der Dynamik der Übertragung eine Aufhebung der Abwehr und Intensivierung der Übertragung erreicht werden kann, erwartet man vom Patienten die Befolgung der „Grundregel". Der Patient soll alles sagen, was er denkt und fühlt, ohne Zensur auszuüben oder etwas auszulassen, selbst solche Dinge, die er als unangenehm, lächerlich und belanglos empfindet. Er soll frei assoziieren, seinen Gedanken und Gefühlen freien Lauf lassen und sie mit Worten ausdrücken.

Die hilfreiche Funktion der Übertragung

Das Kernstück der analytischen Therapie ist die Analyse der Übertragungsneurose[11], oder mit den Worten Anna Freuds, ist das vielleicht wichtigste Hilfsmittel der analytischen Arbeit die Deutung der Übertragung.[12] Das bewusste Erfassen von Phantasien und Gefühlen, die der Patient in der Beziehung zum Therapeuten entwickelt, kann dem Patienten nur sehr behutsam ins Bewusstsein gebracht werden, da sie oft mit Gefühlen der Angst und Scham verknüpft sind. Somit wird die Deutung zu einem sehr sensiblen, jedoch zentralen Moment des therapeutischen Prozesses. Sie verleiht vorher nicht verstehbarem Verhalten und Äußerungen Sinn bzw. Bedeutung. Manchmal wird die Deutung auch als „Übersetzungstechnik" bezeichnet.[13]

Wie Thomä und Kächele betonen, führt die Übertragungsneurose „in der Ursachenforschung zur Rekonstruktion der Entstehungsgeschichte der Erkrankung und zur Betonung der Erinnerung als kurativen Faktor."[14] Die Autoren fassen die Problemlösungen, die durch die Entdeckung der Übertragung erreicht scheinen, folgendermaßen zusammen:

- *Die Entstehung seelischer und psychosomatischer Erkrankungen konnte im zwischenmenschlichen Feld der Übertragung rekonstruiert werden.*
- *Die Diagnose typischer neurotischer Reaktionsbereitschaften und sogenannte dispositionelle Erklärungen wurden möglich, wie verinnerlichte Konflikte, die sich als Denk- und Verhaltensschemata in Wiederholungen*

manifestieren, in der Beziehung zum Arzt, in der Übertragung, beobachtbar werden.

- *Verinnerlichte, also Struktur gewordene Konfliktmuster können durch Übertragung in Objektbeziehungen verwandelt und in statu nascendi beobachtet werden.*[15]

Für den analytisch arbeitenden Therapeuten gilt es also herauszufinden, welche verinnerlichte frühere Beziehungsformen wiederbelebt und auf ihn übertragen werden. Man spricht dann von Vater-, Mutter- oder Geschwisterübertragung und meint damit die Aktualisierung jener Konflikte und/oder unerledigten Wünsche bzw. Bedürfnisse, die mit diesen Vorbildern verbunden und zum „Klischee" geworden sind.[16] Der Hunger nach der Erfüllung dieser Wünsche aus frühen versagenden Objektbeziehungen verstärkt die Tendenz, bei anderen nach einer guten Lösung zu suchen. Deshalb gehört zum Wesen der Therapie, dass sie zu besonders intensiven Übertragungen der „verurteilenden inneren Objekte" führt und gleichzeitig diese Objekte auch die „ersehnten Objekte" sind.[17] Das erklärt, dass der Therapeut, der angegriffen wird, auch derjenige ist, nach dem die Sehnsucht am größten ist: eine Spiegelung der infantilen Situation zwischen Hass und Abhängigkeit und der Sehnsucht nach der bedingungslosen Liebe.

Das Auftauchen von Übertragung kann nach Greenson an zwei charakteristischen Reaktionen bemerkt werden: sie müssen eine Wiederholung der Vergangenheit sein, und sie müssen in der Gegenwart unangemessen sein.[18] Irrationales Verhalten und Verzerrungen im Erleben stehen deshalb im Zentrum der Beziehungsdynamik im therapeutischen Prozess.

Die Wichtigkeit des therapeutischen Arbeitsbündnisses

Aber dennoch gibt es nicht ausschließlich diese Dimension der Beziehung zwischen Patient und Therapeut, in der primär Unbewusstes in Aktion tritt. In jeder Therapie muss zwischen verschiedenen Kategorien von Verhalten des Patienten unterschieden werden, da nicht alles der Übertragungsneurose zuzuordnen ist. Denn trotz regressiver und der Realität nicht angemessener Reaktionen in der Übertragung behält der Patient einen Teil der Beziehung zum Therapeuten bei, der relativ wenig neurotisch und auf ein Ziel gerichtet ist. Indem der Patient sich an die Bedingungen und Regeln der Therapie hält, zum Beispiel indem er zu den vereinbarten Zeiten kommt und die Verteilung der Rollen in dieser spezifischen Beziehung anerkennt, ebenso wie er die Bereitschaft hat, sein Verhalten auf Behandlungsfortschritte einzurichten, geht er ein bewusstes Bündnis ein, das auf seiner Fähigkeit beruht, seine erwachsenen reifen Seiten während des therapeutischen Prozesses beizubehalten. Man nennt dies die Ebene des Arbeitsbündnisses oder therapeutische Allianz.[19] Eine weitere Ebene der Beziehung, die als Real-Beziehung bezeichnet wird, ist gegenwärtig, wenn sich Patient und Therapeut bei zufälligen Begegnungen außerhalb der Therapiestunde oder bei der Begrüßung als autonome erwachsene Menschen verhalten.

Alle Therapeuten stimmen darin überein, dass ein therapeutischer Fortschritt nur erreicht werden kann, wenn diese drei Ebenen der Beziehung ihre Standpunkte mit den anderen immer wieder integrieren können. So muss, wie Ermann als Beispiel anführt, auf die Erfüllung regressiver Wünsche verzichtet werden, um sie im analytischen Dialog klären zu können; folglich ist es notwendig, gleichzeitig mit regressivem Erleben auch einen beobachtenden Standpunkt einzunehmen. Dies ist die therapeutische Ichspaltung.[20] Das Wechselspiel von verschiedenen psychischen Positionen, die von rationalen und irrationalen Aspekten geprägt sind, kann im sicheren Rahmen der therapeutischen Beziehung jede Form von Ausprägung erhalten. Greenson und andere betonen, dass eine wirksame Therapie darauf baut, dass der Patient außer seinen Übertragungsgefühlen auch eine Nichtübertragungsbeziehung zu seinem Therapeuten hat, aus der heraus der Patient die realen Aspekte und die Erkenntnisse in der Beziehung prüfen und einschätzen, integrieren und assimilieren kann.[21] Dies bildet die Grundlage für ein Arbeitsbündnis. Denn das Arbeitsbündnis wendet sich immer wieder an die integrierenden Fähigkeiten des Ichs des Patienten, aus Zuständen von Chaos, Regression und Fragmentierung wieder Sinn finden zu können. Dieser Aspekt soll weiter unten ausführlicher diskutiert werden, denn einige Kunsttherapeuten schätzen ihn als besonders wertvoll für das Verstehen der Beziehungsdynamik in der Kunsttherapie.

In seiner Diskussion um die Übertragung nutzt Grinberg ein Symbol, das universell mit dem Phänomen der Abspaltung von unerwünschtem, Angst und Schuld auslösendem innerem Erleben und der Übertragung auf andere zusammenhängt: das des Sündenbocks. Er hält diesen Aspekt für einen prinzipiellen Anteil der Übertragung in der Therapie.[22]

Damit ist sie eine wichtige Funktion, die das Ich mobilisiert, wenn es unter innerem Druck steht. Indem es Sündenböcke erschafft, schafft es Mittler, um Übel und Krankheit loszuwerden. In der Bibel wird der Sündenbock in die Wüste geschickt, um die Sünden der Menschen mit sich zu nehmen. Bei vielen Völkern dienen Sündenböcke in Form von Kultgegenständen, die zum Beispiel aus Ton geformt werden, der Entledigung des Unerwünschten; das Böse, die Vorstellung vom Feind oder der Krankheit wird auf das Objekt „übertragen“, dann zerstört oder auf andere Weise entfernt.[23] Die machtvolle positive Rolle des Sündenbocks liegt letztendlich in seiner Fähigkeit, das Gute und Gesunde zu ermöglichen; damit wird er auch zu einem Talisman mit der Kraft der Transformation. Nach Grinberg übernimmt in der Psychoanalyse der Therapeut quasi die Funktion des Sündenbocks.

Die Universalität der Übertragungsmechanismen

Wie wir wissen, findet die Suche nach einem Gegenüber, auf das man Gefühle und Erwartungen aus der Vergangenheit übertragen kann, nicht nur in der analytischen Situation statt. In jeder Beziehung spielen Elemente früherer Erfahrungen eine Rolle, wirken sich auf die Dynamik der sich entwickelnden Prozesse aus. Insoweit ist das Vorkommen von Übertragung universell und alltäglich.

Unter diesen Gesichtspunkten erweitert der Psychoanalytiker Battegay den Bereich der Übertragungen über die Therapie hinaus und beschreibt, weshalb darin ein fortwährendes Bedürfnis zu sehen ist. Er hält es für ein Charakteristikum unseres menschlichen Wesens, dass wir durch eine konfliktbeladene Situation oder ein Mangelerleben und die daran geknüpften Triebregungen und Verkürztheiten, die wir nicht wahrhaben wollten, zeitlebens gebannt bleiben. Dabei ist es nach Battegay so, als versuchten wir einerseits in dauernder Wiederholung, den Konflikt bzw. die Frustration zu lösen bzw. zu beheben, ihn bzw. sie andererseits aber doch auf die alte Weise – durch Abwehr – zu erledigen. Übertragung bezeichnet einen Vorgang, bei dem mit einer Triebregung einhergehende Affekte und Vorstellungen von einem Objekt auf ein anderes, von einer Situation auf eine andere „übertragen“ werden.[24]

Battegays Definition bezieht sich also nicht nur auf die Vorgänge der Übertragung in der Psychoanalyse, sondern er beschreibt sie, wie auch Freud und viele andere, als ein Phänomen, das in jeder Art von Beziehung entstehen kann. Insofern ist es für jede Art von Beziehung und natürlich besonders für jede Art von Therapie sinnvoll zu wissen, dass in Beziehungen irrationale Gefühle und Wünsche ausgelöst werden können.

Greenson erläutert, dass sich manche Personen im Leben wie Liebespartner, Führer, Autoritätsfiguren, Ärzte, Lehrer, darstellende Künstler und Berühmtheiten besonders eignen, Übertragungsreaktionen zu aktivieren. Er erweitert sogar die Bereiche der Übertragungsreaktionen auf Tiere, unbelebte Gegenstände und Institutionen und hat aus seinen Analysen erfahren, dass sie von den wichtigen Menschen der frühen Kindheit herzuleiten sind.[25]

Schon hier können wir verstehen, dass auch in der Kunsttherapie solche Gefühle seitens des Patienten auftauchen. Zum einen wird der Therapeut mit diesen aus früheren Erfahrungen stammenden Gefühlen konfrontiert; zum anderen sind die von Greenson erwähnten „unbelebten Gegenstände“ in der Kunsttherapie im Material und im künstlerischen Werk vorhanden. Deshalb muss jeder Kunsttherapeut sehr genau über die möglichen Ursachen und Wirkungen der Übertragung aufgeklärt sein. Die Situation in der Kunsttherapie gleicht in manchen Aspekten der psychoanalytischen Therapie: es gibt den Therapeuten und den Patienten, die in einer nicht-symmetrischen Beziehung zueinander stehen, deren Beziehung vergleichbar mit der analytischen Beziehung von ungleichen Rollen ist, die als solche schon Übertragungen hervorruft. Auf dem Hintergrund der Erfahrungen der Psychoanalyse können wir deshalb vor vor allem solche Phänomene besser verstehen, die sich direkt in der Beziehung zwischen Kunsttherapeut und Patienten bemerkbar machen.

Hinzu kommt, dass der Kunsttherapeut wie jeder andere Therapeut eigene Gefühle für Patienten entwickelt. Diese wirken sich auf sein Verstehen und seine Interventionen aus. Dabei können auch solche Gefühlsregungen eine Rolle spielen, die der realen Beziehung nicht entsprechen und als „unbearbeitet“ eine ungünstige Auswirkung haben können: die sogenannte Gegenübertragung. Auch dieses Phänomen hat multiple Ursachen und Wirkungen, auf die ich weiter unten eingehen werde.

In den letzten Jahren hat die Bedeutung von Übertragung und Gegenübertragung in der Therapie in der psychoanalytischen Theorie und Praxis eine Revision erfahren, die zu einer veränderten Einschätzung der Rolle des Therapeuten geführt hat. Dies wird im Zusammenhang mit der Diskussion um die Gegenübertragung relevant werden und zeigen, dass damit auch das Verständnis der Beziehungsdynamik in der Kunsttherapie aus einer erweiterten Perspektive gesehen werden muss.

Obwohl wir in der Kunsttherapie eine andere Art von Beziehung entwickeln, wenn die Kunst beteiligt ist, ist ein tiefgehendes Verstehen der Mechanismen in der Übertragung und Gegenübertragung in der Kunsttherapie dennoch aus zusätzlichen Gründen besonders wichtig. Es wird sich zeigen, dass im künstlerischen Schaffensprozess selbst Phänomene der Übertragung auf dieselbe Weise in Erscheinung treten können, verkörpert durch die Anwendung der künstlerischen Medien. In der Weise wie Menschen ihre Wünsche und Gefühle auf andere Menschen projizieren, stehen Farben, Bilder und Skulpturen für etwas, das auf den Erfahrungen in der Vergangenheit des Einzelnen beruht. Sie sind die „unbelebten Gegenstände", die in der Übertragung zum Leben gebracht werden.

Diese Tatsache führt dazu, dass wir unsere Aufmerksamkeit in der Kunsttherapie entscheidend erweitern müssen: denn, wie wir damit feststellen, ist das Beziehungsgefüge nicht ebenso dyadisch angelegt wie in der psychoanalytischen Therapie. Über das künstlerische Material schiebt sich ein drittes Element ein, das konsequenterweise durch sein Hinzutreten die gesamte Beziehungsstruktur verändert: es stellen sich Beziehungen her zwischen Therapeut und Patient (die herkömmliche), zwischen dem Patienten und seinem Werk und dem Therapeuten und dem entstehenden Werk.

Später soll ausführlicher beschrieben werden, dass diese Triangulierung kein statisches Beziehungsgefüge ist. Je nach Phase des therapeutischen Prozesses erfährt sie unterschiedliche Gewichtungen, die den Stand des Therapieverlaufs reflektieren und dem Kunsttherapeuten als wichtige Indikatoren für sein eigenes Handeln dienen.

Die Veränderungen der Beziehung in der Kunsttherapie durch das Hinzutreten von Kunst wird zwar von allen Kunsttherapeuten beachtet; jedoch, und darauf will ich zunächst eingehen, geschieht dies teilweise in einer sehr paradoxen Weise. Durch die entstehende Inkonsequenz wird der Kunsttherapie als eigenständige Therapieform eher geschadet und ihre besonderen Wirkungsmöglichkeiten bleiben letztendlich doch unberücksichtigt. Der Kristallisationspunkt dieser schwierigen und folgenreichen therapietechnischen Differenzierung liegt in der praktischen Interpretation des Übertragungskonzeptes.

Anwendungen der Übertragung in der Kunsttherapie

Als erste Kunsttherapeutin konzipierte Margaret Naumburg ein theoretisches Konstrukt, indem sie psychoanalytische Konzepte wie Verdrängung, Projektion, Identifikation, Sublimierung und Verdichtung ihrem Ansatz zugrunde legte.[26]

Naumburg übernahm jedoch nicht nur bei ihren theoretischen Überlegungen die Erkenntnisse der Psychoanalyse, sondern sie richtete ihre Praxis nach den Psychoanalytikern: als die wichtigste Grundlage ihrer kunsttherapeutischen Arbeit wandte sie das Konzept der Übertragung an. Sie behauptet, dass der Patient eine Übertragungsbeziehung zum Therapeuten hergestellt haben muss, um den geeigneten Rahmen für das Entdecken der Bedeutung seiner symbolhaften Kunst herzustellen: „Wenn spontane Bilder vom Patienten in der Kunsttherapie geschaffen sind, ermutigt der Kunsttherapeut den Patienten, seine freien Assoziationen zum Bild, das er kreiert, zu geben. Der Kunsttherapeut deutet die vorgestellten Projektionen nicht wie ein Psychoanalytiker, aber er ermutigt den Patienten, eine aktive Rolle bei der Erklärung seiner Kreationen zu übernehmen. Der gesamte Prozess der Entdeckung der Bedeutungen seiner symbolischen Kunst findet innerhalb der etablierten Übertragung zum Therapeuten statt."[27]

Naumburg bemerkt, dass die Übertragung nicht nur verbal ausgedrückt wird, sondern sichtbar in den Bildern zum Ausdruck gelangt. Deshalb spricht sie dem diagnostischen Wert von spontanen Bildern als Projektionen des Unbewussten große Bedeutung zu.

Die Übertragungsbeziehung ändert sich nach Naumburg in der Kunsttherapie beträchtlich, denn „durch die Einführung von spontanen Bildern, durch die Projektion von Bildern durch die freie Assoziation, fängt der Patient an, die Ursprünge seiner Konflikte deutlicher zu erkennen, die in seinen frühen Beziehungen in der Kindheit begonnen haben mögen."[28] Einen besonderen Vorteil sieht sie darin, dass die Techniken der Therapie tief im Unbewussten vergrabenes Material leichter hervorbringen und deshalb die Therapie verkürzen und außerdem die Komplikationen negativer Übertragung mildern.

Weiter hält sie für ein besonders wichtiges Element der Kunsttherapie die Tatsache, dass der Patient eine sogenannte „narzisstische Besetzung" zu seinem Kunstwerk entwickelt. Die anfängliche Abhängigkeit vom Therapeuten wird durch diese allmählich entstehende Gratifikation durch das Kunstwerk ersetzt und folglich die Übertragung zum Therapeuten geschwächt. Die Autonomieentwicklung des Patienten wird unterstützt durch seine wachsende Fähigkeit, zu den verbalen Deutungen seiner künstlerischen Produktionen beizutragen.[29]

Die Fähigkeit zur Verbalisierung auf der Basis einer etablierten Übertragungsbeziehung erfährt, wie schon angedeutet, durch die spontanen kreativen Formen eine schnellere Entwicklung, weil nämlich „Patienten leichter in Worten zu den spontanen Bildern, die sie geschaffen haben, frei assoziieren können, und dies führt unweigerlich zu einer Beschleunigung des therapeutischen Prozesses." Letztendlich geht es nach Naumburg also um die erweiterte Verbalisierungsfähigkeit, die mit Hilfe der spontanen Bilder leichter zu erreichen ist als in der verbalen Psychotherapie. Im Grunde dient hier das spontane kreative Gestalten nur als Katalysator (oder Abkürzung) für eine verbal orientierte Psychotherapie. Kritiker des Naumburg'schen Ansatzes haben ihn demzufolge auch als „Sprungbrett zur Psychotherapie" bezeichnet. Formulierte man diese Kritik noch polemischer, wäre man geneigt, den wesentlichsten Unterschied von Psychotherapie und analytischer Kunsttherapie nach Naumburg in der Ökonomie der Mittel zu sehen. Nicht der künstlerische Prozess und die Arbeit am entstehenden Werk werden als therapeutischer Mittelpunkt gesehen, sondern die Fähigkeit, verbal Einsicht in zuvor unbekannte und verdrängte psychische Zustände und daraus folgend eine bessere ich-gerechte Anpassung an die äußere Welt zu erreichen.

Widersprüche in der Anwendung des Übertragungskonzeptes

Aber es soll hier nicht einfach um Kritik an denjenigen Kunsttherapeuten gehen, die sich auf diese Weise therapietechnisch sehr eng an die psychoanalytische Methode anlehnen. Vielmehr möchte ich die Aufmerksamkeit auf die Aspekte dieser Ansätze richten, die in der Kunsttherapie einige verfängliche Probleme aufwerfen.

Zwei Theoreme treffen bei diesem Ansatz in der Praxis zusammen, die, wenn sie so benutzt werden, unvereinbar sind. Einerseits wird die Übertragungsbeziehung zwischen Therapeut und Patient in der Kunsttherapie als wesentlichste Voraussetzung für die therapeutische Arbeit angenommen; sie wird fortwährend erhalten, vor allem durch die Phasen der verbalen Assoziation, in denen der Kontakt zum Therapeuten durch die an ihn gerichteten Worte und seine ebenfalls primär verbale Reaktion intensiviert wird. Andererseits soll der künstlerische Prozess die Abhängigkeit vom Therapeuten allmählich lockern und zur Bildung von Autonomie führen. Parallel werden also der Mechanismus der Übertragung angeregt und ein Prozess angeboten, der davon wegführen soll. Dieser Widerspruch begleitet die Kunsttherapie bis heute.[30]

Besonders wird er innerhalb der Richtungen deutlich, die nach Naumburg arbeiten, wie die Gestaltungstherapie. Die Beziehung zur Person und die dabei entstehenden Übertragungsphänomene stehen in der Gestaltungstherapie für das eigentliche Ziel. Schrode, eine der Mitbegründerinnen der Gestaltungstherapie, schreibt: „Angestrebt wird beim Patienten die Einsicht in die unbewußten Konflikte als Ursachen der Erkrankung. In der Beziehung zur Therapeutin, zum Therapeuten und gegebenenfalls in der Gruppe soll er korrigierende emotionale und soziale Erfahrungen machen. Besondere Beachtung wird den Übertragungsvorgängen (Übertragung der Erfahrung mit Bezugspersonen der frühen Kindheit auf den Therapeuten) und deren Überprüfung und Rücknahme geschenkt."[31] Übertragungsphänomene werden vor allem in der Beziehung zum Therapeuten beobachtet.[32] Dagegen ordnet Schrode dem Gestaltungsmaterial lediglich Appellcharakter zur Befriedigung libidinöser Wünsche und Aktivierung von Vorstellungen und Erinnerungen zu. Der Begriff der Übertragung taucht im Zusammenhang mit dem Gestaltungsmaterial nicht auf. Die verbale Reflexionsphase des Gestaltungsprozesses beginnt bei Schrode mit dem Betrachten und dem „sprachlichen Nachschaffen", um das außen Dargestellte wieder nach innen zu nehmen, wie sie sagt, und mit den dort vorhandenen Strukturen neu und bewusster zu verbinden.[33] Die Unschärfe dieses Ansatzes zeigt sich darin, dass zum einen nicht geklärt wird, was mit „neu" und „bewusster" psychodynamisch gemeint ist; zum anderen wird nicht erörtert, wie mit diesem Konzept, in dem die Übertragungsbeziehung in dieser Weise betont wird, in denjenigen Bereichen umgegangen wird, in denen die Kunsttherapie ebenfalls angewandt wird: die Arbeit mit jenen Patienten oder Klienten, die verbal und kognitiv nicht in der Lage sind, zu einem Bild verbal zu assoziieren, und keine sprachlichen bzw. kognitiven Einsichten zu erhalten.

Eine solche Praxis gibt Anlass zu weiteren Fragen sowohl zum Verstehen von Übertragungsphänomenen in der Therapie als auch der künstlerischen Kompetenz der Praktizierenden bzw. dem Stellenwert, den sie der Kunst zugestehen. Die Strenge der Betrachtung halte ich in dem Stadium der Entwicklung der Kunsttherapie für durchaus angemessen: geht es doch um die Anerkennung eines mit allen spezifischen Seiten des Therapiehandwerks vertrauten neuen Berufes. Alle, die ihn ausüben, sollten über die Wirkung ihrer Handlungsweisen aufgeklärt sein und die theoretischen und praktischen Konsequenzen im Umgang mit den Patienten kennen sowie eigene Übertragungsprozesse erfahren und bearbeitet haben. Will man die hybride Verbindung zweier verschiedener Bereiche, die im Begriff *Kunsttherapie* zusammengewachsen sind, gleichberechtigt einsetzen und interdisziplinär nutzen, sollte man sie auch in der Praxis als emanzipiertes Ganzes verwenden können. Die Unentschiedenheit in der Begrifflichkeit zeigt sich im deutschen Sprachbereich auch darin, dass sich seit einiger Zeit die Gestaltungstherapeuten erweitert als Kunst- und Gestaltungstherapeuten bezeichnen. Es ist aus der Literatur nicht ganz nachzuvollziehen, welche eigenständige Rolle die Kunst in der neueren Selbstbeschreibung errungen hat.

Wie bei Naumburg und den Gestaltungstherapeuten beschrieben, kann in diesen Zugängen zwar eine temporäre Schwächung der Übertragung während der Phase des spontanen Malens eintreten, jedoch wird die Übertragung wieder aufgenommen, sobald die freie Assoziation des Patienten stattfindet. Schließlich ist sie an den Therapeuten gerichtet, denn er ist derjenige, der sie wahrnehmen und mit ihr umgehen soll. In diesem Zusammenhang gibt es Einiges zu bedenken.

Wenn der Rahmen der Übertragung in der Kunsttherapie bzw. Gestaltungstherapie durch solche beschriebenen methodischen Parallelen zur Psychoanalyse hergestellt wird, dann muss sich der Praktizierende auch darüber im Klaren sein, dass er im Umgang mit dem Wort Kompetenzen wie ein Psychoanalytiker erwerben muss. Denn sobald man das Wort als Kommunikationsmittel einsetzt, ist die Verbindung der zwei beteiligten Personen enger, die Übertragung wirkt stärker. Das Wort ist nicht an das Bild gerichtet, sondern an denjenigen, der zuhören und potenziell reagieren kann. Die Aufmerksamkeit wird vom Bild auf das Wort umgeleitet.

In der Psychoanalyse wird die „Kur“ über die Rede erreicht, die Phantasien werden mitgeteilt und interpretiert, der Kontext zwischen Vergangenheit und Gegenwart mittels „Austausch von Worten“ untersucht. Die wichtigste Aufgabe eines mit verbalen Mitteln arbeitenden Psychotherapeuten ist, den Inhalt bei ungeformtem verbalem Ausdruck mit seinen symbolischen Bedeutungen zu verstehen. Dazu muss er sich einer jahrelangen Ausbildung sowie einer Praxis begleitenden Supervision unterziehen. Ein Kunsttherapeut, der ohne adäquate Ausbildung den Fokus des Prozesses fortlaufend vom Bild zurück auf die verbale Kommunikation richtet, begibt sich leicht in die Nähe eines therapeutischen Dilettantismus oder schlichtweg in unverantwortliches Agieren.

Bisher ist mir keine Kunsttherapie-Ausbildung bekannt, deren Hauptanteil die therapeutische Gesprächsführung ist. In der Supervision allein kann diese Aufgabe nicht bewältigt werden. Sie muss multiple Aufgaben erfüllen, wobei oft die diagnostische Einschätzung von Bildern im Vordergrund steht, und die Reflexion der verbalen Interaktion mit dem Patienten vernachlässigt wird. Davon zeugen auch entsprechende Berichte aus der Praxis. Jedoch höre ich immer wieder von Kollegen, die ihre Therapiestunde in eine Malphase von 15 bis 20 Minuten aufteilen, um anschließend über das Dargestellte assoziieren zu lassen und verbal die entstandenen Erinnerungen und Gefühle zu „bearbeiten“ (nach Schrode). Nicht selten werden auch Therapieprozesse mit Sitzungen wiedergegeben, in denen überhaupt nicht gemalt, gezeichnet oder mit bildhauerischen Medien gearbeitet, sondern nur in Gesprächsform kommuniziert wurde. Zentrale Fragen erheben sich: werden in diesem verbalen Austausch alle Anteile des Verstehens von Phänomenen der Übertragung und Gegenübertragung bedacht? Inwiefern wird zwischen der Beziehung zum Bild und den möglichen Übertragungsphänomenen zum Therapeuten unterschieden? Damit stellt sich auch die Frage nach der Ausrichtung des Arbeitsbündnisses. In der Literatur wird dieses Thema bislang nicht problematisiert.

Die Verführungskraft des Redens

In diesem Zusammenhang ist allerdings zu bedenken, dass es nicht wenige Patienten gibt, die die Ebene der verbalen Kommunikation auch in der

Kunsttherapie suchen; vor allem neurotische Patienten tendieren dazu, die Sprache ausgiebig anzuwenden und die Beziehung eher auf der verbalen Ebene gestalten zu wollen. Dies scheint für einige Kunsttherapeuten eine große Verführung zu sein. Unter dem Eindruck der Erfahrung, dass verbale Therapieformen größere Anerkennung erreicht haben, unter anderem weil sie leichter ihre Vorgänge und Ergebnisse begrifflich fassen können, entsteht bisweilen auch bei Kunsttherapeuten die Überzeugung, dass ohne entsprechende verbale Kommunikation eigentlich keine wirkliche Therapie stattfindet.

Deswegen wird unter dem Begriff der *Einsicht* auch die *verbale Einsicht* verstanden. Abgesehen vom gebräuchlichen kognitiven Fokus in der Anwendung dieses Begriffes ist das sinnliche *Sehen* und nicht eine sprachliche Reaktion etymologisch relevant.

Ein-Sicht ist vor allem die Schau nach innen – für viele Menschen ist diese Erfahrung neu, denn sie haben bisher nicht wahrnehmen können, dass sie ein inneres Leben besitzen. Viele komplexe Elemente, die sich außerhalb der kognitiven, verbal kommunizierbaren Wirklichkeit bewegen, führen zu dieser Erfahrung. Und das, was *„gesehen"* bzw. beim Sehen gefühlt wird, kann auf Ablehnung stoßen und Angst hervorrufen.

Wenn die Sprache den größten Raum in der Kunsttherapie einnimmt, kann sie leicht zum Hindernis werden. Die Intellektualisierung des künstlerischen Prozesses und Werkes reflektiert dann oft Pseudo-Einsichten, die jedoch einen wirklichen Zugang zur Gefühlswelt und dem inneren Erleben des Patienten und somit einer Chance zur echten Veränderung versperren. Sprache dient nicht selten zur Abwehr und Zensur. Vorzeitiges verbales „Bearbeiten" eines visuellen Ausdrucks unterbricht einen Prozess, der zur Identifikation mit Erfahrungen aus primärprozesshaften, noch nicht in logisch geordneten vielschichtigen Elementen im Bild oder der Skulptur führen sollte. Das Verstehen eines sichtbaren Ausdrucks geschieht auf mehreren Ebenen, und die verbale ist nur eine davon. Die Vermittlung von Einsicht in der Kunsttherapie geschieht primär nicht verbal – wenn im künstlerischen Prozess vor allem die Sinne im Zentrum derjenigen Prozesse stehen, die Erfahrungen symbolisch sichtbar transformieren.

Hier ließe sich einwenden, dass man doch den Patienten nicht unterbrechen könne, wenn er im Redefluss ist. Ich bin der Meinung, dass ein sensibler und gut ausgebildeter Kunsttherapeut erkennen kann, wann ein verbales Begleiten oder Reden über den künstlerischen Ausdruck von einer ich-syntonen Ergänzung des Geschehenen wegführt und als Abwehrreaktion eingeschätzt werden kann. Bildet das Sprechen die Grundlage der Beziehungsform, mit der der Patient die Übertragung zum Therapeuten festigen will, muss der Kunsttherapeut seine Interventionen darauf richten, die künstlerische Arbeit wieder zum Mittelpunkt des Geschehens zu machen. Denn nicht selten liegt im Reden ein Versuch, sich der Konfrontation mit rational nicht fassbaren Aspekten des künstlerischen Prozesses und des sich formenden Werkes sowie der möglichen Bedeutungen entziehen zu können. Würde der Kunsttherapeut diesem Muster durch Intensivierung des Redens folgen, käme die künstlerische Arbeit zum Stillstand. In diesem Sinne geht Körner davon aus, dass „hilfreiche Beziehung" nicht heißt, Konflikten in der Therapie durch nie enden wollendes Verständnis auszuweichen, sondern die bisherigen Übertragungsentwürfe des Patienten im Sinne der Chance zur Veränderung zum Scheitern zu bringen.[34]

Wenn der Patient primär die Ebene des Sprechens anstatt des künstlerischen Arbeitens sucht, sollte sich in solchen Situationen auch der Kunsttherapeut die Frage stellen, welche Signale er selbst dazu gegeben hat. Könnte es sein, dass der künstlerische Ausdruck des Patienten ihn befremdet, ihm missfällt oder er ihn einfach nicht versteht, und er deshalb die gesprochene Sprache zur Absicherung der Beziehung sucht? Der Grund für verbales (Re-)Agieren kann auch in der Gegenübertragung des Therapeuten liegen. Aus diesem Bereich entspringt ebenso die Überlegung, ob die Worte des Patienten zur Distanzierung zwischen ihm und dem Patienten dienen sollen, weil vielleicht der Patient (oder der Therapeut) die Stille des kreativen Prozesses als bedrohlich empfindet und nicht aushalten kann. In allen Fällen kann er methodisch den Fokus wieder auf den künstlerischen Prozess richten, und oft ist der Patient sogar dankbar für diese Intervention. Denn schließlich ist über die Stunde die Übereinkunft getroffen worden, am kreativen, sichtbar werdenden und nicht am verbalen Ausdruck zu arbeiten.

Folglich wirkt sich ein Fokus auf die Sprache auf die Form der Kunst aus. In diesen Ansätzen kann man schon fast als ein Merkmal die oft geringe Qualität des künstlerischen Ausdrucks beobachten. Dies fängt bei einer bestimmten Haltung zum Angebot des künstlerischen Materials an. Es soll technisch leicht manipulierbar und „nicht zu kostbar" sein.

Schrode empfiehlt sogar, jede Art von Werkzeug wegzulassen, um einen unmittelbaren spontanen Ausdruck zu produzieren. Der Patient wird nicht von einem künstlerischen Ambiente empfangen, sondern einfache Materialien vorfinden, die dazu dienen sollen, spontan und ohne großen Aufwand etwas zu produzieren, über das hinterher gesprochen werden kann.

In einer solchen Vorgehensweise stellt sich ein Patient auf die gestalterischen Prozesse mit der bewussten Haltung ein, dass er anschließend mit dem Therapeuten darüber reden wird. Dieses Wissen und seine Erfahrung, wie mit dem Produkt umgegangen wird, bewirken, dass seine Orientierung vor allem auf die nachfolgende zu erzählende „Geschichte" gerichtet ist. Das heißt, er wird sich nicht in der notwendigen Intensität auf den kreativen Prozess einlassen, der in einem echten schöpferischen Prozess zu Phasen der Rücknahme des Realitätsbezuges, In-sich-gekehrt-Seins und aktiver Schaffenszeit führt. Erst unter solchen Bedingungen resultiert die Auseinandersetzung mit den inneren Bildern und äußeren Gegebenheiten, dem künstlerischen Material, primärprozesshaftem und sekundärprozesshaftem Denken schließlich in einer sichtbaren komplexen Form im künstlerischen Werk.

Um eine vielschichtige künstlerische Form zu schaffen bedarf es meistens guter Materialien und auch entsprechenden Werkzeugs. So gibt es große Unterschiede zwischen wertvolleren und billigen Aquarellfarben, ebenso im dazu gehörigen Papier. Ungenügende Materialien führen den Patienten ebenso zu enttäuschenden Ergebnissen wie einen Künstler. Materialbewusstsein zeigt sich auch darin, dass die intrinsischen Eigenschaften der einzelnen Materialien sich im Angebot niederschlagen. So wird beispielsweise Ton häufig verwendet und selten ein fester Stoff wie Stein oder Yton. Jedoch weckt der Ton andere Gefühle und appelliert an andere psychische Bereiche und Ich-Funktionen als Stein.

Um diese und andere Aspekte näher zu untersuchen werde ich deshalb in einem eigenen Kapitel auf die außerordentlich wichtige Rolle der künstlerischen Medien ausführlicher eingehen.

Rückbesinnung auf die Kunst und narzisstische Befriedigung

In einem echten künstlerischen Prozess können sich die entstehenden Formen im Laufe der Zeit verändern, sie werden komplexer und gewinnen an Expressivität. Wir erinnern uns an das von Rycroft, Deri und anderen beschriebene Zusammenspiel von Primär- und Sekundärprozessen im künstlerischen Symbolisierungsprozess und der zentrifugalen Wirkung, die mit der Zunahme von Sicherheit und der Erweiterung von Erfahrung schließlich ausdrucksstärkere und differenziertere künstlerische Formen hervorbringen.

Ein auf diese Weise kreierender Patient wird alle Erlebnisse eines wirklichen künstlerischen Prozesses haben. Weiß er aber, dass im Anschluss an das Malen über das Bild verbal gearbeitet wird, wird er sich wesentlich weniger in den bewusstseinsferneren, regressiv orientierten kreativen Prozess hineinbegeben und deswegen größere kognitive Kontrolle über den Inhalt der darzustellenden Elemente des Bildes ausüben. Denn er soll ja anschließend das Gemeinte des Bildes oder der Skulptur verbal erweitern und nicht wie ein künstlerisch arbeitender Mensch den für ihn aussagekräftigsten Ausdruck in das Werk zu legen versuchen. Dabei spielt es dann keine Rolle, ob zum Beispiel eine Figur in ihrer ganzen körperlichen Form auf dem Blatt entsteht oder als Strichmännchen. Wenn der Kunsttherapeut nicht anregt oder unterstützt, einen ganzen Menschen in seinem Volumen, seinem ganzen formalen Erscheinungsbild in einem vom Patienten gewählten passenden Medium darzustellen, sondern er stattdessen die Geschichte des Strichmännchens in der Erzählung kommuniziert, werden wahrscheinlich sowohl der Patient als auch der Therapeut kaum das Wesentliche der Figur erfassen. Dabei geht es mehr um den Inhalt, die Erzählung und Assoziation des Patienten. Die zentrale Frage der Kunst nach der Form spielt dabei gar keine oder eine eher untergeordnete Rolle. Gestaltungstherapeuten betonen immer wieder die geringe Bedeutung der künstlerischen Form.

In einer solchen Vorgehensweise ist die Beziehung des Patienten zu seinem Werk, die Naumburg als „narzisstische Besetzung" und als besonderen Vorteil der Kunsttherapie herausgehoben hat, sicherlich weniger eng als die eines um den künstlerischen Ausdruck ringenden Menschen. Der Patient weiß aus seiner Erfahrung, dass diese Beziehung mehr auf die spätere, in Worte gekleidete Kommunikation mit dem Therapeuten ausgerichtet ist. Die Gratifikation eines spontanen Bildes hält mit größter Wahrscheinlichkeit (und nach meinen Erfahrungen) nicht so lange an, wie bei einem Werk, an dessen optimalem formalen Ausdruck lange suchend gearbeitet wurde. Die Verdichtung, opponierende Bildstrukturen, spezifischen Wirkungen und Qualität des Materials, also all diejenigen Elemente, die den eigentlichen künstlerischen Prozess und schließlich das Werk ausmachen, stehen nicht im Zentrum der Aufmerksamkeit des Therapeuten und damit auch nicht des Patienten. Folglich ist es ein Trugschluss, dass die narzisstische Gratifikation bei dieser Methode so groß ist, wie Naumburg behauptet. Dem Patienten werden letztendlich die Erlebnisse, Lern- und Erkenntnisprozesse eines echten künstlerischen Prozesses vorenthalten. Insofern ist auch das Bild nicht Resultat eines künstlerischen, als vielmehr eines *Gestaltungs*prozesses.

Wenn Patienten ihre Bilder nicht mitnehmen

In der Praxis konnte ich schon häufig beobachten, dass in einer methodisch derart geführten Kunst- bzw. Gestaltungstherapie die Patienten ihre Bilder regelmäßig nach Abschluss der Therapie oder Entlassung in der Klinik zurücklassen. Die Bilder und Skulpturen sind offenkundig emotional wenig „besetzt", es mangelt an echter Beziehung zu ihnen. Noch größere Skepsis entsteht, wenn die Beziehung zum Therapeuten solcher Natur war, dass ihm die Werke am Ende geschenkt werden; die Übertragung scheint in solchem Fall am Ende der Therapie noch so stark vorhanden zu sein, dass selbst das auslösende (oder auflösende) Moment, die künstlerischen Arbeiten, eher ein Teil der Person des Therapeuten und nicht der eines autonomen, sich mit seinen Werken identifizierenden Patienten sind.

Jedoch gibt es auch Gründe für das Zurücklassen der Bilder und Skulpturen, wenn Patienten zu ihren Werken eine intensive Beziehung entwickelt haben. Manchmal existiert zu Hause kein sicherer Platz, und die Bilder sind in der Klinik besser aufgehoben. Aber in solchen Fällen wird dies meistens vom Patienten thematisiert und man spürt, dass ihm seine Werke wichtig sind. Ein anderer Anlass könnte sein, dass der Patient unbewusst antizipiert, dass er in absehbarer Zeit wieder zur Behandlung kommt. Auch dann bilden die Werke eine Brücke, die symbolisch noch als Träger von Übertragungswünschen an die Klinik verstanden werden kann. Dies ist im Übrigen ein wichtiger Grund, weshalb alle Werke von Patienten lange aufbewahrt werden müssen. Manche Patienten kommen nach Jahren in die Klinik zurück und erkundigen sich nach dem Verbleib ihrer Arbeiten aus der Kunsttherapie.[35]

Das mangelnde Verständnis mancher Gestaltungstherapeuten für den Übertragungsaspekt der Werke der Patienten wurde einmal in einer Diskussion anlässlich einer Tagung deutlich: Die Gestaltungstherapeutin lässt bei Abschluss der Therapie die Patienten regelmäßig eine Erklärung unterschreiben, dass sie ihre Arbeiten binnen vier Wochen abholen. Falls dies nicht geschieht, werden diese Arbeiten vernichtet. In der darüber entfachten Diskussion begründete sie ihre Haltung damit, dass sie nicht genügend Platz für die lange Aufbewahrung habe. Offen blieb, welche ethischen Probleme mit einer solchen Haltung verbunden sind. So gehört auch zur kunsttherapeutischen Praxis ausreichend Aufbewahrungsraum für die künstlerischen Arbeiten.

Ein wichtiges Thema wurde in diesem Abschnitt angeschnitten: der Gebrauch der verbalen Sprache in der Kunsttherapie. Nicht nur als quasi paradoxe Verstärkung der Übertragungsphänomene hat die gesprochene Sprache eigene mächtige Wirkungen. Worte stehen ebenfalls in traditionellem Verhältnis zur Erfahrung mit Kunst und künstlerischen Prozessen und deren Vermittlung, deren Untersuchung ich für ein erweitertes Verstehen in der Kunsttherapie für sehr brauchbar halte. Deshalb soll dieses Thema in einem späteren Kapitel ausführlich behandelt werden.

Übertragung in der Kunsttherapie

Wie wir an diesen Ansätzen gesehen haben, erfordert die Betonung der Übertragung in der Therapie größte Kenntnis der dabei einsetzenden Mechanismen. In der Psychoanalyse werden durch das Setting gezielt die Bedingungen geschaffen, um Übertragungsprozesse zu fördern. Der Analytiker bleibt für den Patienten nicht sichtbar hinter der Couch. Er bewahrt eine relative Anonymität, indem er möglichst wenig von seiner Person und seinem persönlichen Leben in die Beziehung hineinträgt. So wird dem Patienten Gelegenheit gegeben, Attribute anderer bedeutsamer Personen aus seinem Leben auf den Analytiker zu übertragen. Seine Rolle wird manchmal mit der einer weißen Leinwand verglichen. Jedoch ist er schließlich Mensch und muss auf die Übertragungsgefühle und Projektionen seines Patienten reagieren. Das bedeutet, dass er mit äußerster Bedachtsamkeit seine Worte wählt und sein Verhalten steuert. Nur durch große Beschränkungen des Analytikers wie Neutralität und relative Anonymität, die angelehnt sind an die

Prinzipien des Settings, kann ein Patient zur vollen Übertragungsneurose gelangen. Selbst in den neueren Ansätzen, die, wie weiter unten beschrieben wird, der Subjektivität des Analytikers eine größere Funktion beimessen als bisher, ist das Gewahrwerden des Therapeuten über seine eigenen Reaktionen im therapeutischen Prozess mit wachsamer Eigenbeobachtung verbunden. Wir haben erfahren, dass die Bedingungen der analytischen Situation dem Patienten die größte Sicherheit bieten sollen, in der kontrollierten Regression Zugang zu seinen frühesten Lebenserfahrungen zu finden. Die Rekonstruktion und Deutung dieser Prozesse hat nach Thomä und Kächele das Ziel, zu neuen Objektbeziehungen und Realitätseinschätzungen zu führen. Letztendlich muss die Übertragung aufgelöst und das projizierte Bild vom Analytiker der Realität angemessen werden können.

Das andere Setting der Kunsttherapie

Die Situation in der Kunsttherapie ist in vielfacher Hinsicht eine ganz andere als in der psychoanalytischen Therapie. Schon das Szenarium des Arbeitsraums weicht von dem sorgfältig angeordneten Arrangement eines mit Couch und Sessel ausgestatteten Zimmers ab. Im Kunstraum, der im Idealfall dem Ambiente eines Ateliers gleicht, sind verschiedenste Materialien ausgelegt, die zu kreativen Aktivitäten anregen sollen. Es gibt Werkzeuge, Arbeitsplätze zum Sitzen an Tischen und Werkbänken und zum Stehen an der Wand oder der Staffelei. Da ist ein Wasserbecken, an dem man zwischendurch eine Palette reinigt oder neues Wasser in den Becher füllt. Atmosphärisch herrscht eine Stimmung, die geprägt ist von Aktivität und Produktion, Experimentieren und Entdecken, aber auch von Selbstdarstellung und Entblößung sowie dem Loslassen herkömmlicher Kontrollen.

In dieser Situation kann der Kunsttherapeut nicht die Anonymität und vorsichtige Zurückhaltung des Psychoanalytikers beibehalten. Seine Rolle ist eher aktiv: er hilft bei der Suche nach Ideen und Motiven, bietet Material an, zeigt wie Farben zu mischen oder zu verdünnen sind, wie Pastellstifte auf unterschiedliche Art benutzt werden können. Er reinigt die Werkzeuge, spitzt stumpfe Stifte, klebt eine Zeichnung auf ein Passepartout-Papier, holt Bildbände zum Anschauen aus dem Regal. Er ermutigt den Patienten, macht Vorschläge oder interveniert direkt, er schützt vor Zerstörung von Werken oder hilft bei der Reparatur; er hängt Bilder an die Wand, legt sie zum Trocknen aus oder in eine Mappe, die er für den Patienten hergestellt hat. Seine Aktivitäten sind diametral zu der relativen Passivität eines Analytikers. Deswegen können viele Übertragungswünsche geweckt werden. Judith Rubin schreibt: „Ich glaube, daß es sinnvoll für den therapeutischen (gemeint ist der analytische) Prozeß ist, so anonym wie möglich zu bleiben, um die Übertragung zu fördern; jedoch kann ein Kunsttherapeut nicht die totale Neutralität eines Analytikers beibehalten. Auf ähnliche Weise kann der Grad der ‚Abstinenz' wie in der Psychoanalyse unmöglich in der Kunsttherapie eingehalten werden, wo die Befriedigung vieler Übertragungswünsche möglich ist."[36]

Die im Vergleich mit der Psychoanalyse weitaus unstrukturiertere Situation, die in der Kunsttherapie durch den künstlerischen Prozess gegeben ist, erfordert daher einen neuen Fokus, der weniger die regressionsfördernden, hauptsächlich vom Unbewussten gesteuerten Übertragungswünsche mobilisiert. In der Verbindung von künstlerischem und therapeutischem Prozess können besonders neuere Gedanken der Diskussion über die Übertragung und Gegenübertragung Eingang finden.

Zunächst soll ein kunsttherapeutischer Ansatz skizziert werden, in dem der Versuch unternommen wird, die Beziehung zwischen Patient und Kunsttherapeut als reale Beziehung oder *therapeutische Allianz* zu verstehen und dabei der Kunst eine bestimmte Rolle zuzuordnen.

Die Kunst in der Therapie – ein Sündenbock?

Die englische Kunsttherapeutin Joy Schaverien, deren Beiträge in der Fachliteratur auf Englisch erscheinen und damit primär in Großbritannien und den USA gelesen werden, vertritt in ihren Schriften zunächst, dass in der Kunsttherapie die beiden Beziehungsebenen zwischen Therapeut und Patient in ihren Übertragungsinhalten nicht interpretiert werden. Stattdessen wird die Übertragung betrachtet, wie sie sich im Bild manifestiert, das im Rahmen der Beziehung entsteht. Schaverien schließt daraus: „So tauchen die Regression und irrationalen oder unbewussten Vorstellungen *innerhalb* der Beziehung, aber *in* den Bildern auf."[37] Sie verweist darauf, dass vor allem für bestimmte Patienten wie psychotische oder Borderline-Patienten Übertragungsinterpretationen nicht förderlich sind, wogegen die Übertragung im Bild gehalten wird, da es ein intermediäres Objekt ist, das unter der Kontrolle des Patienten steht. Um diese Mechanismen einsichtig zu machen, zieht Schaverien einen Begriff heran, den sie in ihren

Schriften ausführlich erschließt. Sie nennt diese Art der Übertragung *scapegoat transference*, also Sündenbock-Übertragung.

Schaverien fasst ihre Theorie folgendermaßen zusammen: „Die Sündenbock-Übertragung ist eine Form der unbewussten Übertragung von Attributen und Zuständen, durch die ein Bild oder ein dreidimensionales Kunst-Objekt einen sonst unerträglichen Affekt verkörpern kann. Fragmentierte und abgespaltene Elemente in der Psyche können unbewusst veräußert und in einem Bild verkörpert werden. Wie bei einem Sündenbock kann dann ein Versuch stattfinden, diese loszuwerden, indem man das Bild loszuwerden versucht. Anfangs ist dies ein symbolischer Akt, dem eine symbolische Dimension fehlt. Indem Zeit vergeht und indem therapeutische Interventionen einschließlich der sicheren Verwahrung des Bildes stattfinden, ist der ‚abgelehnte' Affekt re-integriert. So kann dies als symbolisches In-Szene-Setzen verstanden werden, und so dient das Kunstwerk in einer positiven Funktion als ein Sündenbock. Als ein konkretes Objekt, das die Übertragung verkörpert, kann es als transaktionales Objekt verstanden werden. Das Kunstwerk kann als Fetisch oder Talisman wert geschätzt werden, bewusst oder unbewusst Elemente enthaltend, die das Gefühl von ‚lebendig sein' in der therapeutischen Beziehung in sich bergen."[38] Das fundamentale, ausschlaggebende Merkmal jedes Rituals, in dem ein Sündenbock kreiert wird, ist der Glaube, dass Eigenschaften und Zustände als übertragbare Substanzen betrachtet werden.[39]

Mit diesem Begriff werden wir an den Psychoanalytiker Grinberg erinnert, der den „Sündenbock" als eine prinzipielle Komponente der Übertragung erkennt. Dabei warnt Grinberg jedoch gleichzeitig, dass sich der Analytiker davor hüten solle, sich durch die auf ihn gerichteten negativen Gefühle im Rahmen des Sündenbockphänomens selbst krank machen zu lassen.[40]

Für manche Kunsttherapeuten ist Schaveriens Ansatz sehr einleuchtend. Primär bezieht sie sich auf die unzähligen Beispiele des Anthropologen Frazer, in denen in primitiven Gesellschaften Sündenböcke kreiert wurden, um Schutz- und Heilungsfunktion zu übernehmen und um meistens im weiteren Verlauf eines Rituals mit der Zerstörung des Objekts zu enden. Auch zieht Schaverien die Arbeiten von C. G. Jung und Ernst Cassirer heran und untermauert die mythologischen Ursprünge ihres Ansatzes. Sie nimmt das Phänomen des Sündenbocks ebenso wie Grinberg, um die Mechanismen der Abwehr von ungeliebten, nicht bewältigten, mit Angst und Schuld beladenen inneren Vorgängen auf das Bild zu übertragen. Damit steht der Sündenbock für wichtige Aspekte der Übertragung an sich; im Rahmen der psychoanalytischen Therapie kann man seine Entlastungsfunktion nachvollziehen. Jedoch, so mahnt Grinberg, muss dabei der Therapeut sehr wachsam sein, um sich nicht mit den projizierten abgewehrten Gefühlen in eine ungünstige, negative Haltung manövrieren zu lassen.

Zum wesentlichen Ziel der Therapie gehört die Auflösung der Übertragung – in Schaveriens Sinn – die Auflösung der Sündenbockübertragung. Konkret auf die Kunsttherapie bezogen soll die Diskussion zeigen, dass die analoge Befrachtung des Bildes als Sündenbock Verkürzungen produziert, die weder dem künstlerischen Werk noch dem Prozess in der Therapie gerecht werden. Schaverien, die ursprünglich Künstlerin war und sich dann zur Kunsttherapeutin und jungianischen Analytikerin weiterbildete, hat den fruchtbaren Boden der Kunst offensichtlich verlassen und sich den Sphären der analytischen Psychotherapie nach Jung verschrieben.

Der Einsatz des Sündenbocks in der Mythologie zielt zunächst immer auf die Entledigung von Bösem und Üblem. Man spricht in diesem Zusammenhang auch vom „Schwarzen Schaf", eine Rolle, die gekennzeichnet ist durch Ausgrenzung und Ablehnung. Somit enthalten die Übertragungsmechanismen, die vom *Sündenbock* der Mythologie und Anthropologie abgeleitet werden, eine emotionale Färbung, die mit dem Vergehen der Sünde, dem Unrecht und Bösen assoziiert wird. In der Übertragung auf die künstlerische Arbeit geschieht somit eine starke Wertung auf der negativen Seite. Das Kunstwerk, das in der Kunsttherapie als Objekt der „Sündenbockübertragung" dient, hat die primäre Funktion, negative, unerwünschte Aspekte des Patienten auf sich zu laden. Schaverien spricht von „Spaltung", indem das Werk diese Anteile übernimmt, während die Beziehung zum Kunsttherapeuten relativ frei von diesen konflikthaften Übertragungsmechanismen bleiben kann. Den Vorteil der im Bild sichtbaren Spaltung in gute und böse Anteile nach kleininanischem Denken sieht sie darin, dass diese Spaltung nun vom Patienten und Therapeuten betrachtet werden kann und einen Nachweis für die innere Welt des Patienten gibt, sei diese auch noch so wenig annehmbar. In der Veräußerung dieser Anteile besteht die Chance, alternative Sichtweisen zu erkennen und Lösung und Integration der gespaltenen Elemente zu finden.[41] Die besondere Befriedigung besteht nach Schaverien für den Patienten und Künstler darin, dass die Spaltung sichtbar und gleichberechtigt im Bild existieren kann und dem Impuls zur Zerstörung oder Verleumdung der „schlechten" Anteile widerstanden wird.

Schaverien erwähnt häufig, wie das symbolische Sündenbock-Objekt nach seinem rituellen Gebrauch zerstört wird. Eine solche Analogie in der Kunsttherapie zu benutzen hieße auch, dass ein Werk, das ein Patient geschaffen hat, letztendlich wieder zerstört werden könnte. Ein solcher destruktiver Akt wäre natürlich ein grober therapeutischer Fehler, wenn man andererseits eine Haltung vertritt, dass dieses Werk vom Patienten als Teil seines Selbst erkannt, wertgeschätzt, geschützt und integriert wird. Auch Grinberg hatte im Zusammenhang mit der Sündenbockthese davor gewarnt, dass der Analytiker sich durch die negativen Übertragungsäußerungen an die eigenen bedürftigen und zerstörerischen Seiten rühren lässt und unbewusst entsprechend negativ reagiert. Eine Zerstörung des Sündenbock-Kunstwerkes nach rituellem Muster käme einer Zerstörung und Verhinderung der gesamten Möglichkeiten der Kunst gleich.

Schaveriens Erkenntnis zur Spaltung führt sie dazu, die weitaus konstruktivere Seite des künstlerischen Prozesses kaum in Betracht zu ziehen. Sie spricht zwar von „Intervention" des Kunsttherapeuten, klärt aber nicht, ob diese Intervention über das Betrachten und Erkennen der im Bild repräsentierten Spaltung hinausgeht. Sie schließt in ihrem Konzept nicht mit ein, dass im künstlerischen Prozess vor allem die Chance der Veränderung und Umwandlung von einmal abgespaltenen projizierten Elementen enthalten ist. Das heißt, der Patient kann sein Bild verändern, wenn es ihm nicht gefällt. Es können neue Entwürfe und Skizzen gemacht werden. Man kann ein zweites Bild malen, wenn man mit dem ersten nicht zufrieden ist, ein anderes Material benutzen.

Die Chance der künstlerischen Krise

Edith Kramer spricht vom „second wind"[42], also einem erneuten Anlauf nach der Krise im künstlerischen Prozess. Das heißt, ein Patient mag zwar im ersten Moment, wenn er anfängt zu arbeiten, abgespaltene, verdrängte Aspekte seiner selbst projizieren. Für einen Moment gerät er in die Krise. Doch sucht er auch meistens nach einer Möglichkeit, diese Formen mit den anderen Bildelementen zu verbinden und aktiv die Spaltung zu überwinden – oder der Kunsttherapeut hilft ihm dabei. Die Interventionen sollen darauf gerichtet sein, dass sich Bilder und Skulpturen nach den Vorstellungen des Patienten weiterentwickeln können. Die Fähigkeiten des Patienten werden mobilisiert, neue Lösungen zu finden.

Das heißt, dass die Übertragungen als Abspaltungen nicht den Raum einnehmen, den Schaverien ihnen zuschreibt, sondern dass stattdessen die Ich-Funktionen des Patienten zunehmend wichtig und durch den künstlerischen Prozess mobilisiert werden. Die große Befriedigung, die narzisstische Besetzung des künstlerischen Werkes, kommt sicherlich weniger daher, dass der Patient seine ungeliebten, ungewollten Anteile auf das Blatt bringen konnte, sondern dass er sie in eine akzeptable für ihn mit neuen Aspekten ausgestattete Form transformieren konnte. Erst in der Bewältigung und Veränderung der sichtbar gewordenen, zunächst häufig fragmentarisch wirkenden künstlerischen Elemente geschieht eine Integration. So ist denn der Sündenbock nicht in die Wüste geschickt worden, sondern war nur Material für eine bessere, nicht mehr bedrohliche und beim Menschen bleibende, sichtbar gewordene Form.[43]

Bezeichnenderweise benutzt Schaverien nur das Wort „Bild" in einer Weise, als stünde jedes Bild für alle Bilder. Ihre „images" sind nicht differenziert nach Stil, benutzten Medien, ob sie gemalt oder gezeichnet sind; Skulpturen spielen keine Rolle. Sie bezieht sich nicht auf andere Kunstwerke oder vergleichbare Bilder aus der Kunstgeschichte. Dabei entgeht ihr auch, dass die einzelnen künstlerischen Medien selbst Übertragungsqualitäten besitzen, auf die die Patienten bewusst oder unbewusst reagieren. Zusammengefasst heißt das, dass Schaverien viele wichtige Facetten der Kunst als Erkenntnismöglichkeiten für die Arbeiten der Patienten außer Acht lässt. Mit der Theorie der *Sündenbock-Übertragung* hat sie einen unglücklichen Begriff gewählt, der die Sichtweise der Übertragung in der Kunsttherapie in engen Grenzen hält. Dabei gehen wichtige und weitaus differenziertere Aspekte der Übertragung in der Beziehungsdynamik der Kunsttherapie verloren.

Übertragung im Ansatz Edith Kramers

Edith Kramer gilt als die Kunsttherapeutin, die am deutlichsten den Umgang mit der Übertragung in der Psychoanalyse und in der Kunsttherapie verglichen hat. Auch sie hat ihren theoretischen Ansatz zur Kunsttherapie fest in der Psychoanalyse verankert; jedoch bezweifelt sie, dass die Anwendung des Begriffes der „Übertragung" als methodische Grundlage für Kunsttherapeuten einen Wert hat. Sie mahnt, „dass wir darauf bedacht sein müssen, klar zwischen Übertragungsphänomenen außerhalb der Psychoanalyse – so wie wir ihnen auch in unserer Arbeit begegnen – und der Übertragung zu unterscheiden, wie sie sich im Laufe der analytischen Behandlung entwickelt."[44] Denn die psychoanalytische Behandlung, so Kramer, schafft absichtlich eine Situation, in der Übertragungsphänomene eine außerordentliche Intensität erreichen können. Der klar vorgegebene Rahmen der Psychoanalyse, einschließlich der Frequenz der Stunden, trägt dazu bei, dass der Patient solche intensiven Gefühle entwickeln und bearbeiten kann.

Doch in der Kunsttherapie nimmt die Übertragung in der therapeutischen Beziehung nicht die zentrale Position ein, wie es in der Psychotherapie der Fall ist. Kramer geht davon aus, dass man unter drei Hauptaspekten unterscheiden muss, wenn man die Komplexität der therapeutischen Beziehung erfassen will; diese sind:

1. Interaktionen, die von den unbewusst gesteuerten, irrationalen, übertriebenen und sich verändernden Emotionen der positiven und negativen Übertragung dominiert werden;
2. der Boden des Vertrauens und der Hoffnung, der dem therapeutischen Arbeitsbündnis zugrunde liegt – ein Bündnis, das die Höhen und Tiefen der Übertragung überstehen muss, wenn die Behandlung erfolgreich sein soll;
3. aktuelle Ereignisse und das Zusammenspiel der Persönlichkeiten, die gerechtfertigte positive oder negative Gefühle wecken, die nicht der Übertragung zugeschrieben werden können.[45]

Auch Kramer vertritt, dass der Kunsttherapeut den Begriff der „therapeutischen Allianz" aus der Psychoanalyse adoptiert. Das Arbeitsbündnis, wie die genaue Übersetzung in den Beiträgen von Greenson lautet, streicht die Rolle der Ich-Funktionen heraus, die auch in der Kunsttherapie relevant sind: ihr Kern bildet sich aus der Motivation des Patienten, seine Krankheit zu überwinden, seiner bewussten und rationalen Bereitschaft zusammenzuarbeiten und seiner Fähigkeit, den Anweisungen und Einsichten seines Therapeuten zu folgen.[46] Um ein gutes Arbeitsbündnis entstehen lassen zu können, nährt der Therapeut immer wieder die reiferen, erwachsenen Seiten im Patienten. Dazu gehört, dass er sich immer wieder mit dem Patienten über das verständigt, was gerade passiert, auf die Prozesse „schaut" und sich verständlich machen kann. Damit richtet sich das Arbeitsbündnis an die Fähigkeit des Patienten, zweckgerichtet zu arbeiten. Es beruht auf den relativ unneurotischen, rationalen Rapport zwischen dem Patienten und dem Therapeuten.[47] Dies bringt den Patienten dazu, sich mit diesem, die Realität betrachtenden Teil des Therapeuten teilweise zu identifizieren. Diese Haltung hilft aber auch, dass er im wachsenden Vertrauen auf die Kompetenzen des Therapeuten in der Lage sein kann, teilweise zu regredieren und frei zu assoziieren.[48] Die Betonung liegt in dem Begriff des „Arbeitsbündnisses", auf dem *bewussten* Aspekt der Beziehung.

Diesen unterstreicht Kramer: ihr Bündnis mit dem Patienten zentriert sich strikt um den produktiven Prozess.[49] Als Prototyp für die therapeutische Allianz sieht sie den Bereich der entspannten Aufmerksamkeit (relaxed tension) zwischen Mutter und Kind, der maßgeblich für eine gesunde Entwicklung ist. An Winnicott anlehnend beschreibt Kramer dies als eine Periode der Zurückgezogenheit und Ruhe, in der das Kind Impulse und Phantasien, die aus seinem Es emporsteigen, erfahren kann, ohne von ihnen überwältigt zu werden. In der Anwesenheit der Mutter kann das Kind die Sicherheit verspüren, Risiken eingehen zu können, sie beteiligt sich an der Freude der Selbst-Erfahrung und bietet Schutz, wenn Angst oder Müdigkeit überhand nehmen.[50]

Prototypisch stellt sich nun der Kunsttherapeut als jene frühe Mutter zur Verfügung, die dem Kind Gelegenheit bietet, Erfahrungen zu sammeln und Eindrücke zu verarbeiten. Seine Mittel, die er anbietet, sind die künstlerischen Medien, die Werkzeuge und seine eigene Erfahrung im Umgang mit ihnen. Wenn die Interaktion zwischen Patient und Therapeut den kreativen Prozess zum Mittelpunkt hat, dann bleibt die Macht der Übertragung sehr viel geringer, als wenn es nur einen Austausch zwischen den beiden Personen gäbe. Es sind demnach viele *bewusste* Aspekte, die der Kunsttherapeut in die Beziehung einbringt, wie zum Beispiel, dass er sein Setting vorbereitet, das heißt seinen Raum so einrichtet, dass künstlerische Prozesse ohne Störungen begonnen werden können. Er ist sich bewusst, dass seine Erscheinung, seine Stimmung und Haltung die Atmosphäre und realistischen Sichtweisen seiner Person beeinflussen. Denn das Arbeitsbündnis hat neben der rationalen auch immer irrationale Komponenten.[51] So ist dies zum Beispiel ein Grund, weshalb der Kunsttherapeut eine Arbeitsschürze trägt und nicht den gleichen weißen Kittel wie die Ärzte. Mit seiner Erscheinung kann er die realistischen oder die Übertragungsaspekte im Patienten wecken.

In einer solchen auf die künstlerische Arbeit gerichteten Beziehung werden dem Patienten sichtbare

Materialien angeboten, mit deren Hilfe er seinen inneren Vorstellungen, seinen Gefühlen und Phantasien Form verleihen soll. Die Aufgabe, die dem Kunsttherapeuten dabei zukommt, ist vielfältig, und ich will sie noch weiter beschreiben, aber man könnte sie gewissermaßen zusammenfassen: seine Rolle ist die eines mitarbeitenden Künstlerkollegen, dem es darum geht, Ausdruck zu ermöglichen und die Bedeutung dieses Ausdrucks in einem gemeinsamen Prozess mit dem Patienten verstehen zu lernen. Das schließt mit ein, dass er unterstützt, wenn Veränderungen ausprobiert, Risiken eingegangen werden oder Lernprozesse in Bewegung kommen. Auf diese Weise hilft er dem Patienten, sich selbst besser zu erkennen und zu verstehen. „Wir nehmen die therapeutische Allianz, die wir mit Patienten aufgebaut haben, um die über den Weg der Übertragung frei werdende Energie zurück zum Kunstwerk zu führen," schreibt Laurie Wilson.[52]

Übertragung auf Material und Werk

Dass diese Energie relativ leicht auf das Kunstwerk bzw. den künstlerischen Prozess zu lenken ist, ist meiner Meinung nach die eigentliche Chance der kunsttherapeutischen Beziehung. Wie in der Analyse die Neutralität des Analytikers die Bildung von Übertragungsphänomenen herausfordert, so verhält sich unser künstlerisches Material relativ neutral und damit „übertragungsfreudig": es ist amorph, fordert den Einzelne heraus, es zu formen und nach seiner Vorstellung ein Bild oder eine Skulptur zu bilden. Ton, Farbe, graphisches Material, eine Leinwand usw. bieten Eigenschaften an, die mit dem Zustand der Übertragung vergleichbar sind. Demnach können Materialien sehr unterschiedlich wahrgenommen werden und verschiedenste Reaktionen auslösen. Flüssige Temperafarbe kann zum Beispiel als wohltuend und entspannend, aber ebenso als verführerisch oder nicht beherrschbar erlebt werden. Ton oder Fingerfarben können Gefühle von Zärtlichkeit und Beruhigung wecken, auf der anderen Seite aber auch Ekel und Angst vor Verschmutzung oder Kontrollverlust hervorrufen. Eine Skulptur aus Speckstein zu gestalten, kann als Herausforderung zum Lernen und Aufforderung an das Erwachsenen-Ich, aber ebenso als entmutigend und Überforderung erlebt werden. Das Bearbeiten eines Holzblockes mit Hammer und Stechbeitel kann Gefühle von Herausforderung und Kraft wecken, aber auch Aggression provozieren, auf die dann Angstzustände und Schuldgefühle folgen. Ein kleines Zeichenformat kann als schützend, aber auch als einengend wahrgenommen werden.

An diesen Beispielen wird deutlich, dass wir in der Kunsttherapie davon ausgehen, dass die Medien unendlich viele Übertragungsreaktionen wecken können. Deshalb muss der Kunsttherapeut selbst „neutral" den Medien gegenüber stehen; das schließt mit ein, dass er sich mit ihnen auskennt und sie vor allen Dingen in seinem Angebot für den Patienten bereithält.

Aber nicht nur das Material ruft Übertragungsphänomene hervor. Auch das fertige künstlerische Werk kann Übertragungselemente wecken: der Patient kann enttäuscht über das Ergebnis sein, es kann ihm Angst einflößen, er kann Wut darüber entwickeln, sich dafür schämen oder großen Stolz empfinden.

Ebenso wie in jeder anderen Therapie können auch Mechanismen der Abwehr von Übertragung auf den Kunsttherapeuten auftreten und sich im Umgang mit dem Material oder Produkt zeigen. Ein Patient, der dem Therapeuten gefallen und sich seiner Zuneigung versichert sein will, kopiert „schöne" Abbildungen aus einem Buch und vermeidet damit den Ausdruck von konflikthaftem und Angst auslösendem Material. Wir kennen dies aus vielen stereotypen Motiven, die Patienten zeichnen oder malen, um tiefere persönliche Darstellungen zu verhindern. Aus verschiedenen Motiven kann der Patient dem Therapeuten sein Bild geben: aus Zuneigung, aber ebenso aus Ablehnung. Wenn ein Patient den Therapeuten auffordert, mit ihm zu malen oder ein Bild für ihn zu malen, kann man darin passiv-orale Wünsche mit aggressiven Anteilen erkennen oder einfach ein kindlich regressives Bedürfnis nach Versorgt-Werden. Oder der Patient betont, wie hässlich er sein Bild findet, und impliziert, dass er besonders gelobt werden will. Solche weniger direkten Übertragungsphänomene, die im Zusammenhang mit dem Produkt auftauchen, jedoch mit der Person des Therapeuten eng verbunden sind, erscheinen eher versteckt und dürfen nicht übersehen werden. Bemerkt der Kunsttherapeut sie nicht, führt dies leicht zum Anwachsen des Widerstandes und möglicherweise zu Gegenübertragungsreaktionen.[53]

Übertragungswünsche werden geformt

Die Art und Weise, wie Patienten auf Material und Produkt reagieren, scheint häufig mit Erfahrungen zusammenzuhängen, die in der Vergangenheit mit anderen emotional bedeutsamen Personen gemacht worden waren. Aus diesem Grunde können wir sagen, dass primär die rohen künstlerischen Materialien zum Objekt der Übertragung werden. Die Wirkung eines möglichst offenen, breit gefächerten

Angebotes an künstlerischen Medien kann mit der therapeutischen Grundregel in der Psychoanalyse verglichen werden. Denn in der größtmöglichen Auswahl kann der Patient das Material nehmen, das seinem Bedürfnis, seinen Wünschen und Absichten entspricht. Er soll sich möglichst nicht beschränken müssen, um seinen kreativen Absichten nachkommen zu können. Unbewusst sucht er in den Medien, die in ihren Eigenschaften zwar gebunden, jedoch ungeformt sind, nach dem für ihn zu diesem Zeitpunkt besten Medium, um seine Übertragungswünsche zum Ausdruck zu bringen. Auch hier gibt es Elemente, die aus den realen und irrealen Eigenschaften der Medien bestehen. So wie die Temperafarbe „real" am besten für größere Flächen aufgrund ihrer tatsächlichen Eigenschaften genutzt werden kann, kann sie auch in minimalistischer Weise mit feinstem Pinsel ins Detail gehen. Möglicherweise kann sich in diesem untypischen Gebrauch der Temperafarbe die Abwehr eines Wunsches spiegeln, ausladend und raumgreifend zu arbeiten. Ein weiteres Beispiel: der reale Aspekt eines Bleistifts ist seine Eigenschaft, Linien zu produzieren, als Medium für Zeichnungen und kleine Flächen zu dienen. Irreal wäre die Absicht, mit ihm ein riesiges Papierformat flächig zu füllen. Hier würden wir ebenfalls eine Abwehr vermuten und uns Gedanken über die möglichen Ursprünge machen.

Auch dreidimensionale Medien besitzen Eigenschaften, die real beachtet werden müssen: so ist zum Beispiel Speckstein nur begrenzt formbar; der Wunsch nach einer Figur mit vielen Details würde an den Eigenschaften des Steines scheitern. Ebenso wenig kann man mit Ton endlos hohe dünne Formen bilden, denn dann würden sie unweigerlich irgendwann zerbrechen.

Beginnt der Patient mit seinem gewählten Material zu arbeiten, fließen viele Möglichkeiten der Übertragung in die auftauchende Form ein; als visuelles Objekt enthält sie viele komplexe, oft sogar widersprüchliche Aspekte, die unter einer Vielzahl an Gesichtspunkten wahrgenommen werden können. Man spricht von der Verdichtung, die im Kunstwerk stattfindet.

Wilson zieht für das fertige Kunstwerk die Parallele zu den Übertragungsphänomenen in der Psychoanalyse, die der Analytiker in der Deutungsarbeit nutzt: „Das Werk übernimmt die Funktion von dem, was man in der Psychoanalyse Übertragungsneurose nennt: für denjenigen, der es versteht, Bilder und Skulpturen zu lesen, ist dies ein Hinweis über den psychologischen Zustand des Patienten – der wichtigste Fingerzeig für die Intervention des Kunsttherapeuten."[54]

Wilson beschreibt drei mögliche Wege, wie ein Patient das künstlerische Material und das Produkt wahrnehmen kann:[55] Sie nimmt an, dass die Unterschiede von der Ebene der mentalen Funktionsfähigkeit abhängen: die erste siedelt sie auf der niedrigsten mentalen Funktionsebene an, wo Menschen mit starker geistiger Behinderung das Material als Teil-Objekt empfinden können, also als etwas, das nicht ganz von der Person getrennt ist, so wie die Mutter nicht vollständig vom Säugling getrennt ist. Das Material muss sich ganz den Bedürfnissen unterordnen, es soll Spuren hinterlassen, gegessen werden können, geworfen. Trotzdem, so Wilson, wird es selbst auf der einfachsten Entwicklungsebene als nicht wirklich zum Selbst zugehörig empfunden.

Eine andere Art von Beziehung tritt auf, wenn der Patient sein künstlerisches Werk als Produkt seines Selbst wahrnimmt, das er dem Therapeuten als Geschenk anbietet. Die Quellen für solche Empfindungen liegen in der frühen analen Phase und scheinen charakteristisch für viele Menschen zu sein. Sowohl der gesunde als auch der neurotische Künstler kann nach Wilson sein Werk als Geschenk an die Welt wahrnehmen. In der Kunsttherapie soll der Kunsttherapeut wie die Mutter des kleinen Kindes das Geschenk zwar freudig anerkennen und in Empfang nehmen; jedoch wenn die Beziehung hauptsächlich von künstlerischen Gaben des Patienten an den Therapeuten geprägt ist, können leicht Übertragungsprobleme entstehen, wie schon beschrieben wurde.

Als dritte und am meisten vorkommende Art der Beziehung eines Patienten zu dem Material oder zu seinem Werk hat Wilson diejenige beobachtet, in der das Kunstwerk *für eine Person* steht. Künstler identifizieren sich mehr oder weniger mit fast allen Teilen ihrer Kunstwerke, aber es gibt Zeiten, in denen die Produkte nicht für den Künstler, sondern für jemand anderen stehen: manchmal flucht ein Patient über jemanden, während er in den Yton-Stein große Furchen schlägt. Oder er streichelt zärtlich den Ton und spricht liebevoll über eine bestimmte Person. Daran können wir eine solche durch die Eigenschaften des Materials ausgelöste Übertragung deutlich erkennen.

Die künstlerischen Materialien entlasten die therapeutische Beziehung

So sind den Materialien, Produkten und Prozessen Qualitäten gegeben, die an sich Übertragungsprozesse fördern. Aus diesem Blickwinkel entlasten sie die Beziehung von Patient und Kunsttherapeut:

ihre Bindung ist weniger beschwert durch psychisches Material, das aus vergangenen Zeiten herrührt. Wenn das künstlerische Werk im Zentrum des Geschehens steht und der Therapeut primär die Rolle des mit Material Versorgenden, technischen Unterstützers und des Begleiters einnimmt, ist der Weg offen, ein wirkliches Arbeitsbündnis einzugehen. Denn dann ist der Patient aufgefordert, seinen Wünschen, Phantasien, und Träumen objekthafte Form zu verleihen, das heißt, seine inneren Erfahrungen auf das Material zu projizieren und im Schaffensprozess zu transformieren.[56] Diese Dynamik steht im Gegensatz zur Psychoanalyse, in der der Therapeut als Projektionsfläche dient. Seine Leinwandfunktion wurde ja häufig beschrieben.

In diesem Zusammenhang erinnert Kramer daran, dass die Notwendigkeit, Übertragungsreaktionen auf den Therapeuten in der Kunsttherapie unter Kontrolle zu halten, auch dazu führt, die frei werdende Energie für die Sublimierungs- bzw. Lernprozesse verwenden zu können[57]. Eine Betonung der therapeutischen Beziehung verhindert oder erschwert nach Kramer das Erreichen echter Sublimierung in der Kunsttherapie. Gladys Agell unterstreicht den doppelten Gewinn, den der Patient als aktiver Teilnehmer in einem konstruktiven Prozess der Sublimierung erhält: zum einen wird Unbewusstes nach außen gebracht, zum anderen dient die Gratifikation eines fertigen Kunstwerkes dazu, Angst zu reduzieren und das Ich zu stärken.[58]

Wiederum kann auch hier ergänzt werden, dass eine intensive, lang anhaltende Bindung an den psychoanalytisch arbeitenden Therapeuten auch das Vorhandensein der Ängste und regressiven Neigungen prolongiert, während in der Kunsttherapie Erlebnisse von Autonomie und Selbstbestätigung viel unmittelbarer durch den künstlerischen Prozess ermöglicht werden können.

Übertragung auf den Kunsttherapeuten

Obwohl die Kunst und der künstlerische Prozess im Mittelpunkt der Kunsttherapie stehen, bietet die Rolle des Kunsttherapeuten Anlass zur Entwicklung von Phänomenen der Übertragung auf ihn als Person. Dies sollte er nicht vergessen, denn gerade seine aktive Haltung schafft genügend Situationen, in denen bei Patienten Gefühle aus der Vergangenheit wieder belebt werden können. Wie Greenson und andere feststellen, ist in jedem Arbeitsbündnis auch ein Teil an Übertragung enthalten. Der Therapeut gibt fortlaufend Botschaften über sich selbst, die der Patient im Lichte vergangener Erfahrungen wahrnehmen kann. Damit schieben sich auch die irrealen Komponenten, wie zuvor schon angedeutet, in die Wahrnehmung vom Kunsttherapeuten ein. Allein die Tatsache, dass er die Gruppe leitet oder der zuständige Therapeut in der Einzeltherapie ist, kann Übertragungsgefühle aus den Erfahrungen mit den Eltern, Lehrern oder anderen Personen, von denen der Patient abhängig war, wecken. Damit können positive oder negative Erinnerungen wach werden.

Aber besonders die aktive Rolle des Kunsttherapeuten fördert Übertragungswünsche. Das fängt mit seiner äußeren Erscheinung an: wenn der Kunsttherapeut sich kleidet wie ein Arzt oder so, als ginge er in ein Büro, wird es sicher anders wahrgenommen, als wenn er bequeme Kleidung trägt, die für künstlerische Arbeit geeignet ist. Jedoch sind es hauptsächlich seine Aktivitäten, die Anlass für Übertragungsgefühle geben. Indem er für das Angebot an Material zuständig ist, kann er als versorgende Mutter erlebt werden, aber auch als jemand, der nie das Richtige und nie genug zur Verfügung stellt. Wenn er dem Patienten den technischen Umgang mit dem Material lehrt, kann dieser die Situation als hilfreich, aber auch als demütigend empfinden. Allein die Tatsache, dass jemanden zum Umgang mit Farben und Papier angeregt wird, kann leicht Ängste wecken, dass das Erwachsenen-Ich ausgeschaltet werden soll und infantile Seiten zum Vorschein kommen. Andererseits kann diese Situation auch einem längst gewachsenen Bedürfnis nach Kreativität und Selbstexploration entgegenkommen.

Beim Anbieten von möglicherweise zur Regression anregendem Material wie Fingerfarben oder Ton kann der Kunsttherapeut als ermutigender Elternteil wahrgenommen werden, der zum Spiel und Experimentieren einlädt, aber ebenso als jemand, der verführt und notwendige Kontrollen per Anweisung aufheben will. Wenn der Kunsttherapeut das Zerstören von Kunstwerken nicht erlaubt, kann der Patient ihn als autoritär und einengend erleben und als jemand, der autonome Entscheidungen unterbindet, oder aber als jemanden, der hilft, vor unkontrollierbaren Impulsen zu schützen und konstruktive Lösungen zu finden. Der Vorschlag, eine Skizze von einem Gegenstand zu machen, kann als Bestätigung des künstlerischen Wachstums oder als Abwertung wahrgenommen werden. Fordert der Kunsttherapeut den Patienten auf, selbst ein Thema für ein Bild zu finden, kann dieser sich glücklich fühlen, weil seine Autonomie respektiert wird; jedoch könnte ein Patient dies genauso als ungerechtfertigte Vernachlässigung empfinden. Stellt der Kunsttherapeut Fragen zu einem Bild, kann jemand dies als inquisitorische Einmischung sehen oder gekränkt sein, weil er meint, seine Darstellung sei so schlecht, dass der Betrachter sie nicht zu erkennen vermag. Fragen können aber auch als wohlwollende Teilnahme und tiefergehendes Interesse des Therapeuten wahrgenommen werden, weil er mehr über die Bedeutung des Dargestellten für den Patienten in Erfahrung bringen möchte. Eine Situation, in der der Therapeut hinter dem sitzenden Patienten steht, kann Erinnerungen an den Lehrer wecken, der prüfend über die Schulter des Kindes auf das Schreibheft oder das Zeichenblatt schaute, und dann eine lobende oder entwertende Bemerkung machte. Eine Gesprächsrunde, die der Kunsttherapeut am Ende der Sitzung in der Gruppe einrichtet, um gemeinsam die entstandenen Werke zu betrachten und zu kommentieren, kann bedrohlich wirken, weil der Patient Missverständnisse oder Wertungen fürchtet; dieselbe Situation kann aber ebenso als bereichernd empfunden werden und das Vertrauen in der Gruppe vertiefen.

In jeder dieser Reaktionen, die sich auf die Interventionen des Kunsttherapeuten beziehen, zeigt der Patient sowohl auf die tatsächliche Situation bezogene als auch aus der Übertragung stammende Züge.[59] Die Gründe dafür liegen in der Rolle des Kunsttherapeuten auf der Basis einer spezifischen therapeutischen Beziehung, die sich über das künstlerische Material definiert. Wie in jeder therapeutischen Beziehung geschieht auch hier eine Aufspaltung in Real- und Übertragungsanteile.

Die Notwendigkeit der Objektivität

Trotz seiner vielen Aktivitäten bewahrt sich der Kunsttherapeut Neutralität in seinem Verhalten. Hierin kann und soll er es zwar den Analytikern nicht gleich tun, doch muss sein Bewusstsein geschärft sein bezüglich dessen, was in der Kunsttherapie unter „Neutralität" verstanden werden sollte. So spendet er weder exzessiv Lob, noch tadelt er einen Patienten. Nur wenn der Patient erleben kann, dass alles, was er zum Ausdruck bringt, als Teil seiner selbst wahrgenommen und wertgeschätzt wird, kann er sich mit all seinen Seiten zeigen und mehr von seinem inneren Leben preisgeben. Primär geht es auch in der Kunsttherapie um den Ausdruck authentischer Gefühle und nicht um ästhetische Kriterien. Vermittelte der Kunsttherapeut Wertungen über die künstlerischen Äußerungen, würden positive oder negative Übertragungsgefühle gefördert.

Neutralität in der Kunsttherapie schließt mit ein, dass der Therapeut möglichst wenige Informationen über sein persönliches Leben gibt. Gelegentlich aber kann die Beantwortung von Fragen, dazu beitragen, Übertragungsgefühle geringer zu halten. So fragen manchmal Patienten nach der eigenen Ausbildung oder welche künstlerische Arbeitsrichtung man bevorzugt. In solchen Momenten genügt eine kurze Beschreibung. Da jeder Kunsttherapeut eine breit gefächerte Grundlage in allen Arbeitsweisen haben sollte, kann er darauf verweisen. Eine ausführliche Darstellung der persönlichen künstlerischen Ausdrucksweise mitsamt dem bevorzugten Medium oder die Nennung des Künstlers, den man am meisten schätzt bzw. der Präferenzen von Epochen aus der Kunstgeschichte könnten zu nachteiligen Übertragungen bei den Patienten führen. Solche Informationen stärken die Bindung an den Therapeuten. Es kann zu Phänomenen der Konkurrenz, zu Unterlegenheitsgefühlen oder Anstrengungen hinsichtlich des Gefallen-Wollens und Imitierens kommen. Diese an die Person des Kunsttherapeuten gebundene Energie schränkt den Patienten unbewusst in seiner Freiheit ein, seine eigenen Gefühle und Vorstellungen zu erforschen und auf künstlerisches Material zu übertragen.

Frau O.

An dieser Stelle möchte ich zwei Episoden aus meiner Therapie mit einer 55-jährigen Frau beschreiben, die wegen extrem zwanghaften Verhaltens in die Klinik überwiesen worden war. Dieses Beispiel wird zeigen, in welcher Weise die Kunsttherapeutin in ihren Interventionen auf die progressiven, ich-stabilisierenden Aspekte im Prozess reagiert und damit hilft, die Mechanismen der Übertragung als regressive Phänomene in eine neue Form zu transformieren.

Frau. O. hatte nach einigen Stunden Kunsttherapie zum ersten Mal gewagt, mit Temperafarbe zu malen. Zuvor hatte sie Bleistifte und Farbstifte für mehrere Zeichnungen benutzt, in denen Erinnerungen an ihre Kindheit geweckt worden waren. An diesem Tag setzte sie unverbunden und rautenförmig angeordnet zunächst braune Pinselstriche auf das Blatt; nach innen zum Blattzentrum gehend folgten weitere Farben, die immer näher an eine gegenseitige Berührung rückten. Es war abzusehen, dass die Form sich langsam verengte und dann tatsächlich „eng" wirken würde. Einen ähnlichen Eindruck machte Frau O. in ihrem gewandelten

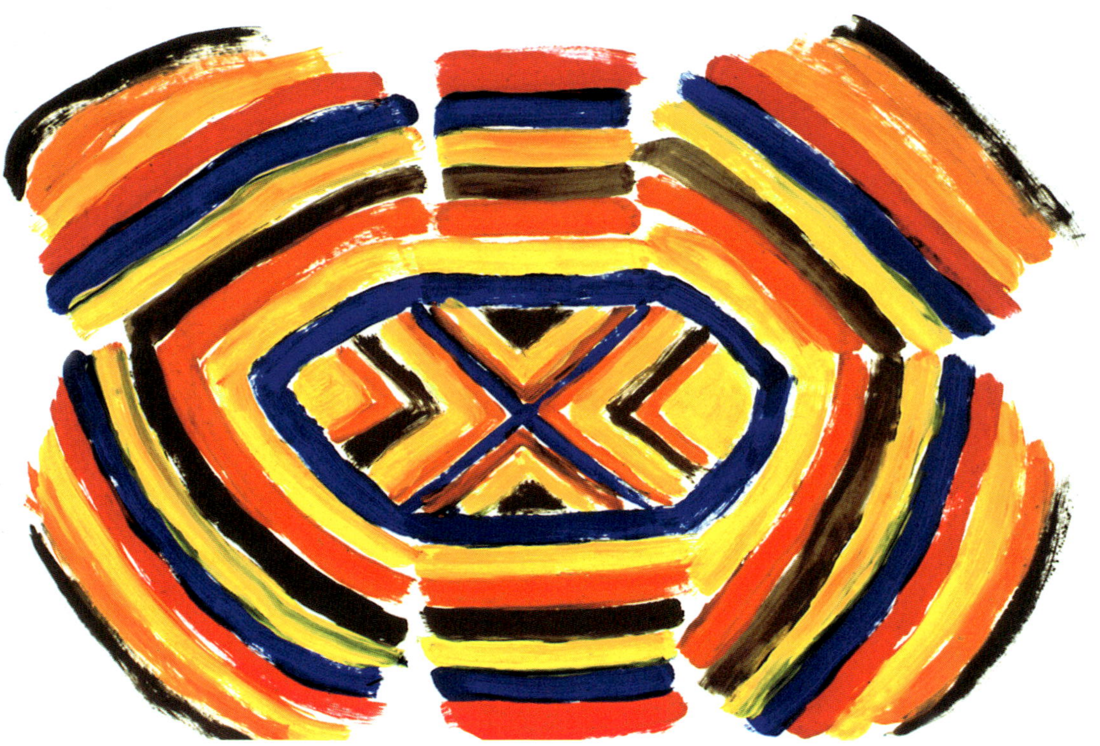

Abb 57: 42x59,7 cm, Gouache

Verhalten: zuerst schienen spielerische Seiten geweckt worden zu sein, die aber im Laufe der Zeit zu einem rigiden Muster erstarrt sind. Zuerst hatte sie das Malen mit mir aufgeregt und freudig durch Worte und Blickkontakt geteilt, dann mich offensichtlich „vergessen" und war allmählich in stereotypes Wiederholen der Farbstreifen übergegangen. Zu Beginn der Kunsttherapie hatte sie einmal erzählt, dass sie als Kind aufgrund der Armut im Kriege nie richtig spielen durfte und nie Tuschfarben besessen hätte. Mir schien, dass sie mit vielen Verboten handelnde und versagende Eltern gehabt hatte. Der Mangel und vielleicht auch das Verbot an Spiel- und Phantasiemöglichkeiten hatten möglicherweise dazu geführt, dass Frau O. in starren, sich selbst kontrollierenden Verhaltensschemata ihre wirklichen, wohl auch aggressiv-wütenden Gefühle abwehrte und dabei den emotionalen Kontakt mit der Außenwelt verlor. So schien es in unserer augenblicklichen Situation in der Kunsttherapie.

Damit sie sich nicht noch weiter in dieses Raster „hineinmalte", unterbrach ich sie, als sie den nun entstandenen Kreis weiter zum Bildmittelpunkt fortführen wollte. Ich schlug ihr vor, dass wir uns für einen Moment das Bild anschauen könnten. Sie schien dankbar für diese Unterbrechung und sagte, dass es wohl ein langweiliges Bild werden würde, wenn sie auf diese Weise weiter malte. Auf meinen Hinweis hin, sie könne etwas in dem noch weißen Bereich *dagegen* setzten, überlegte sie nur einen Moment und malte dann ein diagonales Kreuz und füllte den noch übrigen Raum mit weiteren, an diesem Kreuz angelegten Linien. Meine Bemerkung, sie solle etwas dagegen setzen, dass ihr Bild nicht langweilig werden würde, sollte die Bereitschaft zu alternativen Handlungsweisen herstellen. Der Aufbau von formalen Spannungen (dagegen setzen – Gegensätze herstellen) schafft Vielfältigkeit in einem Bild, konterkariert die befürchtete Langeweile. In diesem Fall stand der antizipierte „langweilige" Ausdruck offensichtlich für den üblichen zwanghaften Umgang mit Lebenssituationen.

Jetzt schien sie mit ihrem Bild zufrieden zu sein. In der folgenden Stunde bemerkte sie, dass sie kaum glauben könne, dass sie dieses für sie ungewöhnliche Bild gemalt habe (Abb 57).

In diesem Prozess waren ihre alten Verhaltensmuster deutlich zum Ausdruck gekommen. Hätte ich sie weitermalen lassen, wie es möglicherweise ein Analytiker getan hätte, um durch fortdauernde Abstinenz die Gefühle der Patientin der frustrierenden Mutter gegenüber wiederzuerwecken, hätte leicht eine negative Übertragung entstehen können. Durch die Intervention konnte sie neu erfahren, dass man einengenden Mechanismen etwas entgegensetzen kann und weniger alten Übertragungsmustern ausgeliefert sein muss. Die neue gefundene Form im Bild spiegelte der Patientin, dass sie neue Fähigkeiten entwickelt hatte, Alternativen zu finden und Spannungen positiv und kreativ zu nutzen.

In einer der folgenden Stunden wollte Frau O. ein Gesicht zeichnen, sie hatte die Idee, vielleicht ein Selbstportrait daraus zu machen. Weil sie das noch nie zuvor getan hatte, fertigten wir gemeinsam mit Hilfe eines Ovals, das ich auf ein Blatt vorgezeichnet hatte, eine Skizze an. Es war ihr wichtig, die Proportionen richtig zu erfassen. Sie betrachtete beim Zeichnen genau ihr und mein Gesicht. Wir sprachen darüber, wie verschieden doch Gesichter trotz der gleichen Grundformen sind und woran sich die Verschiedenheiten zeigten. Am Ende der Stunde war erst die Skizze fertig.

Beim nächsten Mal erzählte sie zu Beginn halb im Spaß halb ernst, dass sie die ganze Woche über die Gesichter der Leute studiert habe, wie lang deren Nasen, wie breit der Abstand der Augen, wie voll die Lippen seien usw. Die Leute hätten bestimmt gedacht, dass sie verrückt sei, weil sie sie so anschauen würde. Derweil sei es ja nur, um ihr Gesicht genauer anzusehen. Ich antwortete, dass dann Künstler und Verrückte einen ähnlichen Blick haben müssten. Über die Analogie von „Verrückten" und Künstlern schien Frau O. erleichtert. Schließlich war sie ja Patientin in einer psychiatrischen Abteilung, gemeinhin bei den „Verrückten". Jetzt konnte sie das ihr selbst auferlegte Stigma des „Verrückt-Seins" eintauschen gegen ein neues, sozial gewürdigtes („Künstler"-)Selbstbild. Ihr daraufhin mit Hilfe eines Spiegels gezeichnetes Portrait war für sie ein außerordentlicher Erfolg. Ihre symptomhafte Zwanghaftigkeit, die zu einschränkenden, starren Verhaltensweisen geführt hatte, hatte im künstlerischen Prozess eine Umwandlung in eine nützliche Beobachtungsfähigkeit erfahren. Sie hatte damit ihren Kontakt mit der äußeren Realität auf ich-syntone Weise vertiefen und große Befriedigung daraus ziehen können. Grundlage dafür war ein gut funktionierendes Arbeitsbündnis.

Die Gegenübertragung

Wenn man in der Kunsttherapie von der Übertragung spricht, kann die Gegenübertragung in der Diskussion nicht außer Acht gelassen werden. Man wird feststellen, dass sich auch ihre Rolle in der therapeutischen Beziehung durch die Tatsache verändert, dass konkrete Gegenstände wie das künstlerische Material bzw. das Werk einen wesentlichen Einfluss auf die gesamte Beziehungsdynamik ausüben. Ein erweitertes Konzept zum Verständnis der Gegenübertragung in der Kunsttherapie muss entworfen werden. In der Weise, in der sich die Einstellung der Therapeuten zur Übertragung im Laufe der Geschichte der Psychoanalyse verändert hat, hat sich auch die Sichtweise der Gegenübertragung gewandelt. Dieser Wandel fließt im Folgenden bei der Skizzierung der theoretischen Beiträge zur Gegenübertragung mit ein; der Überblick wird die Relevanz der Gegenübertragung für die Kunsttherapie verdeutlichen.

Die intensiven Gefühle, die der Therapeut auf sich gerichtet erfährt, verlangen von ihm ein klares Verständnis davon, dass die Quellen dieser Übertragungen in den früheren Lebenserfahrungen des Patienten liegen. Denn, so schreibt Grinberg, „wir freuen uns, wenn Patienten uns lieben, aber wir mögen die gegensätzliche Situation nicht ... Dennoch müssen wir auch negative oder erotische Übertragung tolerieren, um Wiedergutmachung oder Genesung durch das Durcharbeiten zu ermöglichen."[60] Wie viele andere Analytiker hält Grinberg das Konzept der Übertragung mit Risiken und latenten Gefahren behaftet, denn der Therapeut ist im Laufe der analytischen Aktivität zwei radikalen Situationen ausgesetzt; er sieht „Analyse als dissoziativen Prozess bis an die Grenzen von Schizophrenem, und Analyse als regressives Phänomen, das dazu tendiert, das Wiederaufleben der verlorenen Objekte des Analytikers auszulösen und ihn der Depression und Melancholie auszusetzen."[61]

Im Allgemeinen versteht man unter der Gegenübertragung die „Gesamtheit der unbewussten Reaktionen des Analytikers auf die Person des Analysanden und ganz besonders auf dessen Übertragungen."[62] Die Gefahren dieser Reaktionen werden vor allem darin gesehen, dass der Therapeut eigene, in der Lehranalyse nicht bearbeitete blinde Flecken seiner Psyche auf den Patienten überträgt; mit anderen Worten, er projiziert seine unbewussten Bedürfnisse und Konflikte aus seiner eigenen Vergangenheit auf den Patienten. Dadurch werden sein Kontakt, seine Wahrnehmung und seine Interventionen in der Therapie verzerrt.

Im Jahre 1910 schrieb Freud, dass der Patient Einfluss auf das unbewusste Fühlen des Arztes nehme, und dabei erhob er die Forderung, dass der Arzt diese Gegenübertragung in sich erkennen und bewältigen müsse, „denn der Psychoanalytiker kommt nur so weit, als es seine eigenen Komplexe und inneren Widerstände es gestatten."[63] Das unentdeckte Auftauchen von Gegenübertragungsreaktionen kann zu schwerwiegenden

Fehlern führen. Irrationale Gefühle, deren Intensität ein Indikator für Gegenübertragungsvorgänge ist, stehen einem echten Verstehensprozess in der Beziehung zum Patienten im Wege. Nach Greenson führen Gegenübertragungsreaktionen zu beharrlich unangemessenem Verhalten gegenüber dem Patienten, das die Form ständigen Missverstehens oder gewisser unbewusster Belohnung, verführerischen oder gewähren lassenden Verhaltens auf Seiten des Therapeuten annehmen kann.[64]

Lucia E. Tower beschreibt Anzeichen für das Vorhandensein von Gegenübertragung: Angst in der Behandlungssituation; verwirrende Gefühle gegenüber dem Patienten; Stereotypien in den Gefühlen oder dem Verhalten gegenüber dem Patienten; Liebe- und Hass-Reaktionen gegenüber dem Patienten; erotische Präokkupation, besonders Ideen, sich in einen Patienten zu verlieben; das Mitnehmen von Gefühlen aus der therapeutischen Stunde; Träume über den Patienten und Episoden von Ausagieren.[65] Auslösende Faktoren können in der Person des Patienten, dem psychischen Material oder der Situation an sich liegen.

Das Spezifische der Gegenübertragung in der Kunsttherapie

In der Kunsttherapie wirken zusätzliche Faktoren, die Gegenübertragungsreaktionen des Therapeuten provozieren können. Schließlich ist der Kunsttherapeut auch Künstler, es gibt nicht nur „psychisches" Material, sondern auch künstlerisches. Als Künstler hat der Kunsttherapeut eigene Vorlieben für künstlerische Medien, Stile und Arbeitsweisen entwickelt. Dadurch gerät er in die Gefahr, wie oben schon angedeutet, dass er sich von diesen persönlichen Erfahrungen leiten lässt und sein Enthusiasmus für das eine oder seine Abneigung gegen das andere Material oder auch den formalen Stil die Zusammenarbeit mit dem Patienten beeinflusst. Wenn dies geschieht, wird der Patient möglicherweise ein Bild oder eine Skulptur schaffen, die nicht seinem eigenen Ausdrucksbedürfnis entspricht, sondern dem des Therapeuten. In diesem Fall wäre das Produkt das Ergebnis des falschen Selbst, wie Winnicott es beschrieben hat. Im Extremfall wird ein solcher Vorgang sichtbar, wenn die Werke der Patienten deutlich die stilistischen Eigenheiten der Kunst des Therapeuten widerspiegeln. Man kann davon ausgehen, dass dieser dabei seinen eigenen Narzissmus auf Kosten des Patienten befriedigt hat. Das gilt übrigens auch für Lehrer, die Schüler oder Studenten unterrichten.

In einer anderen Form von Gegenübertragung kann es vorkommen, dass dem Patienten vorwiegend solche Materialien angeboten werden, mit denen auch der Kunsttherapeut gerne arbeitet. Mehr oder weniger subtil hat er dem Patienten die Botschaft vermittelt, dass dieser Akzeptanz in der Beziehung erfährt, wenn er der Person des Therapeuten ähnlicher wird.

Gegenübertragung ist auch wirksam, wenn der Therapeut es vermeidet, seinem Patienten solche Materialien zur Verfügung zu stellen, mit denen er sich nicht auskennt, oder gegen die er eine spezifische Abneigung hat. Auch aus unbewusster Ablehnung des Patienten kann es geschehen, dass der Therapeut ihm ein Medium anbietet, mit dem der Patient aufgrund seiner Behinderung nicht umgehen kann und Enttäuschung erlebt. Unbewältigte innere Aggression kann sich auch darin zeigen, dass der Therapeut wenig achtsam mit der Skulptur eines Patienten umgeht, so dass sie schlimmstenfalls zerbricht. Alle diese Mechanismen liegen in der Vergangenheit, auch der künstlerischen, des Therapeuten begründet. Ungelöste Probleme des Therapeuten verhindern, dass sich eine gute Beziehung entwickelt; sie verhindern auch, dass der Patient seine *eigenen* Formen und Inhalte findet, in denen er sein persönliches inneres und äußeres Leben erforscht und ihm Ausdruck zu geben sucht.

Die Eigentherapie des Therapeuten

Um mit der Gegenübertragung adäquat umgehen zu können, wurde in der Psychoanalyse mit der Entdeckung der Übertragung als zentralem Arbeitsinstrument die Lehranalyse in der Ausbildung eingerichtet. Der Hintergrund für diese verpflichtende Eigentherapie war die Einsicht, dass die Gefahren der Störungen der Therapie durch die unreflektierten Bedürfnisse des Analytikers möglichst gering gehalten werden müssen und sich der angehende Therapeut zuerst in vielen Jahren der Selbsterforschung seiner eigenen Bedürfnisse und Konfliktbereiche bewusst werden muss. Sonst „kommt er nicht weit", wie Freud sagte, weil unbewusste Wünsche und Konflikte sein Verhalten gegenüber dem Patienten steuern und „anstößigen" Einfluss nehmen. Nur wenn die Reaktionen des Therapeuten frei sind von unbewussten eigenen Affekten, kann er sich eine bewusste Vorstellung über die Wirkungen seiner Handlungen und seines Verhaltens auf den Patienten entwickeln. Das Bewusstwerden seiner Gefühle, die der Therapeut für den Patienten entwickelt, erhält dabei eine entscheidende Bedeutung.

So wie diese Lehranalyse für den Psychoanalytiker die notwendige Voraussetzung für Selbsterkenntnis ist, um der Neigung zur Gegenübertragung entgegenzuwirken, so muss auch der Kunsttherapeut in einer persönlichen Therapie oder Psychoanalyse genügend über sich erfahren, um seine besonderen psychischen Konstellationen und Perspektiven zu kennen. Die komplizierte und langwierige Erforschung der sich entwickelnden Dynamik in seiner Beziehung in der Übertragungssituation mit einem Therapeuten werden ihm helfen, zwischen seinen und den Bedürfnissen des Patienten zu unterscheiden. Der zukünftige Kunsttherapeut lernt seine typischen Gegenübertragungsreaktionen kennen und daraus entsprechende Schlüsse für die klinische Arbeit zu ziehen. Solche Selbstbeobachtung muss in einer direkt auf die Praxis bezogenen Supervision fortgesetzt werden.

Künstlerische Selbsterfahrung in der Ausbildung

Doch für in der Ausbildung stehende Kunsttherapeuten ist es nicht ausreichend, wenn sie sich mit ihrer Psyche in einem ausschließlich verbalen psychotherapeutischen Prozess auseinandersetzen. Gerade weil sie auch Künstler sind, müssen sie sich intensiv mit ihrer persönlichen ästhetischen Biografie befassen. Jede kunsttherapeutische Ausbildung sollte in diesem Bereich den Studenten Gelegenheit geben, über ihren eigenen künstlerischen Werdegang und die entsprechenden psychodynamischen Zusammenhänge zu reflektieren. Das heißt, dass während der Ausbildung die Selbsterfahrung die eigene Kunst in der Praxis und die darauf bezogene Reflexion mit einschließen muss. In diesem Prozess lernt der zukünftige Kunsttherapeut diejenigen psychodynamischen Zusammenhänge bewusst wahrzunehmen, die ihn zur Kunst, seiner subjektiven Form und einem persönlichen Stil des künstlerischen Ausdrucks, seinen Konflikten und Problemen in seiner Kunst, seinen Vorlieben und Abneigungen geführt haben. In Anlehnung an die Worte Mertens zur Haltung des Therapeuten[66] kann erst durch die Bewusstmachung der Gegenübertragung eine Situation geschaffen werden, in der ein Kunsttherapeut die Leidenschaftlichkeit in der Kunsttherapie erfährt und zugleich diese Leidenschaft leidenschaftslos, ohne Beurteilung und Verurteilung beobachtet. Aus dieser Position heraus muss der Kunsttherapeut einschätzen, was wann warum an welcher Stelle geschieht und wie und wann und ob er interveniert. Er muss wissen, dass seine persönlichen Sichtweisen und Erfahrungen, ebenso wie seine theoretischen Standpunkte seine Interventionen prägen. Ohne ein solches Bewusstsein ist der Patient willkürlicher Beurteilung und Reaktion ausgesetzt.

In der Kunsttherapie soll jedoch eine differenzierte Betrachtung der Gegenübertragung noch aus weiteren Gründen unternommen werden. Denn ihre komplexen und teilweise problematischen Seiten beruhen auch auf der Erkenntnis, dass die Gefühle, die ein Patient im Therapeuten weckt, unbewusste Gefühle des Patienten sein können. Das Unbewusste des Therapeuten funktioniert teilweise als „Resonanzboden“[67], der es erlaubt, die unbewussten Botschaften des Patienten aufzunehmen und zu verstehen.

Konzepte zur Gegenübertragung als diagnostisches Werkzeug

Das am Anfang der Psychoanalyse herrschende „defensiv-objektivierende“ Konzept[68] der Gegenübertragung, in dem sie als „Störfaktor“ möglichst unter Kontrolle gehalten und „ausgeblendet“ werden sollte, erfuhr im Jahre 1949 durch einen Vortrag von Paula Heimann den Beginn eines einflussreichen Wandels. Heimann vertrat die Ansicht, dass die emotionale Antwort des Analytikers auf seinen Patienten zum wichtigsten Werkzeug seiner Arbeit zählt und ging dabei von der Annahme aus, dass das Unbewusste des Analytikers das des Patienten versteht.[69] Letztendlich spitzte sich ihre These zu, indem sie behauptete, dass die Gegenübertragung die Schöpfung des Patienten sei und Teil der Persönlichkeit des Patienten.[70]

Später haben Heimann und andere jedoch eine solch „totalistische“ Auffassung revidiert. Wie Thomä formuliert, gibt es keine therapeutische Beziehung, in der der Therapeut indifferent und anonym auf die auf ihn projizierten Übertragungen reagiert und diagnostisch nutzt. Denn auch er habe, wie im biblischen Gleichnis, Balken und Splitter im Auge, die die Sicht auf den Patienten beeinträchtigen.[71]

Nichtsdestotrotz hat in den letzten Jahren ein Siegeszug der Gegenübertragung als diagnostisches Instrument stattgefunden. Die Faszination durch eine solche „totalistische Version der Gegenübertragung“ rührt nach Thomä daher, dass die Schwierigkeiten und Probleme der diagnostischen Treffsicherheit bei einer kontinuierlichen Selbstbeobachtung und -überprüfung umgangen werden. Denn diese implizierte, sich permanent über die Schultern schauen zu lassen und Rechenschaft abzugeben über die Subjektivität des therapeutischen Handelns. Stattdessen werden die unbewussten Phantasien des Analytikers über den Patienten als dessen Phantasien deklariert.

Das Problematische an diesen Selbstenthüllungen wird darin gesehen, dass die Wahrnehmung dieses Materials des Therapeuten den Patienten darin behindert, es angemessen von seinen eigenen Phantasien infantilen Ursprungs unterscheiden zu können; damit wird eine wirksame Analyse der Übertragung verhindert.[72] Die Gefahr ist groß, dass die Zuspitzung dieses Ansatzes zu Verzerrungen in der Wahrnehmung des Therapeuten von seinem Patienten führen.

Die Problematik des Mitmalens als therapeutische Methode

Mit einem solchen Konzept, das Körner als „instrumentelle Gegenübertragung" bezeichnet, arbeiten auch manche Kunsttherapeuten. So werden in einigen kunsttherapeutischen Schulen Mechanismen der Gegenübertragung als Quelle der Information über das Seelenleben des Patienten zu einem populären methodischen Instrument erhoben. Als die dazu gehörende Technik malen oder zeichnen die Kunsttherapeuten parallel zum Patienten während der Therapiestunde. Über ihr dabei entstehendes Bild glauben sie, einen deutlicheren, aus der Kunst entspringenden und deshalb authentischeren Eindruck vom Patienten zu erhalten und gleichzeitig dem Patienten diesen Eindruck in der größtmöglichen Direktheit spiegeln zu können. Ich halte dieses Vorgehen aus mehreren Gründen für problematisch.

Erstens weiß derjenige, der künstlerisch arbeitet, dass der kreative Prozess an sich einen Rückzug aus der direkten Umgebung zur Bedingung und zur Folge hat, um inneres, seelisches, primärprozesshaftes Material sichtbar machen zu können. Daraus resultiert für einen neben dem Patienten arbeitenden Kunsttherapeuten konsequenterweise, dass er sich – und wenn auch nur partiell – von seinem Patienten abwendet und auf sich selbst konzentriert. Seine Aufmerksamkeit muss er dabei jedoch doppelt auf sich selbst richten: zum einen auf sein eigenes inneres Bild, zu dem er Zugang sucht, zum anderen konzentriert er seine visuelle Aufmerksamkeit auf das Blatt, die Farben oder den Ton, also die Medien, die er von außen zur Umsetzung seiner Vorstellungen nimmt. In dieser Situation wird er auf keinen Fall alle Äußerungen und Regungen des Patienten wahrnehmen können, obwohl dies seine Pflicht und Aufgabe ist. Es mag ihm Wichtiges entgehen; das können zwar kleine, unauffällige Regungen sein, die doch von großer Bedeutung für das Verstehen des gesamten Prozesses sein mögen: ob der Patient einen Moment zögert, unsicher ist, die Augen für einen Augenblick schließt, zuerst die eine Farbe anschaut, sich aber dann für eine andere entscheidet, radiert, den Blickkontakt zum Therapeuten sucht oder sein Körper sich anspannt. Diese Vernachlässigung gegenüber dem Patienten ist ein grober Fehler, über den sich der betroffene Patient zu Recht beklagen kann. Denn schließlich sollte der Kunsttherapeut ihm mit all seiner Zeit und mit all seinen Fähigkeiten voll und ganz zur Verfügung stehen.

Ein anderer Grund liegt im amorphen Charakter des Materials; in dieser Situation bildet er für den Kunsttherapeuten insofern eine Gefahr, als die darin enthaltene Aufforderung, es nach den eigenen inneren Vorstellungen zu formen, sehr stark ist. Je länger die Phase des eigenen Schaffens an einer Form ist, desto intensiver werden der sinnliche Bezug und die subjektiven Empfindungen. Diametral nimmt die kognitive Dialogfähigkeit für diese Zeit ab.

Was für den frei für sich arbeitenden Künstler und den Patienten die eigentliche Chance zum Finden des Selbst bedeutet, ist für den mitmalenden Therapeuten eine wirkliche Verführung zur narzisstischen Befriedigung. Denn das künstlerische Gestalten des Therapeuten im Therapieprozess ist niemals ganz frei von Mechanismen der Übertragung. Ein Bild spiegelt immer einen eigenen Standpunkt. Dieses wirkt sich in der Beziehung zum Patienten als Gegenübertragung aus.

Ein weiterer Aspekt des Mitmalens kommt hinzu: unwillkürlich wird der Patient von dem Produkt seines Therapeuten beeinflusst. Zum einen bedeutet das, dass Aufmerksamkeit von seinem Werk weggenommen wird. Denn es gibt ein zweites visuelles Objekt, das im Kontext zu seinem eigenen steht und in irgendeiner Weise Reaktion hervorruft. Selbst wenn er versucht, es zu ignorieren, ist dies eine Reaktion, die möglicherweise mit Schuldgefühlen, Wut oder Enttäuschung verbunden ist. Er kann es aber auch bewundern und sein eigenes abwerten. Das fremde Bild verhindert, dass sein eigenes Bild unbeeinflusst betrachtet werden kann und die Phantasien dazu erforscht werden können.

Die Präsenz des Werkes des Therapeuten kann im Patienten darüber hinaus Gefühle der Konkurrenz auslösen, besonders dann, wenn der künstlerische Stil größeres Können zeigt. Aber es kann auch Angst und vielleicht folgend Rückzug auslösen, weil der dargestellte Inhalt oder die Form zu offensichtlich an seine Problematik rühren und er zu dieser direkten, sichtbaren Konfrontation noch nicht bereit ist.

Während schon die aktive Rolle des Kunsttherapeuten, wie sie oben beschrieben wurde, an sich Übertragungsgefühle im Patienten auslösen kann, würde dessen aktives Mitmalen und Formen die Übertragung auf den Therapeuten noch intensivieren. Dieses bindet die Energie des Patienten an ihn, während sie von seinem künstlerischen Prozess abgezogen wird.

Als Beispiel möchte ich die Beschreibung einer Gegenübertragungssituation aus meiner eigenen Erfahrung wiedergeben; es zeigt, wie leicht sich durch das künstlerische Mitarbeiten am eigenen Produkt Verzerrungen in die Beziehung zum Patienten einschleichen.

Eine neue Patientin hatte gefragt, ob ich auch, so wie sie, eine Maske aus Ton formen würde. Mir schien, dass sie mit dieser indirekten Aufforderung ein wenig Distanz zwischen sich und mich schieben wollte, was in dieser anfänglichen Situation verständlich war. Deshalb nahm ich wie sie Ton, um daraus ein Gesicht zu formen. Nach einiger Zeit spürte ich plötzlich, dass ich die Patientin und ihre Arbeit völlig aus den Augen (und den übrigen Sinnen) verloren und mich nur noch auf meine Skulptur konzentriert hatte. Was mich aber noch mehr erschreckte: das Gesicht, das ich formte, trug sehr deutlich die Züge einer Person aus meinem Bekanntenkreis, die mich in jener Zeit sehr beschäftigte. Hier war schnell meine Gegenübertragung in den Therapieprozess hineingeraten, ohne dass es mir bewusst geworden war. Zu allem Unglück stellte die Patientin dann noch persönliche Fragen zu meinem Tongesicht. Aus der für einige Momente nicht bemerkten Gegenübertragung wurde eine unnötig komplizierte Situation, in der die Beziehung von meinen Themen bestimmt war. Vermutlich verursachte dies auch eine Steigerung der Abwehr der Patientin, die in dieser Anfangssituation ängstlich versuchte, den Ausdruck eigener Themen zu umgehen.

Seither suche ich zu vermeiden, selbst in solche sehr subjektiv gefärbten kreativen Prozesse während der Therapiestunden einbezogen zu werden. Bedürfnissen nach Distanz wie bei meiner neuen Patientin kann ganz anders und mit weniger Gefahren begegnet werden; bei Tonarbeiten kann man Ton vorbereiten, für den Patienten weich kneten oder Schlicker herstellen. Man kann Bleistifte anspitzen, Papier halbieren, oder Paletten und Farbnäpfchen reinigen. Es bleibt der Kreativität des Kunsttherapeuten überlassen, etwas Sinnvolles zu tun und doch nicht aktiv symbolisierend zu werden. Außerdem erlauben solche Tätigkeiten, die Aufmerksamkeit ganz beim Patienten zu halten. Sie helfen aber vor allem, Gegenübertragungsreaktionen zu vermeiden. Zusätzlich empfindet der Patient, dass der Therapeut etwas tut, was für *seine* kreativen Absichten nützlich ist.

Indes schließen solche Überlegungen mit ein, dass nicht *jede* Art von Aktivität angebracht ist: Bücher lesen oder Protokolle schreiben führen genauso vom Patienten weg und sind der Gegenübertragung des Therapeuten zuzurechnen.

Zum Umgang mit der Gegenübertragung

Die Erforschung der Beziehung und Gegenübertragungsmechanismen zwischen Kunsttherapeut und Patient mit Hilfe der Kunst kann durchaus stattfinden: wenn man z. B. *nach* der Stunde oder in der Supervision ein Portrait vom Patienten oder ein Bild über das Verhältnis zu ihm malt. Aber während der Sitzung sollte das gelten, was bei jeder Intervention wichtig ist: wenn ich male oder zeichne, dann muss ich mich fragen, was dies für den Patienten bedeutet und welchen Einfluss es auf den Patienten haben wird. Laurie Wilson meint dazu: „Wenn wir in der Praxis zeichnen, müssen wir die Vorstellung unseres Patienten zeichnen, nicht unsere eigene; und wenn wir über die Arbeit unseres Patienten sprechen, dann sollten wir beschreiben, was wir sehen und nicht unsere Assoziationen dazu. Und wenn wir über Phantasie und Gefühl sprechen, dann sollten wir sicher sein, dass wir über diejenigen unserer Patienten und nicht unsere eigenen sprechen."[73]

Noch eine Bemerkung möchte ich hier hinzufügen: in der Praxis erlebe ich sehr selten, dass solche „Nebentätigkeiten" notwendig werden. Meistens entstehen sie, wenn die therapeutische Beziehung am Anfang steht und noch wenig gefestigt ist. Im Laufe der Zeit entwickelt sich ein zumeist unausgesprochenes Verständnis, dass meine relative Passivität dem Patienten erlaubt, sich selbst ganz zu zeigen, und er dann durch Interventionen von meiner Seite gestützt wird, wenn dieser Entfaltungsprozess durch Konflikte gehemmt zu werden scheint. An anderer Stelle[74] habe ich diese Rolle des Kunsttherapeuten mit der einer Mutter verglichen, in deren Anwesenheit, aber wohlwollender Zurückhaltung das Kind fähig ist, den Zugang zu seinen Phantasien zu finden und im Spielen zum Ausdruck zu bringen;

Winnicott ist der Autor dieser Gedanken. Unangemessene, übersteigerte Aktivität des Therapeuten wäre wiederum ein Zeichen von Gegenübertragung in der Kunsttherapie.

Die Subjektivität des Kunsttherapeuten

Über den Wert der Idee, die Gefühle des Therapeuten, also die Gegenübertragung, als methodisches Instrument zu nutzen, ist unter Therapeuten kontrovers diskutiert worden.[75] Wenn sie so verstanden wird, wie sie im obigen Beispiel des Mitmalens und Mitschaffens in der Kunsttherapie geschildert wurde, dann kann berechtigterweise Kritik geübt werden. Körner argumentiert, dass der instrumentelle Gegenübertragungsbegriff zu einer problematischen Unterscheidung zwinge. Denn um die „Antwort" des Patienten aufnehmen zu können, muss sie von all jenen Empfindungen, die „Nicht-Antwort" sein könnten, unterschieden werden.[76] Die Realität eigener künstlerischer Aktivitäten des Kunsttherapeuten während der Therapiestunde schiebt sich zwischen den Wunsch, als „passives Meßinstrument" alle Einflüsse auf den Entstehungsprozess registrieren zu können.[77] Im künstlerischen Prozess verliert er notwendigerweise den Patienten aus den Augen. Es ist nicht ein passives, „freischwebendes" Dabeisein, sondern eine visuell und motorisch gerichtete Aktivität, die intrinsisch Aufmerksamkeit von Anderem abziehen *muss*.

Eine weitere kritische Seite der instrumentellen Nutzung der Gegenübertragung kann sich leicht zum Widerstand auswachsen, wie Körner andeutet. Wenn der Kunsttherapeut alle seinen eigenen Gefühle und Einschätzungen als dem Patienten zugehörig einschätzt, muss er seine persönlichen Beiträge in der Beziehungsdynamik keiner genaueren Untersuchung unterziehen. Wenn er sich durch ein Bild bedroht fühlt, kann er die Ursache auf die Angst des Patienten projizieren; oder wenn eine Tonskulptur unter seinen Händen zerbricht, kann er die Verantwortung dem Patienten zuschreiben mit der Begründung, der fragmentierte Zustand des Patienten sei Schuld daran, dass die Skulptur so nachlässig aufgebaut worden sei. Selbst das Mitmalen kann ein defensiver Weg sein, eigene Gefühle der Passivität und des Überflüssig-Seins abzuwehren. Ich habe schon erlebt, dass Kunsttherapeuten den Raum verlassen, während der Patient arbeitet; es wurde argumentiert, dass der Patient sich beobachtet und unwohl fühle. Meine Vermutung geht dahin, dass eher der Kunsttherapeut mit seiner eigenen Rolle des Beobachters nicht zurecht kam, was zu einem regelrechten Verlassen des Patienten geführt hat. Das gute Alleinsein in Gegenwart eines wohlwollen Anderen, das Winnicott in einem kurzen, beeindruckenden Aufsatz beschrieben hat[78], ist eine Fähigkeit, die zuerst der Kunsttherapeut selbst mitbringen muss.

Nach Körner kommt in einem Konzept der antwortenden, instrumentellen Gegenübertragung hinzu, dass der Therapeut unbewusst auch immer eine Wahl trifft, welche Information er aufnimmt und wie er auf sie reagiert. Nach heutigen Erkenntnissen der Sozialwissenschaften seien deshalb psychische Ereignisse im Kontext sozialer Beziehungen nicht nach „Antwort" (Reaktion) oder „Nicht-Antwort" zu unterscheiden.

Ein Patient, ein Bild oder ein künstlerischer Prozess bieten unzählige Faktoren, auf die der Kunsttherapeut jeweils reagieren kann. Bei seinen Handlungen wird er eine Wahl treffen. Immer wird er dabei auch auf seine eigene Person, seine Geschichte und Konflikte zurückgreifen. Seine Perspektive wird zur Grundlage der Deutung der Situation, der entstehenden künstlerischen Form und seiner Intervention. Damit gibt der Kunsttherapeut auf die eine oder andere Art immer Aspekte seiner Persönlichkeit preis.

Das schwierige Pendeln des Therapeuten zwischen mittendrin und außerhalb

Im Lichte der Erfahrungen mit der Gegenübertragung herrscht jedoch im Allgemeinen übereinstimmend die Meinung, dass der Therapeut unterscheiden können muss, was der Patient in ihm auslöst und was seine eigenen Themen sind. Mit einem solchen Bewusstsein ist er befähigt, einerseits seine eigenen intrapsychischen Vorgänge zu nutzen, um Phantasien und Gefühle über den Patienten zu entwickeln, andererseits kann er sein Erleben und die Situation von einer „Außenposition" betrachten.

Ein gesundes Ich des Therapeuten ist flexibel genug, um ursprünglichere, dem Unbewussten nähere Kommunikation zulassen und den Kontakt zu einem objektiveren Standpunkt wieder aufnehmen zu können. Sandor Ferenci prägte schon 1927 den Begriff der Elastizität des Psychoanalytikers, der wie ein elastisches Band den Tendenzen des Patienten nachgeben soll, ohne jedoch „den Zug in der Richtung der eigenen Ansichten aufzugeben."[79] Er würdigte die Komplexität der Arbeitsleistung des Analytikers, der sich fortlaufend zwischen Oszillieren, Einfühlung, Selbstbeobachtung und Urteilsfällung bewegt.[80] Freuds Begriff der „frei schwebenden Aufmerksamkeit" entstand aus diesem Zustand. Sein Schüler Theodor Reik fand im Begriff des „dritten Ohrs" eine entsprechende Beschreibung.

Um den leicht ungünstigen Einfluss der Gegenübertragungsmechanismen von einem sinnvollen Mitschwingen des Unbewussten im therapeutischen Prozess abzugrenzen, hat man verschiedene Begriffe in der Psychoanalyse gefunden. Einer der davon ist der Begriff der Empathie. Nach Annie Reich heißt empathisches Verstehen, dass der Therapeut, ähnlich wie bei Ferenci, „auf den Patienten eingestimmt ist; dass er in einem Zustand des Zurückschwingens ist, wo etwas in ihm berührt wird und auf eine solche Weise reagiert, dass inneres Bewusstsein und Verstehen möglich wird."[81] Den wesentlichen Unterschied zwischen dem empathischen Gebrauch des Unbewussten und dem Ausagieren in der Gegenübertragung sieht Reich in der dem Ich entstammenden Seite der Empathiefähigkeit und dem Durchbruch von Es-Impulsen bei der Gegenübertragung, die durch mehr oder weniger neurotische Mechanismen abgewehrt werden müssen.[82]

Auch Kohut ging von der Einfühlung in den Patienten aus.[83] Kernberg hält ergänzend für wichtig, dass der Therapeut auch mit den Aspekten einfühlsam umgehen können muss, die der Patient im Moment gar nicht in sich tolerieren kann und auf den Therapeuten projiziert.[84]

Die Bearbeitung des Materials in der Gegenübertragung im Zustand des „Rêverie- containers" wurde ausführlich von Bion beschrieben. In einer Art träumerischen Offenseins kann der Therapeut das psychisch Schmerzvolle des Patienten in sich aufnehmen, er kann sich davon berühren lassen und das vom Patienten Abgestoßene „transformieren", bzw. modifizieren.[85] Aus der Erfahrung der metabolisierenden (griechisch: *metaferein übertragen)* und entgiftenden Wirkung lernt der Patient, dass er sein Erleben nicht mehr abspalten und verdrängen muss, sondern dass er Fragmentierungen rückgängig machen und sich selbst vollständig erleben kann.[86]

Enactment und Rollenzumutungen

Von einigen Autoren wurde das therapeutische In-Szene-Setzen als Enactment verstanden, bei dem Patient und Therapeut sich als Spieler und Mitspieler in eine unbewusste Inszenierung hineinbegeben. Der Patient diktiert das Skript, das im Therapeuten ein inneres, aus der Vergangenheit stammendes Szenario aktualisiert. Vom Patienten bekommt er dabei eine bestimmte Rolle zugewiesen. Der Therapeut entscheidet über deren Annahme aufgrund seiner eigenen Konflikte und Beziehungsformen.[87] Doch seine Haltung muss derart sensibilisiert sein, dass er sich ständig bewusst mit den Augen des Gegenübers sehen und die Überlegung nach Mertens einbeziehen kann: „Was macht der Patient mit mir in der Übertragung und wie fühle ich mich angesichts der Rollenzumutungen?"[88] Voraussetzung für die Einschätzung des eigenen Einflusses auf die Wahrnehmung der Übertragung des Patienten ist eine besonders geschulte Wahrnehmungs- und Konfliktfähigkeit.

Körner hat ein drittes Konzept für die Gegenübertragung vorgeschlagen, nachdem das defensiv-objektive und das instrumentelle Konzept nicht wirklich den Beitrag, den die therapeutische Beziehung leisten kann, erfassen konnten. Er geht von einem *interaktionellen Gegenübertragungskonzept* aus, in dem der Therapeut die Beziehungskonflikte mit seinem Patienten nicht nur „beantwortet", sondern sie selbst als Konflikte erlebt und durcharbeitet.[89] Der Therapeut erlebt den Patienten mit seinen gesamten Erfahrungen in der Gegenübertragung. Er entwickelt Phantasien über den Patienten, über die Hintergründe seines Erlebens und Fühlens und über die möglichen weiteren Entwicklungen. Damit vollzieht sich der Heilungsprozess zunächst auf einer intrapsychischen Ebene im Therapeuten, bevor er sich im Patienten realisieren kann.[90]

Der entscheidende Standpunkt außerhalb

Was ihn aber aus der Unmittelbarkeit der Beziehung immer wieder herausholen kann, ist seine Fähigkeit, einen „exzentrischen Standpunkt" einzunehmen, das Geschehen von „außen" zu betrachten. Der Therapeut kann seine Gegenübertragung begreifen, und indem er sie versteht, „ist er über sie hinweg, weil er sich damit verändert".[91] Ähnlich sieht Kernberg die Notwendigkeit der Unterscheidung zwischen den Neigungen des Therapeuten, unbewusste Konflikte auf den Patienten zu projizieren, und seiner durch Ausbildung, Wissen und Erfahrung bereicherten und verbesserten Fähigkeit zur Selbstreflexion. Die Fähigkeit zur fortlaufenden Selbstbeobachtung und Selbstreflexion ist nicht Teil der Gegenübertragung.[92]

Dass auch in der Kunsttherapie der Patient an der Gegenübertragung der Kunsttherapeutin teilhat, soll zunächst an einem kurzen Beispiel demonstriert werden. Im Wechsel von „Rollenübernahme“ und Reflexion von außerhalb der Bühne kann die Kunsttherapeutin die „Szene“ mitgestalten.

Eine neue Patientin, die vom Arzt als depressiv und von Schmerzmitteln abhängig beschrieben worden war, hatte in der ersten Stunde erzählt, sie würde nicht malen und zeichnen und kenne sich nur ein wenig mit Ton aus. Entschieden sagte sie, sie wolle einen Aschenbecher herstellen, da sie ja rauche, während sie jedoch mit kaum wahrnehmbarer Neugier auf die Bilder schaute, die zwei andere Patientinnen gerade malten. Sie berichtete, sie habe schon mal einen Aschenbecher in einer anderen Klinik gemacht, den aber ihre Schwester aus Versehen zerbrochen habe.

Ihre verbalen Signale gingen deutlich in die Richtung, dass sie eigentlich erwarte, dass man in der Kunsttherapie ebenso wie in der Ergotherapie „etwas Nützliches basteln“ könne, was man zu Hause gebrauchen könnte, wie die Buchstützen, die sie in der Ergotherapie herstellten wollte. Alles andere wäre nicht ihr „Ding“. Der Wunsch nach einem Aschenbecher löst in mir meistens Widerwillen aus. Er signalisiert, dass die Patienten weit davon entfernt sind, sich auf einen freien künstlerischen Prozess einzulassen und die Subjektivität erforschenden Ausdrucks zu suchen. Manchmal verbirgt sich hinter dem Wunsch, einen Gebrauchsgegenstand wie einen Aschenbecher herzustellen, lediglich das dem Patienten am einfachsten Erscheinende; dann hilft oft ein kurzes Gespräch und das Angebot zur Unterstützung beim Start, damit der Patient doch den Mut fasst, etwas anderes als einen Aschenbecher zu kreieren. Die Signale der insistierenden „Aschenbecherpatienten“ sind anders. Die Erfahrung zeigt, dass oft gerade sie an ihrer Abwehr im Ausdruck fest halten, jede Regung an eine Wahrnehmung von Gefühlen oder persönlicher Geschichte mit dem künstlerischen Produkt vermeiden, während sie parallel jedoch die wildesten „Deutungen“ bei der Betrachtung der Bilder der anderen Patienten geben. In der Regel wird eine solche Patientin in der Gruppe Angst vor grenzüberschreitenden Interpretationen und Missverständnissen produzieren. Die Therapeutin muss dann oft eine schützende bzw. relativierende Rolle einnehmen, ohne dabei die Verursacherin zu kritisieren.

Jedoch kann ein Aschenbecher in der Kunsttherapie auch als Herausforderung an die Kunsttherapeutin wahrgenommen werden, wie sie mit möglicher aggressiv gefärbter Provokation des Nicht-Kunst-Gegenstandes umgehen wird. Dazu kommt in meinem Fall die eigene Aversion gegen das Rauchen, zu dessen Unterstützung ich eigentlich keinen aktiven Beitrag leisten will. Kurz: dies war eine Patientin mit einem hohen Pegel an Abwehr und Angst und einem enormen Bedürfnis nach Kontrolle. Sie mutete mir eine schwierige Rolle zu, die ich zwar kannte, jedoch erfahrungsgemäß nur mit besonderer Aufmerksamkeit und Selbstbeobachtung einnehmen konnte.

Andererseits hatte sie auch angedeutet, verletzbar zu sein, wenn andere nicht sorgsam mit ihr umgingen: der erste Aschenbecher war von der Schwester zerbrochen worden. Dass es die Schwester war, verstand ich auch als Hinweis auf eine konflikthafte Familiendynamik. Solche Botschaften stimmten mich wiederum versöhnlich, ließen die Phantasie aufkommen, dass es etwas zu heilen gab an diesem Bruch. Ein zweiter neuer Aschenbecher könnte auf diesem Weg ein wichtiger Schritt sein. Außerdem hatte ihr Blick für einen Moment sehr aufmerksam bei den Bildern der anderen verweilt; auch dies könnte ein Hinweis auf eine Chance sein, dieses Interesse an einem passenden Punkt weiter zu nutzen. Auf jeden Fall wollte ich die Patientin nicht verlieren und sah die Notwendigkeit, den Plan des Aschenbechers umsetzen zu helfen, um die wichtige Grundlage für eine tiefere und vertrauensvolle Beziehung zur Therapeutin und zum künstlerischen Prozess zu schaffen. Geleitet auch von der Erfahrung, dass das Akzeptieren von Aschenbechern doch irgendwann einmal zu veränderten freieren Formen führt, verschwand meine erste, innerlich spontan wertende Haltung.

In dieser ersten Stunde zeigte ich der Patientin, wie man den Ton verarbeitet, welche technischen Möglichkeiten es gab, ein Gefäß aufzubauen, wie der ockerfarbene Ton nach dem Brennen aussehen würde, und dass es Möglichkeiten des Glasierens gab. Im weiteren Verlauf benutzte ich zweimal das Wort „Gefäß“, um die Chance einer weiteren Entwicklung der Form zu geben. Während der Besprechung und Betrachtung am Ende der Stunde hatte das ‚Gefäß‘, das noch nicht fertig war, noch keine der üblichen Kerben für die Zigaretten. Nachdem ich dies bemerkt hatte, sagte die Patientin, es könnte ein Aschenbecher sein, aber auch für andere Dinge benutzt werden. Diese Anmerkung zeigte mir, dass sie möglicherweise ein kleines Stück von ihrem ursprünglich unverrückbaren Konzept abweichen konnte. Eine weitere Bemerkung spiegelte eine Zunahme von so viel Vertrauen, dass sie eine weitere von ihr zuvor verkündete Botschaft rückgängig machte: sie könne und würde nicht zeichnen. Während das gezeichnete Portrait einer Patientin im abschließenden Gespräch betrachtet und kommentiert wurde, erwähnte sie, sie selbst könne immer ausschließlich auf eine einzige Weise Gesichter zeichnen.

In diesen von der Patientin initiierten Szenen in der ersten Stunde musste ich immer wieder Überprüfungen meiner eigenen Gefühle und Erfahrungen vornehmen und mein „Rollenkonzept" entsprechend neu einrichten. Die Patientin ihrerseits wiederum reagierte mit neuen Entwürfen und veränderten Haltungen.

Von der Dyade zur triadischen Beziehung in der Psychoanalyse

Die eigentliche Chance zur Loslösung aus der dualen Abhängigkeit in der psychoanalytischen Therapie wird von vielen Psychoanalytikern heute im Wechsel von einer „zeitlosen" dyadischen Übertragungsbeziehung zu einer distanzierteren quasi triadischen Beziehungsform gesehen. Nicht eine totalistische und exhibitionistische Art der Kommunikation mit dem Therapeuten über das eigene inneren Erleben und Handeln führe zur Veränderung, sondern die Bezugnahme zu einem Dritten während des therapeutischen Prozesses. Das Dritte wird verstanden als die symbolische Replikation des ödipalen Vaters, der die symbiotische Situation zwischen Mutter und Säugling aufzulösen hilft und damit die Weiterentwicklung des Kindes unterstützt. Aus der Sicht der Entwicklungspsychologie beschrieb Winnicott, dass eine wichtige Veränderung in der inneren Welt der subjektiven und objektiven Objekte des Säuglings stattfindet, wenn er im Prozess der psychischen Reifung die Mutter nicht mehr als subjektive Erweiterung seiner Selbst erlebt, sondern als objektives Objekt. Er kann nun mehr als zuvor die tatsächlichen Eigenschaften der Mutter als ein äußeres Objekt mit eigener Subjektivität erkennen.[93] In der Therapie bedeutet dies, dass der Therapeut „die Übertragungs-Gegenübertragungs-Situation transzendiert und eine neue Perspektive einbringt", wie Kernberg sagt.[94]

Aus der selbstreflexiven Position richtet der Therapeut immer wieder genügend emotionale Distanz ein, um den Patienten und sein Kunstwerk oder seine „Arbeit im Prozess" (work in progress) aus mehreren Blickwinkeln betrachten, ihm zuhören und seine Aktivitäten, Interventionen bewusst steuern zu können. Wäre er dazu nicht in der Lage oder würde er immer mit der „Konstruktion des Patienten"[95] übereinstimmen, könnte der Patient selbst nie eine andere Sichtweise ausprobieren und in einen selbstreflexiven Dialog über seine Gefühle, Wahrnehmungsweisen und Kommunikationsformen eintreten.

Deshalb kann man auch in der Psychoanalyse nicht behaupten, dass der Prozess Selbstzweck sei, „als ginge es nicht um das Produkt, um das Ergebnis, um das Erzeugte", denn dieses Dritte ist nach Thomä die beste Möglichkeit, über die Intersubjektivität zur Objektivierung zu gelangen.

Ausschlaggebend an den Erkenntnissen der neueren Psychoanalyse ist die Einsicht, dass das Ergebnis der Therapie eine gemeinsame Konstruktion der Beiträge beider Beteiligter im therapeutischen Prozess ist. Man spricht von der Kodeterminierung[96] oder der Co-Construction[97] und der Intersubjektivität.[98] Die Folgen dieser Reaktion werden von Thomä als „Niederlassen der freischwebenden Aufmerksamkeit" bezeichnet.[99]

Die trianguläre Beziehung in der Kunsttherapie

Die Diskussion um die Gegenübertragung hat uns nun wieder zum Begriff des „Dritten" geführt. Die Triangulierung in der psychoanalytischen Beziehung ist das Resultat der Fähigkeit, eine Betrachter- oder Beobachterposition einnehmen zu können. Dieses Dritte ist imaginär, es ist vor allem ein Konstrukt, das auf die besonderen Kompetenzen des Analytikers baut. Deswegen bezeichnen Thomä und Kächele dieses abwesende „Dritte" in der dyadischen analytischen Beziehung vorsichtig als „Triade minus 1".[100]

Dagegen ist das Dritte in der Kunsttherapie vom ersten Augenblick an präsent: das künstlerische Material und die damit verknüpfte Form. Und diese Tatsache führt zu einem wesentlichen Unterschied zwischen Psychoanalyse und Kunsttherapie. Denn während in der psychoanalytischen Therapie Patient und Therapeut fortlaufend um die Beziehung ringen, ihre Form definieren und umdefinieren und der Analytiker sich ständig um Selbstbeobachtung bemühen muss, in den wechselnden Beziehungsformen „in oder an der Übertragung"[101] arbeitet und seine Standpunkte verändert, sind die Kunst und der künstlerische Prozess als das Dritte für beide objektiv vorhanden – den Therapeuten und den Patienten. Diese Präsenz ist von sinnlicher Dauer, denn sie ist gegenständlich, visuell und haptisch wahrnehmbar. Um sie dreht sich das hauptsächliche Geschehen und Verstehen. Obwohl sich das Aussehen dieser Form im Laufe der Zeit verändert, bleibt sie doch als das Dritte für die beiden anderen in einem relativ hohen Grad fortlaufend überprüfbar. Das Kunstwerk ist die sichtbare Objektivierung (das sichtbare Ergebnis) aller Prozesse seiner Erzeugung. Im Werk gipfelt der gesamte künstlerische Prozess, alles, was an Austausch zwischen Patient, Therapeut und Material zu der letztendlichen Form geführt hat. Mehr noch als in der „Dyadischen plus eins–Therapie" richten sich alle Aktivitäten auf ein „Endprodukt": denn das Dritte, das Material fordert fortlaufend zur Formgebung auf.

Deshalb kann man nur mit sehr viel Sorge den Behauptungen von Kunsttherapeuten folgen, das künstlerische Produkt sei unwichtig. Bei ihnen wird der kreative Prozess zum Selbstzweck erhoben. Bedauerlicherweise stellen sie ihn unter das hehrere Motto des Weges, der das Ziel sei. Eine solche Haltung übersieht, dass jede künstlerische Aktivität sich auf ein Produkt richtet und sich an einen potenziellen Betrachter wendet.

Die Gegenübertragung und das Kunstwerk

Die Darstellung der triangulären Beziehung bildet den Ausgangspunkt für eine Erweiterung der Perspektiven zur Gegenübertragung in der Kunsttherapie. Bisher haben wir uns bei der Erforschung der Gegenübertragung ausschließlich der Beziehung zugewandt, die der Kunsttherapeut unter bestimmten Umständen zum Patienten und zum künstlerischen Werk entwickeln kann. Es ging darum aufzuzeigen, dass er seine persönlichen Themen kennen muss, um ungünstige Einflüsse in der Gegenübertragung in seiner Beziehung zum Patienten vermeiden zu können. Nicht nur der Patient als Person, sondern auch sein Bild oder seine Skulptur wecken in ihm Gefühle, Erinnerungen, Assoziationen. Das heißt, der Kunsttherapeut reagiert im Prinzip wie der Betrachter, der im Museum oder in der Galerie ein Bild auf sich wirken lässt. Insofern ist es das Bild, das die Gegenübertragung in ihm auslöst.

Doch das Kunstwerk selbst kann nicht mit eigenem Erleben antworten. Es bleibt so, wie es geschaffen wurde. Es ist Objekt und nicht Subjekt. Und es besitzt keine vom Schöpfer unabhängige Vergangenheit. Im Gegensatz zu den Mechanismen der Übertragung, die der Patient und der Kunsttherapeut auf das Material und das künstlerische Werk richten und als solche dann sichtbar werden, können Bild oder Skulpturen nicht mit einer direkten Gegenübertragung reagieren. Denn sie haben kein eigenes, vom Schöpfer *nicht* induziertes Leben. Wie Schaverien sagt, kann „das Bild die Übertragung zeigen, es kann die Übertragung verkörpern, halten und umfassen, aber es kann nur Gegenübertragung *hervorrufen*."[102]

Diese Tatsache hat einige Folgen, die mit einer wichtigen Unterscheidung von der dyadischen Beziehung in der Psychoanalyse verknüpft sind. Viele mögliche Gefahren der Gegenübertragung werden im Prinzip in der Kunsttherapie dadurch vermieden. Während in der analytischen Interaktion die Beziehung mit vielen subjektiven Aspekten behaftet ist, die auch der Therapeut hineinträgt, existiert kein echtes aktives dialogisches Verhältnis zwischen Patient und künstlerischem Werk. Das Kunstwerk kann nicht autonom handeln und reagieren. Es spricht nicht selbst. Deshalb muss der künstlerisch arbeitende Patient nicht befürchten, dass das Werk selbst ihn missversteht oder ihn verachtet bzw. in unangemessener Weise reagiert. Er kann sich andererseits auch nicht der Illusion hingeben, das Werk unbewusst durch sein Verhalten zu Handlungen manipulieren und diese kontrollieren zu können oder in anderer Weise bestimmte Reaktionen zu erwarten, die mit einem Therapeuten möglich sind. Veränderung entsteht erst, wenn der Patient sie bewusst einleitet; nur als Folge seiner Aktivität kann er das Werk beeinflussen. Wenn er einen weiteren Strich im Bild setzt, dann kann er selbst nachvollziehen, dass er es war, der die Wirkung verändert hat. Alles, was geschieht, ist nachvollziehbar, selbst wenn die Bedeutung des Tuns noch unklar ist. Der Patient kann auch bewusst nacherleben wenn der Therapeut auf sein entstehendes Werk Einfluss nimmt, wenn er eine Farbe abtönt oder an einer Tonfigur beim Ansetzen der Arme hilft. Als beständige Zeugin des Geschehens erlaubt die Kunst als Dritte im Beziehungsgeflecht die Kontrolle über die Prozesse der Veränderungen. Somit erfährt der Patient durch die Gegenwart der Kunst ein hohes Maß an Autonomie und ein Gefühl der Sicherheit. Dieses Gefühl des zunehmenden Vertrauen-Könnens erlaubt ihm, mehr zu fühlen und zu zeigen.

Die objektive Leblosigkeit des künstlerischen Materials hat zur Folge, dass die schwierigen Themen von Übertragung und Gegenübertragung, die in der menschlichen Beziehung aktualisiert werden können, vom Kunstwerk selbst nicht provoziert werden.

Denn Kunst erhält ihre Bedeutung erst, wenn sie ihr zugewiesen wird. Sie wird erst dann beseelt, wenn der Künstler und der Betrachter ihr mit ihren eigenen Gefühlen, Erinnerungen und Erfahrungen

Leben verleihen. Kunst löst erst Bedeutungen aus, wenn das Publikum dazu bereit ist. Die Wirkung eines Bildes hängt von der persönlichen und ästhetischen Entwicklung und den Bedingungen des Betrachters ab. Deshalb liegen die Möglichkeiten eines Bildes im Betrachter und nicht im Bild selbst. „Der Blicktausch ist in Wahrheit eine einseitige Operation des Betrachters", stellt der Kunsthistoriker Belting fest.[103] In der Kunsttherapie sind sowohl der Therapeut als auch der Patient Betrachter. Beide verfügen über unterschiedliche Erfahrungen mit der Kunst.

Bei seinen Überlegungen zu Phänomenen der Übertragung und Gegenübertragung in der Kunst hat sich der Kunstphilosoph Richard Kuhns die Erkenntnisse der Psychoanalyse zu Eigen gemacht. Sein Beitrag ist einer der wenigen, in dem die Begrifflichkeit der psychoanalytischen Beziehungsdynamik außerhalb der therapeutischen Beziehung theoretisch untersucht und auf die Kunst angewandt wird.

Zunächst weist Kuhns auf die Notwendigkeit hin, das psychoanalytische Konzept der Übertragung auf den Bereich der „kulturellen Gegenstände" auszudehnen und fügt den Hinweis hinzu, dass dieser Vorgang komplex sei: „denn diese repräsentieren selbst etwas, d. h. sie bringen Übertragungen zum Ausdruck, auf die eine Person, welche sie betrachtet, dann ihrerseits reagiert."[104] Einerseits gibt es nach Kuhns den Künstler, „der seine Identität sozusagen durch ein Objekt oder in einem Objekt präsentiert"; andererseits gibt es den Betrachter, der auf all diese Schichten mit einer Anhäufung bewusster und unbewusster Assoziationen reagiert."[105]

Kuhns streicht heraus, dass der Künstler in einer kulturellen Tradition von Objekten steht; das heißt, dass er in seiner Arbeit im Vorgang der Übertragung tradiertes Wissen nutzt, sich dessen bedient, es neu interpretiert und ästhetisch umstrukturiert. In dieser Hinsicht bringt auch ein Patient seine „kulturelle Tradition" in die Kunsttherapie mit. Seine ästhetischen Vorlieben, seine Erfahrungen oder Nichterfahrungen mit künstlerischen Darstellungen beeinflussen seine Erwartungen an die Kunsttherapie, die Vorstellungen, die er von einem Bild entwickelt, und die Reaktionen auf das fertige Werk.

Die Gegenübertragung sieht Kuhns in dem Verhältnis, das zwischen dem Publikum und dem präsentierten Werk entsteht. Der Betrachter reagiert dabei auf die Übertragungssituation zwischen Künstler und Tradition. Das künstlerische Objekt bildet nun den „kulturellen Brennpunkt von Reaktionen und Deutungen, von Übertragungen und Gegenübertragungen."[106] Die Aufgabe der Deutung, so Kuhns, besteht darin, den Weg zu finden, wie über die manifesten Symbole wie im Traum, auch in den kulturellen Objekten die unbewussten Gedanken verstanden und mit einem Sinn versehen werden können.[107]

Damit reiht sich die fortwährende Suche nach der Bedeutung künstlerischen Ausdrucks in die Geschichte der Gegenübertragung ein. Wenn wir dem Werk eines Patienten Sinn verleihen, tun wir das auf der Basis unserer eigenen Themen, die durch unsere eigenen unbewussten Konflikte und unsere inneren Selbst- und Objektvorstellungen disponiert sind. Unsere Schlussfolgerung lautet dementsprechend: alles, was uns als Kunsttherapeuten bewegt, wenn der Patient künstlerisch arbeitet, ist immer ein Versuch, ihn und uns selbst zu verstehen. Wir werden von dem berührt, was in uns selbst einen Niederschlag findet. Die Antwort, die wir für den Patienten finden, ist auch immer ein Versuch, eine Antwort für uns selbst zu finden. Dabei darf nicht vergessen werden, dass wir auch unsere professionellen Theorien auf der Grundlage unserer eigenen Geschichte bilden. Unbewusst wählen wir aus vielen Möglichkeiten aus, was wir über Kunst und Kunsttherapie lernen und im Verstehen der Bilder der Patienten anwenden. Wie Kuhns sagt, „bildet die Spannung zwischen bewussten und unbewussten Reaktionen im Betrachter, die sich in Gefühlen der Neugier, Angst und Unvollkommenheit ausdrückt, die affektive Grundlage für die immer wieder fortgesetzte Bemühung um eine Deutung."[108]

Bildwirkung und Interpretation

Wie Bilder wirken, ist Gegenstand zahlreicher Abhandlungen in der Kunst.[109] Einige Bemerkungen von Theoretikern und Philosophen verdeutlichen, dass sie die Beziehung von Kunstwerken und dem Publikum zwar nicht mit den Begriffen der Psychoanalyse zu erfassen suchen, dennoch mit quasi analogen Konzepten argumentieren. Letztendlich dreht sich diese Diskussion um das Verhältnis zwischen Kunstwerk und Betrachter nach Waldenfels um die Polarität zwischen Sachlichkeit und Expression. Er geht davon aus, dass der Wirkungspol der Kunst immer auch eine Appellfunktion hat.[110] Denn, so Waldenfels, die rivalisierenden Sehordnungen und

Sehweisen sorgen für Spannungen zwischen Darstellung und Wirkung.

Der Aufruf eines Kunstwerkes richtet sich an den Betrachter. Jeder, der sich mit einem sichtbaren Bild auseinandersetzt, erlebt, dass diese Auseinandersetzung auf verschiedenen Ebenen erfolgt. Die beschriebenen Spannungen zwischen dem, was gesehen wird, und dem, wie es wirkt, haben ihren Ursprung in der Diskrepanz von bewussten und unbewussten Wirkungen. Deshalb sind Patienten oft erstaunt, wenn die Kommentare anderer die von ihnen intendierte Wirkung überschreiten. Oder sie haben Angst, dass etwas von dem Therapeuten oder Mitpatienten wahrgenommen wird, was sie nicht „zeigen" wollen. Es müssen nicht einmal verbale Assoziationen sein, die Spannungen hervorrufen: ein Bild kann beunruhigen, aufregen oder trösten, ohne dass eine kognitive Begründung gegeben werden kann.

Boehm beschreibt am Beispiel eines Gemäldes des Malers Barnett Newman, das nur eine weiße Fläche zeigt und den Titel ‚Selected Writings and Interviews' trägt, dass gar nichts gezeigt werden soll, sondern nur in reiner Form Wirkung erzielt werden, im Beschauer etwas *auslösen* solle.[111] Er versteht die Strategie des Malers mit diesem Bild „als kalkuliertes Scheitern des Betrachters am Bild mit der Absicht, ihn auf sich selbst zurück zu verweisen". Unter dem Aspekt der Gegenübertragung ist die Aufgabe des blanken Bildes, die Gefühle und Gedanken des Betrachters ohne Rücksicht auf sachliche Form zu wecken, ohne jegliche Vorgabe – ähnlich der Neutralität des konservativen Analytikers. In dem bekannten Theaterstück „Kunst" von Yasmin Reza kämpfen drei Freunde darum, im Streit um die Interpretation eines weißen Bildes sich gegenseitig von der Gültigkeit ihrer subjektiven Wirklichkeit zu überzeugen.

Der Künstler hegt die Absicht, eine nach allen Seiten offene Übertragungsmöglichkeit zu schaffen. Mit dem Werk will er seine Botschaft kommunizieren. Je stärker die von ihm als Form gefundene Lösung im Publikum Gefühle weckt, desto mehr hat er sein Anliegen erreicht. Das Publikum kommt nicht umhin, subjektiv zu empfinden und mit Gegenübertragung zu reagieren. In einem weißen Gemälde können damit Übertragung und Gegenübertragung als identisch angesehen werden.

Dass man einer Wirkung nicht entrinnen kann, hat Hans Magnus Enzensberger in einem Gedicht auf schöne und überzeugende Weise ausgedrückt:

Das leere Blatt
Das, was du in der Hand hältst, ist beinah weiß,
aber nicht ganz; etwas ganz Weißes gibt es nicht;
es ist glatt, hart, zäh, dünn, und für gewöhnlich
knistert es, fließt, knirscht, reißt, beinah geruchlos;
und so wie es ist, bleibt es nicht; es bedeckt sich
mit Lügen, saugt alle Schrecken auf, alle Widersprüche,
Träume, Ängste, Künste, Tränen, Begierden;
bis sie getrocknet sind, vergilbt, stockig, grau;
bis es aufweicht, im Regen zerfällt, im Müll,
immer weniger wird; nur das beste vielleicht
– an dem vielleicht das, was keiner geschrieben hat,
das Beste ist: ein Fisch, ein Salzfass, ein Stern,
ein Einhorn, ein Elefant oder ein Ochsenkopf,
Zeichen des heiligen Lukas; das, was erscheint,
wenn du es gegen das Licht hältst – hält,
vielleicht, tausend Jahre, oder noch eine Minute.[112]

Enzensbergers Gedicht erschließt die unendlichen Möglichkeiten, die allein von einem weißen Blatt ausgehen. So wie er dieses Blatt beschreibt, ist es eigentlich nur Anlass für die Entwicklung primärprozesshafter Assoziationen. Trotz ihrer fließenden, sich laufend verändernden Existenz besitzen sie allesamt Gültigkeit. Der Dichter macht mit den bloßen Worten dem Zuhörer Angebote. Doch bei der tatsächlichen Betrachtung wird sich jeder Einzelne im Publikum voraussichtlich entscheiden: für den Elefanten oder den Fisch oder das, was sonst noch offeriert wird oder er selbst erfindet. Zwar können diese Form-Entscheidungen revidiert und neue, noch nicht erwähnte Formen gefunden werden. Die Bedeutungen der Form können sich jederzeit ändern. Dennoch kann man von der Grundkonstitution der Macht der eigenen Geschichte ausgehen, die sich in der Gegenübertragung als Suche nach einer bestimmten Form selbst in einem weißen Blatt niederschlägt. Das Werk entsteht, weil es den Gegenstand, die Geschichte und die Situation des Betrachters gibt. Wenn sich das Bild in der einen Stunde dem Betrachter unter einem bestimmten Aspekt präsentiert, kann er es in der nächsten Woche schon wieder aus einer anderen Perspektive wahrnehmen. Ursache für diese Veränderung ist der Betrachter, nicht das Bild.

Wenn Patienten in ihrem Bild nach einiger Zeit ganz neue Aspekte wahrnehmen, haben sie sich verändert, nicht das Bild. In diesen Prozess ist auch der Kunsttherapeut involviert; manchmal erhält er Informationen vom Patienten, die ein

Bild „in einem anderen Licht“, folglich mit neuen Bedeutungen versehen erscheinen lassen.

Ein Kunstwerk ist immer eine gemeinsame Konstruktion von und mit dem Publikum sowohl in einer affektiven als auch einer kognitiven Dialektik, formuliert Spitz.[113] Um sich der Bedeutung eines Werkes annähern zu können, muss der Betrachter abwechselnd von einem undifferenzierten zu einem differenzierteren Modus der Beziehung zum Werk gelangen. Diese Vorgänge werden als die wichtigsten Elemente der ästhetischen Erfahrung beschrieben.[114]

Mit einer solchen Beobachtung nehmen wir eine erstaunliche Parallele zu den neueren Erkenntnissen in der Psychoanalyse wahr, wie sie bereits beschrieben wurden. Die therapeutische Beziehung wird als eine gemeinsam konstruierte Wirklichkeit zwischen Patient und Therapeut gesehen, in der beide ihren Anteil an persönlichen Erfahrungen in die Arbeit einbringen. Der Therapeut ist mehr als der Patient in der Lage, den kognitiven Standpunkt der Betrachtung einzunehmen. Aber er hilft auch dem Patienten, immer wieder „von außen“ zu schauen, wie es Greenson und andere in der Beschreibung des therapeutischen Arbeitsbündnisses reflektiert haben. In diesem Sinn zitiert Spitz den Literaturkritiker Empson, in dem sie auf die Ähnlichkeit zwischen seiner Theorie der optimalen ästhetischen Funktion und dem Ansatz Greensons hinweist; denn nach Empson kann man von der Analyse der Kunst sagen, sie entwickle sich vom poetischen zum prosaischen, vom intuitiven zum intellektuellen Wissen weiter; dies seien offensichtlich dieselben Arten von Gegensätzen, in denen jeder vermutet, dass es den anderen gibt.[115] Die in der Dynamik von Übertragung und Gegenübertragung geforderte temporäre kognitive „exzentrische“ Position des Therapeuten muss auch der Betrachter eines Bildes einnehmen, um die Dimensionen seiner Wirkung zu erfassen.

In der Kunsttherapie nehmen Patient und Therapeut die Rolle von Künstler und Betrachter ein. In unterschiedlichem Ausmaß befindet sich jeder in beiden Rollen. Das Bild ist als Objekt zwischen ihnen. Entsprechend reagieren sie zunächst aus der eigenen Position heraus. Die Wirkungen dieser geteilten Erfahrung sind die Wirkungen auf den weiteren therapeutischen Prozess. In diesem intermediären Raum, wie Winnicott ihn gekennzeichnet hat, können Deutung und Intervention entstehen, die Grundlage der Veränderung.

Empathie, Deutung und Intervention in der Kunsttherapie – Das gemeinsame Werkstück

Wenn der Patient beginnt, mit einem Pinsel zu malen, ist der Kunsttherapeut zunächst Betrachter. Mit seinen Augen nimmt er wahr, und im Geist zieht er diesen Strich mit einer Geste nach. Seine Hand erinnert sich an die Oberfläche des gewählten Papiers, ob es glatt ist oder rau. Er empfängt Gefühle; er hört, was der Patient sagt, beobachtet seinen Umgang mit der Farbe, wie er das Blatt aufteilt, in welchem Tempo alles geschieht.

Der Kunsttherapeut richtet seine Empfänglichkeit in einer weit gespannten Aufmerksamkeit auf alle Äußerungen des Patienten ein. Er versucht, aus seinen Erfahrungen als Künstler nachzuvollziehen, wie es ist, mit einem Pinsel von dieser Größe diesen Strich oder diese Fläche nachzumalen, analog zum Handeln des Patienten. Er nutzt diese Erfahrungen, um in der Gegenübertragung bei sich unbewusst zu prüfen, welche Gefühle sie auslösen, welche Erinnerungen an die eigene oder andere Kunst geweckt werden, die ihm begegnet ist; er spürt die körperliche Reaktion, die der Gestus des Pinsels in ihm auslöst. Was er als Mitteilungen empfängt, erreicht ihn auf verschiedenen sinnlichen und kognitiven Ebenen. Deshalb können Kunsttherapeuten die zentralen Schlussfolgerungen der Säuglingsforschung par excellence umsetzen: der Künstler als Therapeut besitzt die besondere Fähigkeit des sogenannten Affektattunements: die gefühlshafte Empfänglichkeit und Antwortbereitschaft des Therapeuten, auf die verbalen und nonverbalen Mitteilungen des Patienten mit verschiedenen Sinnesmodalitäten zu reagieren.[116]

Während der Kunsttherapeut eine „Antwort“ sucht, reagiert er auch mit eigenen unbewussten Phantasien, die geprägt sind von seiner Geschichte, seinem Verständnis von Kunst und seiner theoretischen Position in der Kunsttherapie. Aber der Ausgangspunkt für diese inneren Bilder ist geformt von dem Angebot, das vom Patienten ausgeht. Das Ergebnis dieses wechselseitigen (reziproken) Prozesses ist ein zunächst innerer Entwurf des Kunsttherapeuten, bei dem er Phantasien über die neue Form, ihr weiteres Aussehen und den weiteren Verlauf entwickelt. Man könnte fast von einer inneren wörtlichen ‚Vision‘ oder Skizze sprechen, die er aber nur als vorläufige Annäherung und nicht als endgültig betrachten darf. Ihr subjektiver Charakter muss dem Kunsttherapeuten stets präsent sein. Seine Sichtweise ist immer nur ein Versuch, sich der des Patienten anzunähern.

Praktische Übung zur Empathie und Gegenübertragung

Wie unterschiedlich die Entwürfe der Therapeuten für ein und denselben Patienten tatsächlich sind, kann mit einer Übung verdeutlicht werden. Sie ist eine ausgezeichnete Hilfe, die Subjektivität der inneren Entwürfe für die Entwicklung eines Patienten ins Bewusstsein zu rufen. Und sie bietet die Chance, Subjektives und „Objektives" probeweise zusammenzusetzen.

Das Bild eines Patienten (dessen Einverständnis selbstverständlich eingeholt wurde) soll zuerst von der Gruppe der Kunsttherapeuten malerisch oder zeichnerisch genau kopiert werden. Absichtlich werden keine Informationen über die Diagnose der Krankheit oder die Beschwerden des Patienten gegeben, denn solches Wissen könnte leicht zur Beeinflussung durch gelernte diagnostische Kategorien führen. Es ist erstaunlich, dass manchmal schon diese aktive malerische oder zeichnerische Einfühlung in den Stil und die Malweise eines anderen schwer fällt. Die Kopie des Kunsttherapeuten zeigt Veränderungen, die ihm oft selbst gar nicht auffallen. In der Reflexion wird anschließend bemerkt, dass diese Art des Malens des Patienten nicht „auszuhalten" gewesen sei, weil sie als zu „eng" oder als sehr fremd von der eigenen künstlerischen Ausdrucksweise empfunden wurde.

Im zweiten Schritt der Übung sollen sich die Kunsttherapeuten vorstellen, wie sich das Bild entwickeln würde, wenn es dem Patienten ein wenig besser ginge. Die Betonung liegt auf „ein wenig". In dieser Übung wird nach den inneren Entwürfen gefragt, die das entstehende oder das fertige Werk des Patienten auf der vorläufig unbewussten Ebene im Therapeuten auslöst. Spätestens in dieser Phase muss er seine Phantasien sehr konkret und bewusst überprüfen. Er ist aufgefordert, eine distanziertere Stellung, einen „exzentrischen" Standpunkt einzunehmen, um das, was das Bild des Patienten in ihm ausgelöst hat, aus einer objektiveren Position einzuschätzen. Unter der Wirkung dieser Überlegungen schafft er ein neues Bild, das sich im Grunde aus dem des Patienten und aus seinem, dem des Kunsttherapeuten, zusammensetzt.

In dieser Übung entstehen vielfältige „Lösungen". Jedes Bild, das als Antwort auf das Patientenbild verstanden werden kann, trägt Züge der Persönlichkeit des Kunsttherapeuten. Jeder Übungsteilnehmer realisiert einen anderen Entwurf. Auch hier geschieht es nicht selten, dass der Stil des Patienten verlassen wird und der eigene sich durchdrängt. Manchen fällt es schwer, den Zusatz der Aufgabe zu beachten, die Vorstellung von einem Bild zu entwickeln, das entstünde, wenn die Befindlichkeit des Patienten „ein wenig" besser sei. Das Bild reflektiert dann größere Integration als in einem nur kleinen Entwicklungsschritt erreichbar ist. Das Bedürfnis nach schneller Überwindung der erschreckenden und leidvollen Aspekte, die der Kunsttherapeut im Bild des Patienten wahrnimmt, ist oft stärker als seine Fähigkeit, diese psychische Fragmentierung aushalten zu können und sie emphatisch zu tolerieren und zu akzeptieren.

Im dritten Teil der Übung soll der Kunsttherapeut eine Phantasie entwickeln, wie das Bild des Patienten aussähe, wenn er gesund wäre. Sein „Aufenthalt" im Bild des Patienten während er es kopiert hat, sein Aufspüren seiner eigenen Anteile im Verstehens- und Veränderungsprozess im zweiten Bild können nun in seine Vorstellungen über das Aussehen eines Bildes münden, das der Patient schaffen würde, wenn er in der Lage wäre, mit seinen Problemen und Konflikten auf eine für ihn hilfreiche integrierende Weise umzugehen.

Da diese Übung in Abwesenheit des Patienten geschieht, kann jeder der beteiligten Kunsttherapeuten sein inneres Bild tatsächlich sichtbar umsetzen. Wie erwartet, werden für dieses Bild so viele Lösungen gefunden werden, wie Teilnehmer in der Gruppe sind.

Der exzentrische Standpunkt in der Kunsttherapie

In der Realität dagegen übt der Kunsttherapeut größere Zurückhaltung aus. Während er ganz auf den Patienten, der aktiv an der Entstehung der Form seines Werkes arbeitet, eingestimmt ist, bestimmt der Patient das Geschehen. Parallel entwickelt der Kunsttherapeut aber zugleich in seiner inneren Vorstellung Entwürfe über den Fortgang. Er bewegt sich quasi von einem undifferenzierten Zustand des inneren Mitschaffens zu eigenen Entwürfen mit neuen Lösungen. Diese bilden die Grundlage für seine Interventionen.

Das Heraustreten aus dem engen Verbund von künstlerischem Prozess, Patient und ihm selbst als emotional und künstlerisch unmittelbar Beteiligtem erfordert einen neuen Bezugspunkt. Es ist quasi eine vierte Position, die in der kunsttherapeutischen Triade eingerichtet werden muss. Analog zur analytischen Triade minus eins von Thomä und Kächele kann man in der Kunsttherapie von einer Triade plus eins sprechen. Von diesem „extriadischen“ Standpunkt aus kann sich der Kunsttherapeut seine Fragen bewusst stellen und sie zu beantworten suchen: welcher Art die Geschichte des Patienten sein könnte, die ihn veranlasst, dieses oder jenes Motiv und Material zu wählen; er vergleicht mit den früheren Bildern, deren Entstehungsprozess, die Kommentare, die dazu gegeben worden waren; was der Patient, er als Therapeut und die anderen Patienten diesbezüglich geäußert haben; was die Ärzte über den Patienten berichtet haben. Er „übersetzt“ die künstlerische Arbeit unter diagnostischem Blickwinkel in sein psychotherapeutisches Wissensspektrum. Wenn er gelernt hat, dass Symbole bestimmte Bedeutungen haben, bringt er sie in den Kontext, in dem sie entstanden sind. Ein Schornstein, Rauch, ein Baum oder eine ungegenständliche Farbkombination können sehr verschieden aussehen und unterschiedliche Bedeutungen besitzen. Wichtiger als die diagnostische Kategorie ist das Konzept, das der Patient von seinem Bild entwickelt hat.

Kurz – alle Informationen, die der Kunsttherapeut bisher erhalten hat, tauchen bei der Einnahme des Standpunktes „außerhalb“ unter kognitivem Blickwinkel auf. Aber aus dieser Position betrachtet der Kunsttherapeut auch seine eigenen Erfahrungen, die er in der Situation als Gegenübertragung bei sich wahrgenommen hat: seine eigenen inneren Vorgänge, Gefühle, Phantasien, Erinnerungen und Entwürfe, die aus seiner Identität als Künstler entsprungen sind. Er überprüft auch den Einfluss, den sein Wissen und seine Theorien auf seine Wahrnehmung und Einschätzung ausüben.

Die Distanz erlaubt ihm eine objektivierende Einschätzung der Situation. „Objektivität“ wird nicht als Anspruch auf eine absolute Wahrheit verstanden, sondern als Unterstützung der Unterscheidung zwischen dem Eigenen und dem Fremden.

Der Kunsttherapeut kann, weil er „nicht voll mitmacht“[117], alle ihm zugänglichen Facetten der Beziehungsdynamik mit dem Patienten und seinem künstlerischen Werk bewusster wahrnehmen. Damit hat er die unbewussten Wirkungen der Gegenübertragung „überwunden“. Nun kann er entscheiden, wie er die weitere Entwicklung der gesamten Prozesse beeinflussen und fördern kann, die zwischen ihm und dem Patienten und zwischen dem Patienten und seinem Werk stattfinden. Er formuliert für sich therapeutische Ziele und begründet sie. Das bedeutet, dass er die geforderte „Rechenschaft über sein therapeutisches Handeln“[118] geben kann.

Intervention und Deutung

Für den weiteren Fortgang des Prozesses muss der Kunsttherapeut jedoch wieder in Bewegung kommen; er muss diesen neutralen Beobachter- und Reflexionsstandpunkt wieder verlassen. Bliebe er am Rande, wäre seine Interaktion auf das verbale Mitteilen seiner Erkenntnisse beschränkt. Verbale Interpretationen wirken oft aufgesetzt und distanzierend. Wenn der eine primär *über* den Prozess redet und der andere ihn „durchführt“, verstärkt das die Asymmetrie der Beziehung. Unmittelbar kann der Therapeut vom Patienten als übermächtig und kontrollierend empfunden werden.

Deutungen zu Bildern legen Bedeutungen fest. Wird Sprache auf Kunst angewandt, verändert sich die Kunst. Das geschieht natürlich auch, wenn der Kunsttherapeut mit dem Patienten über sein Kunstwerk spricht. Der Transfer künstlerischer Aktivitäten in sprachlich definierte Zusammenhänge dient häufig dazu, kognitive Einsichten über die Zusammenhänge von Bildausdruck und persönlicher Bedeutung zu ermöglichen. Man schaut gemeinsam von außen und reflektiert, was man als alte und neue Formen erkennt. Während die verbale Sprache sowohl als reflektierendes, Bedeutung suchendes und zu rationalen Einsichten führendes Medium in der Kunsttherapie genutzt werden kann, gibt es noch die Sprache, die einen anderen Nutzen birgt: die *Sprache aus der Kunst*. Der adäquate Umgang mit dem Wort ist eines der schwierigsten und kompliziertesten Themen in der Kunsttherapie. Ein eigenes Kapitel wird sich deshalb damit beschäftigen.[119] Aber schon im nächsten Abschnitt kann ein erster Hinweis auf den Nutzen derjenigen Sprache erfolgen, die sich an die sichtbare Welt der Kunst anlehnt.

Vom Nachdenken als Therapeut zum Handeln als Künstler

Rationale Anschauung führt zu Rekonstruktion und Einsicht. Was in der Kunsttherapie jedoch zu den tieferen Veränderungen führt, sind nicht die kognitiven Einsichten des Patienten zu seinen künstlerischen Werken, sondern das Erleben seiner eigenen Veränderung, wenn er künstlerisch in der Gegenwart des Kunsttherapeuten arbeitet. Aus diesem Grund muss der Kunsttherapeut wieder an der Beziehung direkt teilnehmen, er muss sich vom äußeren Standpunkt der Validierung wieder in das triadische Beziehungsgeschehen hineinbegeben. Vermeidet der Therapeut das „Wechseln der Beziehungsformen“, entzieht er sich einer echten

Beziehung, die im Augenblick stattfindet, wie Körner sagt.[120] Es könnte leicht sein, dass der Patient Widerstand entwickelt, wenn er den Kunsttherapeuten als bloßen Kommentator erlebt. Das kann ihn selbst zum distanzierenden Beobachter und Deuter seiner künstlerischen Arbeit werden lassen, ohne in Berührung mit seinen Gefühlen zu kommen, die der kreative Prozess in ihm auslöst.

Denn der Mittelpunkt der Beziehung von Kunsttherapeut und Patient sind die Kunst und der künstlerischen Prozess. Beide müssen daran beteiligt sein. Deshalb ist der Kunsttherapeut *in* der Beziehung als Künstler handelnd und in der distanzierteren Position eher als Psychotherapeut denkend. Seine Interventionen sind zum größten Teil aktive Handlungen. Die Übersetzung von *Intervention* lautet *Dazwischenkommen*: das heißt, der Kunsttherapeut *kommt zwischen* das, was der Patient gerade macht, oder wo er sich gerade befindet. Er gerät mitten hinein. Dadurch wird alles ein wenig oder ganz anders. Der Kunsttherapeut wird Teilnehmer am Prozess der Entstehung eines Bildes oder einer Skulptur. Am Ende des Prozesses kann man vom Ergebnis als einer „ko-konstruierten" Form sprechen.

Die Reflexion über seine Beteiligung am künstlerischen Werk des Patienten teilt dem Kunsttherapeuten eine hohe Verantwortung hinsichtlich seiner Interventionen zu. Seine zentrale Aufgabe besteht darin, fortlaufend die Sprache der Kunst in die Sprache der Psyche und die Sprache der Psyche in die Sprache der Kunst zu übersetzen. Denn mit den Mitteln des jeweiligen anderen wird ihr Sinn „aufgeschlüsselt."[121] Bis er zur tatsächlichen Intervention gelangt, durchwandert der Kunsttherapeut zwei verschieden Phasen der Übersetzung. Zuerst muss er versuchen, das Verhalten des Patienten psychodynamisch zu begreifen; dazu erforscht er die möglichen psychischen Bedeutungen seines entstehenden Ausdrucks und seines Umgangs mit den künstlerischen Medien. Dann überlegt er, wie er diese Erkenntnisse in solche Aktivitäten transferieren kann, dass sie als weitere künstlerische Prozesse dem Patienten hilfreich sein werden. Das ist die Zeit der „exzentrischen" Position.

Wenn der Kunsttherapeut wieder in die Beziehung eintritt, befindet er sich im Part des psychotherapeutisch denkenden Künstlers. Er behält im Hinterkopf die Reflektionen aus der anderen „außerhalb" liegenden Ebene. Diese Einsichten nutzt er, um sie in eine künstlerische Haltung zu transferieren und mit dem Patienten in Interaktion zu treten. Wenn er handelt, ist diese Aktivität als künstlerische sichtbar. Dieses Handeln schließt auch den Sprachgebrauch ein. Der Kunsttherapeut spricht viel mehr als Künstler denn als Psychotherapeut.

„Die Dritte Hand" von Edith Kramer

Diese komplizierte und als Künstler und Psychotherapeut zweifach determinierte Rolle hat Kramer in einem Aufsatz beschrieben und in einem treffenden Begriff zusammengefasst; in den USA schon lange vielfach zitiert wurde er erst jetzt übersetzt.[122] Kramer geht davon aus, dass es die wichtigste Aufgabe des Kunsttherapeuten ist, Prozesse zu unterstützen, in denen Gefühle eine visuelle Form bekommen können. Der Kunsttherapeut soll dem Patienten ohne Druck und Zwang helfen, bildnerische Mitteilungen über sich machen zu können, die Wesentliches über seine Erlebnisse aussagen. Die Formsprache des Patienten hängt nach Kramer mit vielerlei Faktoren wie dem Talent, der Vorbildung und der Entwicklungsstufe zusammen. Was der Kunsttherapeut vom Patienten hört, was er sieht und sein Einfühlungsvermögen bestimmen seine Intervention. Um all diese Aufgaben adäquat erfüllen zu können, muss der Kunsttherapeut besondere Fähigkeiten entwickeln. Analog zu Theodor Reiks „Drittem Ohr"[123] entwickelt der Kunsttherapeut auch ein „Drittes Auge", um die vielförmigen Botschaften der künstlerischen Werke in der Kunsttherapie wahrnehmen zu können, die oft auch nicht in Worte übersetzt werden können. Aber, so Kramer, ein drittes Auge ist nicht genug. Er muss auch eine „Dritte Hand" führen können; „eine Hand, die im kreativen Prozess hilft, ohne aufdringlich zu sein, ohne Bedeutung zu verzerren, oder eigene bildnerische Ideen oder Vorlieben dem Patienten aufzudrängen, die nicht seine eigenen sind. Die Dritte Hand muss fähig sein, bildnerische Dialoge zu führen, die verbalen Austausch ergänzen oder ersetzen."[124]

Mit größtem Nachdruck betont Kramer, dass diese Art Einfühlungsvermögen nur auf der Grundlage eigener künstlerischer Erfahrungen im graphischen, malerischen und skulpturalen Bereich entwickelt werden kann. Und sie verweist scharf darauf, dass der Künstler in der Kunsttherapie seinen eigenen Stil dem des Patienten unterordnen muss, ebenso wie er jegliche künstlerische Intervention unter strenger Selbst-Disziplin und Selbsterkenntnis ausüben muss. Zu den Aufgaben der Dritten Hand zählt sie auch die nicht aktiven Haltungen, die er als Künstler auf die kunsttherapeutische Situation überträgt. Beim Herstellen des Settings, das einem Atelier gleichen soll, und bei der Sorge für das Arbeitsmaterial wie gute Pinsel, gespitzte Stifte, verschiedene Papiere, weichen, geschlagenen Ton, passendes Werkzeug usw. ist der Kunsttherapeut als Künstler präsent.

Diese „Dritte Hand" ist also das Ergebnis eines Übersetzungsprozesses, wie er vorher erörtert wurde. Der Kunsttherapeut versucht, das, was er von der gesamten Dynamik im psychischen wie im künstlerischen Prozess wahrgenommen hat, in eine Sinn stiftende Handlung zu übertragen. Wenn er bildnerisch reagiert, gibt er eine Antwort, wie er den Patienten und seinen künstlerischen Prozess einschätzt und verstanden hat. In dieser Phase bietet er z. B. einen Vorschlag für ein Bild an, teilt eine Beobachtung mit, reicht einen größeren Pinsel, mischt eine Farbe usw. Entscheidend ist, dass der Kunsttherapeut im psychischen und künstlerischen Material des Patienten mitarbeitet und mit ihm „in Berührung kommt und es nicht abwehrt."[125]

Der Patient soll diese Interventionen als Angebote verstehen können. Nicht als Wertung von ‚richtig' oder ‚falsch' soll er sie empfinden, sondern als Vorschlag, eine andere Perspektive einzunehmen. Im besten Fall treffen die Vorschläge mit der Bereitschaft des Patienten zusammen, diese Interventionen zu nutzen. Wenn sie an der richtigen Stelle im richtigen Moment geschehen, fühlt er sich durch das Miterleben des Kunsttherapeuten in gewisser Weise auch gehalten, so dass er in der Lage ist, etwas Neues, bisher nicht Gewagtes auszuprobieren. An der Wirkung wird der Kunsttherapeut sehen, ob sein Versuch, den Patienten in seinem künstlerischen Prozess zu beeinflussen, in Übereinstimmung mit seiner Offenheit für eine neue Erfahrung geschehen ist. Dann wird auch der Patient in den künstlerischen Prozess zurückkehren, jedoch wird er bereichert sein mit neuen Perspektiven, die er nun in seinem weiteren Arbeitsprozess zu integrieren sucht. Die kunsttherapeutische Intervention ermöglicht dem Patienten, sich und sein Bild zu verändern.

Im Vergleich: Intervention in der Kunsttherapie und Deutung in der Psychoanalyse

In der Kunsttherapie können Interventionen im künstlerischen Prozess in vielfacher Hinsicht analog zur Deutung in der Psychoanalyse verstanden werden. Wie Kernberg sagt, soll die Deutung die Fähigkeit des Patienten stärken, seine intrapsychischen Konflikte im Rahmen seiner verfügbaren kognitiven Fähigkeiten zu *beobachten* (Hervorhebung von d. Verf.). Die optimale Wirkung der Deutung besteht nach Kernberg in der Unterstützung eines autonomen Selbstreflexionsprozesses, der wiederum die autonome Entwicklung von Reaktionen ermöglicht und einen Zugang zu tieferen Schichten des Selbstgewahrseins eröffnet.[126] Die Vorschläge des Kunsttherapeuten helfen dem Patienten, einen Moment inne zu halten und mit den Augen des Kunsttherapeuten zu „schauen". Er fängt an, über sein Bild nachzudenken, eine beobachtende Stellung einzunehmen und gleichfalls einen Außenstandpunkt einzunehmen. Psychodynamisch gesehen kann er seine Übertragungen auf das Bild mit der Realität vergleichen. Für Körner ist die Fähigkeit zur distanzierten Betrachtung eine wichtige Ich-Funktion, die viele Patienten erst entwickeln müssen, weil sie nicht gelernt haben, sich selbst und ihre Beziehungen zu anderen Personen aus einer objektiven Haltung zu reflektieren.[127]

Die Kunst als das Dritte im Bunde der laufenden Beziehungen macht es durch ihre materielle Gegenwart relativ leicht, vom Involviert-Sein im Prozess zur Rolle des Betrachters zu wechseln. Auch schwer gestörte Patienten können ihr Bild ansehen, auf sich wirken lassen, eine non-verbale Reaktion aus der größeren Distanz zeigen oder einen verbalen Kommentar abgeben. Die subjektive Erfahrung kann auf der phänomenologischen Ebene rekonstruiert und in Beziehung zu den Erfahrungen der anderen gesetzt werden. Welche Farbe war zuerst da? Wurde eine Stelle übermalt oder radiert? Wie hat sich ein Motiv im Laufe des Malens verändert? Beim Betrachten und der verbalen Reflexion ist die Frage leitend: Was sehen Sie? Von der sichtbaren Form wird ausgegangen, nicht von dahinter liegenden Bedeutungen. Patienten begreifen, dass es außer ihrer eigenen noch die Wirklichkeiten anderer Personen gibt. Denn jeder sieht das Bild anders, nimmt eine eigene Perspektive dazu ein. Dem einen fällt die Strichführung auf, dem anderen die Größe einer Figur oder dass die Farben nicht gemischt sind. Der Blick eines Selbstportraits kann zugleich als erstaunt, traurig, nachdenklich, erschrocken und ängstlich beschrieben werden.

Der Patient lernt dies zu schätzen, weil er sich seiner eigenen Sichtweise versichern und dennoch die Andersartigkeit der Wahrnehmung anderer in „Betracht" ziehen kann, ohne die eigene Identität zu verlieren. Auf diese Weise erfährt er, dass es bezüglich seines Werks mehr zu sehen und zu formen gibt, als er bisher wahrzunehmen vermochte. Er erlebt, dass sein Bild bei anderen Gefühle auslöst, die ihm fremd sind, dass ihm von anderen

Bedeutungen zugewiesen werden, die er selbst erst durch ihre Erwähnung erkennen kann. Probeweise übernimmt er den Standpunkt des Therapeuten und der Mitpatienten, übt Empathie und Toleranz. Wie Kernberg sagt, ist ein wesentlicher Moment der reflexiven Funktion des Therapeuten, dass sich der Patient mit genau dieser Funktion zu identifizieren lernt.[128] Das gilt auch, wenn die Therapie in einer Gruppe stattfindet. In der die Stunde abschließenden gemeinsamen Runde wird das eigene Werk probeweise mit den Augen der anderen gesehen.

Der Patient kann mit diesen Sichtweisen spielen, sie ausprobieren, zu neuen Entscheidungen gelangen. Will er den Vorschlag des Kunsttherapeuten annehmen, dass eine Linie die Figur deutlicher sichtbar machen könnte oder dass mehr Wasser die Farbe verdünnen würde? Kann er die Sicht der Mitpatienten, dass sein Bild traurig wirkt, nachvollziehen, oder beharrt er darauf, dass es ein fröhliches Motiv ist? Will er es wagen, auf einem größeren Format zu zeichnen, oder gibt er dem Motiv einen Hintergrund? Möchte er für sein Bild einen Rahmen, für seine Skulptur einen Sockel oder nicht?

Jede Art von Vorschlag oder Bemerkung muss so offen gehandhabt werden, dass der Patient annehmen oder ablehnen kann, ohne in Konflikt zu geraten oder sich kritisiert zu fühlen. Er soll nicht befürchten müssen, dass der Kunsttherapeut das Privileg der richtigen Bedeutung und des richtigen Aussehens eines Bildes besitzt. In der Verdichtung der Kunst sind viele und sogar konträre Sichtweisen legitimiert. Es können Gegensätze und Widersprüche vorhanden sein, die alle Teil desselben Bildes sind. Deswegen gibt es keine Wertungen, sondern subjektive Bedeutungen. Sie geben Zeugnis, dass Kunst sich nicht auf diagnostische Kategorien festlegen lässt, sondern viele Wahrheiten enthält.

Das Beispiel der Patientin Frau O. (Abb. 57 Seite 126) macht deutlich, dass die Intervention der Kunsttherapeutin zu einer Form geführt hat, die für die Patientin außergewöhnlich und neu war. Zunächst hatte die Therapeutin den äußeren Standpunkt eingenommen und die möglichen Zusammenhänge untersucht, die in diesem Moment den künstlerischen Prozess und ihre eigene Wahrnehmung davon bestimmen konnten. Dann intervenierte sie, indem sie der Patientin den Vorschlag machte, für einen Moment gemeinsam das Bild anzuschauen. Damit konnte auch die Patientin aus einer Distanz ihr Bild reflektieren. Auf die Frage der Therapeutin: wie sieht das Bild im Moment aus?, hatte die Patientin geantwortet, dass es ja langweilig werden würde, wenn sie weiter wie bisher in Richtung Bildmitte malte. Sie selbst hatte in diesem Moment des größeren Abstandes schon eine alternative Lösung gesucht. Die einfache Ermutigung der Therapeutin, „etwas dagegen zu setzen", das heißt „übersetzt", eine Alternative zu ihrem ins Zwanghafte abgleitende Muster zu finden, führte schließlich zu einer neuen überraschenden Lösung. Für die Patientin bedeutete sie eine Überwindung, einen „Sieg" über ihre sonstigen rigiden Strukturen.

Erst wenn der Kunsttherapeut durch seine Intervention eine neue Perspektive in den kreativen Prozess einbringt, kann der Patient seine eigenen bisherigen Formen und Muster überdenken und selbst zu neuen Entwürfen gelangen. Deshalb sind auf die Kunst bezogene Interventionen in der Kunsttherapie so wichtig wie Deutungen in der Psychoanalyse.

Veränderung durch aktive Intervention

Mit Besorgnis ist zu beobachten, dass mache Kunsttherapeuten kaum aktiv künstlerisch handelnd im Prozess *dazwischen* gehen, im unmittelbaren Sinn des Wortes *inter*venieren. Sie bleiben so sehr im empathischen Nachvollziehen und vermeintlichen Respekt für die Autonomie des Patienten und seines künstlerischen Prozesses verhaftet, dass sie beinahe vergessen, dass es sie selbst auch noch gibt. Offensichtlich befürchten sie, dass jedwede Reaktion und Aktivität ihrerseits die Subjektivität und Autonomie des Patienten einengt. Deshalb nehmen sie ganz den Standpunkt des Patienten ein. Sie sehen das künstlerische Werk als etwas, das den Status eines unantastbaren Ausdrucks der Persönlichkeit eingenommen hat. In der Konsequenz präsentieren sie sich als wohlwollende, aber passive Teilnehmer des Geschehens, die möglichst „objektiv" erscheinen wollen. Ihre primäre Rolle sehen sie darin, die künstlerischen Materialien zur Verfügung zu stellen und die Bilder am Ende der Stunde einzusammeln und sorgfältig aufzubewahren.

Wenn der Perspektive des Therapeuten kein Raum gegeben wird, bleibt eine wichtige Chance ungenutzt. Während seine Sichtweise nicht die bessere oder die wahrere ist, ist sie dennoch verschieden von der des Patienten. Zugrunde liegt die simple Erkenntnis, dass andere immer mehr sehen als man selbst. Tatsächlich geht der Patient in die Kunsttherapie nicht, um einfach Bilder zu malen oder Skulpturen zu formen, sondern um mit Hilfe des Therapeuten etwas Neues über sich zu erfahren. Wäre es nicht so, könnte er genauso gut zu Hause malen. Zu Recht stellt er die Erwartung an den Therapeuten, dass dieser ihm eine erweiterte Perspektive zu Verfügung stellt. Schließlich wendet er sich an ihn, weil er von seiner Kompetenz profitieren will. Im passiven Nicht-Eingreifen wird nicht bedacht, dass es der „intersubjektive" Prozess ist, der die Veränderung bewirkt.[129]

Alles zu wissen hilft nicht weiter

Die gegensätzliche Variante der nicht-reflektierten Haltung ist die übertriebene Aktivität des Kunsttherapeuten, der zu allem, was der Patient tut oder sagt, einen erklärenden Kommentar bereit hat oder sofort mit einer Lösung für ein künstlerisches Problem aufwartet. Es fällt ihm schwer auszuhalten, wenn der Patient lange nach einem Motiv sucht oder sich nicht entscheiden kann, ob er dieses oder jenes Papierformat nimmt. Vorzeitige Interventionen verhindern oft, dass der Konflikt in der Ambivalenz erkannt wird. Die Schaffenskrise kann nicht durch schnelle Lösungen überwunden werden. Vorschnelle Lösungsangebote nehmen dem Patienten die Chance, eine eigene Lösung zu finden und sich dieser Errungenschaft als Zuwachs an Autonomie und Ich-Stärke erfreuen zu können. Es zeugt vom Widerstand des Kunsttherapeuten, wenn er sich nicht auf das Ungewisse eines gemeinsamen Prozesses einlassen kann. Der Patient bekommt schnell Aufgaben, Übungen und konkrete Angebote, die der Therapeut für passend hält. Es wird alles daran gesetzt, dass ein Erfolgserlebnis für den Patienten und den Therapeuten dabei herauskommt.

Charakteristischerweise geht der Therapeut bei einem solchen Vorgehen davon aus, dass er „weiß", was richtig für den Patienten oder sein Bild ist. Wissen vermindert die Fähigkeit zu sehen und zu empfinden. In der Kunst behindert dominierendes kognitives Wissen das Sehen. So haben zum Beispiel viele Menschen Schwierigkeiten, wenn ein Gegenstand in der Perspektive dargestellt werden soll. Man „weiß", dass bei einem Haus alle vier Wände gleich lang sind, doch fällt es oft schwer, nur das zu zeichnen, was man sieht, nämlich, dass die senkrechten Linien kürzer werden, je weiter eine Seite des Hauses vom Betrachter entfernt ist. Von vielen Künstlern ist bekannt, dass sie immer darum gerungen haben, das Wissen bezüglich eines Gegenstands zu vergessen, um sich ihm mit ihren subjektiven Wahrnehmungen nähern zu können. So hielt Giacometti es für grundlegend, ohne Vorstellung wie ein Bild aussehen wird, zu arbeiten: „Es ist sehr wichtig, jedes vorsätzliche Konzept zu vermeiden und zu versuchen, nur das zu sehen, was da ist. Cézanne fand heraus, dass es unmöglich ist, die Natur nachzuahmen. Man kann es nicht. Aber trotzdem muss man es versuchen, immer wieder versuchen – wie Cézanne es getan hat –, seine Empfindungen zu übersetzen."[130]

Bringt der Kunsttherapeut zu viel vorgegebenes Wissen in die Beziehung zum Patienten und seinem Werk ein, verhindert er, dass der Patient selbst seine Gefühle zu dem entstehenden Werk erforscht und sich mit ihnen auseinandersetzt. Er schlägt z. B. vor, dass der angespannte Patient einen Vulkan malen soll, weil er dem Wissen nach Aggression ausdrückt; oder er soll ein Aquarell oder ein Messpainting kreieren, weil dadurch die inneren „Verknotungen" gelöst werden können. Unter solchen Prämissen wird die Anwendung von Grün als Zeichen von Hoffnung, eine schwache Linie als Zeichen mangelnden Selbstbewusstseins und die Ausrichtung im Bild zur linken Seite als in die Vergangenheit weisend verstanden. Die Kunsttherapie wird nach Konzepten angeboten, die dem Katalog zielgerichteter, oft pädagogisch anmutender Übungen und einer scheinbar objektiven, der Empirie entlehnten Diagnostik entnommen wurden.

Die auf diese Weise vom Therapeuten angeeignete Definitionsmacht führt entweder bald zum Stillstand der Kunsttherapie oder sie verläuft entlang der Richtlinien des Therapeuten und nicht gemäß den Prämissen, die vom Patienten ausgehen. Die gravierende Folge ist, dass weder echte Veränderungen im Patienten und seinem künstlerischen Werk geschehen noch sich die Beziehung zum Therapeuten entwickeln kann. Sie bleibt statisch, weil der Patient nicht durch selbst initiierte Prozesse zu neuen Erfahrungen gelangt, sondern, weil er sie vorgeschlagen bekommt. Solcher Art Deutungsverhalten kann vom Patienten auch als gewaltsame Unterbrechung einer phantasierten, am Kunstschaffen orientierten Beziehung erlebt werden.[131] Kunst und Mensch benötigen Offenheit und Bereitschaft für vielfach determinierte Wahrheiten und Prozesse: für die Sicht im Kontext, für Ambivalenzen und Widersprüche, Veränderungen und Verdichtungen. Nur der Autor eines Werkes kommt seinen möglichen Bedeutungen am nächsten, was von außen herangetragen wird, kann immer nur eine Annäherung bedeuten und manchmal eine hilfreiche Erweiterung seiner Perspektiven. Der Kunsttherapeut sollte zuerst immer auf die Beschreibungen und Bedeutungszuweisungen des malenden, zeichnenden oder an einer Skulptur formenden Patienten hören.

Eine Fehlentwicklung in der therapeutischen Beziehung zeigt sich in einem markanten Merkmal: spätestens wenn der Kunsttherapeut keine Überraschungen mehr in der künstlerischen Arbeit und im Verhalten erlebt und der Patient genau das künstlerisch hervorbringt und tut, was der Therapeut erwartet hat, kann er davon ausgehen, das er mit seinen Interventionen den Patienten in eine bestimmte Richtung verwiesen und sich durchgesetzt hat. Spätestens an diesem Punkt sollte er darüber nachdenken, wie und weshalb er den Patienten kontrollierend beeinflusst hat, so dass er keine andere Perspektive als die seines Therapeuten reproduziert. In vielen Fällen hilft dabei eine Supervision, da dies der geeignete Ort ist, aus der Distanz verschiedene Sichtweisen einnehmen zu können und die potenziell ungelösten Probleme der Gegenübertragung des Kunsttherapeuten ins Visier nehmen zu können.

Eine erfolgreiche Intervention zeigt sich in der Kunst

Eine Intervention in der Kunsttherapie soll dem Patienten zur Unterstützung für die Umsetzung seiner kreativen Absichten dienen. Wenn er sie als Anstoß und offene Möglichkeit in seine Arbeit integrieren kann, wird er seinen eigenen Weg finden, mit den Ideen des Kunsttherapeuten umzugehen. Dann ist die Intervention wie ein Schlüssel, der zum passenden Schloss gefunden wird. Es gibt eine Übereinstimmung zwischen Therapeut, Patient und Wahrnehmung des Kunstwerks, die als Annäherung an die „unbewusste Realität" des Patienten verstanden werden kann.[132] Deswegen müssen nach Kernberg Deutungen immer als Hypothesen angeboten werden, die durch die weiteren Entwicklungen Bestätigung oder Widerlegung erfahren.

Eine hilfreiche Intervention zeigt ihre Wirkung, wenn das Werk des Patienten sich weiterentwickelt. Es nimmt eine neue Form an und leugnet doch nicht die Art und Weise, wie der Patient zuvor gemalt oder gezeichnet hat. Die Entwicklungsschritte einer künstlerischen Form sind oft klein. Was der Patient vorher noch nicht gewagt hat, probiert er erst in vorsichtigem Herantasten aus. Der Kunsttherapeut „feiert" diesen Mut, unterstützt durch seine (erneute) Intervention die Neugier auf das Neue. Er erkundet, was das sich entwickelnde Werk des Patienten in ihm auslöst. Das Kunstwerk selbst wird schließlich das Ergebnis eines gemeinsamen Prozesses sein, in dem beide Beteiligte entsprechend ihrer subjektiven Situation und Fähigkeit die Entwicklung der Form beeinflusst haben.

In der Psychoanalyse wurde das Ideal des anonymen Analytikers durch das Paradigma des *participant constructionist* ersetzt.[133] Es ist auch in der Kunsttherapie an der Zeit, über einen Paradigmawechsel nachzudenken. Allerdings müssen Kunsttherapeuten dazu von zwei herrschenden Paradigmen Abschied nehmen.

Die einen müssen die Bedeutung ihrer Rolle als mitarbeitende ‚Konstrukteure' akzeptieren und sie nutzen lernen. Nur wenn man sich als Kunsttherapeut zugesteht, dass man auch als aktiver Künstler Teil des Beziehungsgeschehens sein muss, wird Entwicklung passieren. Die anderen müssen lernen, offen zu sein für das Unbekannte, das Überraschungen bringt, anstatt von spezifischem a priori Wissen auszugehen. Nur wenn wir bei aller Information und Reflexion eine Haltung des Nicht-Wissens und ein Maß an Geduld und theoretischer Flexibilität beibehalten, können wir dem Patienten helfen, seine für ihn bestmögliche und einzigartige Form zu finden.

Vor mehr als vier Jahrhunderten soll der Dichter Francis Bacon gesagt haben: Jemand, der mit Sicherheiten beginnt, wird in Zweifeln enden; aber jemand, der ruhig mit Zweifeln beginnen kann, wird in Sicherheiten enden.[134] All das dürfte umso leichter fallen, wenn wir den Künstler in uns als Vorbild und Orientierung nehmen. Für jeden Künstler spielt das Publikum eine wichtige Rolle. Es reagiert auf sein Werk, auf das er seine Sichtweise seiner Geschichte *übertragen* hat. Je mehr er in der Lage ist, die Reaktionen seines Publikums als Anregungen aus dem Feld der Gegenübertragungen des Publikums für seine weitere Arbeit zu nutzen, desto mehr fühlt er, dass dieser Austausch für sein künstlerisches und persönliches Wachstum unentbehrlich ist.

Als Kunsttherapeuten sind wir zugleich Künstler und aktives Publikum. Beide Erfahrungen stellen wir dem Patienten zur Verfügung. Indem er davon Gebrauch macht, identifiziert er sich mit beiden Positionen. Unter dem Einfluss des jeweils anderen befinden sich der Kunsttherapeut und der Patient abwechselnd innerhalb und außerhalb des künstlerischen Prozesses. Das Ergebnis dieser Begegnung ist sichtbar in der künstlerischen Form. Sie ist gewissermaßen „ein gemeinsames Werkstück, an dem zwei Schicksale beteiligt sind."[135]

Der Paradigmenwechsel in der Kunsttherapie sollte dazu führen, die Bedeutung der gegenseitigen Einflussnahme, der Intersubjektivität, ernst zu nehmen. Kunsttherapeuten können subjektiv sein, wenn sie darüber nachgedacht haben. Dazu brauchen sie theoretisches Wissen und künstlerische Erfahrung. Erst dann können sie sich auf das Unerwartete in einer triadischen Beziehung einlassen. Alle Realitäten und alle Wahrheiten können dann erfunden, erprobt, konstruiert und wieder verworfen werden, wie sie im Kontext von Patient, Kunsttherapeut und Kunst auftauchen und nach einer Form verlangen. Im Kunstwerk sind sie am Ende enthalten.

[1] Freud, Sigmund, Zur Dynamik der Übertragung, in: Werke aus den Jahren 1909–1913, S. 364–367

[2] vgl. The American Psychoanalytic Association, A Glossary of Psychoanalytic Terms and Concepts; S. 87; J. Laplanche, J. B. Pontalis (1977), Das Vokabular der Psychoanalyse, Frankfurt/M., Suhrkamp, S. 622

[3] Racker, Heinrich (1993), Übertragung und Gegenübertragung, München, Reinhardt Verlag, S. 61

[4] Freud, Sigmund, Zur Psychotherapie der Hysterie, Werke aus den Jahren 1892–1899, S. 309

[5] Freud, Anna, Das Ich und die Abwehrmechanismen, Frankfurt/M. 1982, 13. Auflage, S. 17

[6] Greenacre, Phyllis (1971), The Role of Transference: Practical Considerations in Psychoanalytic Therapy (1954); in: Emotional Growth, Vol. II, New York, International University Press, S. 628

[7] Winnicott, Donald W. (1990, 1956), On Transference; in: Esman (1990), S. 248

[8] Winnicott, Donald W. (1985/1971), Objektverwendung und Identifizierung; in: Vom Spiel zur Kreativität, Stuttgart, Klett-Cotta, S. 104

[9] Greenson, Ralph (1990), The Working Alliance and the Transference Neurosis; in: Esman, Aaron (Hrsg.), Essential Papers on Transference, New York University Press, S. 163

[10] Zetzel, Elizabeth R. (1956/1990), Current Concepts of Transference; in: Esman (1990), S. 140

[11] Racker (1993), S. 61

[12] Freud, Anna (1982), S. 56

[13] vgl. Loch, Wolfgang (1993), Deutungskunst, Tübingen, edition discord, S. 19

[14] Thomä, Helmut, Kächele, Horst (1985), Lehrbuch der psychoanalytischen Therapie, Bd. 1, Theorie, Berlin, Springer Verlag, S. 56

[15] Thomä und Kächele (1985), S. 56

[16] Thomä und Kächele (1989), Lehrbuch der psychoanalytischen Therapie, Bd. 2, Praxis, Berlin, Springer, S. 35

[17] Racker (1993), S. 85

[18] Greenson (1990), S. 151

[19] Greenson (1990), S. 152

[20] Ermann, Michael (1995/1997), Psychotherapeutische und psychosomatische Medizin; Stuttgart, Kohlhammer, S. 289

[21] Greenson, R. und Wexler, M., Die übertragungsfreie Beziehung in der psychoanalytischen Situation; in: PSYCHE 3/71, S. 211

[22] Grinberg, León (1997), Is the Transference feared by the Psychoanalyst?; in: The International Journal of Psychoanalysis, Vol 78, 1, S. 5

[23] vgl. Frazer, James (1922/1994), Der goldene Zweig, LV. Kap.: Die Übertragung von Unheil

[24] Battegay, Raymond (1986), Psychoanalytische Neurosenlehre, Frankfurt/M., Fischer, S. 161

[25] Greenson, Ralph R. (1973, 1995), Technik und Praxis der Psychoanalyse, Stuttgart, Klett-Cotta, S. 166

[26] Naumburg, Margaret (1966), Dynamically oriented Art Therapy: Its Principles and Practice; Chicago, Magnolia Street Publishers; S. 1; vgl. Dannecker (1992)

[27] Naumburg (1966), S. 6

[28] ebd., S. 8

[29] ebd., S. 3

[30] vgl. Allen, Pat Buoye (1988) A Consideration of Transference in Art Therapy; in: The American Journal of Art Therapy, Vol. 26

[31] Schrode, Helena (1995), Klinische Kunst- und Gestaltungstherapie, Stuttgart, Klett-Cotta, S. 12

[32] Schrode (1995), S. 31–33

[33] Schrode (1995), S. 37

[34] Körner, Jürgen (1996), Der Behandlungsrahmen und die freie Assoziation; in: Ermann, Michael (Hrsg.), Die hilfreiche Beziehung in der Psychoanalyse, Göttingen, Vandenhoek und Ruprecht, S. 47

[35] vgl. Dannecker, Karin (2003), Die Wirksamkeit der Werte – Ethik in der Kunsttherapie; in: diess. (Hrsg.), Internationale Perspektiven der Kunsttherapie, Graz, Nausner und Nausner

[36] Rubin, Judith (1981), in: Agell, G., Levick, M. u. a., Transference and Countertransference in Art Therapy; American Journal of Art Therapy, Vol. 21, 10, S. 11

[37] Schaverien, Joy (1992), The Revealing Image, London, Routledge, S. 37

[38] Schaverien, Joy (1997), Transference and transactional objects in the treatment of psychosis; in: Killick, K. und Schaverien, J., Art, Psychotherapy and Psychosis, London, Routledge, S. 14

[39] Schaverien (1992), S. 40

[40] Grinberg (1997), S. 5

[41] Schaverien (1992), S. 52–53

[42] Kramer, Edith (2000), Inner Satisfaction and External Success; in: diess: Art as Therapy – Collected Papers, London, Jessica Kingsley Publishers, S. 225–226

[43] vgl. Dannecker, Karin (2002) Braucht die Sünde einen Bock – Einige Überlegungen zum Thema Übertragung in Kunst und Therapie; in: Manfred P. Heuser u. a. (Hrsg.), Die Sünde, Innsbruck, Verlag Integrative Psychiatrie, S. 142–148

[44] Kramer, Edith (1979), Childhood and Art Therapy, New York, Schokken Books, S. 193

[45] Kramer (1979), S. 193

[46] Greenson (1990), S. 152
[47] Greenson (1973, 1995) Technik und Praxis der Psychoanalyse, Stuttgart, Klett-Cotta, S. 204
[48] Greenson (1990), S. 165
[49] Kramer (1979), S. 196
[50] ebd. Ausführlicher habe ich dieses Konzept in: Dannecker (1993) beschrieben.
[51] Greenson (1973, 1995) S. 218
[52] Wilson, Laurie (1981), in: Agell, Gladys, Levick, Myra et al., Transference and Countertransference in Art Therapy; in: American Journal of Art Therapy, Vol 21, 10, S. 20
[53] vgl. Rubin (1981), S. 12
[54] Wilson (1981), S. 21
[55] ebd.
[56] siehe das 7. Kapitel (Das Material in der Kunsttherapie)
[57] Kramer (1979), S. 202
[58] Agell, Gladys (1981), in: Agell, G., u. a.: Transference and Countertransference; in: American Journal of Art Therapy, Vol. 21. S. 19
[59] vgl. auch Rubin (1981), S. 11
[60] Grinberg (1997), S. 5
[61] ebd.
[62] Laplanche, J., Pontalis, J.-B., (1972) Das Vokabular der Psychoanalyse, Frankfurt/M., Suhrkamp S. 164
[63] Freud, Sigmund, Die zukünftigen Chancen der psychoanalytischen Therapie, Gesammelte Werke, Band VIII, S. 108
[64] Greenson (1973/1995), S. 357/358)
[65] Tower, Lucia, E. (1988), Countertransference; in: Wolstein, B. (Hrsg.), Essential Papers in Countertransference, New York, New York University Press, S. 133
[66] Mertens, Wolfgang (1996), Die analytische Haltung; in: Ermann, Michael (1996), Die hilfreiche Beziehung, Göttingen, Vandenhoek u. Ruprecht, S. 26
[67] Thomä und Kächele (1985), S. 94
[68] Körner, Jürgen (1990), Übertragung und Gegenübertragung, eine Einheit im Widerspruch; in: Forum der Psychoanalyse, 6, S. 92
[69] Heimann, Paula (1996), Über die Gegenübertragung; in: Forum der Psychoanalyse, 12, S. 180
[70] Heimann (1996), S. 183
[71] Thomä (1999), S. 852–855
[72] Paniagua, Cecilio (1999), Das Konzept der Intersubjektivität – einige kritische Bemerkungen; in: W. Bohleber, Hrsg., in: PSYCHE Sonderheft, S. 965
[73] Wilson (1981), S. 20
[74] Dannecker (1992)
[75] vgl. Thomä und Kächele (1985), S. 83–100; Morgenthaler, Fritz (1986), Technik – Zur Dialektik der psychoanalytischen Praxis, Frankfurt/M.; Ermann, Michael, Hrsg. (1996), Die hilfreiche Beziehung in der Psychoanalyse, Göttingen; Bohleber, Werner, Hrsg.(1999), Therapeutischer Prozess als schöpferische Beziehung, Übertragung, Gegenübertragung, Intersubjektivität, in: PSYCHE Sonderheft
[76] Körner (1989), S. 95
[77] vgl. ebd., S. 96
[78] Winnicott, Donald W., (1984), Die Fähigkeit zum Alleinsein; in: ders: Reifungsprozesse und fördernde Umwelt, Frankfurt/M. Fischer, S. 36
[79] Ferenci, Sandor (1964), Die Elastizität der psychoanalytischen Technik; in: ders.: Baustein der Psychoanalyse, Band III, Arbeiten aus den Jahren 1908–1933; Bern, Hans Huber Verlag, S. 390
[80] ebd. S. 391
[81] Reich, Annie (1973), Empathy and Countertransference; in: diess.: Psychoanalytic Contributions, New York, S. 352
[82] ebd. S. 360
[83] vgl. Kapitel 2
[84] vgl. Mertens, Wolfgang (1996), Die analytische Haltung, in: Ermann, Michael (Hrsg.) (1996), Die hilfreiche Beziehung in der Psychoanalyse, Göttingen, Vandenhoek und Ruprecht, S. 23
[85] vgl. dazu das 6. Kapitel „Rahmen“
[86] Körner (1990), S. 98
[87] vgl. Gabbard, Glen, Gegenübertragung: Die Herausbildung einer gemeinsamen Grundlage; Feldmann, Michael, Projektive Identifizierung: die Einbeziehung des Analytiker; Zeul, Mechthild, Zwei Sprachen einer Körperphantasie. Zur Dynamik der Gegenübertragung; alle in: Werner Bohleber (Hrsg.), (1999)
[88] Mertens (1986), S. 28
[89] Körner (1990), S. 97
[90] Loch, Wolfgang, zit. bei Körner (1990), S. 98
[91] Körner, Jürgen (1996), Der Behandlungsrahmen und die freie Assoziation; in: Ermann, M. a. a. O., S. 44
[92] Kernberg, Otto (1999), Plädoyer für eine Drei-Personen-Psychologie; in: Werner Bohleber (Hrsg.), Therapeutischer Prozess als schöpferische Beziehung, Übertragung, Gegenübertragung, Intersubjektivität; in: PSYCHE, Sonderheft; S. 880
[93] vgl. Gabbard, Glen O. (1997), A Reconsideration of Objectivity in the Analyst; in: International Journal of Psychoanalysis, Vol. 78 Part I, p. 16
[94] Kernberg, Otto (1999); in: W. Bohleber Hrsg., S. 886
[95] Thomä, Helmut (1999); in: W. Bohleber Hrsg. S. 851
[96] Mertens (1986), S. 27
[97] Lachmann (1998), unveröffentlichtes Manuskript; vgl. Stolorow, R. D. und Lachmann, Frank D.(1984/1985), Transference, The future of an illusion; in: Annual of Psychoanalysis, 12/13, S. 19–37
[98] Stolorow, zitiert in Thomä (1999)
[99] Thomä (1999), S. 861
[100] Thomä, Helmut, und Kächele, Horst (1985/1988) Lehrbuch der psychoanalytischen Therapie; 2 Bde.; 1. Band, S. 10
[101] Körner, Jürgen (1989), Arbeit *an* der Übertragung? Arbeit *in* der Übertragung; in: Forum der Psychoanalyse, Springer, S. 209–223
[102] Schaverien (1992), S. 121
[103] Belting, Hans (2001), Bild-Anthropologie, München, Fink Verlag, S. 37
[104] Kuhns, Richard (1986), Psychoanalytische Theorie der Kunst, Frankfurt/M., S. 35
[105] ebd.
[106] ebd., S. 37
[107] ebd., S. 38
[108] Kuhns (1986), S. 39
[109] z. B. in: Boehm, Gottfried, Hrsg. (1994), Was ist ein Bild, München
[110] Waldenfels, Bernhard (1994), Ordnungen des Sichtbaren; in: G. Boehm, Hrsg., S. 249
[111] Boehm, Gottfried (1994), Die Bilderfrage; in: ders. Was ist ein Bild?, S. 343
[112] Enzensberger, Hans Magnus (1991), Zukunftsmusik. Frankfurt/M.
[113] Spitz, Ellen Handler, (1985), Art and Psyche, Yale, S. 165

[114] vgl. Kapitel 8

[115] Spitz (1985), S. 161

[116] vgl. Mertens (1996), S. 31

[117] vgl. Thomä und Kächele (1997), Bd. 2, S. 133

[118] Thomä, Helmut (1999), in: Bohleber (Hrsg.), S. 853

[119] siehe Kapitel 5: Über die Worte in der Kunsttherapie

[120] Körner (1989), S. 219

[121] vgl. Loch, Wolfgang (1993), Deutungskunst, Tübingen, Edition discord, S. 19; Loch bemerkt, dass der Begriff der *Deutungskunst* bei Freud als ein Ausdruck des schöpferischen Aktes verwandt wird, der zu Deutung gehört. Dabei wurden schon 1904 „Übersetzungstechnik" und „Deutungskunst" identisch gesetzt.

[122] Kramer, Edith (1986), The Art Therapist's Third Hand: Reflections on Art, Art Therapy and Society at Large; in: American Journal of Art Therapy, Vol. 24, Feb. 1986; Deutsch in: Kramer, Edith (2003)

[123] Reik, Theodor (1948), Listening with the Third Ear, New York

[124] Kramer (1986), S. 71

[125] Ermann beschreibt, dass eine wirksame therapeutische Beziehung nicht in der rationalen Einsicht des Patienten beruht, sondern darauf, dass der Analytiker sich auf innigste Weise mit den Übertragungen des Patienten verbinden kann. Vgl. Ermann, Michael (1996), Übertragungsdeutungen als Beziehungsarbeit; in: Ermann, Michael (Hg.), Die hilfreiche Beziehung in der Psychoanalyse, Göttingen, Vandenhoek und Ruprecht, S. 58

[126] Kernberg; in: Bohleber (1999), S. 890/891

[127] Körner (1989); S. 216

[128] Kernberg (1999); in: Bohleber, Werner, S. 887

[129] In der Pädagogik der Kommunikation (PdK) wird der Begriff der Inter-Subjektivität von Klaus Schaller beschrieben. Dabei handelt es sich um „gemeinsam intersubjektiv erhandelten Sinn" und das „gemeinsame Eintauchen" von Eltern, Lehrern und Kindern im Lern- und Erziehungsprozess; siehe: Schaller, Klaus (1991) Die kritisch-kommunikative Pädagogik; in: Herbert Gudjohns, Rita Teske, Rainer Winkel (Hrsg.) Erziehungswissenschaftliche Theorien, Hamburg, Bergmann und Helbig, S. 15–23

[130] Lord, James (1993), Alberto Giacometti, Ein Portrait; Königstein/ Taunus, Athenäus, S. 99

[131] vgl. Kernberg (1999), in: Bohleber, Werner, S. 887

[132] vgl. ebd., S. 889

[133] vgl. Thomä (1999), in: Bohleber, Werner Hrsg., S. 858

[134] vgl. Gabbard (1997), S. 24

[135] Ermann (1996), S. 55; Ermann bedient sich dieser künstlerischen Metapher, um den Übertragungsprozess als Kompromiss zwischen den unbewussten Intentionen von Patient und Therapeut in der Psychoanalyse zu beschreiben.

5

Über die Worte in der Kunsttherapie

„Why paint it if you can talk about it?"

Spreche ich über Kunst oder fasse sie schreibend in Worte, gerate ich alsbald in Schwierigkeiten, wenn ich bei den Zuhörern oder Lesern eine Vorstellung über ein bestimmtes Bild zu evozieren versuche, ohne ein kunsthistorisch populäres Werk zu meinen: denken Sie an das Gemälde einer lächelnden Frau, Ende zwanzig, in einer Frühlingslandschaft mit blühenden Gärten im Hintergrund ... Ich gebe eine Beschreibung bis in das kleinste Detail. Dennoch wird jeder Zuhörer ein anderes Bild in seiner Phantasie zusammensetzen – keiner wird das sehen, was sich vor meinem geistigen Auge abbildet. Ich kann es noch so ausführlich und genau zu beschreiben versuchen.[1]

Bevor wir es so richtig wahrhaben wollen, sind wir an ein altes Thema geraten, das schon viele Kunstwissenschaftler, -psychologen sowie -philosophen beschäftigt hat: den Diskurs über die Analogie von Sprache und Kunst. Dessen Komplexität wird von niemandem bestritten; über Bilder zu sprechen scheint – zumindest innerhalb dieser Disziplinen – mit keiner Selbstverständlichkeit verbunden zu sein.

Wird doch immer wieder von der Sprache der Kunst oder der Kunst als Sprache geredet und geschrieben, ohne eigentlich nach deren jeweiligen analogen Möglichkeiten zu fragen.[2] Man spricht über die „Lesbarkeit" der Bilder und bemerkt vielleicht das Gefährliche daran: denn dann wären Sprache und Bild direkt zu vergleichen. Dass solche Beschreibungen „Kunst als Sprache" auf eine Pseudo-Identität hinweisen, muss unvermeidbar zu terminologischen Auseinandersetzungen führen: der Kunsthistoriker Hans Belting warnt davor, in der Textkultur leichtfertig mit den Bildern umzugehen, denn diese könnten sich rächen: in unserer Informations-Kultur schrumpfe jedes Bild zur Information. Noch schlimmer, die Differenz zwischen Bild und Welt wird aufgehoben. So richtet er sich gegen manche Philosophen (wie Walter Benjamin), die meist nur über „das Bild" als solches nachgedacht hätten, als fühlten sie sich dazu verpflichtet, es im Namen aller Bilder mit einem letzten Schliff zu versehen. „Da bleibt von der Vielfalt und der Ambiguität in den Bildern, wie sie in allem Sichtbaren, das immer etwas Tautologisches hat, nicht mehr viel übrig. Man spürt die Absicht, die Bilder in eine Denkschule zu schicken und ihnen Benehmen und Gehorsam beizubringen. Offenbar fürchtet man ihren unzähmbaren Eigensinn, den wir so ungern zulassen, weil wir uns in den Worten und Begriffen sicherer fühlen ...“[3]

Im Gegensatz zu solchen ernsten Bedenken, Bilder nicht zu Begriffen zu verstümmeln oder ein Bild mit einer Erklärung zu verwechseln (Belting), bedient sich die Kunsttherapie nach meinen Beobachtungen fast bedenkenlos des Wortes.

Wir befinden uns aber auch in einer äußerst komplizierten Lage: da leben wir mit der gängigen Beschreibung, eine a-verbale oder non-verbale Therapieform zu sein. Die Kunst soll bzw. kann nicht Sprache sein, Sprache ist Sprache und Kunst ist Kunst. Im Prinzip beanspruchen wir, das visuelle Image zum Mittelpunkt unserer Arbeit zu machen. Wir machen es zum Bedeutungsträger und Kommunikationsanlass. Wir gehen davon aus, dass der sichtbare Ausdruck uns von anderen Therapieformen unterscheidet: das Unaussprechliche (Goethe) in Bilder und Skulpturen zu transferieren als Mittel und Weg der Heilung.

Und dennoch geschieht dies nicht stumm und still: wir sprechen mit den Patienten, über die Patienten, über ihre künstlerischen Werke. Wir versuchen, Bedeutungen zu finden und sie zu verstehen, mit den Patienten zu kommunizieren, Veränderungen zu ermöglichen. Denn schließlich haben wir ja einen therapeutischen Auftrag. Also ganz eindeutig: Wir gebrauchen Worte in der Kunsttherapie und benutzen sie zu allem, was man mit ihnen machen kann: wir bilden Sätze, stellen Fragen, machen Aussagen und Bemerkungen. Doch meine Frage ist hier: *wie?* Mit welchem Hintergrund, mit welcher Art von Bewusstsein? Orientieren wir uns eher an der Sprache der Psychotherapie oder daran, wie Künstler oder Kunstkritiker sprechen? Oder ist es mehr nach einer Art, die so gerne als intuitiv bezeichnet wird? Wobei häufig übersehen wird, dass „Intuition“ sich aus Wissen und Erfahrung zusammensetzt.

Die Literatur über die Theorie und Praxis des Sprachgebrauchs in der Kunsttherapie hat mir bisher keine brauchbare Antwort geben können. Dass es keine eindeutige und keine rezeptförmige Lösung geben wird, zeichnet sich schon ab. Auf die Komplexität im Umgang mit der verbalen Sprache in diesem Feld wurde schon in einigen der vorigen Kapitel verwiesen. Ich werde am Ende dieses Kapitels keine Gebrauchsanweisungen anbieten; wünschenswert wäre eine erhöhte Sensibilität für das Wort in der kunsttherapeutischen Praxis und Theorie zu wecken.

Rede- oder Bilderkur?

Während die entstehende Psychoanalyse von der geistreichen Anna O. passend „talking cure“ genannt wurde[4] und die Eindeutigkeit der Behandlungsform von Freud als „nichts anderes als ein Austausch von Worten zwischen dem Analysierten und dem Arzt“[5] beschrieben wird, scheinen wir in der Kunsttherapie dem noch nichts Rechtes entgegensetzen zu können. Bei uns entsteht so etwas wie ein „künstlerischer Ausdruck“, wir reden darüber und davon, wir machen Therapie, nennen es Kunsttherapie. Wäre dies eine Abhandlung über die Psychoanalyse, hätte der oft zitierte Titel aus dem Evangelium des Johannes „Am Anfang war das Wort!“ als Titel genommen werden können. Doch ich würde ein Frage- anstatt eines Ausrufezeichens setzen: wie halten wir es denn mit dem Wort in der Kunsttherapie? Wenn wir weiter in einer gewissen beobachteten Beliebigkeit verharren und uns nicht auf die Suche nach sinnvollen Lösungen begeben, werden wir uns in unserem mühseligen Prozess der professionellen Etablierung inmitten unserer beruflichen Anverwandten – der Kunst und der Psychotherapie – in der Zukunft mehr behindern als entwickeln. Denn weder die Kunst noch die Psychoanalyse oder andere Therapieformen werden uns ernst nehmen, wenn wir dort blinde Flecken lassen, wo nachdenkliches Sehen und Sprechen vonnöten ist.

Ich möchte hier nun einen Versuch wagen, die Paradiessprache der Kunst, wie sie manchmal enthusiastisch bezeichnet wird,[6] in Zusammenhang mit der therapeutisch notwendigen Kommunikation in der Arbeit mit Patienten zu bringen. Ob es deswegen zu einem Sündenfall und damit zur Vertreibung aus dem Paradies der Kunst kommen wird, wird sich zeigen.

Unterschiede zwischen Bild und Sprache

Es ist ein vertrautes Dilemma, dem sich Künstler schon immer gestellt haben und dem sie meist sehr ambivalent begegnen, wenn gesprochene oder geschriebene Worte im Kontext von Kunst auftreten. „Bilde Künstler, rede nicht!“, befiehlt Goethe; der Maler Francis Bacon – aufgefordert über seine Kunst zu sprechen – antwortete: „If you can talk about it, why paint it?" (Wenn man drüber sprechen kann, warum sollte man es dann malen?) Oder Delacroix schreibt in seinen „Tagebüchern" am 24. September 1854: „Ich gestehe meine Vorliebe für die stillen Künste, für solche stummen Dinge über die Poussin sagte, sie seien die Essenz seines Berufes. Das Wort ist aufdringlich; es will uns erreichen, es verlangt Aufmerksamkeit und weckt gleichzeitig Gesprächslust. Malerei und Skulptur scheinen ernsthafter zu sein – man muss sich ihnen zuwenden ..."[7] Matisse soll gar gesagt haben: „Wer sich der Malerei widmen will, soll sich als erstes die Zunge abschneiden!" Dies sind nur einige, mehr oder weniger drastische exemplarische Äußerungen der Vorbehalte von Künstlern, wenn andere, zumeist ‚Nicht-Künstler' ihrer Kunst Kommentier- und Erklärungsversuche verbaler Natur anlegten.

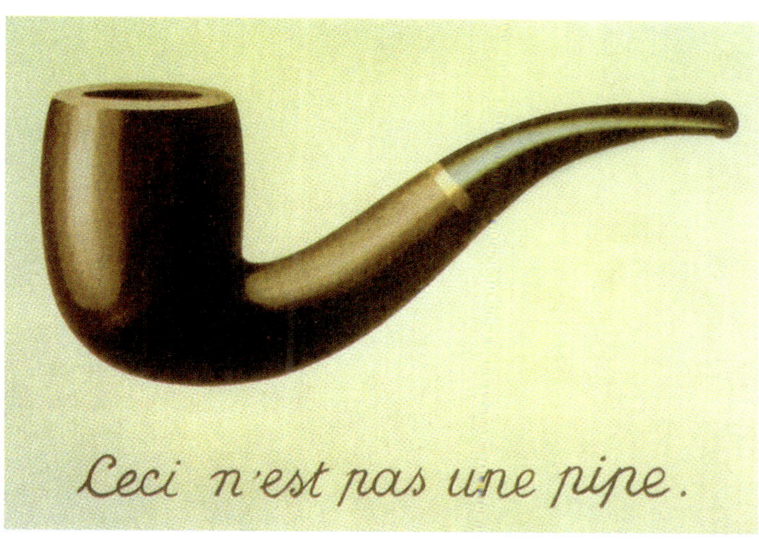

Abb 58: René Magritte, Ceci n`est pas une pipe, (1928–29)

Während eines Höhepunktes der Thematisierung der Differenz zwischen Bild und Sprache in der Kunst im Surrealismus in den 30-er Jahren entstand das berühmte Bild René Magrittes „Ceci n'est pas une pipe" (Dies ist keine Pfeife) (Abb. 58).

Ein bewusst gewecktes unauflösbares Paradox wird vom Maler erprobt: „So ähnlich das Bild der Pfeife auf den ersten Blick auch sein mag, es ist die stereotype Vorstellung, die für uns an ihre Stelle tritt, wenn wir davon sprechen. Man braucht nur eine wirkliche Pfeife daneben zu halten, und der Betrug der Bilder („La trahision des images") wird erkannt."[8] Foucault fasst zusammen: „Nirgendwo ist da eine Pfeife."[9] Er verweist auf die in der Malerei lange Zeit behauptete Äquivalenz zwischen der Tatsache der Ähnlichkeit und der Affirmation eines Repräsentationsbandes. „Sobald die figürliche Darstellung einer Sache (oder einer anderen Figur) gleicht, schleicht sich in das Spiel der Malerei eine selbstverständliche, banale, tausendfach wiederholte, jedoch fast immer stillschweigende Aussage ein: ‚Das, was man hier sieht, ist das da.'"[10]

Hintergrund der künstlerischen Reflexion Magrittes waren auch die Erkenntnisse seines Zeitgenossen Sigmund Freud über die Beziehung zwischen Unbewusstem und Wirklichkeit zum Traum und deren symbolische Transformationen. Wie Freud ein Kategorisierungssystem von Zuordnung symbolischer Bedeutungen für sichtbare Gegenstände geschaffen hat, haben wir alle kennen gelernt: der Gegenstand steht nicht für sich als solcher, sondern hinter ihm steht eine Bedeutung, die ihm das Unbewusste verliehen hat. Derzeit war das Ziel der Psychoanalyse, solcherlei Beziehungen ins Bewusstsein des Patienten zu rücken, denn das Paradigma lautete: Wo Es war, soll Ich werden. Nicht das Bild, die Phantasie an sich, sondern seine unbewusste Bedeutung sind von Interesse. Wir erinnern uns: Was im Phantasieleben als Springbrunnen, längliche Gegenstände wie Schlagstöcke, Messer und dergleichen seine Form findet, verweist nach Freud auf das Männlichste am Mann: den Penis. Nicht das Ding an sich, sondern seine ins Unbewusste beförderte – weil gefährliche – Remi-

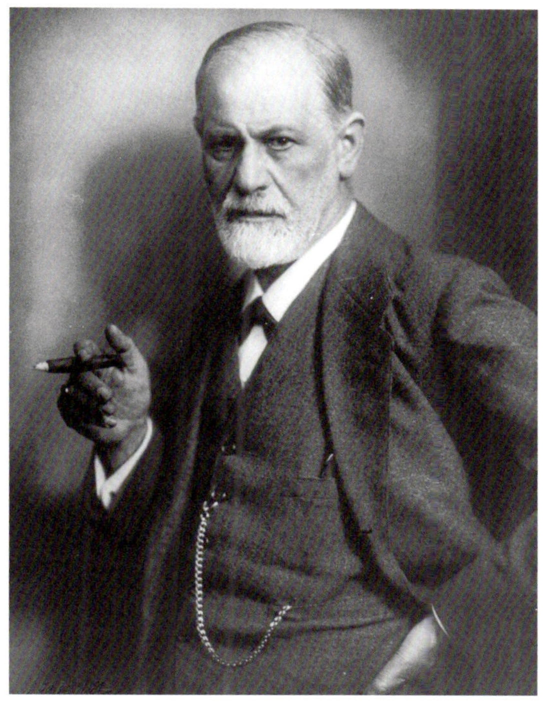

Abb 59: Sigmund Freud, etwa 1921

niszenzen liefern die eigentliche Wahrheit. Doch manchmal darf der Gegenstand sich selbst sein; so gebietet der Vater der Psychoanalyse gelegentlich Zurückhaltung: „Manchmal ist eine Zigarre nur eine Zigarre ..." (Abb. 59)[11]

Wir geraten in Konflikt: wann kann die Pfeife oder Zigarre oder deren Abbildung den Anspruch erheben, die Pfeife oder Zigarre zu sein? Von wem hängt die Bedeutung ab: von dem, der raucht, oder dem, der betrachtet, oder dem, der dem Ding den Namen gibt? Wir bemerken Differenzen von Objekt, Abbild und Benennung[12] sowohl in der Kunst als auch in der Psychoanalyse. Diese Frage sollte uns auch in der Kunsttherapie beschäftigen.

Wie hätte Freud reagiert, wenn er seine Patienten hätte malen lassen, wie sie es häufig angeregt hatten: „Ich könnte den Traum besser malen als erzählen ..."? Stattdessen verließ er sich darauf, dass die Mitteilung in (unzensierten) Worten zuverlässige Beschreibungen der Vorstellungen der Patienten wiedergab. Ich frage mich, ob er dieselben Bilder gesehen hat wie seine Patienten. Ist es nicht beim Wiedergeben der inneren Bilder ein, wie Berger sagt, „offenkundig vergebliches Unterfangen in einer Hinsicht, da Erscheinungsbilder und Worte so verschiedene Sprachen sprechen: das Visuelle lässt sich niemals unversehrt ins Verbale übersetzen."[13] Unversehrt! Macht das Wort die Kunst zum Krüppel, wie Berger andeutet? Dies sollte uns aufhorchen lassen in der Kunsttherapie.

Die Rolle des Sichtbaren

Wir sollten uns zuallererst vor Augen führen, was wir sehen können („das Visuelle"), bevor wir den potenziell Wunden schaffenden Versuch der Übersetzung („ins Verbale") wagen. Denn das, was wir sehen, ist das, was den Kern unserer Arbeit ausmacht: die Form des visuellen Ausdrucks, die Bilder und Skulpturen unserer Patienten. Sehen ist eine Angelegenheit des Therapeuten, des Patienten, der Mitpatienten und der Kollegen.

„Sehen kommt vor sprechen. Kinder sehen und erkennen, bevor sie sprechen können."[14] Mit diesem Satz beginnt der Kunsthistoriker Berger seinen Essayband. Am Anfang steht in der Geschichte des Individuums nicht das Wort, sondern das Sehen. Ein Kind fängt schon bald nach der Geburt an, seinen Platz in der Welt sinnlich räumlich zu erfahren, das heißt auch, seine Beziehungen zu erkennen. Wir erinnern uns an den Analytiker Kohut, der dem glanzvoll freudigen Augenkontakt der Mutter mit ihrem Neugeborenen für das Selbsterkennen des Säuglings eine bedeutende Rolle für die psychische Entwicklung zuschreibt.

Das, was wir sehen, wird durch unsere Wahrnehmung bestimmt. Und die Art der Wahrnehmung wird durch unser Wissen bzw. unseren Glauben und unsere Wahrnehmung beeinflusst. Sehen ist demnach mehr als eine mechanische Reaktion (Berger) auf optische Reize. Nicht das, was auf unsere Netzhaut trifft, nehmen wir wahr, sondern das, was wir zu sehen auswählen. „Diese Auswahl rückt das Gesehene in unseren Bereich", schreibt Berger, und: „wir sehen niemals nur eine Sache für sich, sondern nehmen vielmehr die Beziehung zwischen den Dingen wahr."[15] Das Visuelle ist demzufolge ein System eines Beziehungsgefüges. Dieses Gefüge wird nur deswegen verständlich, weil es räumlich und nicht linear angelegt ist; wir können es nur durch das Ansehen erfassen.

Aus der Entwicklungspsychologie und -pädagogik wissen wir heute, dass Sehen auch gelernt werden muss. Das heißt, es müssen Voraussetzungen erfüllt sein, damit Wahrnehmung stimuliert werden kann. Der Kunsthistoriker Schmidt zählt das Sehen neben dem Lesen im Umgang mit Bildern als eine der beiden kultur- und sozialisationsabhängigen Rezeptionstechniken. Er betont, dass neurophysiologisch das Sehen das Komplizierteste sei, was in unserer Kognition abläuft. „Sehen ist kein Abbilden von Realität, sondern eine Konstruktion visueller Modelle (genauer: für) Wirklichkeit".[16] Wenn wir sehen, sind wir aktiv, wir selektieren, formen unsere subjektiv wahrgenommene Realität. Aus diesem Grunde gibt es nicht *die* Wirklichkeit, sondern viele Wirklichkeiten. Auch das Sehen und Verstehen von Bildern ist ein Vorgang, der von unserem kulturellen, sozialisationsgeschichtlichen und natürlich von unserem psychologischen Hintergrund abhängig ist: Erwartungen, Wünsche, Hoffnungen, Alter, Absichten, Gefühle, Kulturzugehörigkeit und Erfahrungen im Umgang mit Bildern, also eine Menge an Wissen und Motiven werden bei der Wahrnehmung und Auswertung von Bildern aktiviert. Dies ist, wie schon gesagt, kein Reiz-Reaktionsmechanismus, sondern wichtige Ich-Funktionen wie Erinnern, Organisieren von Gedanken, Verstehen usw. werden beansprucht bzw. gefördert. Das bloße Sehen kann also Lernprozesse in Gang setzen.

Für Cézanne ist Optik ein logisches Sehen, also nicht irgendetwas Vernunftwidriges; er sagt: „Die Kunst ist eine persönliche Wahrnehmung. Diese Wahrnehmung liegt für mich in der Empfindung, und vom Verstand verlange ich, sie zum Werk zu gestalten."[17] Lacan betont das Dialektische des Sehens: es gibt die Oberfläche und das Jenseits der Oberfläche. In diesem Zusammenhang zitiert er das Evangelium: „Sie haben Augen und sehen nicht." Nämlich die Dinge, die sie anblicken, angehen. Der Blick des Kunstwerkes zurück zu seinem Schöpfer bewirke in der Malerei eine „Blickzähmung", das heißt, dass der Betrachter sich vor der Malerei immer veranlasst sieht, seinen Blick zu senken.[18] Sehen, so verstehe ich hier Lacan, setzt auch die Bereitschaft voraus, von dem, was man sieht, zu einem Blick nach innen zu kommen, also *Erkenntnis* zu gewinnen.

Zur Wahrnehmung schreibt Berger: „Betrachten wir ein als Kunstwerk präsentiertes Bild, wird unser Sehen durch eine Reihe erlernter Vorstellungen über Kunst beeinflusst; Vorstellungen über Schönheit, Wahrheit, Genialität, Kultur, Form, Geschmack usw."[19] Gleich wäre dem hinzuzufügen: wenn ein Kunsttherapeut ein Bild sieht, wären möglicherweise einige Zusatzerwartungen vorhanden, die seine Wahrnehmung steuern: wie zeigt sich die Pathologie, das Defizit des Maler-Patienten, wie passt das Sichtbare in seine psychologische Heimat, seine Interpretationsschemata? Sieht nicht ein Kunsttherapeut mit psychoanalytischer Provenienz schneller ein orales oder phallisches Thema oder einer mit jungianischer Orientierung eine archetypische Figur im Bild?

Erlerntes Sehen

Sind wir sicher, dass wir dasselbe sehen wie unser Patient, wenn wir eine Zeichnung betrachten? Wir, die wir häufig kulturell und sozial grundverschieden leben und demnach auch sehen. Kriterien wie Schönheit oder Wahrheit haben sich an der Kunsthochschule anders geformt als in einem nicht-künstlerischen Umfeld. Ist nicht die Neigung zu wertenden Maßstäben gemessen an der eigenen Vorstellung manchmal sehr hinderlich, wenn wir dem Sehen der Patienten begegnen? Oder haben wir die Hoffnung, dass sich Sehen erweitern kann für eine reichere Wahrnehmung? Wenn wir ein Strichmännchen mit einer komplexen Darstellung eines Menschen vergleichen und beide als Inhalt „Mensch" ansehen, weist eine Wahrnehmung solcher Art darauf hin, dass mehr Wert auf den Inhalt als das Visuelle gelegt wird. Wie viel Raum geben wir der Form, wie viel dem Inhalt?

Wertungen können manchmal fast unbemerkt beim Sehen passieren: beim Betrachten der Bilder aus der Kunsttherapie wird von gestörter Wahrnehmung, Fragmentierung, kitschig-defensiver Ästhetik, Stereotypien gesprochen. Sehen wir zuerst die Störung, die Pathologie im Bild, animiert durch Anamnese und aktenkundige Diagnostik? Oder können wir uns der eigentlichen Form nähern ohne reaktives Kategorisieren? Lassen wir uns andererseits als Künstler blenden von den scheinbar spontanen Gesten, wie sie der Kunstmarkt favorisiert? Blinde Flecken des Sehens können ausgesprochen hinderlich sein: eine angehende Kollegin war einmal sehr begeistert über die Zeichnung ihres Patienten, denn sie fand sie denen von Cy Twombly sehr ähnlich und beschrieb sie als „ein sehr schönes Blatt". In ihrer Begeisterung hatte sie jedoch die Desorientiertheit und mangelnde Konzentration in der Zeichnung nicht erkennen können.

Das Sehen kommt auch in der Kunsttherapie am Anfang. Bevor der Patient mit einem Bild beginnt oder ein Stück Ton in die Hand nimmt, hat er längst innere Bilder entwickelt: Vorstellungen, Visionen, was in der Kunsttherapie geschehen wird; diese Bilder sind Resultate seiner Lebensgeschichte. Dazu gehören natürlich auch alle seine Erfahrungen mit Kunst und ästhetischen Phänomenen – welcher Art auch immer. Alle bisherigen Sehweisen werden in der Kunsttherapie aktualisiert, auch die des Therapeuten. Therapeutisch gesprochen sind jetzt schon die Phänomene der Übertragung und Gegenübertragung aktiviert.

Was ich bisher nur skizzenhaft angedeutet habe, soll eine Idee der eigentlichen zentralen Bedeutung des Sehens wiedergeben. Deshalb auch dieser Exkurs in einem Kapitel über die Worte in der Kunsttherapie. Es soll zu einem Plädoyer führen, dem Sehen viel mehr Raum in der Kunsttherapie einzurichten. Ich meine, dem Kunstwerk vor allem anderen sehend zu begegnen. Denn so mancher voreilige Schritt vom Sehen zum Sprechen oder Handeln hat schon viele Chancen vergeben, über das schweigende Blicken zu dem zu gelangen, das Delacroix so voller Respekt als die Würde des Kunstwerkes bezeichnet hat.

Wir fragen uns deshalb immer wieder: weshalb ist die Skepsis der Künstler und vielleicht auch ein gewisses Unvermögen gegenüber dem gesprochenen und geschriebenen Wort so groß? Weshalb geben sie uns Anlass für größtmögliche Sensibilität beim Umgang mit dem Wort in der Kunsttherapie?

Auf die Differenz zwischen Sprache und Bild kann ich hier leider nicht so ausführlich eingehen, wie das Thema es verdient. Dazu sind eigens Bücher verfasst worden. Aber einige vorläufige Feststellungen sollen uns in der Kunsttherapie weiterhelfen.

Funktionen von Sprache und Bild

Beides – visuelle Bilder und verbale Sprache – sind für die Menschen wesentliche Formen der Kommunikation. Doch der Sinn der Sprache ist ein anderer als der Sinn der Bilder. Sprache besteht aus abstrakten Tönen oder Linien, den Wörtern. Ihre Bedeutungen haben sie durch Zuordnungen erhalten, das heißt, durch reine Konvention der jeweiligen sozialen und kulturellen Umgebung. Sie besteht aus Begriffen (Codierungen), über die Übereinkünfte getroffen wurden bzw. immer wieder Klarheit gesucht wird. Begriffsklärung nennen wir das dann. „Jedes Wort ist eine Zuschreibung eines Konzeptes zu einem gegebenen Phänomen"[20] Eine Beziehung zwischen geschriebenem oder gesprochenem Wort und dem bezeichneten visuellen Gegenstand besteht nicht. Wenn ich das Wort ‚Fenster' schreibe, haben die Buchstabenzeichen nichts mit dem tatsächlichen Fenster gemein. Das Wort hat Allgemeincharakter, ein Bild nicht. Wenn ich sage ‚Hand', weiß jeder, was ich meine. Wenn ich ein Bild einer Hand male, ist dieses eine ganz bestimmte Hand. Arnheim schreibt: „Die Sprache beschreibt Objekte als in sich abgeschlossene Dinge ... Eine Erdbeere ist ein sprachliches Objekt, ihre Röte ein Anderes ... Zeitliche und räumliche Beziehungen sowie logische Verknüpfungen werden gleichfalls verdinglicht ... Sprechen bedeutet mithin, dass ein in sich geschlossenes Bild zerlegt wird, so wie man eine Maschine zum Verschiffen demontiert. Das Gesprochene zu *verstehen* heißt, das Bild wieder aus Einzelteilen zusammensetzen."[21]

Bei der Rekonstruktion eines Bildes muss die Sprache die vorhandenen räumlichen Beziehungen linear mittels der Worte und Sätze eines nach dem anderen begrifflich erfassen. Dass diesem wörtlichen Erfassen Grenzen gesetzt sind, lässt sich erkennen: denn ein Bild oder eine Skulptur vermittelt sich nur in der Gleichzeitigkeit des Visuellen. Die Darstellung folgt nicht einer linearen Logik; wir wissen, dass in einem Bild Widersprüche gegeben sein können, Verdichtungen, Gleichzeitigkeiten von Ereignissen, die geschichtlich chronologisch auseinander liegen. Wollen wir uns dem Bild rational annähern, müssen wir, so Arnheim: „lineare Verbindungen durch das Universum der Simultaneität ziehen."[22] Wir beschreiben dann, dass ein Himmel dunkelgrau ist und ein Gewitter aufzieht und das rote Haus gefährdet scheint. Der Verlust des Beziehungs- und Gefühlsausdrucks des Sichtbaren wird durch die Beschreibung seines Gefüges sehr deutlich. Wie Berger sagte: Das Visuelle lässt sich niemals unversehrt ins Verbale übersetzen. In Anlehnung an Boehm beschreibt Sturm es als einen Engpass, in den die Worte hineingeraten, wenn sie zum Sprechen über Kunst verwandt werden.[23]

Jedoch können abstrakte Konzepte wie ‚Liebe' oder ‚Ewigkeit' durch die Sprache effektiver als in einem Bild kommuniziert werden. *Sie* ist geeignet, schnell und mit höchstem Grad an Informationsgehalt und Präzision Wissen zu vermitteln.

„Ich bin heute wegen eines Verkehrsstaus zehn Minuten zu spät zu meiner Verabredung gekommen" – für eine solche Aussage müsste ich eine ganze Bildergeschichte von mehreren Sequenzen zeichnen. Insofern ist Sprache ökonomischer. Sprache schafft Verbindlichkeiten, Überprüfbarkeit, weil Bedeutungen festgelegt sind. Deshalb ist sie auch das Instrument des naturwissenschaftlichen Denkens, denn dieses fordert Eindeutigkeit. Natürlich spreche ich jetzt nicht über Dichtung.

Die Sprache ist unabhängig von direkten sinnlichen Stimuli. Sie kann von Medium zu Medium wechseln: z. B. kann sie einen Geruch beschreiben, einen Laut bezeichnen, den Ort definieren, ein intellektuelles abstraktes Konzept erörtern. Im Gegensatz dazu ist jedes Statement in der Kunst an direkte sinnliche Bedingungen gebunden. Doch, so Arnheim, bezahlt die Sprache für ihre Souveränität damit, dass sie ganz und gar dem Bereich der Indirektheit zugewiesen ist, den geistigen Images des Hörensagens. Im Vergleich gewinnen die bildenden Künste durch ihre Darstellungskraft der Wahrnehmungswelt in ihrer sinnlichen Direktheit.[24] Der Nutzen der Sprache liegt nach Arnheim in ihrer Fähigkeit, Gedanken zu organisieren, „indem sie die von der Wahrnehmung geformten Begriffe bestätigt und bewahrt." Ihre Gefahr liegt genau in dieser Bewahrung und Befestigung, weil sie in negativer Weise dazu neigt, die Erkenntnis zu verknöchern.[25]

Zur Unterscheidung von Sprache und visueller Ausdrucksform hat sich auch die Philosophin Susanne Langer geäußert. Sie geht ebenfalls von grundsätzlich zwei Bereichen der Kommunikation aus: der diskursiven und der präsentativen Symbolik. In der Diskursivität ist die logische Sprache, „das Wissbare", enthalten und insofern „ein durch das Erfordernis diskursiver Projiezierbarkeit klar definiertes Feld".[26]

Das, was über das logische System des Diskursiven nicht erfasst werden kann, nennt sie den präsentativen Symbolisierungsprozess: nämlich die reine Welt der Sinnesempfindungen, das heißt die Wahrnehmungen, die wir über Augen, Ohren, Nase, Haut machen und ihre symbolische Artikulation wie in den Künsten. Unsere Sinne abstrahieren von den unzähligen Einflüssen der Außenwelt, sie klassifizieren Töne, Gerüche, Visuelles, kurz – das, was sie wahrnehmen. So sind ihre symbolischen Repräsentationen direkte Formen der Wahrnehmung. Über die Bildende Kunst sagt Langer: „Visuelle Formen – Linien, Farben, Proportionen usw. – sind ebenso der Artikulation, d. h. der komplexen Kombination fähig wie Wörter. Aber die Gesetze, die diese Art von Artikulation regieren, sind von denen der Syntax, die die Sprache regieren, grundverschieden. Der radikalste Unterschied ist der, dass visuelle Formen nicht diskursiv sind."[27]

Unsere Schlussfolgerung dürfte also bislang lauten: Die Charakteristika von Bild und Sprache sind nicht analog. Ihre jeweiligen Analogien finden sie primär in anderen Bereichen. Dem Bild entspricht das Sinnlich-Körperbezogene, die Mehrdeutigkeit, Ambiguität, Simultaneität, Zeitlosigkeit, die Subjektivität. Der Sprache entsprechen die diskursive, der rationalen Zensur unterworfene Logik, das Allgemeine und das begrifflich Verständige, die Codierungen der Gesellschaft.

Wir sind jetzt an dem Punkt angelangt, an dem das Hauptproblem offensichtlich zu sein scheint. Kunst und Sprache sind Ausdrucksformen menschlichen Denkens und Erlebens und scheinen einander nicht ersetzen zu können. Das heißt aber auch, dass sie voneinander abhängig sind, denn es gibt keine Kunst ohne Kommentar und keine Sprache ohne Bilder. Ich meine, wir sollten in der Kunsttherapie sehr auf die Gewichtungen der gegenseitigen Einflussnahme achten. Da es aber heißt, wir machen *Kunst*therapie, wollen wir erst erforschen, was mit der Sprache im Kontext von Kunst geschieht.

Trotz des impliziten Schweigens des Bildes ruft es offenbar doch auf, mit anderen darüber die Verständigung zu suchen. Belting meint, die Bilder „zu verstehen bedeutet auch, sich zu erinnern, gemeinsam zu verstehen, also Bildung zu haben."[28] Wedewer fragt: „Wie gelangt Anschauliches überhaupt zu geistiger Bedeutung?"[29] Hinter welcher Bildung sind wir in der Kunsttherapie her? Gibt es eindeutige Antworten auf unauflösbare Vieldeutigkeiten in den Bildern der Patienten? Ich bin der Meinung, wir können hier viel vom Umgang mit dem Wort in der Kunst lernen.

Sprache in der Kunst und Kunsttherapie

Gehen wir zuerst vom Künstler selbst aus; er erwartet den Kommentar des Betrachters zu seinem Werk. Der Maler Jannis Kounellis sagt: „Alles, was entsteht, kommt in einem bestimmten, genau zu beschreibenden geschichtlichen Augenblick zustande ... Diese Ereignisse beeinflussen und verändern das Werk eines Künstlers."[30]

Der ‚künstlerische Kommentar' ist ein konstituierendes Moment des Werkes. Das Werk will nicht sich selbst genügen, sondern es fordert die Kommunikation mit dem Betrachter. Dies scheint ein grundsätzliches Bedürfnis in der Kunst wie das Bedürfnis nach der Schaffung des Werkes selbst zu sein.

Die Rolle des Publikums wird immer betont. Seine Reaktionen wirken sich auf den Fortgang der Arbeit mehr oder weniger mittelbar aus. In die Kunst wurde der Begriff der „Lingualisierung" eingeführt, um die drei unterschiedlichen Möglichkeiten bei einer Verbindung von visueller Kunst mit dem Phänomen der Sprache zu benennen:

1. Sprache wird in das Kunstwerk integriert;
2. sie wird zum Medium der bildenden Kunst;
3. Sprache geht mit dem Kunstwerk einher, sie wird zum komplementären ‚Kommentar'[31]

Aus der Kunst kennen wir genügend Beispiele; ich möchte zu Punkt eins an Magritte erinnern, der das Widersinnige einer solchen Begrifflichkeit in der Kunst häufig thematisiert hat, an die Dadaisten, oder an Piet Mondrian, der selbst seine mit Worten beschriebenen Gemälde kommentierte: „der Künstler ist nicht mehr länger Werkzeug seiner Intuition.[32] Auch in der Kunsttherapie wird Sprache manchmal in den Werken integriert (Abb. 60) (Abb. 61).

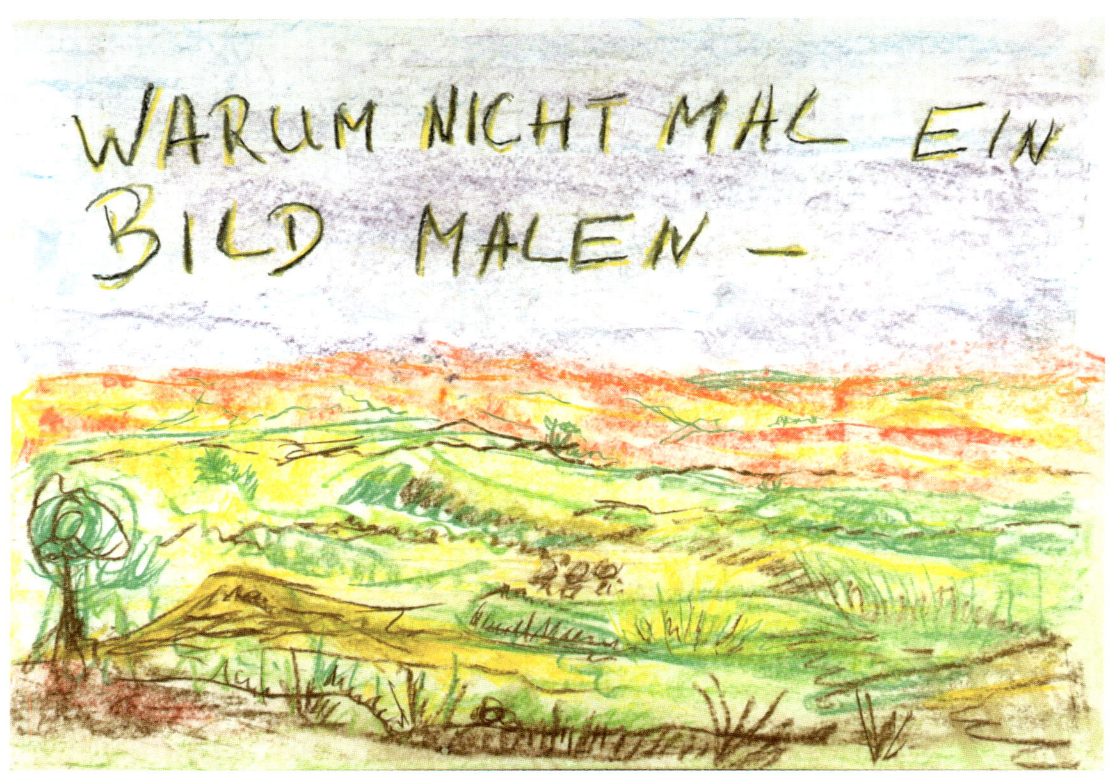

Abb. 60: 42x59 cm
Pastellkreide

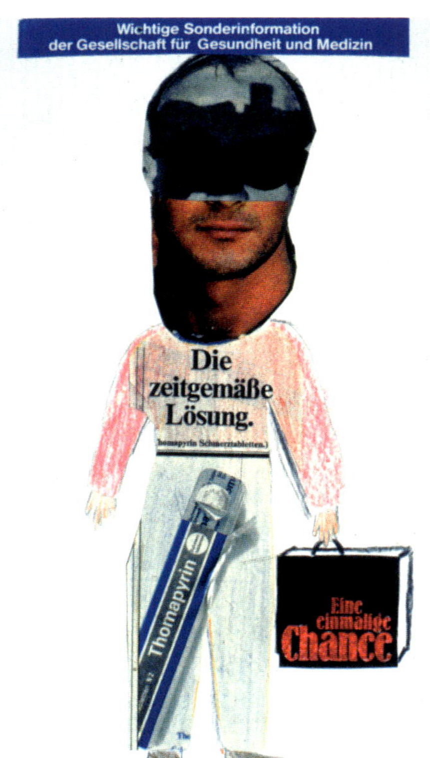

Abb. 61: 29,7x42 cm,
Buntstift,
Zeitungsmaterial

Ich habe den Eindruck, dass dies geschieht, wenn die Maler oder Patienten mehr den rationalen Gedanken als ein Gefühl darstellen wollen. So hatte der Patient der Zeichnung das Widersinnige der Schrift- und Wortsprache offensichtlich andeuten wollen, ebenso wie es Magritte getan hatte, während die Patientin, die die Collage geschaffen hatte, ihre Botschaft so eindeutig wie möglich gestalten wollte.

Mehr noch scheint Schrift aus anderen Gründen aufzutauchen: wie Mondrian „das Bewusste" in seinen Schrift-Bildern hervorhebt – „der Künstler ist nicht länger ein blindes Werkzeug seiner Intuition". Es scheint, dass statt des Gefühls eine mehr geistige Darstellungsabsicht dominiert – Vernunft und Gefühl in einem ausdrücken wollend. Die wortsprachliche Verständigung dient primär als Kontrolle gegenüber vom Impuls geleiteter malerischer Gestik und hat in diesem Fall die prägende Wirkung. Es scheint, dass zumindest in der Kunsttherapie auch dann Sprache in den Bildern auftaucht, wenn Befürchtungen gehegt werden, dass ein Bild ohne Kommentar nicht wirklich verstanden werden könnte. Die Verbindung von *verstehen* und *Verstand* scheinen dabei nur über das Wort hergestellt und geschätzt zu werden. Schrift wird zur Erläuterung, Erklärung des Ausdrucks, vielleicht auch zur Dekonstruktion möglicher Ge-

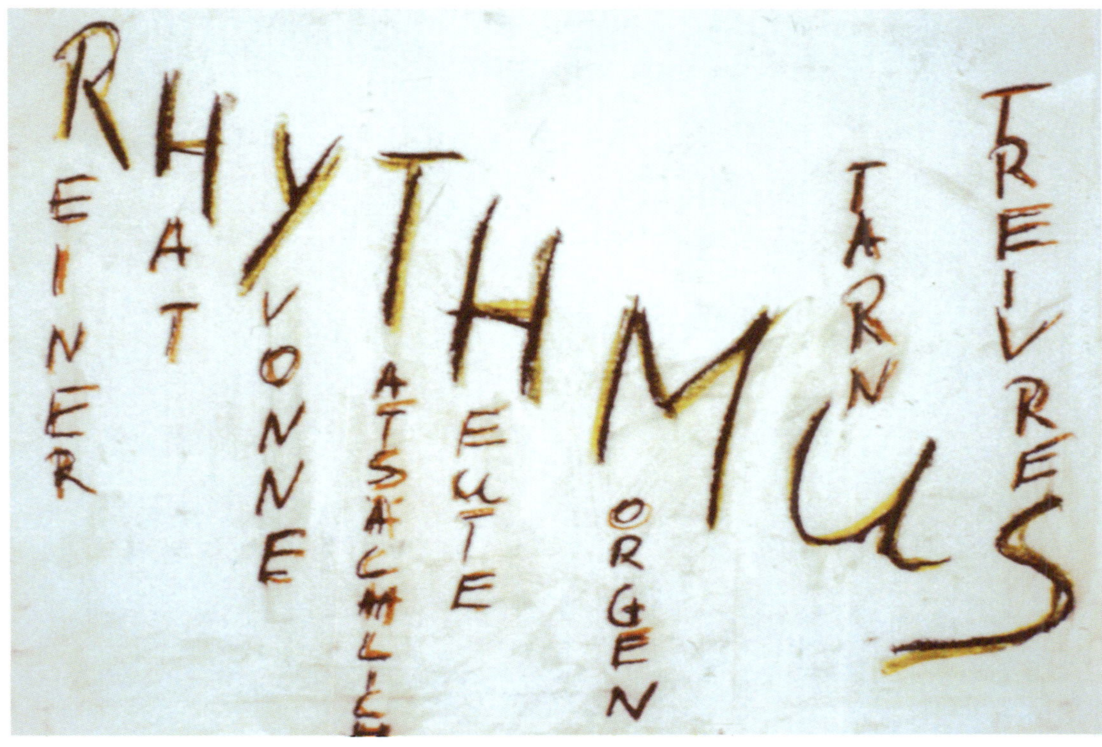

Abb. 62: 42x59,7 cm Pastellkreide

fühlsinhalte benutzt. Das hieße, dass der zensierende Verstand auf Kosten des Gefühls das Bild bestimmt.

Seltener wird in der Kunsttherapie die Sprache selbst zum Medium (Abb. 62). Dieses Bild wurde von demselben Patienten gestaltet, der vorher dem Bild die Überschrift gegeben hatte und im Übrigen auch Gedichte schrieb.

Am häufigsten geht Sprache mit dem Kunstwerk einher, wird „zum künstlerischen Kommentar". Das scheint sowohl in der Kunst als auch in der Kunsttherapie der Fall zu sein. Die Kommentierenden in der Kunst sind eher die Kunstkritiker und Kunsthistoriker als die Künstler selbst. Solcherlei Experten werden – wie schon angedeutet – oft argwöhnisch von den Künstlern und den Lesern der Kunstbücher und Aufsätze betrachtet; denn, so Belting, sie verwechseln die Bilder oft mit bloßen Kunstdaten oder mit Werken und suchen in den Bildern nur die Kunst anstatt in der Kunst unsere Bilder: gemeint sind die inneren Bilder, die im Betrachter berührt und geweckt werden. So bedauert Belting: „Der spezialisierte Diskurs, dem sie die Bilder unterwerfen, geht nicht alle an, und die Fachwissenschaftler haben sich dort breit gemacht, wo die Schriftsteller ausgeblieben sind."[33]

In der Kunsttherapie sind es die Therapeuten, die in ihrer Rolle autorisiert scheinen, den spezialisierten Diskurs aufnehmen zu können, wenn sie das Bild dem Jargon des Therapeutischen unterwerfen. Man hört dann zu einem Bild manchmal solche Beschreibungen: die Sonne in der rechten oberen Ecke mit den kurzen Strahlen deutet auf eine versagende Mutter hin. Man sprich schnell von regressivem Malprozess, Ich-Störungen, Stabilisierungstendenzen, archetypischen Formen ... usw. Der Diskurs wird – wie Hartwig sagt – leicht zur Gier nach Deutungen.[34] Sprache verleitet offensichtlich dazu, das scheinbar Eigentliche im Bild festlegen zu wollen. Das Bild in der Kunsttherapie wird dann fast unwillkürlich zum Diener des psychotherapeutischen Funktionsmaßstabes, d. h. es wird auch zum Objekt der Befindlichkeit gemacht: wie geht es Ihnen mit dem Bild? Was löst es in Ihnen aus?

Die Unzulänglichkeiten der W-Fragen

Spätestens bei solchen Fragen wären Überlegungen angebracht, ob diese Art der Annäherung an das Verstehen eines Bildes tatsächlich geeignet ist – wenn zuerst Fragen an den Maler gestellt werden – wohlgemerkt fragende Worte. Erinnern solche Fra-

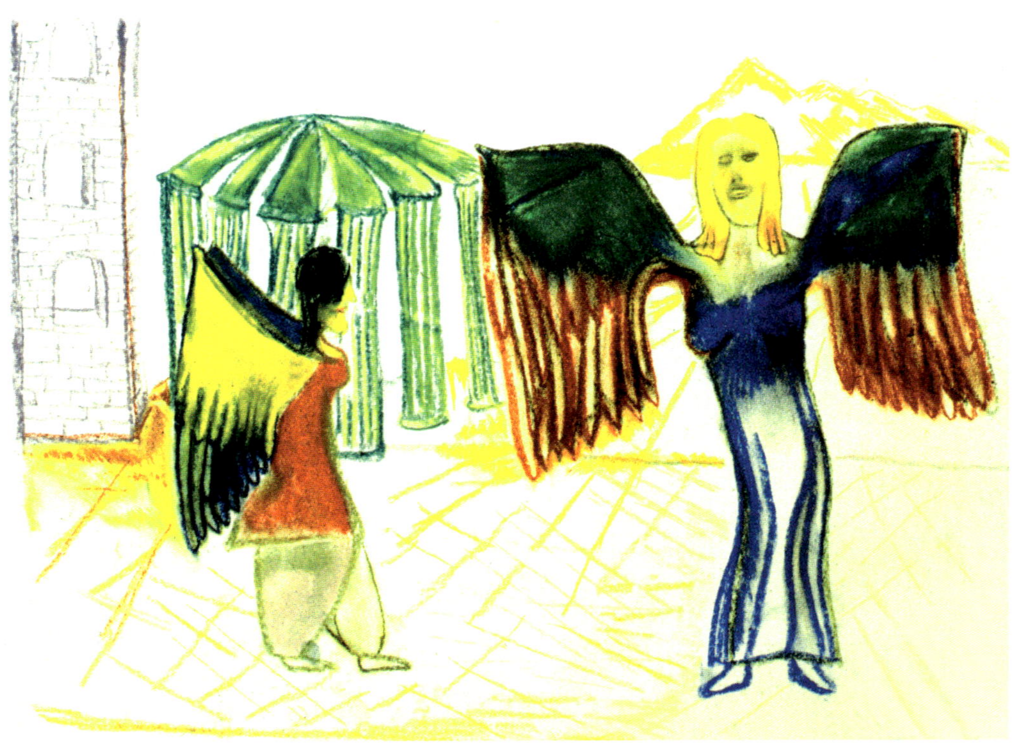

Abb. 63: 29,7x42 cm
Pastellkreide

gen etwa nicht an Erfahrungen des Pseudo-Interesses im Alltag: Wie geht es Ihnen? Die Antworten sind ebenso leicht programmierbar, zensierbar wie im Alltag. Fragen drängen das Bild in eine ganz bestimmte, vom Fragenden gesteuerte Richtung. Die Folge davon ist: der Maler-Patient und der Frager haben gemeinsam das Bild verlassen; man ‚denkt' über das Bild nach und fühlt die Gefühle nicht mehr, die es auslöst.

„Was ist das?" – eine weitere häufig gestellte Frage, die wiederum erfordert, dass der Antwortende eindimensional rational und bewusst einordnen kann, was er oder sie ins Bild gegeben hat. Dies ist eine paradoxe Aufforderung, denn eindeutige Antworten auf vieldeutige, häufig aus dem Unbewussten stammende Schichtungen kann es in der Kunst nicht geben. Es ist schon schlimm genug, wenn so gefragt wird, aber wie leicht kann ein Patient dabei auch gekränkt sein und annehmen, dass er nicht gut genug gezeichnet oder gemalt hat, dass der Therapeut dies erkennen kann: ein potenzielles Versagenserlebnis, das der Therapeut vermeiden kann.

Deshalb ist es ratsam, in der Kunsttherapie diese berühmten W-Fragen zu meiden, die auch leicht an unangenehme Situationen der Rechtfertigung erinnern können. Um restriktiven Deutungsversuchen verbaler Natur zu entgehen hat sich ein phänomenologischer Umgang mit allen Facetten der Kunsttherapie als sehr brauchbar erwiesen. Dieser Weg wird sowohl dem Patienten als auch dem Bild eher gerecht.

Dazu ein kurzes Beispiel: Ein vierzigjähriger, zurückgezogen erscheinender Patient mit einer psychotischen Erkrankung meinte nach einigen Wochen Kunsttherapie, er habe schon alles gemalt, was es zu malen gibt, er wisse nun gar nichts mehr darzustellen. Ich machte ihm ein möglichst breites Ideenangebot, so dass er Orientierung und gleichzeitig verschiedenste Möglichkeiten hatte, ein Motiv zu finden. Ich zählte auf: er könne einen Wunsch, einen Traum, einen Ort, an dem er gerne oder an dem er gar nicht gerne wäre, ein Bild aus der Realität oder auch eines, das aus der Phantasie entstünde, malen. Hierauf schien er eine Weile nachzudenken, anschließend entstand eine Zeichnung (Abb. 63).

Er wollte keine Beschreibung geben; ich fragte ihn, ob er von den Themen, die ich ihm genannt hatte, etwas ausgewählt hatte. Er antwortete ganz deutlich: „Ja, etwas zwischen Phantasie und Realität!" Der Patient war einverstanden, dass Mitpatienten sein Bild beschrieben; dabei wurden erst die Berge und der Pavillon erwähnt, er sagte, dass er bald zurück in eine süddeutsche Stadt kehren würde, in die Nähe seiner Eltern, aber er wisse nicht, ob ihm das gefiele. Die Eltern kümmerten sich intensiv um ihren vierzigjährigen Sohn; in Berlin zu sein hieß für ihn, mehr Abstand zu ihnen, jedoch weniger familiäre Versorgung zu haben – offensichtlich stand er diesem Thema ambivalent gegenüber.

Er sagte, die Frauen haben keine Arme und stattdessen Flügel, wären so wie Engel. Er akzeptierte, dass jemand ergänzte, sie könnten so zwar fliegen, aber niemanden umarmen. Als nun andere Mitpatienten die beiden Frauen mit großem Busen ausgestattet und mit transparent verführerischen Kleidern angezogen beschrieben, machte der Patient mit einem Brummeln sehr deutlich, dass es jetzt genug sei mit den Beschreibungen. Das wurde dann auch allseits respektiert. Ich fasste sein Brummeln in Worte und sagte, ich hätte den Eindruck, dass es ihm jetzt zuviel wurde mit den Beschreibungen und wir, wenn er es wolle, aufhören könnten. Er schien erleichtert. In der folgenden Stunde zeichnete er den Boden und den Turm, akzeptierte die Beschreibung kommentarlos, dass die Frauen nun als auf einem Boden aus Fliesen stehend und ein alter Turm zu sehen waren.

Zur Interpretation des Dargestellten (für mich selbst und natürlich nicht innerhalb der Gruppe der Patienten) kam ich zu folgenden Überlegungen: wer nun die beiden Frauen genau waren, konnte ich an dieser Stelle nicht sagen, ob sie mit der Mutter, anderen Frauen in seinem bisherigen Leben, seiner Ärztin oder mir und meiner Co-Therapeutin zu tun hatten. Deutlich war auf jeden Fall der verführerische Aspekt, vielleicht auch idealisierend, aber auch ablehnend dadurch, dass sie keine Arme besaßen. In der Gestaltung der Umgebung bzw. des Hintergrundes wurde deutlich, dass sich der Patient mit den typischen Charakteristika seiner Stadt, in die er zurückkehrte, beschäftigte. Zu den Themen, die ihn bewegten, hatte er verschiedenste Botschaften in sein Bild gegeben. Er hatte dafür Ausdruck und vielfältige visuelle Formen gefunden. Dem Gebrauch der verbalen Sprache als Modus zur Deutung und Einsicht hatte er deutlich Grenzen gesetzt. Die Worte in ihrem interpretatorischen und festlegenden Charakter schienen ihn zu nahe an seine Konflikte herangeführt zu haben, die er im Bewusstsein fernhalten und vermeiden wollte: das heißt, sie haben offensichtlich auch ein gewisses Maß an Angst ausgelöst. Er konnte die Vieldeutigkeit der Zeichnung leichter akzeptieren, wenn Sprache nur sehr gering und klar auf beschreibende, nicht deutende Weise benutzt wurde.

Sprache lenkt die Kunstrezeption

Den Einfluss von Sprache auf die Wahrnehmung von Kunst fasst der Kunsthistoriker Zimmer in einigen Aussagen zusammen:

- *Die Sprache kann visuellen Informationen eine andere Be-Deutung verleihen und dadurch die Einstellung des Betrachters und über diese seine Wahrnehmung beeinflussen. Dies ist ihr kommentierender Aspekt.*
- *Die Sprache kann den Aufbau der kognitiven Repräsentationen des Wahrgenommenen lenken. Dies ist ihr strukturierender Aspekt.*[35]

Wenn ich als Therapeutin einen Kommentar zu einem Bild, einer Skulptur, einer Farbe oder einem Handwerkszeug mache, muss ich mir bewusst sein, dass ich in einer mächtigen Position bin mit der Folge, dass meine Worte diesen Aspekt des Bildes, der Skulptur oder des Mediums hervorgeholt, d. h. auf die Ebene des Bewusstseins gelenkt haben. Meine Worte verankern die Wahrnehmung des Patienten. Das bedeutet, dass er sein Bild mit dem Filter des Gesagten ansehen muss. In irgendeiner Weise muss er sich zu diesen Worten verhalten. Sie stehen im Raum, man kann sich ihnen nicht mehr entziehen. Selbst das Nicht-Hinhören kann nur ein Versuch sein, aber es ist auch eine Reaktion auf meine Worte.

Psychologisch gesehen schwäche ich möglicherweise die Abwehr des Patienten. Wenn dies der Fall ist, bin ich als Therapeutin dabei, einen Aspekt seines Werkes in das Bewusstsein des Patienten zu rücken, den er vielleicht bisher aus welchen Gründen auch immer, verdrängt hatte. Ich tue etwas Vergleichbares wie ein Analytiker bei einem Deutungsversuch. Der Patient kann meine verbale Intervention als Bereicherung und neue Sichtweise (so wie in der Analyse über „Einsicht" gesprochen wird) annehmen, oder er kann sie zurückweisen.

Zu weiteren Aspekten zur Wahrnehmung in der Kunst meint Zimmer:

> *Sprache kann einen Bereich der Umwelt angeben, auf den der Zuhörer seine Wahrnehmung lenken soll. Dies ist ihr selegierender Aspekt.*[36]

Wir denken an den Besuch im Museum, wie manche Leute während des Rundganges in der Ausstellung sich den Kopfhörer überstülpen und gelenkt werden von dem, was die Stimmen des Tonbandes ihnen sagen. Der Betrachter soll nicht sich selbst im Bild erforschen, sondern was eine fremde Stimme ihm ins Ohr sagt.

Sehe ich auf kleinen beigefügten Schildchen neben dem Kunstwerk einen Titel, bekommt es eine deutliche Bestimmung. „Nicht nur die kulturelle Stellung des Werkes verändert sich, sondern auch der gesamte Kontext ... Die Bedeutungen dieser bestimmten Anordnung von Formen und Farben verändern sich, ... auch die Anordnung selbst verändert sich."[37]

Ähnliches geschieht, wenn ich den Patienten frage, ob sein Bild oder seine Skulptur einen Titel hat oder haben könnte. Einerseits kann ein Titel das Thema eines Werkes auf den Punkt bringen, er kann Klärung für Diffuses und damit Einsicht in neue Zusammenhänge herstellen. Andererseits kann der Titel ablenken, eine Aussage fixieren, die einen Schleier über den eigentlichen sichtbaren Ausdruck legen, ihn verbergen kann.

Es gibt Ansätze in der Kunsttherapie, in denen dem Patienten meistens ein Thema gestellt wird. Ein Kunsttherapeut muss ein Bewusstsein davon haben, dass er damit die Wahrnehmung des Patienten steuert. Dieser folgt *seinem* (des Therapeuten) Vorschlag und benutzt dessen Wahrnehmung, um die seine zu formen. Die Authentizität des selbst gefundenen Motivs oder Themas wird einem solchen Bild erfahrungsgemäß fehlen – so wie sie den meisten so genannten Auftragsbildern fehlt. Der Patient malt nicht wirklich sein Bild, sondern das seines „Auftraggebers".

Manchmal halten es Kunsttherapeuten für wirkungsvoll, wenn sie dem Patienten ihre Wahrnehmung mitteilen. So wurde die Rolle des Kunsttherapeuten einmal innerhalb einer Fachorganisation folgendermaßen beschrieben: „Der Kunst- bzw. Gestaltungstherapeut begleitet den Gestaltungsprozess seiner Klienten, indem er Wahrnehmungen, Gefühle und Einfälle in fachlicher Weise (z. B. unter Berücksichtigung der Belastbarkeit oder der Übertragung der Klienten) zu den Bildwerken mitteilt, die Klienten aber die Bedeutung ihrer Gestaltungsarbeit selbst finden lässt." Nicht nur, dass der Patient mit Worten belastet werden soll, ein solcher Kunsttherapeut versteht nach diesen Formulierungen seine Rolle primär darin, dass er dem Patienten oder Klienten *seine* Wahrnehmung, Gefühle und Einfälle über *dessen* Bild aufdrängt, in der naiven Hoffnung, dass daraufhin der Patient noch unabhängig von diesen „Mitteilungen" die Bedeutungen seiner Gestaltungsarbeit selbst finden kann.

Was würde da geschehen? Der Kunsttherapeut würde dem Bild mit der verbalen Sprache etwas zuordnen, was notgedrungen linear, diskursiv und reduziert und vor allen Dingen *seine* Wahrnehmung ist. Damit würde er schlicht mit Herrschaftswissen seine Macht ausüben und das Bild auf die Ebene seiner Sichtweisen zwingen.

Der Patient, meistens der schwächere und abhängigere von beiden, folgt ihm. Denn er vermutet oder hat die Hoffnung, dass der Therapeut von der Materie mehr versteht als er. Eine vorschnelle verbale Offenbarung des Therapeuten wird dem Patienten den authentischen Zugang zu seinem Bild versperren; denn seine Wahrnehmung steht fortan unter dem Einfluss der Vorvermutungen und Formulierungen bzw. Deutungen des Therapeuten, anstatt seinen eigenen Zugang zu seinem Bild auf seine Weise zu finden. Eine Ironie, die nebenbei entstehen könnte: Nur solche Patienten wären damit zufrieden, die nach bisher vergeblicher Suche endlich jemanden gefunden haben, der ihnen sagt, wer und wie sie sind, also deren Passivität und Abhängigkeit – und damit Abwehr – durch eine solche Äußerung des Therapeuten verstärkt werden.

Diese Art der Rollenbeschreibung weist auf zwei wesentliche Lücken im Selbstverständnis einiger als Kunsttherapeuten Arbeitender hin: sie haben von der Kunst Wesentliches nicht verstanden und schätzen ihre Wirkung gering. Sie gestehen den ästhetischen Kräften der Kunst nur geringe therapeutische Brauchbarkeit zu. Bei einer solchen Bloßstellung ist es nicht verwunderlich, wenn weder die etablierten Therapieformen noch die Künstler der Kunsttherapie Misstrauen entgegenbringen. Größte Sorgfalt sowohl bei den Überlegungen bezüglich der Definitionen des Berufsbildes als auch bei der Formulierung von Texten halte ich vor allem in diesem Stadium der Entwicklung des Berufes für äußerst wichtig.

Der Austausch von Worten in der Kunsttherapie

Das gesamte Geschehen in der Kunsttherapie dreht sich primär um den kreativen Prozess. Sinnigerweise sollte die *angewandte* Sprache ebenfalls der des künstlerischen Kommentierens und Vermittlungsprozesses näher sein als der verbalen Psychotherapie. Der Dialog zwischen Patient und Therapeut bezieht sich vorwiegend auf die expressiven Eigenschaften des Werkes und ihr Gespräch über den Inhalt bewegt sich auf der metaphorischen Ebene. Was als Geschichte des Bildes entwickelt wird, reflektiert die Themen des Patienten. Verbale Bezüge können folgen oder unterbleiben, je nach Bereitschaft des Patienten, diese Themen verbal wahrzunehmen. Auf symbolische Weise erforscht der Kunsttherapeut die innere Welt des Patienten, ohne in sie einzudringen.

Die folgenden beispielhaften Fragen formulierte Sturm zur Rolle und Relevanz des *Sprechens angesichts von Kunst:*

Wieviel möchte man, kann man sagen / auf welches Minimum lässt sich das Sprechen reduzieren / wie unterschiedlich sind die Bedürfnisse, mehr oder weniger zu sagen / welche Qualität haben Worte im Verhältnis zu den Werken / was fehlt, auch wenn man spricht und was wird gewonnen / wie verlaufen der Rhythmus des Sich-Näherns und Entfernens im Gespräch über die Werke / welche Worte müssen hereingeholt werden, um mehr zu verstehen /wann ereignen sich die Bedeutungen, die Aha-Erlebnisse / worauf stößt man durch das eigene Sprechen, durch das Sprechen des Anderen / was geht verloren, wenn geredet wird / was geschieht, wenn nicht gesprochen wird / was wird aus dem Werk, wenn einer es verbal attackiert, ein anderer es in Schutz nimmt / u. a. m."[38]

Solche Anstöße für Gesprächssituationen können für Kunsttherapeuten hilfreich sein, wenn sie mit Patienten über deren Bilder sprechen. Obwohl sie letztlich nicht explizit auf die Kunst in der Therapie ausgerichtet sind, können sie die Sprache „entlang der Werke" (Sturm) der Patienten finden helfen.

Die Kunst der Übersetzung

Dass der Kunsttherapeut *zweisprachig* sein muss, dass er die psychotherapeutischen Prozesse und die Dynamik der Beziehungen zwischen Patient, künstlerischem Werk und sich als Therapeuten erkennen und einordnen und sie für *sich*, aber nicht laut mitsprechen können muss, halte ich für die größte Kunst, die der Kunsttherapeut erlernen muss. Darauf aufbauend kann er seine Worte formulieren, die dem Patienten helfen, seine Erfahrungen in der Kunsttherapie zu vertiefen.[39]

Das Therapeutische scheint mit enormer Verführungskraft ausgestattet zu sein: die kunsttherapeutische Praxis neigt dazu, ihre sprachliche Heimat viel näher in der Verbalität der Psychotherapie anzusiedeln als in den unauflösbaren, vieldeutigen Kräften der Kunst. Wir haben in der Kunsttherapie keine äquivalente Ausbildung im Umgang mit der Sprache wie die verbal arbeitenden Psychotherapeuten. Denken wir daran, wie sorgfältig und bedacht ein Psychoanalytiker seine Worte wählt, wenn er mit dem Analysanden spricht. In jahrelanger Ausbildung und Supervision hat er dies gelernt. Es ist meines Erachtens ein grober Fehler, wenn wir es den verbal arbeitenden Kolleginnen und Kollegen in der Psychotherapie gleichtun wollen. Denn ihr Instrumentarium ist nicht unseres, und kann es nicht sein. Das Schlimmste, was uns bei einem Wetteifer passieren kann, ist schlichtweg, dass uns die Kunst abhanden kommt. Wenn sie auf diese Art kläglich ausgehöhlt wird, bleibt nichts übrig als eine banale Oberfläche. Dann wäre der Kern der Kunst endgültig reduziert auf bloße Zeichensprache: Mittel zum therapeutischen Zweck, freigegeben zur Jagd nach Übersetzungen in die Codes der Psychotherapie.

Ich habe Vermutungen zum Ursprung solcher Ambivalenzen zu Wort und Kunst in der Kunsttherapie zu formulieren versucht: die Sprache des Begrifflichen ist kognitiv, ist nachvollziehbar. Sie gibt den Anschein der Verbindlichkeit und Wissenschaftlichkeit. Ihr Vokabular lässt sich erlernen, denn der verbalen Sprache sind wir alle mächtig.

Doch wenn wir die Bilder der Patienten interpretieren, über sie schreiben oder mit Kollegen über sie sprechen, gehen leicht bedeutsame Nuancen in diesem Prozess der Übersetzung verloren. Es geschehen nicht nur Einbußen in der Vielfalt der Bedeutungen eines Werkes, sondern auch in der Intensität der subjektiven Erfahrung seines Urhebers.[40] Für noch problematischer halten Spaniol und Cattaneo wenn die Übersetzung des kreativen Ausdrucks in die Symptome der Krankheit geschieht.[41] Dazu ein kurzes Beispiel: Spricht man über die Bilder eines frühgestörten Kindes mit diversen Ich-Störungen, dann sehen wir zuerst das arme Kind mit seinen diagnostisch pathologischen Zuschreibungen, dann erst die Bilder. Würden wir zuerst die Bilder sehen, sie auf uns wirken lassen, das Sprechen als ein Wiedergeben dessen, was man sehen kann, verstehen, dann bekämen wir vielleicht ein völlig anderes „Bild" von dem Menschen, der dieses Bild gemalt hat, eines, das von seinem Werk ausgeht. Wir werden dann das sehen, was das Bild in uns abbildet, „im Bilde" sein.

Bleiben wir mit der Sprache näher an dem, was wir sehen und nicht daran, was wir darüber gehört oder gelesen haben. Dann wird uns unsere sinnliche Erfahrung berichten können. Das weitere Plädoyer: seien wir sensibel für den Einfluss, den Worte auf Bilder und Skulpturen haben. Denn was wir sagen verändert jede Form, schafft neue Wirklichkeiten. Worte sind auch Taten! (Wittgenstein) Nur wenn wir uns mehr das schweigende Betrachten erlauben als das Reden, wird in uns etwas angesprochen, wofür es keine Worte gibt. Das heißt, wir müssen dem Bild gegenüber verbale Passivität, vielleicht sogar Demut ausüben. Dann erst wird es zu uns sprechen. Weil das Bild sein bester Vermittler ist.

[1] Eine geänderte Version dieses Kapitels wurde veröffentlicht untern dem Titel: Die Worte in der Kunsttherapie, in: Charlotte Zwiauer (1997), Edith Kramer – Malerin und Kunsttherapeutin zwischen den Welten, Wien, Picus, S. 98–112

[2] Wedewer, Rolf (1984), Die Sprachlichkeit von Bildern, Köln, Dumont, S. 7

[3] Belting, Hans (1995), Die Bilder in der Bildung; in: Frankfurter Allgemeine Zeitung, 4./5./6. Juni

[4] Jappe, Gemma (1971), Über Wort und Sprache in der Psychoanalyse, Frankfurt/M. Fischer, S. 1

[5] Freud, Sigmund (1917/1918), Vorlesungen zur Einführung in die Psychoanalyse, GW, Bd. XI, S. 9f

[6] Stooss, Toni (1993), Am Anfang, in: Eleonora Louis und Toni Stooss (1993), Die Sprache in der Kunst, die Beziehung von Bild und Text in der Kunst des 20. Jahrhunderts, Wien, Edition Cantz, S. 29

[7] Delacroix, Eugène (1990), Briefe und Tagebücher, München, Deutscher Kunstverlag, S. 113

[8] Butor, Michel (1993), Die Wörter in der Malerei, Frankfurt/M., Suhrkamp, S. 62

[9] Foucault, Michel (1997), Dies ist keine Pfeife, München, Hanser, S. 21

[10] ebd., S. 27

[11] Freud, Ernst, Freud Lucie, Grubrich-Simitis (Hrsg.), Sigmund Freud, (1985), Frankfurt/M. Suhrkamp

[12] vgl Stooss (1993), S. 33

[13] Berger, John (1993), Begegnungen und Abschiede, München, Hanser, S. 116

[14] Berger, John (1988), Sehen – Das Bild der Welt in der Bilderwelt, Frankfurt/M., Fischer, S. 7

[15] Berger (1988), S. 8

[16] Schmidt, Siegfried J. (1993), Über die Funktion von Sprache im Kunstsystem; in: Stooss, S. 85

[17] Merleau-Ponty, Maurice (1994), Der Zweifel Cézannes; in: Gottfried Boehm (Hrsg.), Was ist ein Bild, München, Fink, S. 44

[18] Lacan, Jacques (1994), Was ist ein Bild/Tableau; in: G. Boehm (Hrsg.), S. 79

[19] Berger (1988), S. 10

[20] Arnheim, Rudolf (1992), The reading of images; in: ders., To the Resue of Art; Berkeley, University of California Press, S. 51

[21] Arnheim, Rudolf (1991), Sprache, Bild und konkrete Poesie; in: ders., Neue Beiträge, Köln, Dumont, S. 126/127

[22] ebd., S. 127

[23] S.-Sturm, Eva (1996), Im Engpass der Worte, Sprechen über moderne und zeitgenössische Kunst, Berlin, Reimer

[24] Arnheim, Rudolf (1991), S. 127

[25] Arnheim, Rudolf (1997), Anschauliches Denken, Köln, Dumont, S. 228–229

[26] Langer, Susanne (1985), Philosophie auf neuem Wege – Das Symbol in Denken, im Ritus und in der Kunst, Frankfurt/M., Fischer, S. 92

[27] ebd., S. 99

[28] Belting (1995), FAZ

[29] Wedewer (1986), S. 23

[30] Kounellis in Stooss (1993), S. 42

[31] vgl. Kounellis in Stooss (1993),. S. 7

[32] in: Stooss (1993), S. 22

[33] Belting (1995), FAZ

[34] in: Karin Dannecker und Helmut Hartwig (1989), Kunst, Kunst-Therapie, Kunstpsychotherapie; Berlin, Hochschule der Künste, unveröffentlichtes Manuskript

[35] in: Schmidt, Siegfried J. (1993), S. 86; vgl. Zimmer, Hubert D. (1983), Sprache und Bildwahrnehmung – die Repräsentation sprachlicher und visueller Informationen und deren Interaktion in der Wahrnehmung, Frankfurt/M. Haag und Herchen

[36] Zimmer (1983)

[37] Butor (1993), S. 15

[38] S.-Sturm (1996), S. 265

[39] Konkrete Anregungen geben einige amerikanische Autorinnen: z. B. Spaniol, Susan, Cattaneo, Mariegnese (1994), The Power of Language in the Art Therapy Relationship; in: Art Therapy: Journal of the American Art Therapy Association, 11 (4); Andrus, Lucy (1990), Art Therapy Education: A Tool for Developing Verbal Skills; in: Art Therapy: Journal of the American Art Therapy Association, (3), S. 29–38; Goodman, Robin, Williams, Katherine, Agell, Gladys, Gantt, Linda (1998), Talk, Talk, Talk, When do we draw?; in: American Journal of Art Therapy, Vol. 37, 11

[40] vgl. Spaniel S., Cattaneo, M. (1994), S. 268

[41] ebd.

6

Rahmen: die Kunst, Bilder und Patienten zu halten

In seinem Essay über den Beginn des Sehens im Leben schreibt John Berger: „Sehen heißt auch Auswählen. Wir sehen nur das, beziehungsweise nehmen nur das wahr, was wir betrachten. Diese Auswahl rückt das Gesehene in unseren Bereich."[1]

Ein Gegenstand muss aus irgendeinem Grund unser Interesse geweckt haben, bevor wir ihn in unsere Wahrnehmungswelt aufnehmen können. Obwohl unser Auge in der Umgebung unzähligen visuellen Reizen ausgesetzt ist, sehen wir selektiv nur das, was uns berührt. Diese Selektion kann einerseits Schutz bedeuten, denn wenn wir keine Unterscheidungen träfen, wären wir einer Überflutung von Reizen ausgesetzt. Andererseits suchen wir auch beständig, unser Sehen auf neue Dinge zu richten und damit neue Erfahrungen in der Welt machen zu können. Denn unaufhörlich bauen wir neue Beziehungen zu Menschen und zu Gegenständen auf.

Die Art, wie und was wir sehen, ist also an Bedingungen geknüpft. Aus der Perspektive der Psychologen sind dies primär psychische Bedingungen, aus der Sicht von Philosophen, Soziologen, Künstlern und Kunsttheoretikern werden die Voraussetzungen entsprechend ihrer Disziplin reflektiert. Jeder spricht jedoch über die Rahmen-Bedingungen, die erfüllt sein müssen, um zum Sehen zu kommen. Die allen gemeinsame Metapher solcher Reflektionen ist der Rahmen. Man betreibt Rahmen-Analyse aus psychoanalytischer, soziologischer oder philosophischer und auch kunsttherapeutischer Sicht. Auf jeden Fall ist es die Metapher des Rahmens, die herangezogen wird, um über das Thema zu sprechen.

Ich möchte hier zu dem anderen Rahmen kommen, von dem ich meine, dass wir ihn in der Kunsttherapie nicht vernachlässigen sollten: nämlich den wirklichen, wörtlichen Rahmen, wie er in der Kunst benutzt wird. Nur wenigen Künstlern ist die Frage nach einem Rahmen für ihre Bilder gleichgültig. Die Art und Weise, wie in der Kunst mit dem Thema *Rahmen* umgegangen wird, hat in meiner Forschung faszinierende Parallelen zum therapeutischen Rahmen gezeigt, die weit über den einfachen metaphorischen Gebrauch hinausgeht. Vom Rahmen in der bildenden Kunst können wir in der Kunsttherapie viel lernen. Diesen Zugang sollten wir nutzen, und es dürfte uns nicht so schwer fallen, denn schließlich sind wir selbst Künstler und haben ein Bewusstsein dafür, dass es Rahmen gibt, in die wir unsere eigenen Bilder fassen und in dieser oder jener Form gestalten. Manchmal entscheiden wir uns nach dem Fertigstellen eines Bildes bewusst, einen Rahmen wegzulassen. Als Künstler und Therapeuten finden wir in der Kunsttherapie eine aufschlussreiche Schnittstelle: Es gibt sowohl den metaphorischen, „therapeutischen" Rahmen als auch den wirklichen, das zur Kunst gehörende Objekt: wenn Patienten ihren Bildern einen Rahmen geben wollen, oder wenn wir als Therapeuten den Vorschlag machen, ein Werk zu rahmen.

Ich möchte versuchen, beide Arten von Rahmen in der Kunsttherapie zu verweben. Wenn wir uns immer wieder auf den interdisziplinären Charakter besinnen, das heißt vor allem die Kunst nicht vernachlässigen, werden wir erkennen, dass die Kunst selbst viele Antworten auf therapeutische Fragen bereithält. Wenn wir also über den Rahmen sprechen, können wir dies aus verschiedenen Perspektiven tun.

Der Rahmen als Grenze

Ich möchte mit einem allgemeinen, viele Bereiche umfassenden Gedanken zum *Rahmen* beginnen: In unserem täglichen Leben geraten wir fortlaufend in neue Situationen hinein. Dabei versuchen wir bewusst oder unbewusst zu erfassen, wie die jeweilige Situation beschaffen ist. In irgendeiner Weise richten wir uns auf sie ein. Der Soziologe Goffman geht davon aus, dass wir uns einen Rahmen für die Organisation von Erfahrung aufstellen, um Ereignisse verstehen zu können, begleitet etwa von der Frage: „Was geht hier eigentlich vor?"[2] In unserem Alltag erkennen wir die Regeln, nach denen der Rahmen von Situationen abgesteckt ist: wir verhalten uns entsprechend anders, wenn wir den Arbeitsplatz betreten, als wenn wir uns mit einem Freund im Restaurant treffen. Für den jeweiligen Rahmen haben wir bestimmte Erwartungen, wir entwickeln bewusst und unbewusst Gefühle und Phantasien. So wie unser innerer Rahmen hergestellt wird, entsteht entsprechend ein äußerer: wir ziehen uns der erwarteten Situation gemäß an, bereiten uns äußerlich auf diese Situation vor. Für ein festliches Ereignis suchen wir das kleine Schwarze aus, empfinden eine freudige Aufregung.

Der Ereignisrahmen umfasst in großem Maße auch unsere Formen der Interaktion mit anderen Menschen. Wir richten unser Verhalten nach der entsprechenden Situation aus. Unsere Sprache gebrauchen wir anders beim Vorstellungsgespräch an der neuen Arbeitsstelle als mit den Patienten in der Klinik oder mit dem Partner zu Hause.

Wie Körner sagt, kennen wir den Rahmen der uns vertrauten Standardsituationen und wechseln von einem zum anderen, ohne diesen Wechsel zu merken. Und wir merken schnell, wenn wir den vorgegebenen Rahmen überschreiten und wenn der Wechsel von einer Situation zur anderen misslingt. Wenn beispielsweise ein Mobiltelefon im Theater mitten in der Aufführung klingelt, ist die Sanktion der bösen Blicke ein klarer Beweis, dass der Besitzer des Telefons den Rahmen der Situation mißachtet und Grenzen überschritten hat. Das, „was dort vorgeht", wurde ignoriert, die Sphäre der anderen verletzt. Dagegen gehört der Telefonierende draußen vor dem Haus schon zum üblichen Straßenbild; dort ist der Rahmen also anders gesteckt als drinnen im Theater.[3]

Rahmen sind Grenzen, in denen es um ein Innen und Außen geht. Innerhalb dieser Grenzen gibt es Ordnungen, die etabliert und entwickelt sind. Wir können uns an den Strukturen orientieren, sie geben uns Halt und bewahren uns vor ängstigenden Erlebnissen. Wenn der Rahmen von Ereignissen nicht genau definiert ist, ruft eine Situation leicht Unsicherheit hervor, bis hin zu Erlebnissen von Desintegration und Realitätsverlust.

Grenzen und Ordnungen werden aber nicht einfach gefunden oder gesetzt, sondern sie werden konkret gezogen. Es wird darüber verhandelt, wie es innerhalb der Grenzen aussehen soll und was außerhalb als fremd gilt. Deshalb spricht der Philosoph Waldenfels von *Grenzbildern* und *Grenzvisionen*, die nicht definitiv fixiert sein müssen.[4] Grenzen können sich verschieben, Rahmen können weiter oder enger gesteckt werden. Wenn der Rahmen überschritten wird, zeigt das nur, dass er immer am Werk ist.[5] Jedoch kann eine Grenze auch nachteilig sein, wenn sie zu eng gesteckt ist; sie kann den Blick über den Rand verhindern. Wenn ich nie über die Grenze meiner Stadt gehe, bleibt mir das Land auf der anderen Seite verschlossen. Ich kann meinen Horizont nicht erweitern und mein Leben wird eher arm an Erfahrungen sein. Wenn ich als Künstlerin in einem Medium verhaftet bin, kann ich den Reichtum anderer Materialien nie schätzen lernen. Eine Mauer wird aufgebaut, wenn unsere Angst vor dem Unbekannten zu groß ist.

In der Kunsttherapie empfinden wir oft, dass unsere Patienten ihr Leben innerhalb eines sehr engen Rahmens leben. Eine solche Abgrenzung bietet zwar Schutz, aber sie kann nicht verleugnen, dass es ein Draußen gibt. Wir ahnen meistens, dass das, was sich abgrenzt, dennoch berührt und bedroht bleibt durch das, was es von sich abhält.[6]

Wir können das oft in Bildern von Patienten sehen (Abb. 64).

Je schärfer die Trennung vollzogen werden muss, desto größer der Aufwand an Energie und Betonung der abgrenzenden Form.

Neue Erfahrungen können nur im Zusammenwirken mit Fremdem gemacht werden, mit etwas, das sich außerhalb des bekannten Rahmens befindet. Erst wenn man bereit ist, hinter die Mauer zu blicken, wird man sehen können, was für eine Welt sich dahinter verborgen hält.

Die Bereitschaft, alte, enge Grenzen überschreiten zu können, muss jedoch erst hergestellt werden. Es müssen Bedingungen geschaffen werden, die den Prozess der Veränderung der Dimension eines umrahmten Raumes möglich macht.

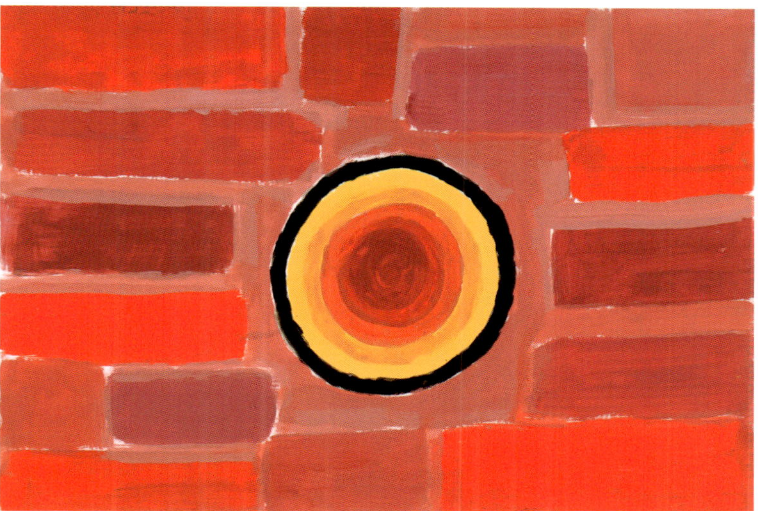

Abb. 64: 42x59,7 cm Gouache

Der Rahmen in der Kunsttherapie – das Setting

Was hat dies alles mit dem Rahmen in der Kunsttherapie zu tun? Wir haben gesehen, dass der Begriff des Rahmens einen Zustand beschreibt, der die Existenz mehrerer Wirklichkeiten, mehrerer Räume umfasst. Zum Rahmen gehört der Raum, den er umschließt. Einen Rahmen herstellen heißt, einen besonderen Ort zu schaffen – einen physischen einerseits und einen metaphysischen andererseits. Damit entsteht ein spezifischer Kontext, in dem dieser Ort erfahren werden soll.[7]

Wir sprechen in der Kunsttherapie vom therapeutischen Setting und meinen den Raum und seine Gestaltung, die künstlerischen Materialien und unsere Präsenz als Kunsttherapeuten als Grundlage dafür, dass sich etwas Neues, Hilfreiches entwickeln kann. Der Patient und der Therapeut nehmen innerhalb dieses Raumes eine Beziehung auf, beide beziehen sich auch auf das künstlerische Material; die Wirksamkeit des Beziehungsgefüges hängt davon ab, was *innerhalb* dieses gesetzten Rahmens (dem *Setting*) geschehen kann. Um Entwicklung möglich zu machen, muss diese innere Wirklichkeit vorläufig eine andere sein als die äußere. Denn an seiner Wirklichkeit draußen ist der Patient bisher gescheitert. Wenn der Patient den Kunsttherapie-Raum betritt, überschreitet er in diesem Sinne die Schwelle zu einer anderen Welt. Er verlässt für kurze Zeit die realen Anforderungen des alltäglichen Lebens, tauscht das tatsächliche Leben gegen den Aufenthalt in einer Umgebung ein, die sich in Zeit, Handlung und Personen unterscheidet. Innerhalb der Grenzen dieses abgesteckten Raumes kann er seine subjektive innere Welt erforschen, und sei sie auch noch so chaotisch und unstrukturiert.

Ähnlich ist es mit dem Rahmen in der Kunst. Der Rahmen des Bildes betont, dass es sich bei der gemalten Wirklichkeit um eine künstliche handelt und bildet selbst den Zwischenschritt zu der „anderen" Welt.[8] Der Rahmen hilft, den Blick des Betrachters zu konzentrieren und die Grenzen der Welt des Bildes so zu schließen, dass sie sich nur nach vorn, dem Betrachter entgegen öffnet.[9] So sagt Friedrich Schlegel: „Der Rahmen bringt das Kunstwerk zur Existenz"[10] Der Rahmen ist, wie Norris bemerkt „das Zeichen von Begrenzungen, das eine undurchdringliche Grenze zwischen Kunstwerk und allem herstellt, was zu seinem Hintergrund, der Ausstellungsfläche, In-Szene-Gesetztem und was auch immer noch zählt."[11]

Gombrich definiert: „Die Grenze oder den Rahmen könnte man einen kontinuierlichen Bruch nennen, der das Werk von seiner Umgebung absetzt."[12] Dabei geht er davon aus, dass dieser Bruch schon hergestellt ist, wenn eine deutliche Unterbrechung der Regelmäßigkeit den Beschauer aufmerksam macht. Gombrich nimmt einen optimistischen Standpunkt ein, denn für ihn kommt etwas Gutes durch den Bruch zustande: „wo wir einem solchen eingeschlossenen Feld gegenüberstehen, erwarten wir eine Fläche, die zu betrachten sich lohnt."[13]

Der französische Philosoph Jacques Derrida hat dem Rahmen in seinem Parergon (was Bei-Werk, „by-work" heißt) einen Ort des Dazwischen-Seins zugewiesen:

„Das *parergon* hebt sich vom Werk ab und von der Umgebung hebt es sich ab wie eine Figur auf dem Grund. Aber es steht nicht hervor wie das Werk. Dieses hebt sich gegen zwei Grundelemente ab, aber mit dem Respekt für beide verschmilzt es mit ihnen."[14]

Der Rahmen verbindet das Bild mit der Wand, gehört sowohl zum einen wie zum anderen und doch ist er weder das eine noch andere. Er verweist darauf, dass das Innere ein Kunstwerk ist und das, was sich außerhalb befindet, nicht. Er unterstützt die Illusion, dass der Ort im Inneren eine andere Wirklichkeit ist, die Wirklichkeit der Kunst.

Mit dem Rahmen versuchten früher viele Maler die größtmögliche Illusion der Raumtiefe zu erreichen. Der Rahmen selbst soll dem realen Bildraum eine räumliche Tiefe verleihen, die das Bild allein nicht zu erreichen vermag. Die Suggestion des illusionären Raumes in der Kunst kann mit der Konstruktion eines Rahmens unterstützt werden. Andere Künstler haben in ihren Bildern einen Rahmen, oft als Fensterrahmen, hinzugefügt, um zu der Illusion beizutragen, es werde eine Verbindung zwischen der Bildwelt und der Welt des Betrachters geschaffen.[15]

Manchmal kreieren Patienten in der Kunsttherapie ähnliche Werke, die analoge Absichten zu beinhalten scheinen. Eine Patientin, die wegen Drogenabhängigkeit und Suizidalität in der Klinik war, malte dieses Bild: (Abb. 65).

Hier wird auch der Blick des Betrachters durch die Konstruktion der roten Linien im schwarzen Raum gelenkt. Aber das Gefühl der räumlichen Tiefe wird erst durch die kleine Figur bewirkt, die dieselbe Farbe hat wie die Rahmenlinien. Dadurch ist der Verweis auf diese Figur so sehr verstärkt, dass man sie trotz ihrer Winzigkeit nicht übersehen kann. Einerseits gibt es den großen leeren Raum, andererseits existiert dieser Raum nur durch die Figur. Die große Ambivalenz der jungen Frau zwischen Autonomiebedürfnis und Abhängigkeit zeigt sich in weiteren Aspekten: sie schrieb „Je ne veux rien" darunter, nicht auf Deutsch: „Ich will nichts". So muss man sich schon besonders anstrengen, um sie zu verstehen, es

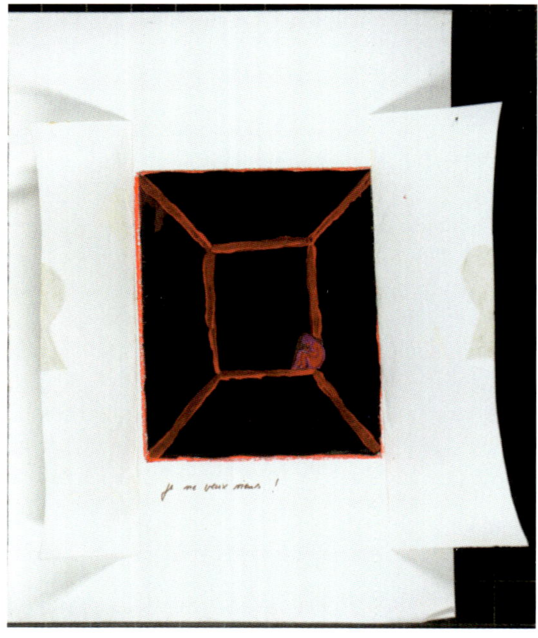

Abb. 65: 42x59,7, Papier, Filzstift, Gouache

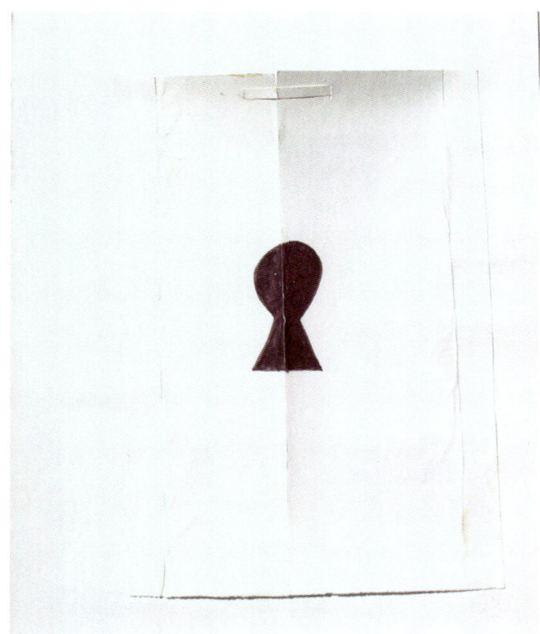

Abb. 66: 42x59,7, Papier, Filzstift

wird suggeriert, sie brauche nichts, und trotzdem forderte sie die Anstrengung aller.

Dass sie selbst den Rahmen der Nähe und Distanz bestimmen wollte, zeigte sie auch durch einen weiteren Rahmen in diesem Bild: (Abb. 66)

Eine Tür, die sie mit Papier plastisch gestaltete und mit einem Schlüsselloch versah; dazu sagte sie, dass nur sie den Schlüssel habe und bestimme, wann auf- oder zugeschlossen sei.

Wir haben gesehen, dass erst durch die kleine rote Figur die Empfindung des Raumes als eines tiefen, dunklen, leeren Ortes geweckt wird. Das heißt, der Rahmen erhält erst wirklich Bedeutung, wenn er eine Beziehung zu Objekten im Bild herstellt.

In dieser Weise verband sich Giacomettis Sorge um die Herstellung von Raum mit dem Schaffen von Bezugspunkten. „Ich glaube nicht an das Problem des Raumes", so Giacometti. „Der Raum wird erst durch das Objekt geschaffen, ein Gegenstand der sich ohne jegliche Beziehung zu einem anderen Gegenstand bewegt, könnte das Gefühl des Raumes nicht vermitteln. Entscheidend ist das Subjekt."[16] Er malte oft selbst einen Rahmen um seine Gemälde oder Zeichnungen. Der von ihm gemalte Rahmen schien für ihn der Bezugsrahmen zu sein, um den Blick zu lenken und gleichzeitig zu begrenzen, kurz – den illusionären Bildraum zu schaffen.

Der illusionäre Raum

Der Begriff der Illusion ist in der Kunst eng verbunden mit dem Begriff des abgegrenzten Raumes. Innerhalb des Rahmens können sich illusionäre Welten entwickeln. Das Bild erlaubt dem Betrachter den Einblick in die imaginäre Welt des Künstlers. Dieser Innenraum macht erfahrbar, wie der Künstler Raum nutzt und wie er mit Objekten umgeht.

Hier sehe ich einen ersten wichtigen Schnittpunkt des künstlerischen Rahmens mit der Therapie. Wenn wir vom therapeutischen Raum oder Rahmen sprechen, meinen wir eine besondere Welt, die wir zur Verfügung stellen wollen, die Möglichkeit der Illusion zu haben, wie Winnicott sagt.[17] Der Patient befindet sich in der Kunsttherapie-Stunde in einer „als-ob" Situation, es ist ihm bewusst, dass es Unterschiede gibt zwischen dem Leben „draußen" und dem innerhalb des Rahmens der Therapie.[18] In dieser quasi anderen Wirklichkeit kann er seine Gefühle, Phantasien, Erinnerungen, Wünsche und Impulse explorieren, ohne Sanktionen und wirkliche Folgen wie im Leben außerhalb befürchten zu müssen. Wie für den Künstler wird dieser Raum aber erst wirksam, wenn es Beziehungen zwischen Objekten gibt, zwischen dem Therapeuten und dem Patienten.

Marion Milner, die britische Psychoanalytikerin, die selbst auch malte und sich intensiv mit den psychologischen Bedingungen, die künstlerische Kreativität fördern oder hemmen, auseinandersetzte, sieht im *Rahmen* einen wichtigen Teil sowohl für die Kunst als auch für die Therapie; sie schreibt: „Der Rahmen unterscheidet die verschiedenen Wirklichkeiten, die, die sich innerhalb und die, die sich außerhalb befindet; aber ein zeitlich und räumlich begrenzter Rahmen kennzeichnet auch die besondere Wirklichkeit der psychoanalytischen Situation."[19] Nach Milner ist es die Existenz dieses Rahmens, die die ganze Entwicklung der *kreativen Illusion* (Hervorhebung von der Verf.) ermöglicht, die Psychoanalytiker die Übertragung nennen. Der zentrale Gedanke, der der psychoanalytischen Technik zugrunde liegt, geht davon aus, dass letztendlich über den Weg dieser Illusion eine bessere Anpassung an die Welt entwickelt wird.[20] Der Rahmen begrenzt also einen Bereich, der symbolisch wahrgenommen werden muss, während das außerhalb des Rahmens Befindliche wörtlich aufzufassen ist.[21]

So gesehen verhält sich die Therapie wie die illusionäre, begrenzte Welt des Bildes, das an der Wand der äußeren Realität hängt. Milner verweist auf die Übertragung, die für die Psychoanalyse zum zentralen Ort der kreativen Illusionsbildung wird. Die Merkmale des Rahmens, den der Psychoanalytiker herstellt, um Übertragung und Gegenübertragung, die Entwicklung von Phantasien und illusionären Beziehungen zur Geltung bringen zu können, werden von Körner als spektakulär bezeichnet: denn sie sollen die psychoanalytische Situation in einer so radikalen Weise von den alltäglichen sozialen Situationen unterscheiden, dass sie für den Patienten deutlich erkennbar werden. Und weil diese Phantasien so intensiv sein können, muss gesichert sein, dass sie außerhalb der 50 Minuten der Therapiezeit und außerhalb des Therapieraumes nicht zur Geltung gebracht werden.[22] Die Betonung des Rahmens in der therapeutischen Situation soll aber nicht nur dem Patienten eine Hilfe sein, seine Phantasien zu erforschen und in der Übertragung deren Bedeutung zu verstehen, sondern er soll auch die

Grenze zwischen therapeutischer und äußerer Realität markieren, weil der Analytiker befürchtet, „der Patient könnte die Grenzen der psychoanalytischen Situation überschreiten und im Alltag so tun als sei jetzt Analyse."[23] All die in der Übertragung unter der Regel der freien Assoziation projizierten Phantasien und Gefühle könnten in der Wirklichkeit von Alltagssituationen dem Patienten sehr zum Nachteil gereichen.

Zur Klarheit der Struktur des Rahmens, den jeder Therapeut herstellt, gehören deshalb Vereinbarungen mit dem Patienten über die Länge der Stunden, an welchen Terminen sie stattfinden, und in der ambulanten Tätigkeit die Vereinbarungen über Ferienzeiten und die Bezahlung. Diese Strukturen helfen dem Patienten, seine erwachsene, reife Seite in der Therapie zu bewahren und konstruktiv die Verantwortung für seine Therapie zu übernehmen, also das herzustellen, was man als das *therapeutische Bündnis* bezeichnet. Was sich *innerhalb* dieses Rahmens abspielt, ist davon zu unterscheiden. So gesehen ist auch der therapeutische Rahmen ein „Interface" zwischen dem äußeren und inneren Raum der Therapie, analog zur Funktion des Rahmens für das Kunstwerk als Zwischen-Welt-Verbindung.

Manchmal wird der Psychoanalytiker in seiner Funktion als Übertragungsobjekt mit einer weißen Leinwand verglichen: ein Hinweis auf seine klar definierte Rolle, die wie ein Bild nur bestimmte Dimensionen einnehmen kann. Dieser Vergleich zeigt auch, dass in der Übertragung während der Therapie ein Bild entworfen wird, ein Bild, das immer wieder neu ersonnen wird. Das, was zwischen Therapeut und Patient gesprochen, erzählt, gedeutet und verstanden wird, schafft fortlaufend einen Situationsrahmen, in dem der Patient den Kontext bestimmt, innerhalb dessen das Gesagte verstanden werden soll.[24] Oft greifen Patienten diesen Rahmen an, es wird darum gerungen, ihn überschreiten zu dürfen. Doch, wie Körner sagt: „der Patient darf ihn angreifen, aber der Analytiker muss ihn wahren. Der Rahmen selbst ist nicht Gegenstand der Analyse, er ist ihre Voraussetzung."[25] Seine Kontinuität soll dem Patienten ermöglichen, aus immer wieder neuen Perspektiven die Bilder seiner inneren Objekte zu zeichnen.

In der Kunsttherapie gehen wir davon aus, dass der primäre Ort der Übertragung eher vom künstlerischen Werk als der Person der Therapeutin gebildet wird. Gefühle, Phantasien, Beziehungswünsche, Konflikte werden in den Bildern und Skulpturen zum Ausdruck gebracht, die Übertragung bleibt bedeutend geringer als in der Psychoanalyse. Aber ebenso wie der Analytiker haben wir Regeln im Umgang mit den zentralen Faktoren, dem äußeren Rahmen und dem auftauchenden visuellen und psychischen Material, die wir dem Patienten transparent machen. Dennoch ist der Kunsttherapeut in allen Momenten des kreativen Prozesses direkt oder indirekt beteiligt; denn er schafft die Situation, in der diese Prozesse erst ermöglicht werden. Um die Voraussetzungen für eine produktive Arbeitssituation mit dem Patienten zu schaffen, geht er von zwei Standpunkten aus: dem Wissen um Grundkonzepte der Psychotherapie und dem Wissen über die Psychodynamik des künstlerischen Prozesses.

Der ästhetische Raum als Voraussetzung für Transformationsprozesse

Für den analytischen Psychotherapeuten beschreibt Slochover ein Konzept des Haltens, das einen Rahmen bereitstellt, um eine aktive und dennoch haltende Position einzunehmen. Das zeigt sich darin, dass die haltende Umgebung des Therapeuten das Emporsteigen von zuvor abgespaltenen Gefühlen unterstützt. Erfährt der Patient in einem ausreichenden Maß, dass er sich sicher und geschützt fühlen kann, wird er mehr Mut finden, sich auf unbekanntes Terrain der Selbst-Erforschung und Selbstdarstellung zu begeben.[26]

Die Zuverlässigkeit des „analytischen Raumes" muss nach Bollas sogar so weit gehen, dass der Patient diesen als einen geheiligten Raum empfinden kann.[27] Eine Mutter, die „gut genug" ist, kann auch mit den externalisierten, abgespaltenen inneren Objekten des Kindes, also solchen Anteilen des Erlebens, die es nicht ertragen kann und loswerden möchte und deshalb auf das Gegenüber projiziert, umgehen; sie kann solchen Erfahrungen neue Form durch ihren Umgang geben, den Bollas als *ästhetisch* bezeichnet.[28]

Diese Momente vollkommener Übereinstimmung und Gehalten-Werdens bilden die Grundlagen für die Fähigkeit des Denkens und weiterer Ich-Funktionen. Deutlich hat die Mutter eine rahmende Funktion für die Erlebnisse des Kindes und für die Prozesse seiner Entwicklung: „der Patient sucht das verwandelnde Objekt und sehnt sich nach Übereinstimmung in symbiotischer Harmonie innerhalb eines ästhetischen Rahmens, der ihm das Versprechen gibt, sein Selbst zu transformieren."[29]

In ähnlicher Weise kennen wir den Begriff des „Containers" von Bion, der in der Mutter eine Empfängerin für die ängstigenden und überwältigenden Gefühle ihres Säuglings sieht, ohne dass ihr eigenes Gleichgewicht zu sehr gestört wird. Sie muss sich partiell mit dem Introjizierten identifizieren können, ohne die eigenen Grenzen zu verlieren. Wenn dieser Prozess gelingt, kann der Säugling diese Gefühle wieder in sich aufnehmen, sie reintrojizieren, so dass er sie besser aushalten kann; allmählich kann er die Fähigkeit entwickeln, seine Gefühle in sich aufzubewahren und selbst zu denken.[30] Die Mutter definiert, was vor sich geht. Ein Raum mit einem Innen und Außen entsteht, das Baby kann ein Konzept eines inneren Raumes entwickeln, der mit emotionaler Erfahrung gefüllt ist. Der begrenzte Raum ist die Voraussetzung, damit Bedeutung entstehen kann.

Mit Duro stellen wir einen bemerkenswerten Vergleich zwischen psychotherapeutischem und künstlerischem Rahmen an: „Die Bedeutung des Rahmens für den professionellen Künstler hat zwei Seiten. Zunächst stellt er eine Grenze her, um die Welt innerhalb besser darstellen zu können. Auf diese Weise trägt der Rahmen aktiv zu der Konstruktion von Bedeutung bei ..."[31] Der Therapeut als Rahmen, wie Bion es beschreibt, ermöglicht das bedeutungsvolle Denken ebenso wie der Künstler durch die Existenz des Bildrahmens in seiner Arbeit zu Bedeutung finden kann.

Für die therapeutische Praxis ist die Fähigkeit des Therapeuten das Verstehen und das Halten-Können der projiektiven Identifikationen des Patienten sein wichtigstes Handwerkszeug. In Übereinstimmung mit den meisten Theoretikern sieht Ogden in der theoretischen Ausbildung, der eigenen Therapie, der Erfahrung, seiner psychologischen Denkweise und seiner psychologischen Sprache das notwendige Zusammenwirken für das Halten und Verstehen.[32]

Die haltende Funktion des Kunsttherapeuten

Ebenso wie der Analytiker nimmt der Kunsttherapeut eine wichtige Funktion des Rahmens von Erfahrung und des Haltens ein. Seine Präsenz, seine Handlungen und Persönlichkeit bewirken Mechanismen der Übertragung und Gegenübertragung, die das Erleben des Patienten maßgeblich beeinflussen. Obwohl der wichtigste Ort der Entwicklung von Phantasien in der Kunsttherapie die Kunst und der künstlerische Prozess sein sollen, wie verschiedene Kunsttherapeuten in der Diskussion über die Übertragung betont haben, findet doch alles Erleben des Patienten im Kontext mit dem Kunsttherapeuten statt. Seine Interventionen „rahmen" seine Erfahrung. Häufig sind seine Interventionen non-verbal, im Sinne der „Dritten Hand", wie Edith Kramer dies beschrieben hat.

Nur wenn er genügend eigene Erfahrungen mit der Kunst mitbringt, kann der Kunsttherapeut die komplexen und oft für den Patienten sehr schwierigen Erlebnisse im künstlerischen Prozess verstehen und halten. Er wird seine Interventionen so gestalten, dass der Patient erleben kann, dass seine visuellen Bilder trotz möglicherweise ängstigender Inhalte und Formen gehalten werden. Weil er sich mit dem künstlerischen Prozess identifizieren kann, kann er dem Patienten die Illusion einer Mutter in dem Moment des gemeinsamen ästhetischen Seins erlauben. Im Zustand der Rêverie mit dem Werk des Patienten erlangen wir ein tieferes Verständnis sowohl vom Patienten als auch von seinem Werk. Wie eine Mutter die Wahrheit der Gefühle ihres Kindes teilen kann, ob sie nun aus der Phantasie oder der Realität entspringen,[33] stellt der Kunsttherapeut die Herkunft der symbolischen Äußerung nie in Frage, sondern kann sie in sich aufnehmen und dem Patienten mit seinen Handlungen und Interventionen helfen, neue Entwürfe zu versuchen und das Vorhergehende zu transformieren.

Trotz vieler non-verbaler Interaktionen verleiht der Kunsttherapeut der Erfahrung eines Patienten auch mit seinen Worten auf vielerlei Weise einen Rahmen: er spricht mit ihm, beschreibt oder kommentiert seine Bilder, gibt Hinweise, erklärt.

Deshalb ist der Rahmen, den der Kunsttherapeut mit seiner Person kontinuierlich herstellen muss, komplexer als der des Psychoanalytikers. Während dieser „nur" über die Sprache und den sorgsamen Umgang mit Worten und Modulation seiner Stimme die analytische Situation umfasst, während er kommentiert, interpretiert, sich räuspert usw., muss der Kunsttherapeut seine verbale Sprache auch anwenden, um z. B. die Stunde zu rahmen, indem er das Ende der Arbeitsphase rechtzeitig ankündigt, zur Betrachtung der Bilder aus der Distanz anregt und eine Phase der Betrachtung und des Kommentierens gestaltet. Kunsttherapeuten lassen den Patienten wissen, dass die Bilder im Therapieraum in einer Mappe bleiben, bis er entlassen wird und er sie dann mit nach Hause nehmen kann; sie geben technische Hinweise, wie Farben benutzt werden, wie Ton verarbeitet wird.

Der Abschnitt einer therapeutischen Sitzung, in dem die Patienten ihre Bilder aus der Distanz anschauen und reflektieren, gehört zur wichtigen Erfahrung des Gehalten-Werdens. Indem Worte zu Bildern, zum Prozess und zum Erleben gefunden, Phantasien und Assoziationen verbal geäußert werden können, können die Erlebnisse und aufgetauchten Bilder, die nun sichtbar sind, noch einmal auf eine neue Weise verstanden und somit noch einmal neu gerahmt werden. Jede Interaktion des Kunsttherapeuten mit dem Patienten hat Einfluss darauf, wie er seine Erfahrung verarbeitet, wie er sich gehalten fühlt.

Was der Künstler für sich gestalten kann, gestalten wir für den Patienten: Wir richten ihm eine atelierähnliche Umgebung her, dem Ausgangspunkt für kreative Prozesse. Wir stellen uns als Person zur Verfügung, die diese Prozesse unterstützt und begleitet. Wir vereinbaren mit dem Patienten die genauen Zeiten für die Therapiestunden und, wenn sie ambulant kommen, die Bezahlung und Urlaubsregelungen. Damit errichten wir die klaren Strukturen, die für jede psychotherapeutische Beziehung Voraussetzung sind. Judith Rubin spricht von der Ordnung als Rahmen und Fundament der Freiheit in der Kunsttherapie.[34]

Das künstlerische Material: abgegrenzte Räume

Jedoch ist trotz der eminent wichtigen Funktion der Rahmen der kreativen Illusion bzw. der Übertragung viel weniger die Person des Therapeuten als vielmehr die Kunst selbst. Erst wenn der Patient wie der Künstler ein Blatt Papier oder eine Leinwand vor sich hat, kann er seinen Phantasien und Gefühlen sichtbare Form geben. Indem der Patient in der Kunsttherapie immer neue Bilder schafft, bedeutet das auch, dass er um neue Entwürfe für seinen Lebensrahmen ringt.

Vom psychodynamischen Standpunkt aus gesehen sprechen wir davon, dass in der Kunst symbolische Äquivalente für psychisches Erleben sichtbar werden. Eine vergleichbare sublimierende Funktion eines Rahmens impliziert José Ortega y Gasset's Diktum über die Kunst: „Das Kunstwerk ist eine imaginäre Insel, die rings von Wirklichkeit umbrandet ist. Damit sie entstehe, ist es notwendig, dass der ästhetische Gegenstand gegen das Mediumdes Lebens isoliert wird."[35] Ohne Rahmen kann weder Therapie noch Kunst geschehen, ob man es nun wahrhaben will oder nicht: der Rahmen betont den Unterschied, wie Duro sagt, er ist sowohl Notwendigkeit als auch Ergänzung, abwesend und anwesend, eine unentbehrliche (wenn auch flüchtige) Ergänzung zu einer Ganzheit, die versucht zu leugnen, dass sie eine braucht.[36]

In der Kunst wie im kindlichen Spiel findet nach Otto Rank ein idealer Raum zwischen Illusion und Wirklichkeit statt: „Dieser Zwischencharakter des Kunstwerks verbindet die Welt der subjektiven Unwirklichkeit mit der der objektiven Wirklichkeit – die Ränder harmonisch verschmelzend ohne sie zu vermischen."[37] Die Verbindung und Trennung von Illusion und Wirklichkeit gelingt in der Kunst, jeder Bereich bewahrt seinen eigenen Rahmen und überschneidet sich doch mit dem anderen.

Für den Künstler ist es der Raum des Blattes und der Leinwand, der ihm die wichtigen Bezugspunkte liefert, innerhalb deren Grenzen er sich bewegt. „Wir pflegen neben dem präparierten Grund den regelmäßigen Rand und Rahmen als wesentliches Charakteristikum des Bildes anzusehen", stellt Meyer Schapiro fest.[38] Der Raum ist definiert durch die vertikalen und horizontalen Kanten des Papiers oder der aufgespannten Leinwand. Aber auch der Klumpen Ton oder der Brocken Speckstein sind abgegrenzte Räume. So bilden das Blatt oder anderes künstlerisches Material an sich schon einen grundlegenden Rahmen, eine Grenze gegen die übrige Welt. Der Künstler bestimmt, wie er sein Material benutzt, er kann Grenzen setzen und auflösen, kann Papier zerknüllen, ein Holz zurecht sägen; er schafft sich laufend Kontrolle über die Rahmenbedingung seiner Arbeit.

So zeigt er schon bei seinen Vorbereitungen, dass er zum Arbeiten einen besonderen Kontext braucht: er zieht sich in sein Atelier zurück, und tritt mehr in Kontakt mit der Welt seiner Materialien, um „die Insel seiner Imaginationen" ansteuern zu können. Mit anderen Worten: um seine imaginären Fähigkeiten entfalten zu können, ist ein besonderer Rahmen Voraussetzung.

Zuverlässigkeit des äußeren Rahmens

Im Setting der Kunsttherapie gehören die Farben, der Ton, das gesamte Material zu diesem äußeren Rahmen. Genauso zuverlässig wie die anderen Faktoren wie Zeit, Raum und die Person der Kunsttherapeutin muss der künstlerische Rahmen kontinuierlich der gleiche sein. Das heißt, der Patient muss erwarten können, dass in dem Kunstraum alle Materialien genauso vorhanden und vorbereitet sind wie in der Stunde zuvor und in der nächsten Woche. Die Anordnung der Farben, der Ort der Pinsel, des Tons, des Papiers, der Mappen mit den Bildern von den vorausgegangenen Stunden, der gefüllte

Becher mit Wasser, die Verteilung der Stühle im Raum, alles gehört zur wichtigen Kontinuität des therapeutischen Rahmens. Welcher Therapeut hat nicht schon erlebt, wie irritiert Patienten sein können, wenn sich im Kunstraum etwas verändert hat oder ein bestimmtes gewohntes Material fehlt.

Das Bild als Fenster zur inneren Welt

Dieser Rahmen ist ein Teil des äußeren Rahmens, den wir als Therapeuten herstellen. Wir „halten" den Patienten sowohl durch unsere Anwesenheit und Handlungen, aber auch durch die Kontinuität des materiellen Rahmens. Aber innerhalb dieses Rahmens entsteht ein weiterer. In dem Augenblick, in dem der Patient ein Blatt Papier heraussucht, ist er bereit, etwas zu darzustellen, zu repräsentieren, mit anderen Worten: zu symbolisieren, was innerhalb der Fläche dieses Papiers der Leinwand oder im Ton Form annimmt. Das bedeutet, dass er sich mit dem weißen Blatt einen klar abgegrenzten Raum zu eigen macht, innerhalb dessen er beginnt, für eine vorher nichtsichtbare Realität, seine eigene Welt zu entwickeln. Das Bild in der Kunsttherapie ist daher ein abgegrenzter Raum in einem abgegrenzten Raum, wie Schaverien sagt.[39] Sie sieht das Bild wie ein Fenster mit Blick auf die innere Welt des Patienten, dabei ist der Blick auf das Bild gerichtet, aber an den Kanten dieser Gerichtetheit ist die Atmosphäre der therapeutischen Beziehung, in der das Bild und die Sitzung zurückhallen.[40]

Das Sichtbar-Machen auf dem Blatt, der eigentliche künstlerische Prozess, ist also ein weiterer wichtiger Akt des Rahmens: denn Erfahrungen und Vorstellungen werden festgehalten und geformt. Das Bild kann als Behälter für unkontrollierbare, unzusammenhängende Vorstellungsbilder und Impulse fungieren. Was sichtbar wurde, kann nun betrachtet werden. Im kreativen Akt hat sich eine bloße Phantasie von einem Zustand des nur Subjektiven, Unzusammenhängenden in eine kohärente Ordnung gebracht. Unbewusste Phantasien, innere ungeordnete Assoziationen und Ideen ohne eingefasste Realität erhalten beim Zeichnen und Malen erkennbare Konturen. Sie befinden sich nun im Kontext mit anderen Elementen, den Formen und Farben und den Grenzen des Blattes. Es gibt nun eine Unterscheidung von Innerem und Äußerem.

Kunst wird von vielen Künstlern als Ordnung schaffende Handlung, als Akt des Eingrenzens und Sondierens von Wahrnehmung, empfunden: So sagt Giacometti: „Ich weiß nicht genau, was ich sehe. Es ist zu komplex. So muss man einfach versuchen, das Sichtbare zu kopieren, um sich darüber Rechenschaft zu geben, was man sieht."[41] Im Malen erfährt Giacometti, dass er Erkenntnis darüber gewinnen kann, was für ihn Bedeutung hat. Der Maler selbst und der Betrachter haben durch das Kunstwerk eine Einsicht in die persönliche Sicht der Welt des Künstlers. Ordnungen, Zusammenhänge, Relationen, sind in diesem bestimmten Raum erkennbar. Das bedrohliche Empfinden von zu viel äusseren und inneren Stimuli, inkohärente Fragmente und chaotische Zustände können in der Kunst in begreifbarere Zustände transformiert werden.

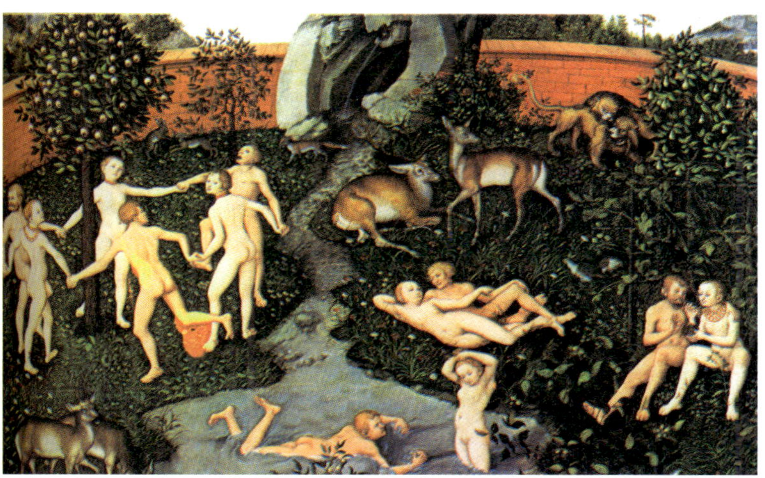

Abb. 67: Lukas Cranach, Irdisches Paradies, 16 Jhdt

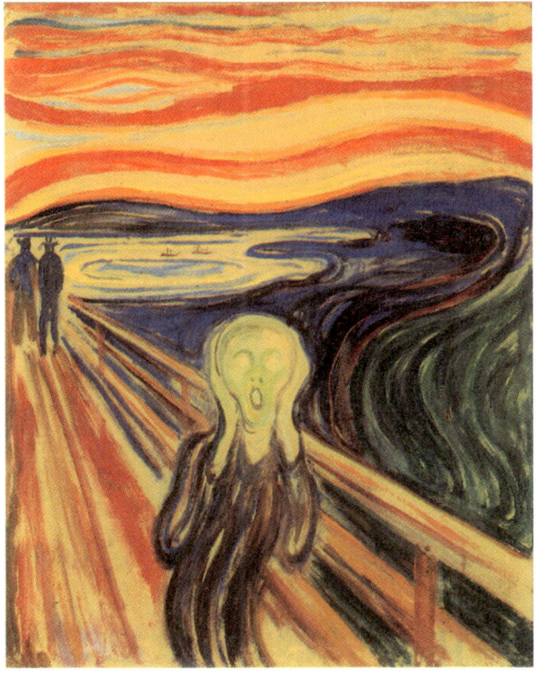

Abb. 68: Edvard Munch, Der Schrei, 1893, Munch Museum, Oslo

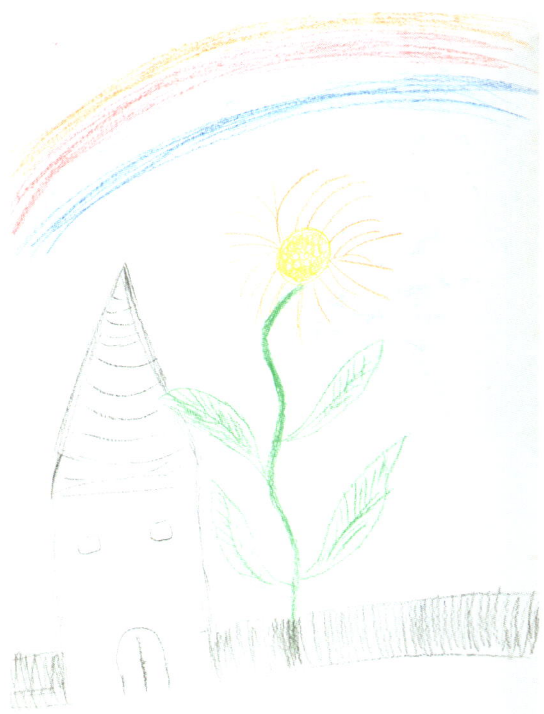

Abb. 69: 42x59,7 cm, Wachsstift

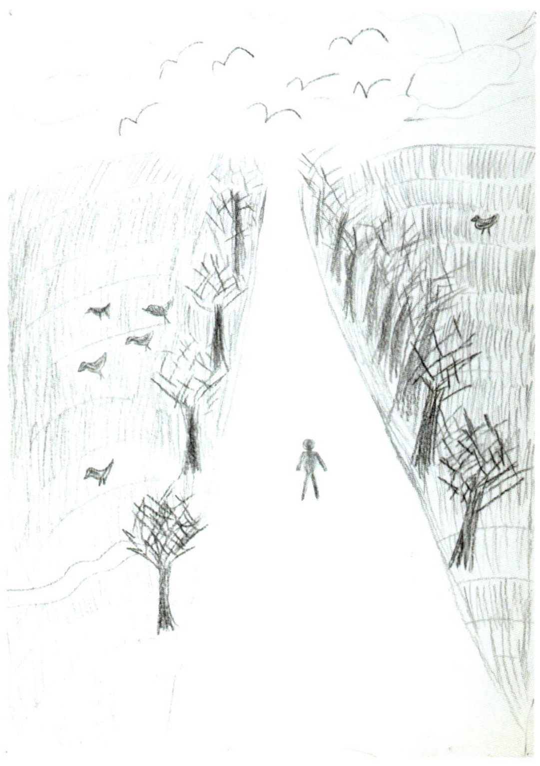

Abb. 70: 42x59,7 cm, Kohle

Der Maler besitzt künstlerische Erfindungskraft, so Waldenfels, um die Sichtbarkeit der Dinge seiner Welt sichtbar zu machen; ihm stehen figurale Mittel zur Verfügung, den Blick des Betrachters zu lenken und *vor* das Bild zu zwingen.[42] Die Aufteilung des Bildraums, die Linie, Perspektive, der Umgang mit Licht und Schatten, der Gebrauch der Farben und Tönungen, die Richtung der Gegenstände, Bewegungen, Größenverhältnisse – alle Elemente lenken den Blick des Betrachters. Alle Elemente eines Werkes rahmen das, was wir sehen und wahrnehmen sollen.

Innerhalb der umrahmenden Mauer des Bildes vom „Irdischen Paradies" von Cranach aus dem 16. Jahrhundert können wir mit unserem Blick das Paradies sicher erforschen und an diesem ungestörten Leben teilnehmen. Doch wir sehen auch, dass es eine Öffnung gibt nach draußen und ahnen, dass das Leben dort anders ist (Abb. 67)

Bei Munch's berühmtem Bild „Der Schrei" sieht Rose in der formalen Anordnung der Brücke als Medium von gleichzeitiger Flucht und Anbindung einen Ausdruck für die emotionale Turbulenz und ihre integrative Funktion innerhalb der Komposition im Bild. Dabei bildet das Geländer im Kampf der persönlichen Krise eine wichtige Stütze.[43]

Eine junge, anorektische Patientin sollte entlassen werden und zeichnete dieses Bild (Abb. 69):

Wir sehen neben dem Zaun und einem ängstlich blickenden Haus eine große, erdrückend wirkende Blume; aber vor allem fällt auf, dass der Boden, die Grundlinie des Hauses, fehlt. Der Rahmen ist nicht geschlossen.

Als sie dann in derselben Stunde auf der Rückseite dieses Bildes noch ein zweite Zeichnung fertigte, (Abb. 70) war der Eindruck, dass sie für ihr Leben noch keinen gesicherten Rahmen sehen konnte, bestätigt. Der Weg, den die kleine Person geht, verliert sich im Nichts, es gibt nur diese Perspektive, auf die das Auge des Betrachters gelenkt wird. Im Kontext mit der Landschaft besteht der Weg aus einem Vakuum ohne eigene Substanz und begrenzenden Horizont.

Ein wenig erinnerte mich dieses Bild auch an Van Goghs letztes Gemälde vor seinem Suizid „Krähen über dem Weizenfeld". Übereinstimmend mit den Ärzten wurde die Patientin aufgrund dieser Bilder als suizidgefährdet eingeschätzt und bis zur besseren Stabilisierung in der Klinik weiterbehandelt.

Der Horizont kann in einem Bild die Fähigkeit eines Patienten spiegeln, dass er seinen Bereich begrenzen kann, dass eine Perspektive für verschiedene Räume und damit Beziehungsdimensionen vorhanden ist.

Zum Rahmen des Bildes gehören also untrennbar die „Lokaleigenschaften“, die die Ausdrucksfähigkeit eines Bildes ausmachen, wie Meyer Schapiro sagt.[44] So sieht Duro „den Rand des Rahmens so gesetzt, dass er in Übereinstimmung mit den Anforderungen der Perspektive ist und die Narrative für das Bild zur Verfügung stellt ... innerhalb des Raumes, der vom Rahmen gehalten wird, wirken der Verstand, Ordnung und Klarheit für den Künstler, damit er ein zusammenhängendes Bild schafft, das deutlich den Raum, der vom Bild umfangen ist, mit dem repräsentierten Raum verbindet, der im Bild vom Maler zur Darstellung kommt.“[45]

Neben den Beziehungsstrukturen gehört ein anderer Aspekt zur rahmenden Wirkung eines Bildes hinzu, dessen Einfluss häufig übersehen wird: der Hintergrund. Dieses Portrait (Abb. 71) wurde von einer künstlerisch begabten Patientin, die psychotisch dekompensiert war und sich wieder auf dem Weg der Besserung befand, gezeichnet. Es stellt eine andere Patientin dar, die ebenfalls an einer Psychose erkrankt war. Der Hintergrund in zwei verschiedenen türkisfarbenen Tönen kann als ein Versuch gesehen werden, das fragmentiert wirkende Gesicht in einen Raum zu bringen, der stabilisierend wirkt. Für die Malerin war der Raum als Hintergrund ein wichtiges Darstellungsmittel: (Abb. 72) Martin spricht von drei Mechanismen der Wiedergabe einer Darstellung: dem Hintergrund, dem Feld und dem Rahmen.[46]

Wie wichtig der Hintergrund ist, fällt oft erst dann auf, wenn er fehlt. Ein Gesicht, das nachdenklich wirke, sagte die Patientin zu ihrem Bild, das Augen und Mund in starr wirkenden, geometrischen Formen zeigte. Sie war einverstanden, dieses kon-

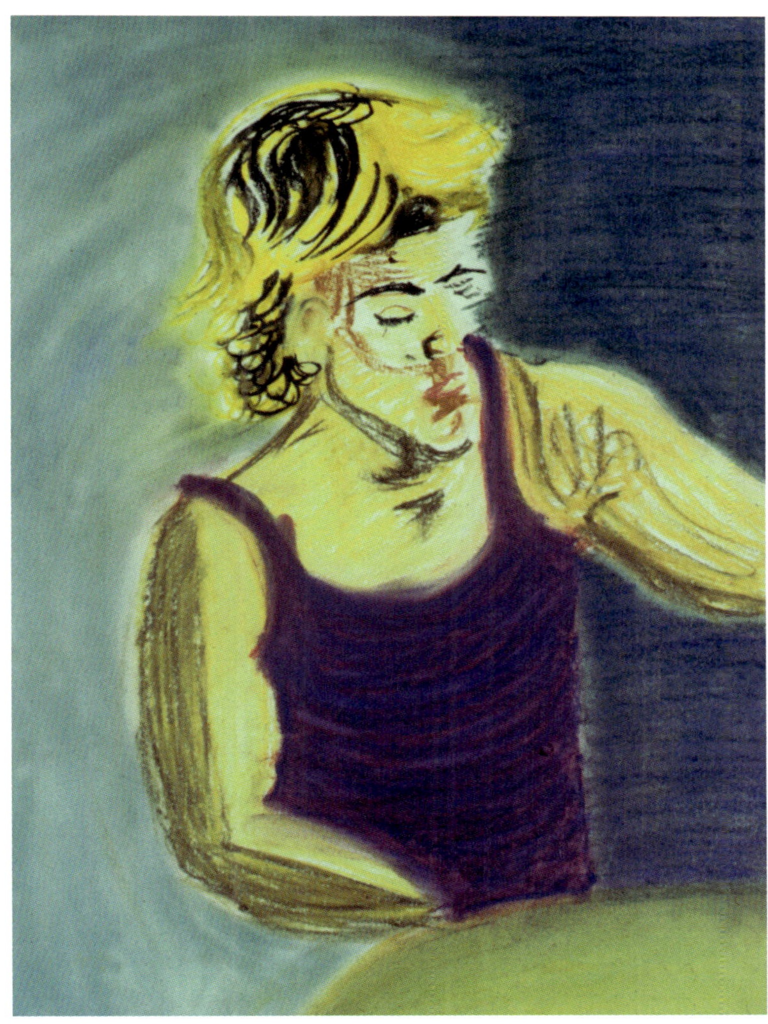

Abb. 71: 42x59,7, Pastellkreide

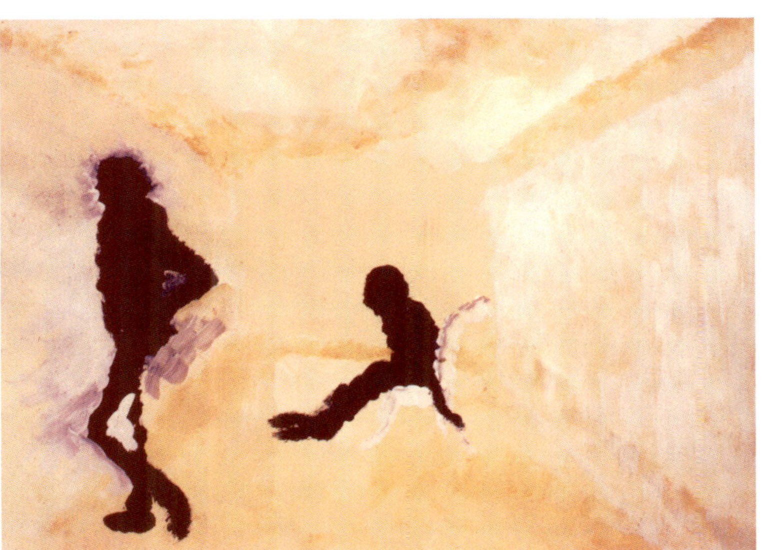

Abb. 72: 42x59,7, Gouache

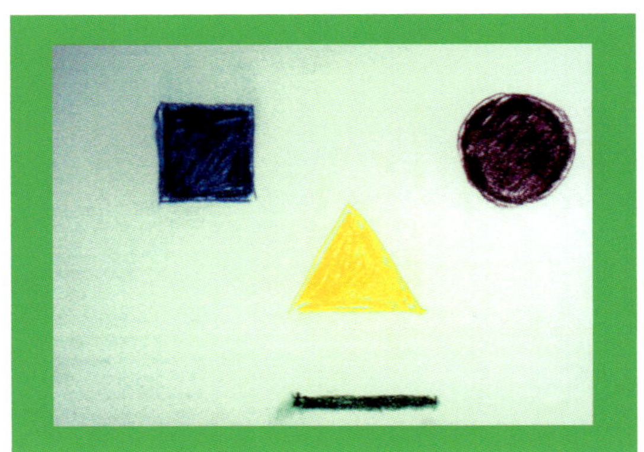

Abb. 73: 42x59,7 cm, Pastellkreide

turenlose Gesicht mit einem Rahmen zu versehen (Abb. 73).

Nun können wir endlose Beispiele aus der Praxis geben, wie innerhalb von Bildern die Anordnung und formenden Elemente, zu denen natürlich auch Linien, Farben usw. gehören, einen Teil der Rahmen-Erfahrungen der Patienten spiegeln.

So werden sowohl der äußere therapeutische Rahmen als auch der Rahmen des künstlerischen Mediums und Prozesses zu wichtigen haltenden, ordnenden Elementen. Wir erleben oft, dass in der Kunsttherapie das künstlerische Schaffen selbst den Patienten in seiner Stimmungslage und seinem Ausdruck verändert. Die Transformation von Erleben wird durch die Erfahrungen einer zweifachen rahmenden Umgebung ermöglicht.

Der physische Rahmen und seine therapeutische Relevanz

Es gibt aber noch einen dritten Rahmen in der Kunsttherapie, nach dem metaphorischen, den wir mit den anderen Therapieformen gemeinsam haben und dem künstlerischen Medium als Rahmen für die Darstellung von Erfahrungen.

Es ist der wirkliche Rahmen, wie wir ihn unmittelbar im Zusammenhang mit Bildern kennen. Diese Rahmen, die wir eigentlich kaum wahrnehmen, wenn wir ins Museum oder in die Galerie gehen, haben dennoch allein durch ihre Existenz und durch ihre Form eine Wirkung. Oft ist der Betrachter sich nicht bewusst, wie sehr ein Rahmen seine Wahrnehmung von einem Bild beeinflusst.

Diesem tatsächlichen Rahmen wird in der Kunsttherapie bedauerlicherweise nicht sehr viel Aufmerksamkeit geschenkt. Meistens werden Bilder gar nicht gerahmt. Patienten fragen selten von sich aus, ob sie ihre Bilder rahmen könnten. Würden sie das tun, hätten sie schon ein ganz besonders Bewusstsein, dass das Rahmen ihres Bildes mit einer über das Bild hinausgehenden Wirkung verbunden wäre. Es wäre eine psychische Leistung, die ein relativ gut funktionierendes Ich voraussetzt, ein Aspekt des Selbstbewusstseins, den die meisten Patienten nicht besitzen. Deshalb obliegt es dem Kunsttherapeuten, dieses Thema in der Therapie aufzugreifen und zu integrieren.

Ein Rahmen ist ein Teil eines Bildes, ist er nicht da, ist er dennoch als abwesend präsent. Jedes Bild besitzt einen Rand, der so oder anders gestaltet werden kann. Vor allem, wenn Bilder an der Wand aufgehängt werden, wird die Frage des Rahmens relevant: ob sie direkt an die Wand geheftet werden sollen oder ob ein Rahmen eine wichtige Funktion einnehmen könnte. Aber auch wenn Patienten ihre Bilder keinem Publikum zeigen möchten, ist es doch aus vielen Gründen sinnvoll, an einen möglichen Rahmen zu denken. Ebenso gibt es Situationen, in denen für ein bestimmtes Bild in einem bestimmten Zusammenhang ein Rahmen nicht geeignet sein kann. Auf jeden Fall existiert das Thema Rahmen – allein weil es in unserer Arbeit um Bilder geht; deshalb sollten Kunsttherapeuten wie Künstler diesem Thema entsprechend aufmerksam begegnen.

Wir haben bisher wichtige Aspekte über die vielen Funktionen des Rahmens im Verhältnis zum Bild und seinem Umfeld kennen gelernt. Trennung, Abgrenzung, Strukturierung und Halten sind die wesentlichen Stichworte zum Thema Rahmen. Wie wir gesehen haben, erlangen diese Begriffe für den Rahmen als Metapher für die Funktionen des Settings, der Beziehungsprozesse und des künstlerischen Materials in der Kunsttherapie große Bedeutung. Denn sie vermitteln bildhafte Einsicht in wichtige therapeutische Vorgänge. Wenn wir den Wert des Rahmens als den objekthaften realen Gegenstand in der Kunsttherapie verstehen wollen, können wir in mehrfacher Hinsicht sowohl von der Psychotherapie als auch von der Kunst interdisziplinären Gebrauch von Erkenntnissen und Künstlern machen.

Im Rahmen befindet sich etwas Besonderes

In der bildenden Kunst ging es lange Zeit darum, über einen prächtig gestalteten Rahmen den Wert eines Gemäldes herauszustreichen. Manchmal führte das sogar dazu, dass Künstler den Verlust von Geld hinnahmen, wenn ihr Bild durch einen aufwendig gestalteten Rahmen in seiner Bedeutung angehoben werden konnte.[47]

Durch einen mit Gold bemalten Rahmen wurden der Wohlstand und erhöhte soziale Bedeutung der Besitzer des Kunstwerkes, die nicht selten darin porträtiert waren, unterstrichen. Später setzten sich viele Künstler gegen den „Goldrausch", des Viktorianischen und Wilhelminischen Zeitalters gegen Ende des 19. Jahrhunderts zur Wehr[48] und lehnten solche Prunkrahmen energisch ab. Edvard Munch meinte sogar, nur schlechte Bilder müssten vornehme schwere Rahmen haben und zog einfache schmale Kanten für seine Bilder vor. Und Emil Nolde, der um 1906 die Kraft der reinen Farbe entdeckte und explorierte, benutzte einen schwarzen Rahmen als wesentlichen Anteil seiner ästhetischen Konzeption: „Um alle Bilder, fast alle, setzte ich ernste schwarze Holzrahmen. Sie konnten es ertragen. Es war dies der größte Gegensatz zu den üblichen, spielerisch rokokovergoldeten französischen Gipsrahmen, der denkbar sei. Dem Publikum war meine Arbeit nicht recht, es wollte Gold sehen"[49] (Abb. 74).

Diese moderneren Künstler empfanden, dass die Aufgabe des Rahmens darin bestehe, die Wirkung des Bildes zu unterstreichen und diese nicht zu erdrücken oder gar Qualitätsschwindel damit zu betreiben. Trotz der veränderten Haltung zum Rahmen im Laufe der Geschichte ist er für die meisten Künstler nicht wegzudenken.

Ein Rahmen macht bis heute aus einem Bild etwas Besonderes. Ein Rahmen „feiert" das Können des Künstlers, streicht heraus, dass er etwas Einzigartiges, Komplexes, nicht mit dem außerhalb Befindlichen Vergleichbares geschaffen hat. Er verleiht dem Gemalten und Gezeichneten Würde, selbst wenn das Bild nur schnell hingeworfen zu sein scheint. Denn manchmal sind erste Versuche mit Farbe und Pinsel sehr rudimentär auf dem Blatt aneinander gereihte Striche oder einfach Gesten, Spuren, die hinterlassen werden. Künstlerisch ungeübte Patienten probieren in der Kunsttherapie oft erst die Wirkung der Materialien, sie sind verunsichert, was auf dem Blatt entstehen könnte.

Wenn wir ihnen das Angebot machen, gemeinsam einen Rahmen für ihr Bild herauszusuchen, wollen wir unterstreichen, dass ihr Werk etwas Einzigartiges ist, etwas Besonderes, das zu würdigen sich lohnt. Obwohl sie häufig zuerst sagen, das sei das Bild nicht wert, lassen die meisten es doch auf einen Versuch ankommen und halten ihr gemaltes oder gezeichnetes Bild probeweise auf ein Passepartout-Papier. Meistens fällt die Entscheidung doch zugunsten eines Rahmens; das fertige Ergebnis bewirkt eine gewisse Befriedigung und einen Moment des Stolzes.

Kunsttherapeuten können dem Patienten auf diese Weise signalisieren, dass jede noch so zaghaft sichtbare Äußerung persönlichen Seins es wert ist, gehalten zu werden. Eine Erfahrung wird gerahmt, sie ist wichtig, selbst wenn sie vom Autor als unwichtig empfunden wird.

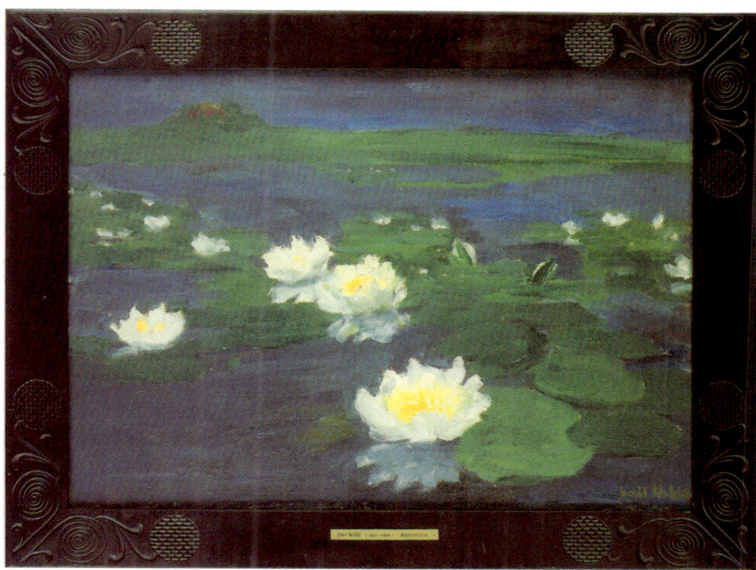

Abb. 74: Emil Nolde, Wasserrosen, 1917, Ölfarben auf Leinwand, 73x100 cm, Leipzig, Museum der bildenden Künste

Der berühmteste deutsche Dichter J. W. Goethe hat in den Erinnerungen an seine Jugendzeit beschrieben, wie er Versuche machte, Landschaften zu zeichnen. Geleitet von dem Gedanken, nicht gut genug zu sein, hatte er alte und auf einer Seite beschriebene Blätter aus Heften herausgerissen und auf deren Rückseite gezeichnet. Goethe erzählt, wie der Vater um diese von ihm nachlässig behandelten Skizzen sorgfältig Linien zog, die Blätter zurechtschnitt und sie vom Buchbinder aufziehen ließ. Der junge Goethe empfand diese wohlwollenden Gesten des Vaters als sehr hilfreich und berichtet, sie hätten dazu geführt, dass er vollständigere und ausführlichere Bilder schuf. Und er beschreibt, wie wesentlich diese Haltung „einen geheimen Einfluß auf ihn hatte, der sich späterhin auf mehr als eine Weise lebendig erwies."[50]

In ähnlicher Weise wie den unterstützenden Vater können wir die Rolle des Kunsttherapeuten verstehen. Wenn wir dem Patienten mit dem Rahmen seines Bildes seine besondere Bedeutung spiegeln, kann er darin eine Geste sehen, die die Weiterentwicklung seiner Kreativität zu ermutigen und zu unterstützen sucht. Die disziplinierende Wirkung des Rahmens erlaubt in fast paradox erscheinender Weise eine Ausdehnung der Prozesse, die innerhalb seiner Grenzen stattfinden. So ist der Rahmen Sicherung für sonst unmögliche Äußerungen.

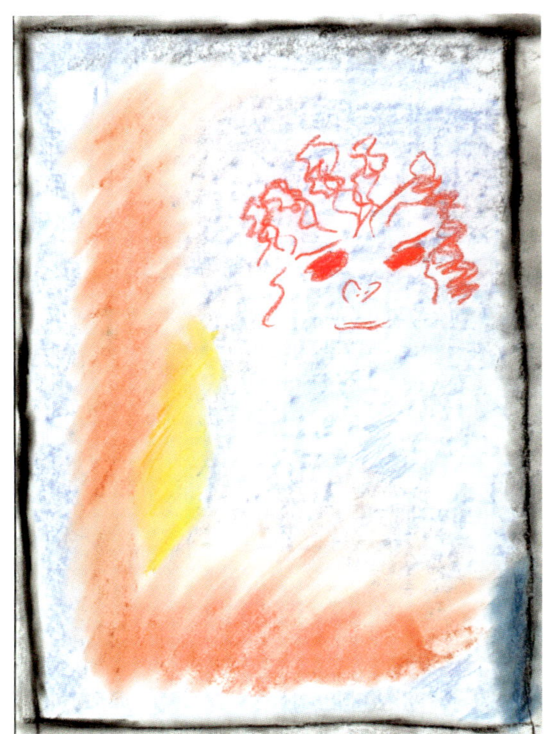

Abb. 75: 29,7x42, Pastellkreide

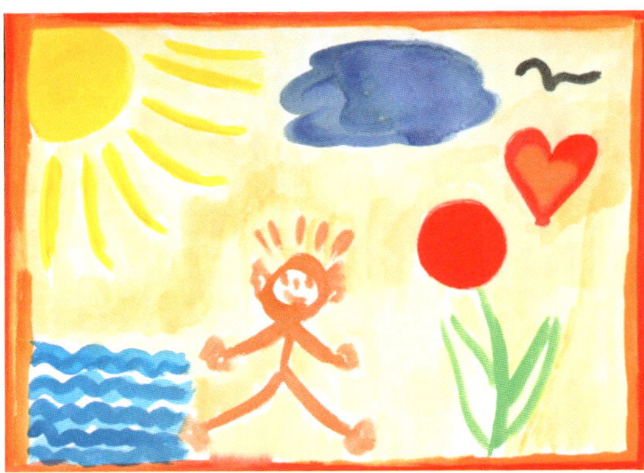

Abb. 78: 36x48 cm, Aquarell

Eine junge Patientin, die wegen einer Psychose in die Klinik kam, zeichnete zuerst einen Rahmen an den Rändern des Blattes entlang, dann entstand ein Gesicht ohne Konturen (Abb. 75).

Die Patientin hatte sich vermutlich selbst eine gerahmte Umgebung verliehen, um ihren Gefühlen von Grenzverlust und Schutzlosigkeit in dem konturenlosen, ängstlich blickenden Gesicht Ausdruck verleihen zu können. Die Betonung des Rahmens verweist auf das Bedürfnis, etwas zu sichern, was zusammenzubrechen drohte. Er schien ihr aber auch zu erlauben, diese unsicheren, fragmentierten Anteile ihres Selbst auftauchen zu lassen.

Wie wenig stabil sie ihren eigenen Rahmen empfand, zeigt sich in der Zeichnung mit dem anthropomorphisiert dargestellten Haus und seinen krummen Wänden, (Abb. 76) und des Schiffes, das zwar rote Konturen hat, aber förmlich vom Wasser durchdrungen wird (Abb. 77). In der letzten Stunde ihrer Therapie malte sie mit Aquarellfarben ein Bild, von dem sie sagte, es seien ihre Wünsche für die Zukunft (Abb. 78).

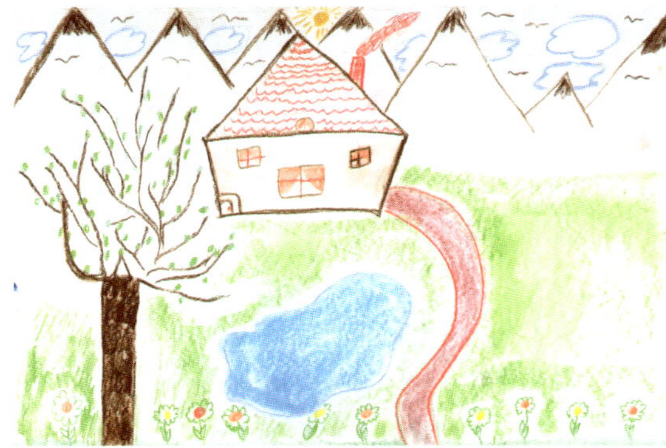

Abb. 76: 29,7x 42 cm, Pastellkreide

Dabei ging es um den Wunsch nach Liebe und Urlaub, wie im Herz und Wasser zu sehen sei. Sie bezog sich nicht auf den zweifach gezogenen Rahmen in roter und oranger Farbe. Vermutlich war ihr Bedürfnis nach menschlichem Halt und Orientierung hier noch einmal unbewusst zum Ausdruck gekommen. Die Farben sind dieselben wie in dem gemalten Herz, ein Hinweis auf diese Wünsche. Die junge Frau war ohne Eltern in einem Waisenhaus aufgewachsen, so dass die Sehnsucht nach einem klaren, sicheren Ort im Leben leicht verstanden werden konnte. Die Tatsache, dass sie in ihren Bildern selbst einen Rahmen gestalten konnte, zeugt von dennoch vorhandenen Stärken ihres Ichs.

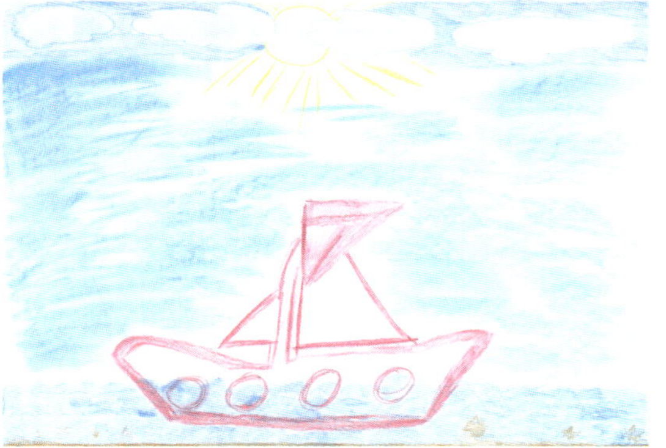

Abb. 77: 29,7x42 cm, Pastellkreide

Nicht immer sind Patienten in der Lage, sich selbst einen kohärenten Rahmen zu geben. Ihr psychischer Zustand verhindert, dass sie genug Grenzen für ein stabiles geschlossenes Selbst ziehen können.

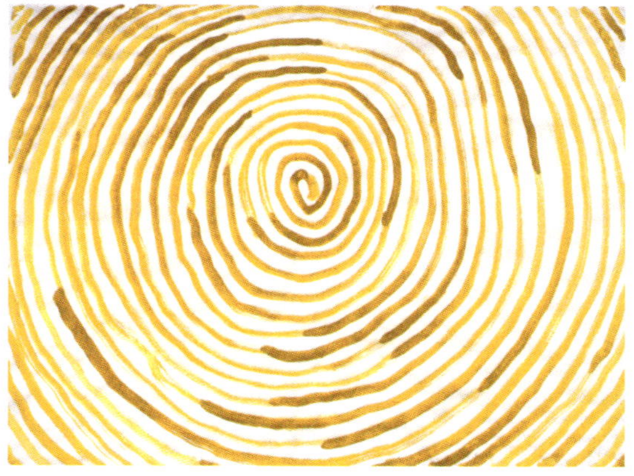

Abb. 79: 59,7x84 cm, Gouache

Ein kurzes Beispiel:

Ein psychotischer junger Mann hatte sich ein großes Blattformat ausgesucht. In der Mitte fing er an, mit gelber Farbe eine Spirale zu malen, die sich immer weiter ausdehnte. Selbst als der Blattrand erreicht war, setzte sich die Spirale fort, die Linien zogen sich bis in die Ecken, die Form schien sich unaufhaltsam in den Raum auszuweiten. Der Prozess des endlosen Malens und das Bild spiegelten den haltlosen Zustand des Patienten wider. Er schien sehr verunsichert, denn irgendwie hatte er kein echtes Ende setzten können. Ich schlug ihm vor, dass wir um das Blatt einen Rahmen machen könnten. Er war damit einverstanden (Abb. 79). Als er das große, jetzt gerahmte Bild sah, seufzte er laut und offensichtlich erleichtert und sagte, dass er darüber froh sei. Nun konnte er sein Erleben ein wenig als gehalten empfinden.

Die haltende Funktion ist ein zentrales Charakteristikum des Bilderrahmens in der Kunsttherapie. Manchmal zeigt sich seine Bedeutung nicht unmittelbar.

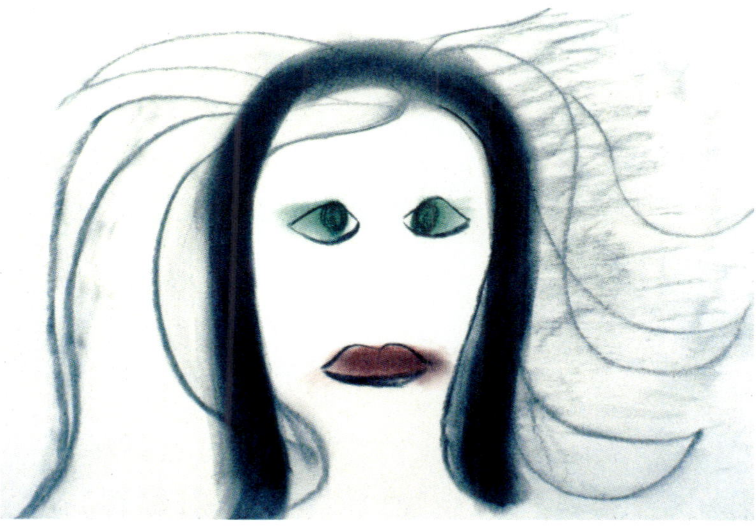

Abb. 81: 59,7x42cm Pastellkreide

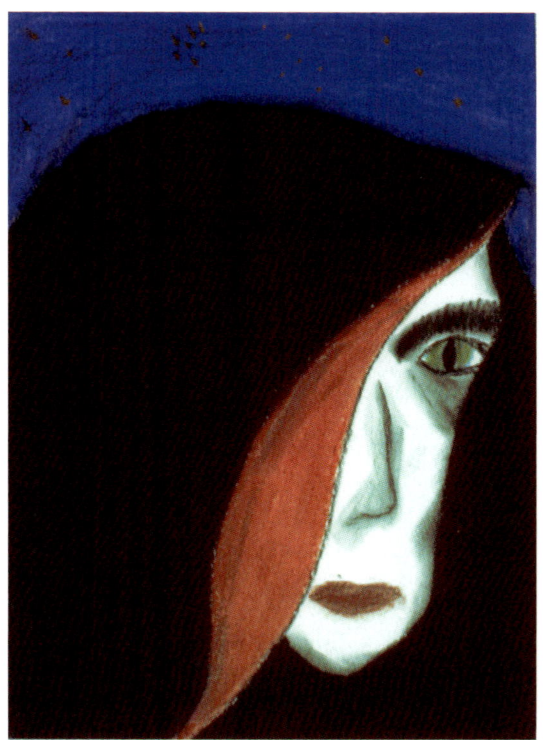

Abb. 80: 59,7x42 cm, Pastellkreide

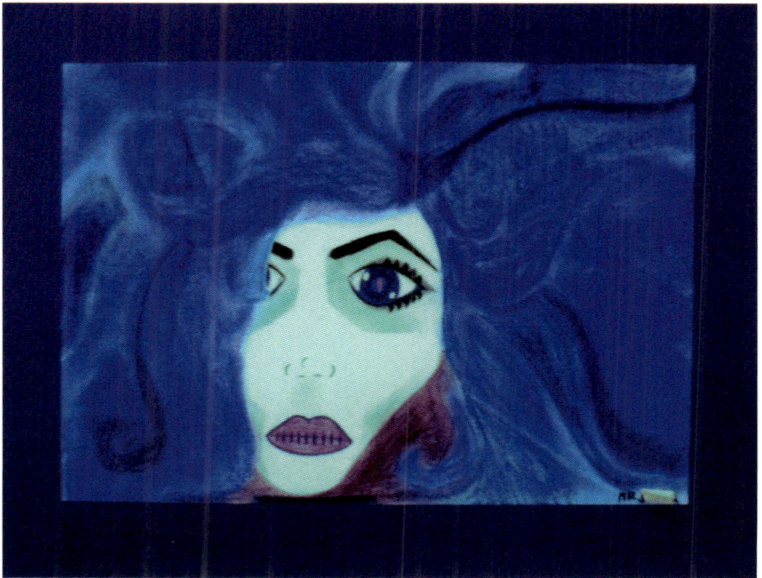

Abb. 82: 59,7x42 cm, Pastellkreide

Eine jungeFrauzeichnete in der ersten Stunde ein Gesicht: mysteriös und dämonisch blickt es aus einer schwarzen Kapuze hervor (Abb. 80).

Bald darauf entstand schnell ein zweites Gesicht (Abb. 81), das deutlicher als das Bild zuvor ihren augenblicklichen desorganisierten und ängstlichen Zustand spiegelte. Ohne eine bedeckende, und vielleicht schützende Kapuze scheint sich dieses Gesicht fast aufzulösen. Die Haare verlieren sich in den übrigen Bildraum. Einige Stunden später zeichnete sie ein Antlitz mit enormen blauen Haaren. Die Haare scheinen zum einen der Versuch zu sein, das, was darunter im Kopf vor sich geht, zu halten, doch die Haarpracht selbst reicht weit über den Rand des Blattes hinaus.

Ich bot ihr ein Passepartout an; sie wählte das blaue Papier. Nun ist das Rahmen Sprengende des Bildes begrenzt und festgehalten (Abb. 82). Der Betrachter ist erleichtert, dass es durch den Rahmen eine Grenze zwischen innen und außen gibt. So kann er in Ruhe das Innere betrachten und muss nicht befürchten, dass das Bild sich in die Umgebung hinein verbreitet. Der Betrachter beginnt zu ahnen, dass sich hinter dem zugenähten Mund ungeheuere aggressive Kräfte und zugleich Begierde verbergen können.

In ähnlicher Weise soll der Maler Poussin seinen Patron Chantelou gebeten haben, sein Bild *Israelites Gathering the Manna* (Louvre) von der Umgebung unterscheidbar zu machen: „Wenn Sie ein Gemälde erhalten sollten Sie es, wenn Sie es möchten, mit einem Rahmen versehen. Das ist notwendig, um beim Betrachten von allen Teilen die Strahlen der Augen fokussiert zu halten, damit sie nicht durch Eindrücke von benachbarten Dingen abgelenkt werden, die mit dem Risiko der Vermengung mit den Dingen im Gemälde behaftet sind.“[51] Der Künstler beabsichtigt, mit dem Rahmen einen ungestörten Raum der Kontemplation herzustellen.

Wo die Gefahr des Vermischens von inneren und äußeren Erlebnissen wie in der Psychose immer vorhanden ist und Patienten kaum ihr Ich von einem Bereich des Nicht-Ich abzugrenzen in der Lage sind, kann ein Rahmen für ihre Bilder symbolisch Grenzen setzen helfen. Damit übernimmt sozusagen der Rahmen die Funktion eines Hilfs-Ich, unterstützt und ermöglicht durch das Hilfs-Ich der Kunsttherapeutin.

Durch den Rahmen ist das Bild nicht einfach ein Ding, das zwischen anderen gesehen wird: es wird zum Objekt der Betrachtung.

Doch kann diese These auch überspitzt werden, so dass derRahmen selbst das Objekt der Kontemplation wird. Ein prominenter Vertreter dieser Logik ist der Amerikaner Frank Stella (Abb. 83).

Der Rahmen ist in das Bild hinein verschwunden und ist Aspekt von ihm.[52] Marin kommentiert:

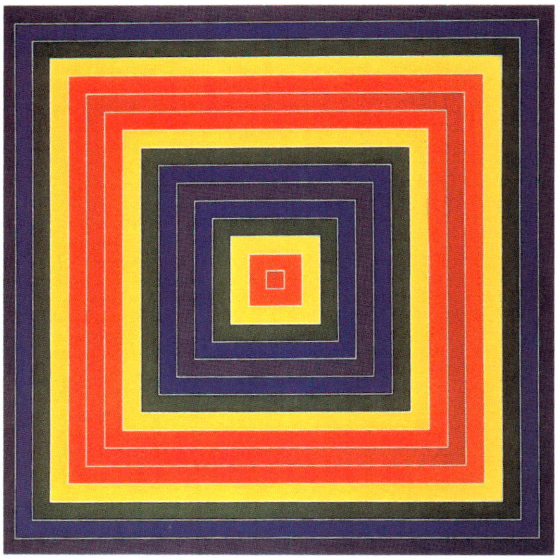

Abb. 83: Frank Stella, Gran Cairo, 1962, Whitney Museum of American Art, New York

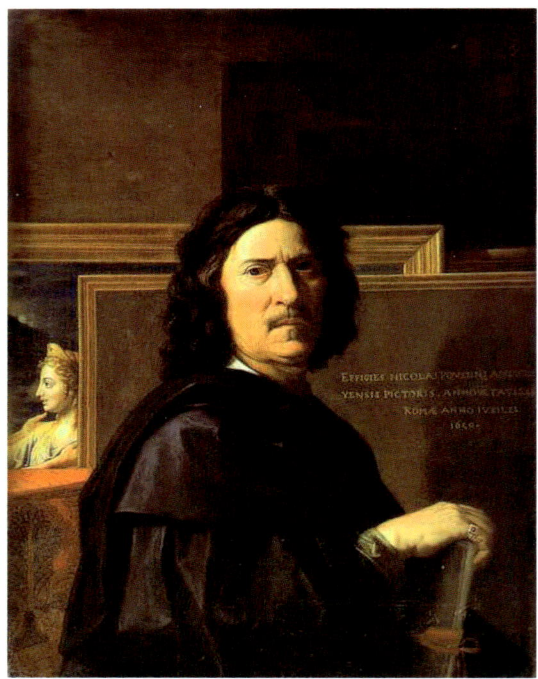

Abb. 84: Nicolas Poussin, Selbstportrait, 1650, Musée du Louvre, Paris

„Gerahmt von all den Rahmen und gerahmten Rahmen rahmt das kleine rote Quadrat selbst gar nichts. ... Man könnte tatsächlich diese Linien als Grenz-Rahmen ansehen, Rahmen, die an Grenzen stoßen, an ihre Grenze, ohne sie je zu erreichen."[53] Man könnte die unzähligen Rahmen, die aber immer enger werden, auch als Mechanismen der Vermeidung verstehen. Weil es so viele Rahmen gibt, gibt es keinen Platz für den Ausdruck eines echten, im Inneren vorhandenen Bildes.

Auch Poussin machte den Rahmen zum Subjekt in seinem Selbstportrait von 1650 (Abb. 84):[54]

Das Malen selbst und das Kunstwerk sowie die Konfrontation des Malers mit den Grenzen und den Rahmen seiner Arbeit wurden von Poussin thematisiert. Man sieht hinter dem Maler vorbereitete, aber nicht bemalte Leinwände und einen Teil eines Bildes mit dem Profil einer Frau, das wir aber nur als Fragment wahrnehmen. Aber gerade weil es durch die Rahmen teilweise verdeckt ist, lenkt es unsere Aufmerksamkeit: die versteckten Dinge werden interessanter, weil wir sehen, dass sie versteckt sind.[55]

Im Bild dieser Patientin, die wegen Tendenzen zu Selbstverletzung in Behandlung war und sehr über ihre körperlichen Schmerzen klagte, werden wir neugierig, was innerhalb dieses inneren grauen Rechteckes durch die Zickzack-Linie nicht gezeigt werden sollte (Abb. 85). Gerade durch diese Betonung werden wir aufmerksam auf etwas Nicht-Gezeigtes.

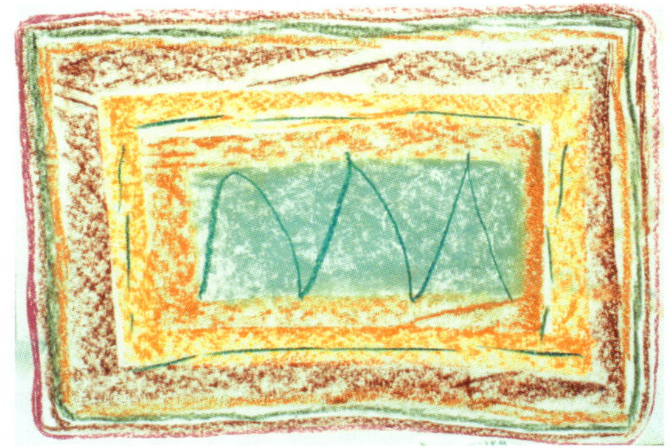

Abb. 85: 29,7x42 cm, Pastellkreide

Eine andere Patientin, die von sich sagte, sie könne ihre Gefühle nicht ausdrücken, zeichnete mit Pastellkreide ein buntes Bild, das an hintereinander gestapelte Rahmenecken erinnert. Sie suchte sich ein rosa Passepartout aus, um einen Rahmen um die Rahmen zu schaffen (Abb. 86), ähnlich in weiteren Zeichnungen (Abb. 87). Später war es ihr möglich, andere Bilder zu schaffen, die den Ausdruck spontaner Gefühle von Ärger und Wut erlaubten.

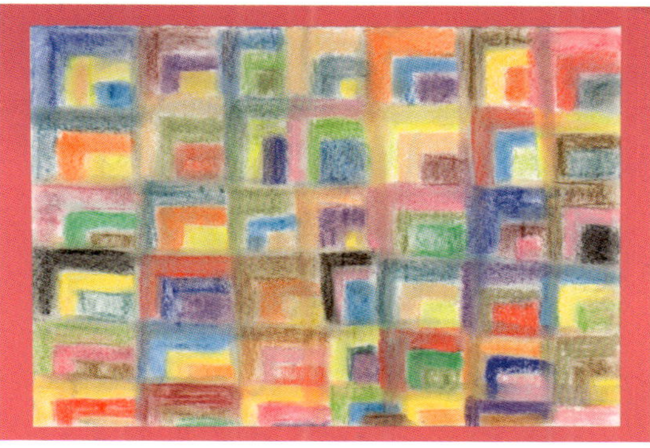

Abb. 86: 29,7x42 cm, Pastellkreide

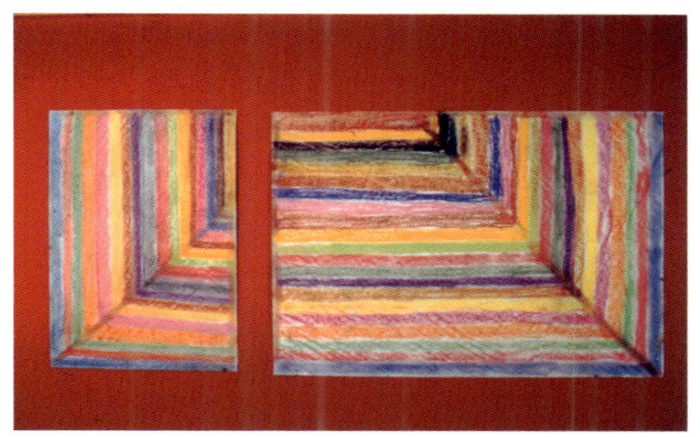

Abb. 87: ca. 50x70 cm, Pastellkreide

Es gibt aber auch Rahmen, die durch ihre Gestaltung eine einflussreiche Metadarstellung bilden und ein machtvolles Instrument der Aneignung und Darstellung ihrer Selbst sind, wie Marin sagt.[56] Ein berühmtes Beispiel ist Edvard Munchs *Madonna*, in dem Gemälde und Rahmen wie zusammengewachsen scheinen. In dem Rahmen sind Samenfäden und Kinderkörper zu sehen (Abb. 88).

Im Rahmen wird etwas betont, das im Bild nicht sichtbar gemacht werden kann: Ein 15-jähriges Mädchen in einer Einrichtung für schwierige Jugendliche lebte mit einem großen Konflikt über ihre sexuelle Identität. Ihre Zeichnungen endeten häufig damit, dass sie sie wütend weglegte, als beim Ausmalen mit Farbe beim Genitalbereich immer die Linien über den Körper hinausgingen (Abb. 89).

Schließlich fand sie eine Lösung: (Abb. 90). Sie ließ den Körper ganz weg, zeichnete die Köpfe abgewandt oder

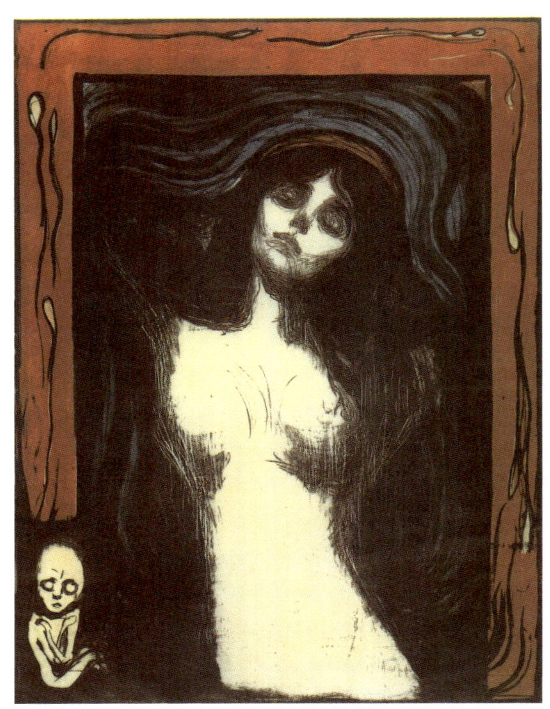

Abb. 88: Edvard Munch, Madonna (Liebende Frau), 1894, Munch Museum, Oslo

leer und vermied auf diese Weise die Konfrontation mit ihrem brisanten Thema. Doch in den Rahmen schnitt sie viele Zacken: damit drückte sie auf diese Weise ihre aggressiven Gefühle dennoch aus.

Eine andere junge Frau, die sehr verschlossen war, setzte ihre Rahmen bewusst in ungewöhnliche Positionen zu ihren Bildern: (Abb. 91)

Sie sagte, dass der Rahmen den Baum betonen solle. Ihr Bedürfnis schien groß, beim Betrachter mit Hilfe des Rahmens eine Fokussierung seiner Aufmerksamkeit zu erreichen. Der Baum wirkt im Regen auf der Insel sehr verloren; in dieser Stunde drückte sie zum ersten Mal auch mit Worten ihre Gefühle der Einsamkeit aus.

Das nächste Mal klebte sie ein blaues Passepartout schräg hinter ihr Bild (Abb. 92), weil sie wollte, „dass man den See der Tropfen darin erkennen könne." Mit dieser Idee erweiterte sie ihre Bildgrenzen über das bestehende Bildformat hinaus und betonte damit die Zusammengehörigkeit und Verschmelzung des gesamten gestalteten Bildapparats.[57] Nachgefragt, ob die Tropfen auch Tränen sein könnten, verneinte sie heftig. Es schien ihr zu bedrohlich, ihre depressiven Gefühle direkt mitzuteilen.

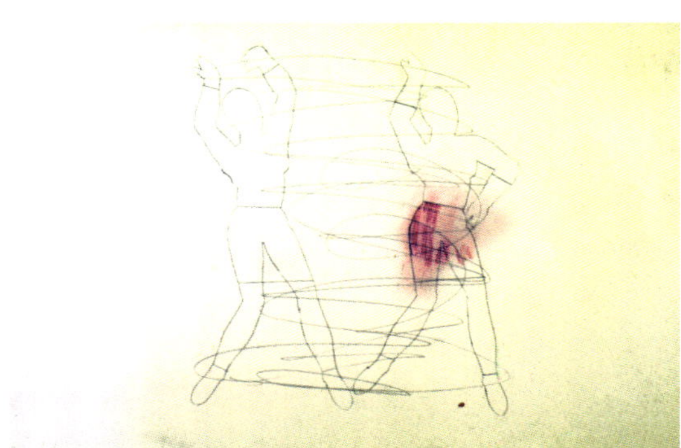

Abb. 89: Bleistift, Filzstift

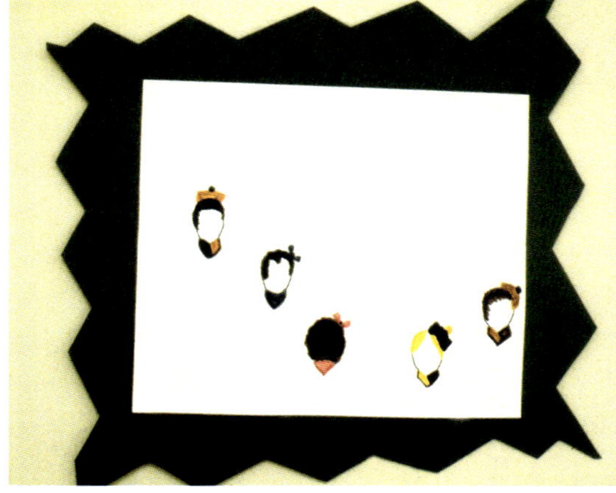

Abb. 90: ca. 27x38 cm, Bleistift, Pastell

Wie diese Patientin den traditionellen Gebrauch des Rahmens durchbrach, um subjektive Anliegen besser zum Ausdruck bringen zu können, wurden auch in der Kunst bestimmte Traditionen des Rahmens in der Moderne gebrochen. Bewusst wurde von Künstlern die Konvention des Rahmens als Abgrenzung zur außerkünstlerischen Wirklichkeit aufgehoben und ausdrücklich die „Grenzüberschreitung" gesucht. Mondrian erhoffte sich eine „Fortführbarkeit seiner Bildstrukturen über die Bild- und Rahmengrenze in den Raum hinaus ... Der Kunstgegenstand soll zum integrierten Bestandteil des Raumes, der Architektur werden."[58] Den Rahmen sprengen heißt für Richard Artschwager der Versuch „das Thema in Kontext zu bringen, ... Kunst zu machen, die an keine Grenzen stößt."[59]

Welchman sieht den Künstler als jemanden, der immer über einen Rahmen verhandelt, der arbeitet, um die Parameter zu bestimmen, in denen besondere Momente im Fluss des Lebens isoliert und intensiviert sind. Der Wunsch nach einem rahmenlosen Übergang in den übrigen Raum kann unter psychologischen Aspekten mit dem Wunsch nach unbegrenztem Sein und Verschmelzung mit dem Gegenüber verstanden werden. In der Kunsttherapie kann es deshalb sein, dass sich ein Patient von einem Rahmen, den er zuvor gut gebrauchen konnte, befreien will. Dieselbe junge Frau, deren ge-

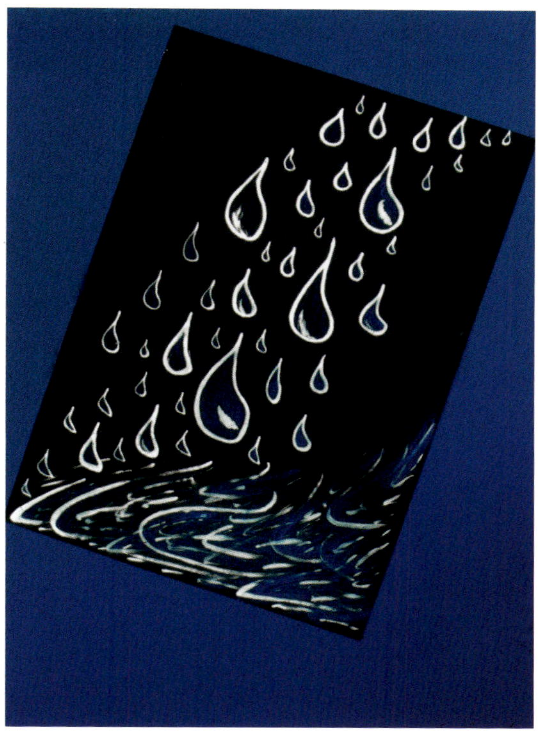

Abb. 91: 29,7x42 cm, Tusche

Abb. 92: ca. 36x48 cm, Gouache

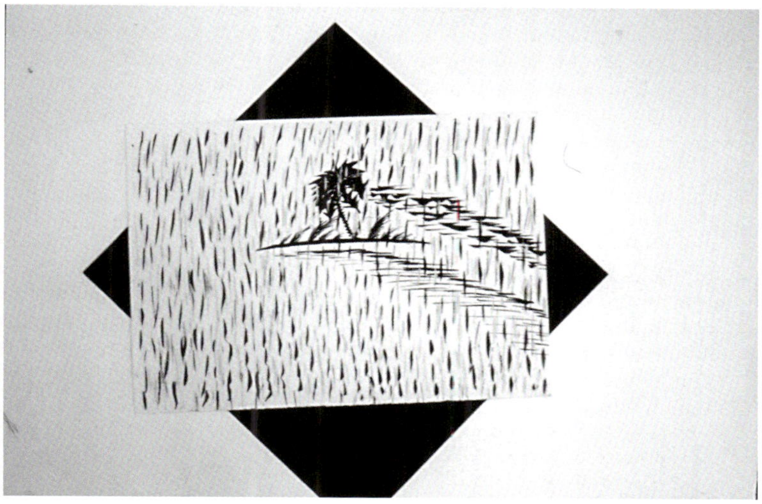

maltes Gesicht mit blauen Haaren in einer psychotischen Episode nur durch den Rahmen gehalten werden konnte, wie wir gesehen haben, wollte später bewusst keinen Rahmen mehr um ihre Bilder machen: (Abb. 93). Sie beschrieb, dass sie den Himmel manchmal nachts gerne beobachte und dabei ihren Gedanken nachhinge – ein adäquates Verhalten einer jungen 18-jährigen Frau, die auf der Suche nach dem für sie passenden Rahmen ihres Lebens war.

Vor allem in der Kunsttherapie können wir den Wunsch von Künstlern wie Matisse verstehen, und unseren Patienten bei dessen Realisierung zu helfen suchen:

> *Die vier Seiten eines Rahmens gehören zu den wichtigsten Teilen des Bildes. Aus diesem Grund soll sich ein Gemälde oder eine Zeichnung in perfekter Harmonie mit dem Rahmen befinden.*[60]

Wir wissen, dass die Sehnsucht nach der perfekten Harmonie eine lebenslange Angelegenheit ist – beginnend mit dem Rahmen der Mutter, und sollte dieser nicht ausreichend sein, ist es unser Anliegen als Kunsttherapeuten, ihn zur Verfügung zu stellen.

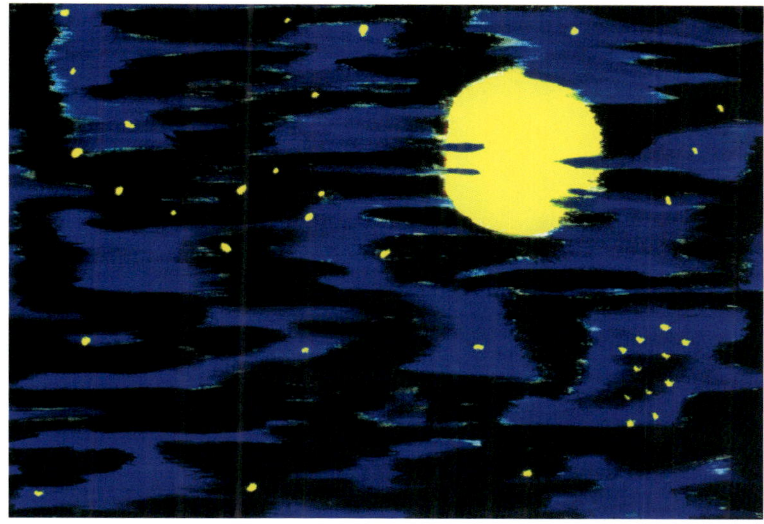

Abb. 93: ca. 45x66cm, Gouache

[1] Berger, J. (1988), S. 8
[2] Goffman, Erving (1980), Rahmen-Analyse, Frankfurt/M. Suhrkamp, S. 16–19
[3] Körner, Jürgen (1995), Der Rahmen der psychoanalytischen Situation; in: Forum der Psychoanalyse 11, S 16
[4] Waldenfels, Bernhard (1991), Der Stachel des Fremden, Frankfurt/M. Suhrkamp, S. 36
[5] vgl. Waldenfels, (1991), S. 39
[6] vgl. a. a. O. (1991), S. 72
[7] Ananath, Deepak (1996), Frames within Frames: On Matisse and *The Orient*; in: Paul Duro (ed.), The Rhetoric of the Frame, Cambridge University Press, S. 153
[8] Sello. Thomas (1995), Rahmen als „Fenster zur Welt", Ausstellungskatalog der Kunsthalle Hamburg, Dölling und Galitz Verlag, S. 24
[9] Sello (1995), S. 24
[10] in: Kemp, Wolfgang (1996), The Narrativity of the Frame; in: Paul Duro ed., S. 14
[11] Duro (1996), S. 2
[12] Gombrich, Ernst H. (1982), Ornament und Kunst, (1979, The sense of Order), Stuttgart, Klett-Cotta, S. 136
[13] Gombrich, ebd.
[14] in: Duro (1996), S. 2
[15] Sello (1995), S. 24
[16] in: Scheidegger, Ernst (1958), Alberto Giacometti, Zürich, S. 9 (in Ausstellungskatalog: Wege der Moderne – Sammlung Beyeler, Berlin Nationalgalerie, 1993)
[17] Winnicott, Donald W. (1985), Übergangsobjekte und Übergangsphänomene; in: ders.: Vom Spiel zur Kreativität, Stuttgart, Klett-Cotta, S. 21
[18] Körner, J. (1995), S. 23
[19] Milner, Marion (1957), The Role of Illusion in Symbol Formation; in: Melanie Klein, et al., New directions in Psychoanalysis, S. 86
[20] ebd.
[21] Milner, Marion (1988), Zeichnen und Malen ohne Scheu, Köln, Dumont, S. 206
[22] Körner (1995), S. 17
[23] ebd., S. 18
[24] ebd., S. 19
[25] ebd., S. 20
[26] Slochover, Joyce Anne (1996), Holding in Psychoanalysis – A Relational Perspective, Hillsdale, The Analytic Press, S. 8
[27] Bollas, Christopher (1978), The Transformational Object; in: Int. Journal of Psycho-Analysis, S. 102
[28] Bollas (1993), S. 42
[29] ebd., S. 46
[30] Staehle, Angelika (1997), Paranoid-schizoide Position und die projektive Identifizierung; in: Rosemarie Kennel u. a., Klein – Bion, Tübingen, edition discord, S. 74–75
[31] Duro (1996), S. 47
[32] Ogden, Thomas H. (1979), Int. Journal of Psycho-Analysis, 60, S. 357
[33] Ogden (1979), S. 367
[34] Rubin, Judith (1993), Kunsttherapie als Kindertherapie, Karlsruhe, Gerardi, S. 27
[35] Traber, Christine (1995), In Perfect Harmony?; Katalog zur Ausstellung „In Perfect Harmony", Hrg. Eva Mendgen, S. 226
[36] Duro (1996), S. 8
[37] Rank, Otto (1932); Art and Artist, New York, Agathon Press, S. 104
[38] Meyer Schapiro (1994); Über einige Probleme der Semiotik; in: Gottfried Boehm (Hrsg.), Was ist ein Bild, München, Fink Verlag, S. 217
[39] Schaverien (1992), S. 66
[40] Schaverien, Joy (1992), The Revealing Image, London, Routledge, S. 70–71
[41] in: Waldenfels (1991), S. 215
[42] Waldenfels (1991), S. 215
[43] Rose, Gilbert, The Creativity of Everyday Life; in: Simon A. Grolnick et al., Between Reality and Fantasy, North Vale, Aaronson, S. 357
[44] Meyer Schapiro (1994), S. 94
[45] Duro (1996), S. 47
[46] Louis, Martin (1996), The Frame of Representation and some of its Figures; in. P. Duro, S. 80
[47] West, Shearer (1996), Framing Hegemony: Economics, Luxury and Family Continuity in the Country House Portrait; in. P. Duro, S. 65
[48] Sello (1995), S. 33
[49] vgl. Mendgen (1995), S. 224
[50] Goethe, Johann Wolfgang (1811), in der Ausgabe (1968), Dichtung und Wahrheit, Berlin, Aufbau Verlag, S. 242–243
[51] Duro (1996), S. 45
[52] Welchman, John C. (1996), In and around the Second Frame", in: Duro, S. 215.
[53] Marin, Louis (1996), The Frame of Representation and Some of its Figures; in: Duro, S. 95
[54] ebd.
[55] Marin (1996), S. 90
[56] ebd., S. 84
[57] vgl. Traber (1995), S. 248
[58] Traber (1995), S. 248
[59] Welchman (1996), S. 215
[60] in: Ananath (1996), S. 153

7

Der Stoff, aus dem die Formen sind – das Material in der Kunsttherapie

Bevor ein Kunstwerk entsteht braucht es einen Rohstoff. Jeder, der sich in den künstlerischen Schaffensprozess begibt, ist notwendigerweise auf ein „Material" angewiesen. Ohne Material finden Phantasien, Wünsche, Handlungen kein symbolisches Korrelat. Dies gilt für den Künstler ebenso wie für den Patienten in der Kunsttherapie. Wie der menschliche Körper gehören die künstlerischen Materialien der physikalischen Welt an. Warum, so kann man sich fragen, besitzen leblose Dinge wie Farbpigmente oder Tonklumpen die Macht, Emotionen, Gedanken und Handlungen zu stimulieren und zu beeinflussen? Welche Motive veranlassen den Künstler, dieses oder jenes Material zu wählen? Die Entscheidung für oder gegen ein Material fällt er auf unterschiedlichen Ebenen. Es sind bewusste, jedoch auch unbewusste Einflüsse, die dabei wirksam werden. Manche Künstler teilen diese Einsicht. So schrieb der Bildhauer und Kunstkritiker Sidney Geist: „Liebe zum Material ist eine psychologische, nicht eine skulpturale Angelegenheit."[1] Das Material als künstlerisches und als psychologisches Phänomen zu erfassen ist eine wesentliche Aufgabe in der Kunsttherapie, der in diesem Kapitel nachgegangen werden soll. Denn um den Gebrauch von haptisch und visuell präsentem Material zentriert sich unser primäres Tun. Es kennzeichnet den Unterschied zu anderen künstlerischen Therapieformen wie der Tanz- oder Musiktherapie, die sich in ihrer Flüchtigkeit mit anderen Parametern messen müssen.

Erst seit einigen Jahren erfährt das Material in der „Theorie ästhetischer Produktivität"[2] so viel Aufmerksamkeit, dass es den Status einer akademischen Disziplin erlangt hat. Dies wird vor allem auf den historischen Wandel der Bedeutung des künstlerischen Materials zurückgeführt. Kunstwissenschaftler und Philosophen sehen in der Abwendung der Künstler des 20. Jahrhunderts von traditionellen und damit geschichtsträchtigen Materialien eine Herausforderung, der auch theoretisch begegnet werden muss. Viele Autoren stellen übereinstimmend fest, dass die Bedeutung des Materials in der Kunstgeschichte bislang vernachlässigt wurde. Die Gründe für die Missachtung lagen unter anderem in der höheren Bewertung der Form und der dem Material zugewiesenen untergeordneten, ja sogar zu überwindenden Rolle als ihr Träger.

In der Kunsttherapie scheint ein der Kunstgeschichte analoger Umgang mit dem Material stattzufinden: obwohl von allen Seiten betont wird, wie wichtig das Material für den Patienten sei, hat es bisher kaum Interesse als eigenständiger Untersuchungsgegenstand geweckt. In Anbetracht der Wandlungen, die sich mit dem Material in der bildenden Kunst vollzogen haben, müsste sich intrinsisch eine Diskussion anschließen, in der die „modernen" Medien und die in der Kunsttherapie gebräuchlichen Materialien thematisiert, verglichen und eventuell unterschieden werden müssen.

Zunächst soll anhand von Beispielen die Breite der Zugangs- und Verstehensweisen skizziert werden, wie bisher in der Kunsttherapie zum Thema Material Stellung bezogen wird. Wenn das Material in der kunsttherapeutischen Literatur erörtert wird, kommen meistens seine jeweiligen physikalischen Eigenschaften und die vermuteten psychischen Resonanzen zur Darstellung. Größtenteils sind diese Aufzählungen in einer Art Überblicks-ABC aufgelistet: es werden Hinweise gegeben, für wen die Materialien geeignet sein können und für wen nicht.

Dabei gelangen die Autoren zu teilweise sehr verschiedenen Ergebnissen. Ihre Einschätzungen über die Qualitäten, psychodiagnostischen Zuordnungen und therapeutischen Möglichkeiten der Materialien divergieren in einem Maß, das geradezu die kritische Auseinandersetzung herausfordert. Es fällt auf, dass beim Material in der Kunsttherapie einerseits kaum Bezüge zu kunstgeschichtlichen Aspekten hergestellt werden, andererseits werden die Grenzen zu anderen Bereichen wie der Pädagogik diskussionslos überschritten, besonders deutlich zu bemerken, wenn es um die künstlerischen Materialien in der Behindertenpädagogik geht.

Exemplarisch: das Material Bleistift

Am Beispiel des Bleistifts kommen zunächst einige Autoren zu Wort. Anhand dieses in der Kunsttherapie häufig verwendeten Materials zeigen sich besonders deutlich unterschiedliche Haltungen und Interpretationsweisen. So schreibt Schottenloher: „Wird Bleistift trotz Farbangebots gewählt, ist möglicherweise der emotionale Ausdruck gehemmt. Außerdem lässt Bleistift viele Möglichkeiten offen. Der Zeichner legt sich farblich nicht fest. Schwärzungen deuten oft auf depressive Verstimmungen oder tiefliegende Depressionen."[3] Mit diesen Einschätzungen verleiht Schottenloher dem Bleistift primär Qualitäten, die den Zeichner pathologisieren. Dass er möglicherweise aus ganz anderen als den genannten Motiven einen Bleistift gewählt hat, zieht sie nicht in Erwägung. Eine solche Neigung zu stark einseitiger Bewertung eines Materials in einem Buch, das sich an Pädagogen und Therapeuten richtet, kann nicht nur zu groben Fehleinschätzungen eines Patienten führen. Eine andere Wirkung könnte sein und wäre nicht verwunderlich, wenn eine derartige diagnostische Kategorisierung unschwer den Zorn vieler Künstler auf sich zöge. Immerhin haben psychisch als gesund geltende Künstler gerne und oft mit Bleistift gezeichnet. Die gesamte Geschichte der Zeichnung, ihre vielfältigen, durchaus auch psychologisch differenzierten Interpretationsmöglichkeiten kommen in dieser Charakterisierung nicht vor. Das Augenmerk richtet sich auf das Defizit. Dem Bleistift werden unmittelbar pathologische Tendenzen unterstellt.

Größere Offenheit zeigt Dreifuss-Kattan. Obwohl sie ebenfalls davon spricht, dass mit dem Bleistift oft Unsicherheit und Gefühlsentfremdung einhergehen können, hat sie dennoch eine alternative Interpretation bereit: „Vielleicht ist (der Patient) aber auch speziell zeichnerisch begabt und liebt die Möglichkeit des Details."[4]

Das Besondere der Linie, die mit dem Bleistift eng verknüpft ist, beschreibt Kramer. Sie platziert die Linie als die erste visuelle symbolische Repräsentationsform, die mit künstlerischen Materialien in der Entwicklung entsteht: bevor ein Kind die Fähigkeit entwickelt hat, sich mit Farbe oder Ton symbolisch auszudrücken, kann es die Linie benutzen. Von der ungerichteten Kritzelzeichnung bis zur Produktion kontrollierter Konfigurationen gibt die Linie die Entwicklung der motorischen und intellektuellen Fähigkeiten des kleinen Kindes wieder; bei beiden geht es um die Erfahrung von Grenzen und das Schaffen von Ordnung.[5]

Seiden beschreibt zunächst das Papier, das die Linien und Markierung empfängt, als den passiven Part einer dualen Beziehung, in der die markierenden Instrumente den aggressiven Gegenpol bilden. Die Art der Beziehung zeigt sich in der sichtbar werdenden Linie: sie kann Leichtigkeit, Druck, Weite, Kraft und andere Weisen wiedergeben, mit denen der Künstler das Werkzeug auf der Oberfläche dirigiert.

Den Bleistift umschreibt er als ein Werkzeug, das jeder kennt und das eine graue Linie hinterlässt, die dauerhaft bleiben oder ausradiert werden kann. Der Zeichner macht emotional keine deutliche Aussage und dennoch umfasst der Bleistift eine empfindliche Spannbreite an subtilen

Gefühlen. Er kann durchdringen, klopfen, kritzeln, berichten, begrenzen, kontrollieren und andere symbolische Vorstellungen auslösen. Das Zusammentreffen von Bleistift und Papier kann zu einem profunden Berührungserlebnis führen oder als spielerische und exploratorische Aktivität empfunden werden. Der Bleistift vermag die Illusion von Tiefe hinter der Oberfläche bewirken und die Leere mit eindeutigen Spuren füllen, oder sich auf der Oberfläche bewegen ähnlich wie ein Skater, Spaziergänger oder Läufer ... Er kann sich zu seiner zugehörigen Oberfläche subtil und sensibel verhalten.[6]

Imaginär besitzt der Bleistift nach Meinung mancher Zeichner eine große Verwandtschaft zum Tastsinn. Sucht man einen Gegenstand zeichnerisch zu erfassen, wandert der Stift seine Konturen entlang als suche die Hand selbst die Beschaffenheit der Oberfläche zu verinnerlichen. Auf diese Weise schafft der Zeichner eine Nähe zum Gegenstand, ohne die potenziell komplizierten Verwicklungen einer tatsächlichen Berührung hervorzurufen.

Für den Kunstwissenschaftler Gorsen rührt die halluzinative Kraft der erotischen Akte des Zeichners Klossowski von dessen Strichführung: sie weise eine anhaltende, tastende Berührungsenergie auf, mit welcher der Künstler die dargestellten Körper sowohl streichelnd-tastend kreiert als auch erkundet und mikrologisch auflädt.[7] Böhme gesteht dem Bleistift einen regelrechten Spürsinn zu, der einer taktilen Energie folgt, „der kühnen, immer neugierigen, kraftvoll und zarten Tastatur des Strichs“.[8]

Das Bild eines jungen psychotischen Patienten gibt etwas von dieser Lust an der tastenden Strichführung wieder (Abb. 94).

Der Betrachter kann die vorsichtige Liniensuche nachvollziehen, mit der der Zeichner die Erscheinung des Tieres wiedergeben und es auf diese Weise kennen lernen will. Man hat den Eindruck, dass diese Art der Annäherung nur durch den Bleistift möglich ist – jedes andere künstlerische Material hätte dieser Suche nicht entsprochen. Die Zartheit und Fragilität des Tieres betont der vielfache farbige Rahmen aus Pastellkreide. Er verweist auf den Schutz, dessen das im Inneren sichtbar gewordene, hungrige Wesen noch sehr bedürftig ist.

Anhand dieser Beschreibungen werden Kraft und Möglichkeiten des Materials Bleistift deutlich. Sie ergründen ein Zeichenmaterial unter vielfältigen Aspekten, die wir auch in der Kunsttherapie zu würdigen und zu integrieren wissen sollten.

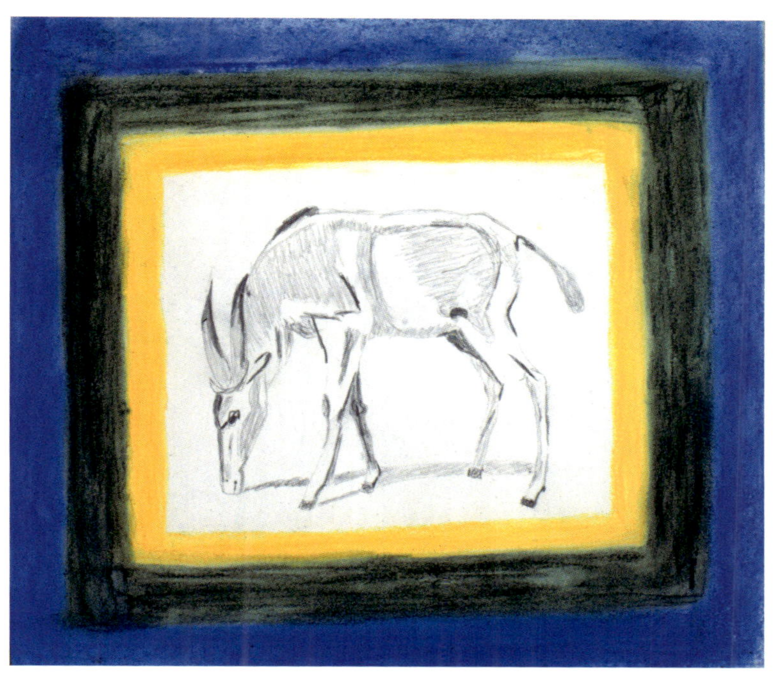

Abb. 94: ca. 35x37cm, Bleistift, Pastellkreide

Vorwiegend auf Defizite verweisende Hypothesen steuern Interpretationen, die dem zeichnenden Patienten häufig nicht gerecht werden und deshalb diagnostisch ethische Fragen aufwerfen können.[9]

Kunsttherapeutische Konzepte zum künstlerischen Material

Schottenloher rät an anderer Stelle ihrer Auseinandersetzung mit dem künstlerischen Material, nach dem „Wesen des Ausdrucksmediums“ zu fragen und geht davon aus, dass der Künstler lernen muss, die Eigenschaften des Ausdrucksmediums zu erfassen und seine eigene Erfahrung ihm gemäß zu übersetzen. Ihre Konkretisierung dieser Empfehlung lautete: „Nicht eine ausgedachte Figur wird in Stein gehauen, sondern die Figur, die der Künstler im Stein sucht und findet, wird heraus gearbeitet.“[10] Was aber in diesem Fall dem Stein gemäß ist oder wie das Zusammenkommen der eigenen Erfahrung mit dem Stein geschieht, wird nicht vertieft. Offen bleibt auch die Frage nach der Bedeutung der psychischen Dynamik, die dieser Prozess für Patienten erlangen kann. Schottenloher spricht in diesem Zusammenhang von den äußeren und den inneren Qualitäten des Mediums. Es seien vor allem die inneren Qualitäten, auf die eine Idee übertragen und angepasst und durch die sie getragen wird. Welcher Art die Differenz zwischen dem Innen und dem Außen des „Ausdrucksmediums“ ist, wird nicht deutlich. Meint sie die physikalischen Eigenschaften oder die Möglichkeiten der Projektion von Gefühlen auf das Medium? Solchermaßen unscharf abgehandelte Beiträge konnten bisher kaum neues Licht auf das Material in der Kunsttherapie werfen.

Deutlicher pragmatisch ausgerichtet gibt Judith Rubin einen Einstieg in den Gebrauch von Materialien in der Kunsttherapie.[11] Sie empfiehlt aus mehreren Gründen, einfache und leicht zu handhabende Materialien anzubieten. Innerhalb einer Kunsttherapiesitzung sollte es möglich sein, sowohl ein Produkt als auch den Prozess betrachten zu können. Der Lehranteil muss dabei möglichst gering bleiben, die technische Unterweisung sollte die therapeutische Hilfe nicht überwiegen. Als Beispiele für geeignete Materialien nennt Rubin Zeichenmaterialien, Pastellkreide, Farbe oder Ton. Eine Variation an Papieren, andere dreidimensionale Medien wie Papiermâché, Draht, Karton, Holz, Stein und entsprechende Werkzeuge sollten ebenfalls im Angebot sein. Rubin nimmt an, dass jeder sowohl emotional als auch kognitiv auf Material reagiert. Beispielsweise ist Fingerfarbe nicht nur weich, feucht, dick und farbintensiv; wegen ihrer Dichte und Textur kann sie als großzügig, aber auch als schmierig wahrgenommen werden. Rubin verweist an dieser Stelle auf den Aspekt der Übertragungsqualitäten, die den Materialien aufgrund ihrer physikalischen Eigenschaften gegeben sind.

Sie erwartet von einem Kunsttherapeuten, dass er ausreichende eigene Erfahrung mit den Materialien, die er dem Patienten anbietet, besitzt, so dass er ihm bei technischen Fragen Unterstützung anbieten kann. Zusätzlich rät sie, „die Persönlichkeit“ eines Materials, zusammen mit dem entsprechenden Werkzeug und dem Prozess wertzuschätzen, seine Möglichkeiten und Grenzen zu kennen und es hinsichtlich der Entwicklungsstufe eines Patienten und potenzieller Schwierigkeiten und symbolische Bedeutungen einschätzen zu lernen.

Auch Waller widmet dem Material in der Kunsttherapie ein Kapitel.[12] Wie Rubin betont sie, wie wichtig es sei, dass Kunsttherapeuten sich visuell ausdrücken können und die Potenziale der Materialien kennen – und sich ihr Verständnis von Kunst nicht auf Rembrandt oder da Vinci beschränken sollte. Sie ist eine der wenigen Kunsttherapeutinnen, die Beispiele aus der Kunst heranzieht, und nennt die Assemblagen von Kienholz, die Brillos von Warhol, die Metallkonstruktionen von Caro und die Holzskulpturen von Louise Nevelson, die gleichberechtigt als Formen der Kunst in der Kunsttherapie bedacht werden sollen. Dabei verweist sie auch auf die Sammlung Art Brut von Dubuffet, die eindrucksvoll unterschiedlichste Ideen und Bildvorstellungen von Außenseiter-Künstlern wiedergibt. Waller verleiht ihrer Befürchtung Ausdruck, dass Kunsttherapeuten leicht im Rahmen von Papier und Farbe stecken bleiben, weil man zu sehr im traditionellen „Atelier“ verhaftet ist und der Konvention „Kunst als Ausdruck“ unterliegt, wenn es um die Kunsttherapie geht.

Von dem selbem Diktum des Kunsttherapeuten als praktizierender Künstler geht Kramer in all ihren Schriften aus. In ihrem Buch „Kindheit und Kunsttherapie“ widmet sie ein ausführliches Kapitel verschiedenen Materialien.[13] Dieses wird eingeleitet von Wilson mit einer Einführung über „vorkünstlerische Materialien“. Da manche Kinder psychisch zu sehr beeinträchtigt oder behindert sind, fühlen sie sich oft von herkömmlichen Materialien bedroht und können nichts mit ihnen anfangen. Wilson geht von ihrer Erfahrung aus, dass ein Beginn sehr hilfreich sein kann, bei dem aus dem täglichen Leben bekannte Materialien wie Wasser, Federn, Watte dem Kind behutsam zu Berührungserfahrungen und visuellem Kontakt verhelfen und ein langsamer Übergang zu anderen, fremderen Erfahrungen wie das Färben des Wassers, Spielen mit Bechern oder Schwimmen lassen von Spielzeug stattfinden kann. Solche Einstiegsmaterialien können beispielsweise auch Rasierschaum, Knete, Holzklötzchen, Erbsen und Sand sein. Wenn alles gut geht und das Kind sich an den Anblick und die Berührungen gewöhnt hat, kann der Prozess von dem gefärbten Wasser zu Fingerfarbe oder dem Malen mit Tempera und Pinsel übergehen, oder vom Spielen mit Sand zum Formen mit Ton.

Vergleiche mit der Kunstgeschichte

Diese Aufzählung von als „vorkünstlerisch“ bezeichneten Materialien führt schon an dieser Stelle zu einem Blick in die neuere Kunstgeschichte. Was in der Kunsttherapie als eine Vorstufe zur weiteren Entwicklung und zum Umgang mit komplexerem, jedoch eher traditionellem Material führt, ist ein wesentlicher Bestandteil der modernen Kunst. Viele Künstler wie Dubuffet, Kiefer, Rauschenberg, Beuys, Spoerri, Tàpies, Pistoletto, Boltanski und unzählige andere ziehen Materialien aus dem Alltag in ihrer Arbeit heran. Das „Vorkünstlerische“ hat in der großen Kunst längst Einzug gehalten.

Dennoch ist dieser breite Kanon kunstwürdiger Materialien angesichts der gesamten Geschichte der Kunst relativ neu. Bis vor hundert Jahren waren die Malmaterialien der Künstler Öl-, Aquarell- und Temperafarben, Zeichenmaterial bestand aus Blei- und Farbstiften, Pastellkreiden, Kohle und Tusche, Radierungen basierten auf Stein- oder Metallplatten, und die Bildhauer arbeiteten mit Marmor, Granit oder einem anderen Stein, und sie verwendeten Holz, Bronze, Gips oder Ton. Erst mit Beginn des 20. Jahrhunderts erfuhr die Geschichte des künstlerischen Materials einen bisher nie erlebten Wandel. Den Anfang einer neuen „Materialkultur" markierten die Künstler der russischen Avantgarde um Vladimir Tatlin und Kasimir Malewitsch, die Maler und Bildhauer des DaDa und die Mitglieder des Bauhauses. Sie verfolgten in ihrer Kunst den Gebrauch an Materialien, die den traditionellen Kanon sprengten und nahmen Bezug zu den technischen und gesellschaftlichen Entwicklungen ihrer Zeit. Zunehmend gewannen auch veränderliche, instabile oder amorphe Materialien an Bedeutung.[14]

An dieser Stelle könnte die Frage gestellt werden, ob die Geschichte der künstlerischen Materialien fast unbemerkt an Kunsttherapeuten vorbeigezogen ist und sie eher eine konservative Materialhaltung einnehmen, oder ob es in ihrer Arbeit mit Patienten Bedingungen gibt, die die neueren, in der Kunst angewandten Materialien zum Teil problematisch erscheinen lassen und Alternativen erforderlich sind. Die Antwort wird komplex und keineswegs linear oder eindeutig sein. Sie kann nur befriedigend ausfallen, wenn das Thema „Material in der Kunst" unter möglichst vielen Aspekten erforscht und mit den Bedingungen des „Materials in der Kunsttherapie" immer wieder abgestimmt wird. Ausgangspunkt soll die längst fällige Bezugnahme auf die Diskussion in der Kunstgeschichte zum Thema „Material" sein, um in der Fortsetzung die therapeutisch relevanten Aspekte zu beleuchten.

Definitionen

Schon die Begriffsbestimmung zeigt sich in den verschiedenen Disziplinen verzweigt. Einerseits wird in der Kunstwissenschaft aus heutiger Sicht *Material* unterschieden von anderen Begriffen wie Materie und Matrix[15], andererseits werden innerhalb des Materialbegriffs Unterscheidungen getroffen.

Dewey teilt in Material *für* die künstlerische und Material *in* der künstlerischen Gestaltung ein.[16] Was *für* das Kunstwerk Material ist, ist das Sujet, das Thema, also das, was der Künstler an Idee und Absicht mitbringt. Was *in* dem Kunstwerk ist, nennt er die „eigentliche Substanz". Deweys Material ist das, was hervorgerufen wird, das in die Erfahrung anderer eingehen und ihnen eigene, tiefere und abgerundetere Erfahrungen ermöglichen kann. Die Bedeutung der Differenzierung zwischen Sujet und Substanz unterstreicht er mit einer Anekdote über Matisse, der auf die Klage einer Betrachterin, sie habe in der Realität noch nie eine Frau gesehen, wie er sie im Bild darstelle, geantwortet haben soll: „Madame, dies ist keine Frau, dies ist ein Bild."[17] Im Kunstwerk treten nach Dewey Form und Substanz als „geformtes Material" auf, beide haben sich im Schaffensprozess verändert. Später nennt er Wasserfarben und Ölfarben *Medien* mit unterschiedlichen Qualitäten mit entsprechend jeweils anderen ästhetischen Wirkungen.[18] Ein Medium besitzt für ihn vorrangig Vermittlungsfunktion, es sind „Dinge, wodurch etwas gegenwärtig Entferntes veranlaßt wird, sich zu bewegen."[19] Es sind psychische Erschütterungen und Unruhezustände, die das Begehren nach Ausdruck wecken, nicht ein bloßer Antrieb, denn „entflammtes Seelenmaterial muss sich konkretes Brennmaterial suchen, von dem es zehren kann ... Wenn es kein Zusammen-Drücken gibt, so gibt es auch kein Ausdrücken."[20]

Deweys *Material* spannt sich vom *Sujet* über die *Substanz* bis zum *Medium*, scheint sowohl Oberbegriff zu sein als auch konkret eigenständige Bedeutung zu besitzen.

Dies erinnert daran, dass auch in der Kunsttherapie das Material nicht nur der Stoff ist, mit dem Patienten arbeiten. Man spricht auch von Fallmaterial im Sinne der Fallgeschichte, mit Dewey wäre es das *Sujet*, also alle Aspekte der Therapie mit einem Patienten. Auch von „Bildmaterial" ist die Rede – damit sind die gesamten künstlerischen Ergebnisse gemeint, bestehend aus Bildern und Skulpturen, gleichgültig ob sie im Original, in Diaform oder im Powerpoint gezeigt werden.

Doch hier wird es um die rohen Werkstoffe gehen, die sowohl in der bildenden Kunst und zum Teil auch in der Kunsttherapie zur Weiterverarbeitung vorgesehen sind. Ihre Rolle als Mittler, wie Dewey sie beschrieben hat, wird weiter erforscht werden. Zuerst werden einige kunstgeschichtliche Strömungen zum Material in der modernen Kunst wiedergegeben. Dies wird verdeutlichen, dass manche Ideen durchaus mit den Anliegen der Kunsttherapie kongruent sind, und manche, wie schon angedeutet, eben nicht. Die Aufzählung Monika Wagners, einer prominenten Vertreterin in der aktuellen Diskussion um die Ausgangsstoffe in der modernen Kunst, lässt erahnen, dass Kunsttherapeuten den Umgang mit Material einer besonderen Reflexion unterziehen müssen. Sie führt neben den Farben, denn Materialien Stein und Ton auch Pflanzen, Lebensmittel, Tiere und Menschen sowie Energie an[21], aber ebenso zählen Beton, Stahl, Abfallstoffe, Erde, Blütenpollen, Wasser, Luft und Licht, Haare und Blut dazu.[22] Die Rolle der Fotografie und die zunehmende Bedeutung der elektronischen Medien und Computertechnologien in der Kunst müssen in der Auseinandersetzung ebenfalls von Kunsttherapeuten einbezogen werden.

Die Physik des Materials

Viele zeitgenössische Künstler räumen dem physikalischen Teil ihrer Werke einen großen Stellenwert ein. Sie nutzen die Qualitäten des Materials als die erste Quelle der Inspiration. Während sich ihr Blick darauf richtet, wird es zum Stoff, dem zukünftigen Körper der künstlerischen Form. Erst durch die Form tritt Material in Erscheinung. Im künstlerischen Prozess wird es zu etwas Besonderem, wird es aus dem Gewöhnlichen hervorgehoben. Es braucht die Handlung, damit Form entstehen kann.

In der Bildtheorie spricht man vom Trägermedium, das die Ausführung des Kunstwerkes erst ermöglicht. Belting sieht die gegenseitige Abhängigkeit von Bild und dem Medium wie die zwei Seiten einer Münze, die man nicht voneinander trennen kann. Denn, so der Kunstwissenschaftler, man kann ein Bild nicht auf die Form reduzieren, die ein Medium empfängt, wenn es ein Bild trägt. Das „Was“, das man in solchen Bildern sucht, lässt sich nicht ohne das „Wie“ begreifen, und dieses „Wie“ wird durch die Medien gesteuert.[23]

Oft wird kritisiert, dass man von einem Bild spricht und den „Bildträger“ außer Acht lässt. Vilém Flusser führt die historische Definition an, nach der ein Kunstwerk aus Leinwand oder auch aus Holz besteht, dieser Bildträger mit Öl- oder anderen Farben bemalt ist, und dass mit Hilfe dieser Farben etwas dargestellt wird. Die Gleichsetzung von „Bild“ mit den Begriffen „Abbild“ oder auch „Sinnbild“ sei doch sehr verengend.[24] Eine hilfreiche Unterscheidung hält die englische Sprache bereit: das „image“ ist das innere Bild, Vorstellungsbild, während im „picture“ die materielle Basis als Oberbegriff enthalten ist, sei es beispielsweise das Gemälde, das aus Farbmaterial (painting) besteht oder die Radierung, die auf dem Papier zu sehen ist. W. J. T. Mitchell nennt „pictures“ physische Bilder, konkrete Objekte der Repräsentation, die Bilder in Erscheinung bringen.[25]

Die Präsenz des jeweiligen Materials in der Kunst hat Folgen. Denn es ist – obwohl dies manchmal erhofft wurde – nicht passiv. Es werden ihm Qualitäten zugeschrieben, die den Künstler bewusst oder unbewusst bei seinen Entscheidungen für oder gegen ein Material beeinflussen. Nach Blaschke ist das Eigenleben des Materials verletzlich, seine Eigenschaften wirken sich auf alle weiteren Entwicklungen des Werkes aus. Er bemerkt, dass der Künstler mit der Wahl des Materials alle weiteren Formprozesse latent gebunden hat.[26] Dies gilt natürlich auch für den künstlerisch Schaffenden in der Kunsttherapie. Während die Kunstgeschichte den Einfluss des Materials vor allem in Richtung der Form des Kunstwerkes betont, geschieht aus der Sicht der Kunsttherapie die Materialwahl auch unter dem Aspekt der Übertragungswünsche, es wird als Übergangs- oder Selbstobjekt verstanden, weil davon ausgegangen werden kann, dass subjektive psychische Bedürfnisse mit den Qualitäten der künstlerischen Stoffe korrespondieren.

Zur Geschichte der Materialbewertungen

Schon seit der Antike hat man den Materialien in der Kunst Eigenschaften und Werte zugeordnet, die jedoch nie konstant blieben. Wagner nennt als Beispiele Granit oder Beton, die eine geradezu abenteuerliche Geschichte von Umwertungen erfahren haben.[27] In einem 2400 Jahre alten Text Platons aus der griechischen Klassik wird ein Streit zwischen Hippias und Sokrates wiedergegeben, die sich nicht einig werden konnten, was schöner sei, ein Quirl aus Gold oder aus Feigenholz. Dass es bei der Bewertung nicht nur um die Zweckmäßigkeit ging, nämlich einen schmackhaften Hirsebrei zu kochen, deutet schon auf das Grundproblem hin, das die beiden Philosophen diskutierten, nämlich die Dichotomie von Form und Materie. Dieses spannungsvolle Verhältnis kann in Harmonie sein oder im gleichgültigen Gegensatz.[28]

Material war ursprünglich *hylé* und hieß bei den Griechen „Holz“, und zwar Bauholz für Tischler.

Im Lateinischen folgte die Übersetzung in *materia*. Der rohe, ungeformte Stoff bildete für den Handwerker die Grundlage für seine Tätigkeit. Seine Aufgabe bestand darin, diesem Stoff eine Form aufzuprägen und zu dem zu machen, was es werden soll, nämlich ein Tisch oder Stuhl.[29]

Flusser vermutet, dass es den Griechen um eine Verdeutlichung der Verschiedenheit ging zwischen dem was als *hylé* also das Amorphe, Formlose zu verstehen sein sollte und dem, was mit *morphé*, der Form, gemeint ist.[30] Er schlägt vor, sich diesem Widerspruch zu nähern, indem man das Wort „Materie" mit dem Substantiv „Stoff" ersetzt, das von dem Verb „stopfen" kommt. Denn die materielle Welt ist das, was in Formen gestopft wird, sie ist das Füllsel für Formen.

Dieses Spannungsverhältnis von Form und Materie als voneinander abhängige Variablen hat Aristoteles in einer die Geschlechterrollen spiegelnden Vorstellung wiedergegeben, indem er die Feststellung trifft: „Die Materie sehnt sich nach der Form, wie das Weibliche nach dem Männlichen und das Häßliche nach dem Schönen"[31] Demnach wird das Material in der Kunst dem Weiblichen, die Form dem Männlichen zugedacht. Söll spitzt diese Sichtweise zu und konstatiert, dass somit der Mann als geistiger Schöpfer und die Frau im Gegensatz als Muse, Inspiration und Stoff betrachtet wird.[32]

Daraus kann ein weiterer Schluss gezogen werden: dem Material ist der Charakter der Empfangenden gegeben, aus der in der Verbindung mit dem Männlichen der Form das Neue entsteht: es vollzieht sich eine Art Geburtsereignis. In der biblischen Vorstellung vom Akt der Menschwerdung wird rohe Erdmasse in wertvolle Form transformiert: „Und Gott der Herr machte den Menschen aus einem Erdenkloß, und er blies ihm den lebendigen Odem in seine Nase"[33]. Die negative Wendung, die der Lehm bei der Geburt des Menschen erfährt, beschreibt Wagner als die Urszene für Materialumwandlung zugunsten einer anderen Materialität, die mit der Entwertung und Vernichtung des Ausgangsstoffes einhergeht.[34] Das Entstandene gilt als bedeutend und wertvoll, sein Ursprung wird eine Lebenszeit lang quasi verleugnet – bis zum Zeitpunkt des Todes, wenn in vielen Religionen die B*eerdigung* als Rückkehr des Leibes in den Schoß seiner materiellen Herkunft verstanden wird, das heißt die Schöpfung in Ungestaltetes rückverwandelt wird. Mit dem Erdmaterial Ton werden seit prähistorischer Zeit die tiefsten archaischen Gefühle wie Geburt und Tod, Verlust und Wiederherstellung verbunden. Auch in der Kunsttherapie tauchen diesen Themen primär in Zusammenhang mit Ton auf. Kein anderes Material vermittelt in derselben Intensität das Gefühl des „Erschaffens".

Material versus Form

Schon in aristotelischer Sicht galt die Materie vorwiegend als das Hässliche, das erst mit der Form Schönheit erlangen kann. Diese Denkweise bestimmte für Jahrhunderte, was vom Material zu halten war: es war der niedrigste Teil der Kunst, stellte etwas dar, das es zu überwinden galt, oder gar zu vernichten (Schiller) und aufzuheben (Hegel). Sinn und Zweck von Material bestanden ausschließlich darin, die Form aufzunehmen. Im Gegensatz zum Handwerk sollte in der Kunst der Ausgangsstoff keine Spuren in der Form hinterlassen. Wagner vermutet, dass mit der Verlagerung auf die Idee, die in der Form realisiert werden sollte, die Künstler auch eine Emanzipation von den Handwerkern anstrebten.[35] So wurde der Erfolg eines Kunstwerks hoch bewertet, wenn jede sinnliche, auf das Material verweisende Komponente eliminiert werden konnte. Dem Künstler war ein Kampf mit dem Material auferlegt, dessen Widerspenstigkeit es zu besiegen galt. Er wurde für seine Fähigkeit der Verwandlung von geringwertigem Material in ein glanzvolles Kunstwerk gefeiert. „Opere superante materiam" – der in der mittelalterlichen, idealistischen Kunsttheorie oft zitierte Spruch Ovids zeugt vom Vorrang der Bedeutung des Werkes zu seinem Ausgangsstoff.[36]

Diese Einstellung zum Material als notwendigem Übel wird von der Philosophie flankiert, nach der die künstlerische Idee zwar des Stoffes zur Erscheinung bedarf, aber gleichzeitig durch die Materie verunklärt wird. Im *Paragone*, dem „Wettstreit der Künste" um 1500, in dem allen voran Leonardo da Vinci ein Plädoyer für die Malerei hielt[37], wurde um die Rangfolge der Kunstgattungen gestritten. Dabei schien der Grad der Materialpräsenz zu einem zusätzlichen Einteilungsgrund erhoben.[38] Je weniger eine Kunstform von Material abhängig war, desto mehr Wertschätzung gebührte ihr: die Dichtung rangierte vor der Musik, der Architektur folgte die Malerei, da sie – vor allem seit der Entdeckung der Perspektive – illusionistisch arbeiten konnte, während die Bildhauerei am niedrigsten bewertet wurde, weil sie der unmittelbaren sinnlich-physischen Repräsentation bedarf. Bandman, der vor dreißig Jahren mit seinen Aufsätzen den Beginn der Umbewertung des Materials in mehreren kunstwissenschaftlichen Untersuchungen markierte, beschrieb dieses Problem: „Aus diesem Dilemma ergibt sich die Forderung, das Material zu reduzieren oder zu sublimieren und somit soweit wie möglich der geprägten Form zu unterwerfen."[39]

Obwohl diese romantisch idealistische Kunstauffassung in der Philosophie Hegels und Schillers gipfelte, die das Wesen und Ziel der Schönen Künste im Aufsteigen zum „absoluten Geist" und der Idee sahen und dem fähigen Künstler die erfolgreiche Bezwingung seines Stoffes zugestanden, regten sich schon zu dieser Zeit widersprüchliche Sichtweisen.[40] Goethes Überlegungen zum Verhältnis von Stoff und Form kamen in mehreren seiner Schriften zum Ausdruck. In seinem 1788 erschienenen Aufsatz *Material in der Bildenden Kunst* vertrat er die Ansicht, dass das Material dem Künstler die Aufgabe der Verbindung auferlege:

> *Er mag sich noch so sehr zum Herrn der Materie machen, in welcher er arbeitet, so kann er doch ihre Natur nicht verändern ... Und es wird derjenige Künstler seiner Art immer der trefflichste sein, dessen Erfindungs- und Einbildungskraft sich gleichsam unmittelbar mit der Materie verbindet, in welcher er zu arbeiten hat ... Wie Menschen nur dann klug und glücklich genannt werden können, wenn sie in der Beschränkung ihrer Natur und Umstände mit der möglichsten Freiheit leben, so verdienen auch jene Künstler unsere große Verehrung, welche nicht mehr machen wollen, als die Materie ihnen erlaubte.*[41]

Mit seiner These scheint Goethe vorwegzunehmen, was andere später als „Materialgerechtigkeit" oder „Materialästhetik" bezeichneten. Seine *Novelle* schätzt Hofmann als einen wichtigen Referenztext für die ersten Jahrzehnte des 20. Jahrhunderts ein. Denn Goethe habe darin angefangen, die symbolische Bedeutung des Materials zu betonen. Unter seinem Ideal des Sinnlich-Sittlichen habe er Materialeigenschaften in einen engen Kontext von sinnlicher Wahrnehmung und künstlerischer Gestaltung gebracht und nicht die Substanz, sondern ihre symbolische Bedeutung fokussiert und sich damit einer ästhetischen Anthropologie zugewandt.[42] Beispielsweise hatte Goethe in seinem Fragment *Über den Granit* geschrieben, er sei „die Grundfeste unserer Erde, der älteste, festeste, tiefste und unerschütterlichste Sohn unserer Natur."[43]

Goethe verweist auf die psychische Befindlichkeit des Menschen, der zu Klugheit und Glück gelangt, wenn er zugleich seine Imaginationsfähigkeit und die Beschränkung seiner Natur und Umstände zum Tragen kommen lassen kann. Ein Merkmal eines „geglückten" künstlerischen Prozesses liegt bei Goethe in dem engen Zusammenhang von Materialverwendung und der inneren Befriedigung der beim Künstler aktivierten „Einbildungs- und Erfindungskraft". Flusser nennt die Einbildungskraft die maßgebliche Fähigkeit, um sich im Dschungel der äußeren Stimulationsmöglichkeiten der gegenständlichen Welt orientieren zu können: „Für das Begreifen und Behandeln der Welt ist Einbildungskraft unerlässlich."[44]

Die psychologischen und dementsprechend die kunsttherapeutischen Implikationen liegen in Bereichen, die unter dem Aspekt der Übertragung und Sublimierung an anderer Stelle in dieser Arbeit diskutiert wurden und auf die ich später wieder zurückkommen werde.

In der neueren Kunstgeschichte: Immaterielles und Kult der Materialien

Trotz dieser den Menschen in den Mittelpunkt stellenden Thesen begleitet der Widerspruch zwischen den beiden extremen Standpunkten „Material muss überwunden werden" versus „Material bildet die Grundlage der Kunst" die Kunstgeschichte weiterhin. Den Vorrang der geistigen Idee vor dem Materiellen eines Kunstwerkes kennen wir auch aus der neueren Zeit von Künstlern. In der Bewegung zur Abstraktion geriet das „Geistige in der Kunst" zur Leitformel. So gut es möglich war, sollte sinnliches Material überwunden und – ähnlich der Musik – zu einem inneren Klang, einer seelischen Vibration werden.[45] Wassily Kandinsky machte seine Auffassung deutlich: „Nicht die Form (Materie) im Allgemeinen ist das Wichtigste, sondern der Inhalt (Geist)."[46] Material schien für Kandinsky zugleich Form zu bedeuten – sich von ihr zu befreien hieß Transzendenz im geistigen Inhalt. Wagner vermutet, dass die neue physikalische Erkenntnis, dass Atome nicht länger als unteilbare Bausteine der Materie angesehen werden konnten, Kandinsky dazu geführt hatte, von der Auflösungsmöglichkeit aller festen Stoffe Gebrauch machen zu wollen, um anstelle von festen Körpern energetische Schwingungen und Überwindung von Dinggrenzen erfahrbar zu machen.[47] Die Zunahme des Einflusses unsichtbarer, von den neuen Techniken ausgehender Kräfte zu Beginn des 20. Jahrhunderts hatte zu dem Wunsch nach „Überwindung" der gegenständlichen Darstellung geführt.

Um dieses Ziel zu erreichen, wandten sich viele Künstler des „Immateriellen" der Farbe zu. Farbe galt als besonders tauglich, denn unbegrenzte

Farbempfindung ließ sich aus der Sicht dieser häufig monochrom arbeitenden Maler fast unabhängig vom Farbkörper herstellen. Einer der ersten Vertreter war der Russe Malewitsch, der in der reinen Farbe „den Ursprung der Malerei"[48] sah. Mit dieser These des Suprematismus, am deutlichsten wiedergegeben in seinem berühmten „Schwarzen Quadrat von 1914/15", läutete er eine völlig neue Epoche der Kunst ein. Das Bild sollte zur „Nullform" und „reinen Erregung" werden.[49] Die Implikation eines dergestaltigen Bildes lautet nach Ingold: wo nichts gesagt wird, ist alles möglich. Er sieht in diesem Verzicht auf Sprache auch den Verzicht auf rationale Wege der Erkenntnis, dessen Ursache in einem tiefgreifenden Misstrauen des Künstlers gegenüber jeglicher bedeutungsorientierten Sprachverwendung liege.

Drechsler und Weibel stellen fest: „Durch die Aufkündigung der Abhängigkeit des Malers von den Naturformen hat Malewitsch erstmals die wahre Unabhängigkeit von malerischer Form, Farbe und Oberfläche garantiert und damit die Materialfrage eröffnet."[50] Material und Farbe sind hier eng verschränkt.

Dicht folgte dem Primat der Farbe der „Kult der Materialien", wie Tatlin seine Forderungen zum Konstruktivismus bezeichnete, die Materialsprache auf alle möglichen Oberflächen (Faktura) auszudehnen.[51] Holz, Glas, Metall, Karton, Gips und Kitt kamen ebenso in Frage wie Farben als Materialien mit ihrer jeweils eigenen Beschaffenheit. Der Künstler sollte in der Lage sein, die eigenständigen Charakteristika der Materialien zu erspüren und ihnen das Diktat über die Form zu überlassen. Sie nennen sich Konstruktivisten, weil der Raum ihre kinetischen Skulpturen mit*konstruiert*, bekannten Antoine Pevsner und sein Bruder Naum Gabo; die Skulptur musste sich zwischen Leere und Fülle, zwischen kompaktem und transparentem Material bewegen.[52]

Während manche Maler aus dem Material vorwiegend Geistiges abzuleiten suchten, spielte für andere der Materialreiz eine ausschlaggebende Rolle. Schwitters ließ sich animieren und argumentierte: „Indem ich verschiedene Materialien gegeneinander abstimme, habe ich gegenüber der Nur-Ölmalerei ein Plus, da ich außer Farbe gegen Farbe, Linie gegen Linie, Form gegen Form usw. noch Material gegen Material, etwa Holz gegen Sackleinwand werte." Kahnweiler berichtet von Picasso: „Er schuf sich neue Mittel in den verschiedensten Stoffen, wie farbige Papierstreifen, Lackfarben, Zeitungspapier, wozu noch die ‚realen Einzelheiten' Wachsleinwand, Glas, Sägemehl usw. kommen."[53] Material diente diesen Künstlern immer noch der Form, die neuen Materialien fügten sich der Darstellung, wie z. B. in Picassos „Stilleben auf Flechtstuhl" von 1912, in dem zum ersten Mal ein kunstferner Gegenstand, das Geflecht eines Stuhlsitzes, Teil eines kubistisch gemalten Bildes wurde. Später entwickelte Picasso diese Art der Materialcollage weiter zu surrealistischen Materialkombinationen wie im Stierkopf von 1942, zu dem er einen Fahrradsattel und eine Lenkstange zusammenfügte und mit diesem Gebilde einen Tierschädel entstehen ließ. Seine polymateriellen Bildreliefs wirken nach Drechsel und Weibel wie eine universale Grammatik, aus der alle späteren Material-Maler ihre Sätze bauen sollten.[54]

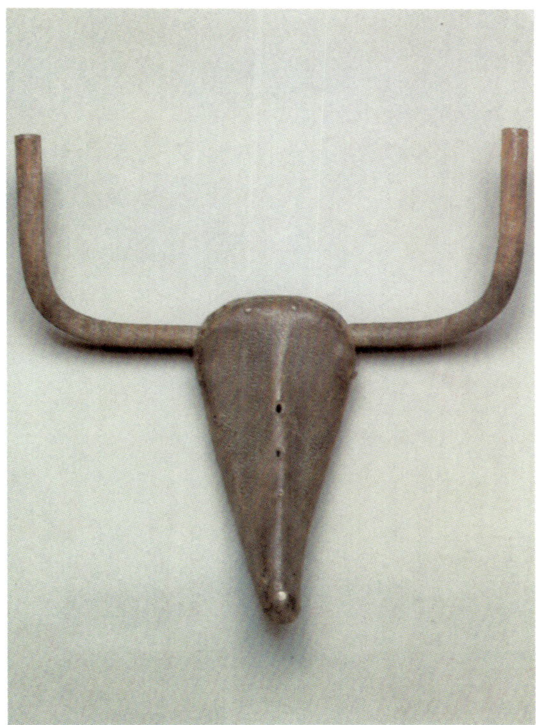

Abb. 95: Pablo Picasso, Tête de taureau (Stierkopf), Musée Picasso, Paris

Andere Künstler setzten die Entmaterialisierungstendenzen[55] in der Skulptur und Malerei fort: von Alexander Calder, der mit seinen Mobiles schwebende, sich vom Gewicht lösende Konstruktionen schuf, der Futurist Lucio Fontana, der mit seinen Concetto spaziale 1950 die Begrenzung der Fläche durch die Leinwand zu überwinden und in den dahinter liegenden Raum einzudringen suchte, bis zu den buchstäblichen Auflösungen und der Bindungslosigkeit des Materials in den aktuellen Lichtplastiken Dan Flavins und James Turells, dessen Lichträume haptisch erscheinen und dennoch nicht berührt werden können, oder den vergänglichen Schnee- und Eisskulpturen von Andy Goldsworthy.

Der allgemeinen Entmaterialisierungs-Euphorie hatten sich auch Maler wie Yves Klein und Piero Manzoni angeschlossen.[56] Mark Rothko, Barnett Newman und Ad Reinhardt zählen ebenso zu ihnen. Newmann arbeitete mit dem Ziel, die Bindung des Farbmaterials zu überwinden und stattdessen einen affektiven Raum zu schaffen. Ad Reinhardt sagte, ein Bild sei fertig, „wenn alle Spuren der Mittel verschwunden sind, die verwendet wurden, um zu dem Ergebnis zu gelangen."[57] Sie bezeichneten ihre Kunst mit dem Begriff des *sublime* – das Erhabene. Spiritualität und Transparenz waren die Prinzipien, denen sie – wie schon Kandinsky – folgen wollten.

Technischer Fortschritt begründet andere Materialauffassungen

Die Fortsetzung dieser Entwicklung muss zweifellos im Licht der neuen technischen Errungenschaften und elektronischen Medien gesehen werden. Drechsler und Weibel halten ihren Einfluss dafür verantwortlich, dass nicht mehr eine stabile Substanz in der Kunst das zentrale Material bilden kann, sondern eine unstabile Menge von Interaktionen. In der Konzeptkunst und der Medienkunst verwirklicht sich ihrer Meinung nach nicht nur die Abwendung von der Abbildung, sondern es geschieht regelrecht der Verzicht auf das Bild: „Das Modell der Sprache ersetzt das Modell der Materie."[58] Sie vermuten, dass die anfangs als Schock empfundene Krise der Repräsentation im „proklamierten Ende der Malerei" zu einer Befreiungsbewegung wurde, weil es zu einer Lossagung von dem Ballast der vorherigen Künste führte und die „Leerstelle" der Leinwand den Platz frei machte für bisher unbekannte Kunstformen – und auch Materialien.[59]

Diese Freiheit hat nun eine schier endlose Konjunktur an Materialien in die Kunst gebracht. Hofmann spricht sogar von der Materialwut der modernen Avantgarden, die neben der klassisch-romantischen Materialästhetik für die künstlerische Praxis ernst zu nehmen ist.[60] Ein im Jahr 2002 erschienenes Lexikon des künstlerischen Materials beschreibt 52 Werkstoffe der modernen Kunst von Abfall bis Zinn.[61]

Der engen Materialauffassung des Klassizismus war Ende des 19. Jahrhunderts das Streben nach „Materialgerechtigkeit" gefolgt. Hans Richter benannte 1923 das neue Prinzip, die Gestaltung auf der Grundlage des Materials: „Die Grundforderung elementarer Gestaltung ist Ökonomie. Reines Verhältnis von Kraft und Material. Das bedingt elementare Mittel, völlige Beherrschung der Mittel. Elementare Ordnung und Gesetzmäßigkeit."[62] Vertreten wurde dieses Prinzip auch von Johannes Itten: er forderte seine Schüler auf, verschiedene Materialien zu kombinieren und ihre Möglichkeiten kennenzulernen. Seine Intention richtete sich nicht nur auf das intellektuelle Erfassen der Beziehung zwischen Material und zu schaffendem Werk, vielmehr sollten Materialstudien der Erweiterung der optischen Beobachtungen und des Tastsinns dienen. Über die Analyse der Sinneseindrücke kann auch das Wesentliche erfühlt und in die Form übertragen werden.[63] Ittens Ansatz betont, dass nicht intellektuelle Einsicht und Planung den Gestaltungscharakter eines Werkes bestimmen sollen, sondern der sinnliche Umgang mit dem Material.

Materialgerechtigkeit und Widerstand

Der Begriff der Materialgerechtigkeit konnte nach Spemann nur Eingang in die Kunst finden, weil Material mit dem Beginn der industriellen Massenproduktion „ungerecht", d. h. falsch behandelt worden ist.[64] Doch anstatt diese neu gewonnene Freizügigkeit in den Dienst erweiterter Möglichkeiten in der Kunst zu stellen, wurde Materialgerechtigkeit zur Ideologie erhoben, die sich aus Spemanns Sicht bis heute gehalten hat, wenn künstlerische Entscheidungen einzig auf der Maxime des Materials getroffen werden.

Dennoch begannen Künstler bald, vor einer Beliebigkeit bei der Inanspruchnahme des großen Angebots an neuen Stoffen und Techniken zu warnen. Es ginge nicht darum, Materialien um ihrer selbst willen zu verwenden; vielmehr müssten sie in den Dienst der Realisierung der gesamten künstlerische Idee gestellt werden. Alexander Archipenko, der schon 1912 zum ersten Mal verschiedene Materialien in der Plastik verwandte, begründete, dass die bisher benutzten Stoffe nicht der Verwirklichung seiner Vorstellungen dienen konnten, und es nur natürlich sei, neue Stoffe zur Umsetzung seiner Ideen heranzuziehen. Aber es sei der neue Formstil, der andersartige Werkstoffe forderte, nicht aber umgekehrt die neuen Stoffe, die einen neuen Stil schafften. Welche Materialien verwendet werden, ist an sich gleichgültig; Voraussetzung ist, dass das Material dem Stil völlig entspricht.[65] Spemann unterstreicht, dass die Zuwendung Archipenkos zu neuem Material nicht als Selbstzweck geschehen ist, sondern sich der Künstler immer noch dem übergeordneten Prinzip eines neuen Stils verpflichtet sieht.

Wie Archipenko argumentiert einige Jahrzehnte später Henry Moore mit der Überwindung der Vorherrschaft der Materialgerechtigkeit: „Starres Festhalten an der Doktrin führt dazu, dass Material die bildhauerische Arbeit beherrscht. Der Bildhauer muss Herr seines Materials sein – allerdings kein grausamer Herr.“[66]

Das Material fordert den Künstler heraus. Es setzt ihm aktiv Widerstand entgegen, besitzt mit seinen spezifischen Eigenschaften ein Eigenleben, das respektiert werden muss. Dieser Zustand wird von Wagner sogar als eine kämpferische Aufforderung gesehen, in der der wahre Künstler danach trachtet, die Widerspenstigkeit des Materials zu besiegen.[67]

Die Erfahrung des Widerstandes führt nach Rötzer zu einer unerwarteten Wahrnehmung von etwas, das vom Bewusstsein und Willen unabhängig zu sein scheint.[68] Dabei beruft er sich auf Dilthey: „So wird in dem Impuls und dem Widerstand, als in den zwei Seiten, die in jedem Tastvorgang zusammenwirken, die erste Erfahrung des Unterschiedes eines selbst und eines Anderen gemacht.“[69] Von Anfang an forciert die Auseinandersetzung mit dem Material ein dialogisches Vorgehen. Künstler und Material beeinflussen und transformieren einander.[70]

Der Widerstand des Werkstoffes zwingt durch seine Eigensinnigkeit geradezu Besinnung auf[71] und schafft nach Spemann notwendigerweise eine gewisse Distanz zwischen Hersteller und entstehendem Werk.

Der Kampf zwischen der Idee und dem Material

Das Material zeigt dem Künstler seine Reichweite und konfrontiert ihn mit Grenzen, wie Tàpies anschaulich wiedergibt: „Die Dinge, die man sich vorstellt, lassen sich nicht immer realisieren. Man muss erst in einen Dialog mit den Materialien treten, denn die Materialien sprechen, sie haben eine eigene Sprache ... Daraus entsteht der Dialog zwischen dem Künstler und seinem Material. Häufig muss man eine Idee fallen lassen, weil das Material der Idee widerspricht. Dann beginnt eine Art Kampf zwischen der Idee, die ich auszudrücken versuche, und der materiellen Form, die ich ihr geben möchte. Das heißt, die Bilder protestieren, wenn die Idee, die ich hier ausdrücken wollte, zu gering, zu elementar oder zu oberflächlich ist. (...) Meine Arbeitsweise wird folglich zum unvermeidlichen Dialog zwischen der ursprünglichen Idee, wie sie sich durch die alltäglichen Gefühle einstellt, und der Materie der Leinwand.“[72] Die Spannung zwischen der geistigen Vorstellung und der physischen Wirklichkeit befindet sich zu Beginn des künstlerischen Prozesses offensichtlich auf einem so hohen Pegel, dass der Künstler die Kontaktaufnahme manchmal fast als Eintritt in einen Kampf empfindet.

Kobbe zählt die Widerständigkeit des Materials zu den wichtigsten Eigenschaften, „weil durch sie sich Realität gegenüber Traum, Wahn und Vorstellung zu erkennen gibt ... und den ständigen Gegenpart zum Formungswillen des Künstlers bildet.“[73] Aus psychologischer Sicht kann das Material also zum Korrektiv für ungebundene, potenziell destruktive Phantasien werden. Seine in der äußeren Realität verankerte Existenz führt zu einer Überprüfung der inneren Vorstellung, die sich im künstlerischen Prozess in der Form realisieren soll. Material trägt dazu bei, dass innere Impulse verlangsamt zum Ausdruck kommen, gewissermaßen gezähmt werden, weil sie sich mit äußeren physikalischen Gegebenheiten messen müssen. Sein Widerstand führt notwendigerweise zu einem Akt der Realitätsüberprüfung und der Anpassung. Hat der Künstler oder der künstlerisch schaffende Patient sich für ein Material entschieden, beeinflusst diese Entscheidung alle weiteren Prozesse.

Nicht immer glückt der Dialog mit dem Material. Vor allem wenn seine eigenen Konditionen missachtet werden, straft es den Künstler. Als Folge der Frustration wird oft versucht, in einem Akt der Zerstörung, das Material zu vernichten. Der Maler Emil Schumacher hat diesen Impuls in Worte gefasst: „Die äußerste Form, den Widerstand (des Materials) zu brechen ist die Zerstörung: ein primitiver Gestus der Verzweiflung und der Kunst. Die Antwort heißt nicht: Wiederherstellen, sondern: den Zerstörungsakt dem Werk einverleiben.“[74] Immer wieder kommen destruktive Handlungen in der Kunst vor, aber ebenso versuchen Künstler aus dem Zerstörten Neues zu schaffen, als beispielsweise Rauschenberg eine von ihm selbst ausradierte Zeichnung von De Kooning signierte und die Spuren des Prozesses zeigte. Der affektive Wunsch, das Material vernichten zu wollen, kann in konstruktive Form überführt werden.

Kunsttherapie und die besonderen Schwierigkeiten, dem Material gerecht zu werden

Die in der Kunstgeschichte verlangte Materialgerechtigkeit wird auch in der Kunsttherapie zur Herausforderung. Wir können oft beobachten, dass Patienten sich für ein Material entscheiden, das sich dann als regelrecht ungeeignet für eine intendierte künstlerische Idee erweist. Wenn der Filzstift für ein riesiges Format gewählt wird, um damit die gesamte Fläche zu füllen, ist es sinnvoll, den Grund herauszufinden, weshalb Papier und Stiftwahl in einem solch „ungerechten" Verhältnis zueinander gebracht werden sollen. Es kann durchaus sein, dass die Wahl aus Unkenntnis der Materialeigenschaften getroffen wurde und der Patient lediglich einen Hinweis braucht, dass eine große Fläche mit anderen Materialien die gewünschte farbige Wirkung erhält. Es kann aber auch mit einem starken Bedürfnis zusammenhängen, potenziell Angst auslösende Gefühle und Impulse, die mit starker Farbigkeit verbunden sein können, unter Kontrolle halten zu wollen.

Mit der Wahl eines unpassend erscheinenden Materials ist in der Kunsttherapie häufig eine große Ambivalenz verbunden. Einerseits soll dem Impuls gefolgt werden, der spontan durch die Eigenschaften des Materials geweckt wird, andererseits hindern innere Zensoren und Abwehrmechanismen daran, just diese Eigenschaften im entstehenden Werk wirken zu lassen. Am Beispiel des Aquarells kann man das häufig beobachten: Patienten fühlen sich von den Möglichkeiten des Fließens der zarten Farben angezogen und führen den Pinsel dennoch sehr kontrolliert. Es scheint ihnen schwer zu fallen, sich einem Prozess zu überlassen, dessen Ausgang relativ ungewiss ist. In der Regel interveniert die Kunsttherapeutin in einer solchen Situation, um technische Möglichkeiten aufzuzeigen, wie der Patient zum Ziel gelangen kann. Doch manchmal hilft dies nicht weiter.

Eine aggressionsgehemmte Patientin wollte mit Aquarellfarbe ein richtig böse aussehendes Monster malen und scheiterte zunächst. Sie schuf ein Tier, das zwar die Arme in die Luft hob und ein großes Maul zeigte, doch von dem bösen Monster war weiter keine Spur zu entdecken (Abb. 96). Die Farbe erschien dicht und sehr fest und wirkte fast, als sei sie in das Papier gerieben worden.

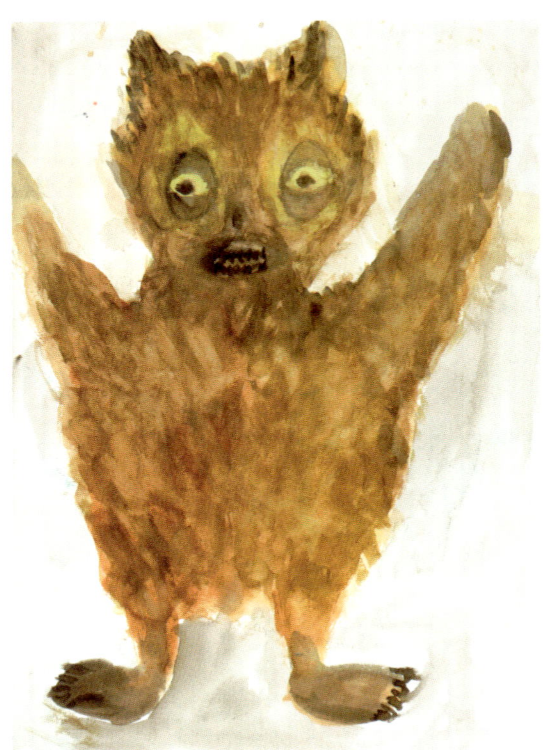

Abb. 96: 24x34cm, Aquarell

Sie konnte sich nicht wirklich mit ihren eigenen Qualitäten entfalten, die Patientin übte Druck auf den Pinsel aus, ohne ihre Vorstellung in eine für sie passende Form bringen zu können. Sie sagte, das beabsichtigte Monster würde eher wie ein lieber Teddybär aussehen, und das habe wohl mit ihr zu tun.

Es schien, dass sie zwar aus kognitiver Einsicht ihrem eigenen inneren Monster eine sichtbare Form geben wollte, und dennoch ihre emotionale Ambivalenz sie daran hinderte. Nach einigen Therapiesitzungen und nach der Lektüre des Bilderbuches von Maurice Zendak „Wo die wilden Kerle wohnen", das ich mitgebracht hatte, wagte sie sich erneut an das Thema.

Dieses Mal tauchte aus dem verschwommen erscheinenden Hintergrund ein gefährlich wirkendes Wesen auf; es besitzt außer dem bedrohlichen Kopf mit einem zähnefletschenden Maul keine klaren Konturen. Dies macht es für den Betrachter unheimlich und gruselig (Abb. 97). Die Patientin verglich die beiden Bilder und war ungeheuer stolz, beim zweiten Mal nun ein wirkliches Monster geschaffen zu haben. Sie hatte die Aquarellfarbe jetzt sichtlich für ihr Motiv passend verwenden können und sich eine größere Freiheit im Umgang mit ihr zugestanden. Vermutlich hat ihr der therapeutische Prozess zu dieser formalen Steigerung ihrer Monsterdarstellung verholfen, denn nun schien sie ihr eigenes „in-

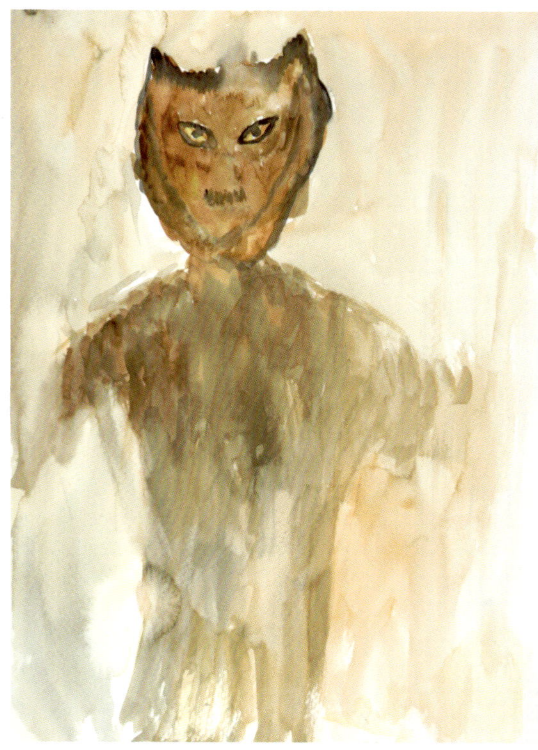

Abb. 97: 24x34cm, Aquarell

neres Monster" mehr zu akzeptieren und konnte es ihrer Vorstellung entsprechend malen.

Manche Patienten neigen dazu, dem Material bewusst die Herrschaft überlassen zu wollen. Ein Stück Speckstein wird kaum bearbeitet und als Kunstwerk deklariert, Temperafarben werden auf ein Blatt getropft, oder Abfallstücke offenbar ohne formale Absicht zusammengefügt. Aquarellfarbe soll möglichst nur fließen und das Endprodukt dem Zufall anvertraut werden. Dieser Umgang mit dem Material vermittelt den Eindruck, dass die Verantwortung für eine entstehende Form vermieden wird. Die Abwehr gegen eine aktivere Beteiligung und Bearbeitung könnte mehrere Ursachen haben: Kindlich-regressive Bedürfnisse zeigen sich in dieser Art Passivität gegenüber dem Material, das normalerweise durch seinen Aufforderungscharakter dem Streben nach Form entgegenkommt. Grandiose Phantasien, ausgehend von Anlehnungen an das, was als „Moderne Kunst" verstanden wird, spiegeln regressive narzisstische Bedürfnisse nach Bewunderung ohne eigene konstruktive Aktivität.

Doch Passivität gegenüber dem Material kann auch mit Ängsten des Patienten verbunden sein, dass jede Art von subjektiver Formgebung eine Preisgabe seiner Persönlichkeit bedeuten könnte. Mangelndes Vertrauen lässt ihn vielleicht diese Art des Widerstandes und Selbstschutzes wählen. Der Umgang mit dem Material gibt dem Therapeuten wichtige diagnostische Hinweise auf die Bedürfnisse des Patienten und daraus folgend die Planung von therapeutischen Interventionen und Zielen.

Doch sollte in einer Situation wie dieser eine mögliche weitere Motivation in Betracht gezogen werden. Wie jede symbolische Handlung kann sie vielfältig determiniert sein. Für manche Patienten ist es regelrecht eine Befreiung und ein Fortschritt, wenn sie lernen, einfach nur mit dem Material zu spielen. Wenn sie zuvor nur mit fixierten Bildvorstellungen in die Therapiestunde gekommen sind und versucht haben, diese während des Malens rigide umzusetzen, bedeutet die vorübergehende Regression eine emotionale Errungenschaft, wenn sie die Farbe aus der Temperaflasche auf ihr Blatt tropfen lassen und den Pinsel oder den Finger nur als Werkzeug für weitere Spuren nutzen können und sie sich auf diese Weise von lähmenden Hemmungen befreien. Diese Art der Annäherung an den künstlerischen Prozess zeigt, dass sie sich mehr als zuvor primärprozesshaft auf das auftauchende Erleben und Phantasieren einzulassen wagen, ein ähnlicher Zustand, wie ihn Pollock und andere Maler mit dem automatischen Malen gesucht haben.

Meistens verbleiben Patienten nicht in einer solchen formlosen Phase, denn der Aufforderungscharakter des amorphen Materials schafft das Verlangen nach Einflussnahme und appelliert an den Willen zur subjektiven Form. Wenn es gelingt, Material und Form bzw. Stil zu einem Ganzen verschmelzen zu lassen, kann die erreichte Materialgerechtigkeit den Fortschritt des therapeutischen Prozesses spiegeln.

Die Integrationskraft des Materials: Affekte aufnehmen und verwandeln

Das Phänomen der Zerstörung des Materials kommt wie in der Kunstgeschichte natürlich auch in der Kunsttherapie vor. Aufgrund der spezifischen Situation, in der Menschen künstlerisch arbeiten sollen, die in ihren Beziehungs- und Kommunikationsmöglichkeiten eingeschränkt sind, ist das Thema erfahrungsgemäß präsenter als bei gesunden Künstlern. Patienten zerreißen ihr Blatt, übermalen schnell eine Skizze oder drücken eine Tonskulptur zu einem Klumpen zusammen. Aggressive, Angst auslösende Impulse, die verdrängt und zurückgehalten waren, können durch Material stimuliert, näher an die Oberfläche transportiert werden. In den Momenten der Zerstörung ist es unmöglich, diese Gefühle auf einer bewussteren Ebene zu ertragen und zu integrieren. Diese Art des Umgangs mit Material nennt Kramer chaotisches Entladen. Es dient der direkten Abfuhr von Affekten und führt leicht zu Kontrollverlust.[75] In einer solchen Situation kann kein echter Dialog stattfinden. Schumacher nannte es einen Akt der Verzweiflung, wenn der Widerstand des Materials in dieser ultimativen Weise gebrochen werden soll.

Wie in der „großen“ Kunst kann Zerstörung auch in der Kunsttherapie einem Akt der Neuschaffung einverleibt werden. Die Erfahrung, dass Material solche starken Gefühle wie Wut und Aggression absorbieren kann, ist für viele Patienten äußerst hilfreich.

An zahlreichen Beispielen zeigt der amerikanische Kunsttherapeut Henley, wie Ton aufgrund seiner Eigenschaften in regressiven Episoden rohe emotionale Ausbrüche seiner schwierigen Kinder-Patienten aufnehmen kann. Zerstörte Teile können sogar wieder auf eine Weise zusammengefügt werden, dass kein Hinweis von dem vorausgegangenen psychischen Zusammenbruch zeugt.[76] Kramer betont, dass die Kraft des Tons, Integration zu fördern, weitaus bedeutender ist als seine Neigung, Regression zu wecken. Die berührbare Erdigkeit und seine anpassungsfähige, kohäsive Qualität vermitteln ein Gefühl von Realität und Substanz. Deshalb sei Ton besonders geeignet für Menschen, die von einer Fragmentierung ihres Ich bedroht sind.[77]

Das Wegnehmen- und Hinzufügen-Können und seine taktilen Qualitäten prädestinieren den Ton ebenfalls für die Kunsttherapie mit sehbehinderten oder blinden Menschen.[78]

Spuren intensiver Gefühle von Zerstörungslust müssen aber nicht immer beseitigt werden und verschwinden. Sie zu zeigen kann zu einer wichtigen Erfahrung werden: wenn Impulse und Affekte symbolische, sublimierte Form finden, erlangen sie Akzeptanz, anstatt ignoriert und verdrängt zu werden.

Eine Patientin war über sich selbst sehr wütend, weil sie bei jedem etwas lauteren Alltagsgeräusch aufschrie; sie fühlte sich durch dieses hysterische Symptom eingeschränkt und war dennoch nicht in der Lage, es aufzugeben. Durch dieses plötzliche erschreckende Aufschreien waren Interaktionen und Kommunikation mit ihr sehr begrenzt und das Gegenüber musste immer auf einen Schrei gefasst sein.

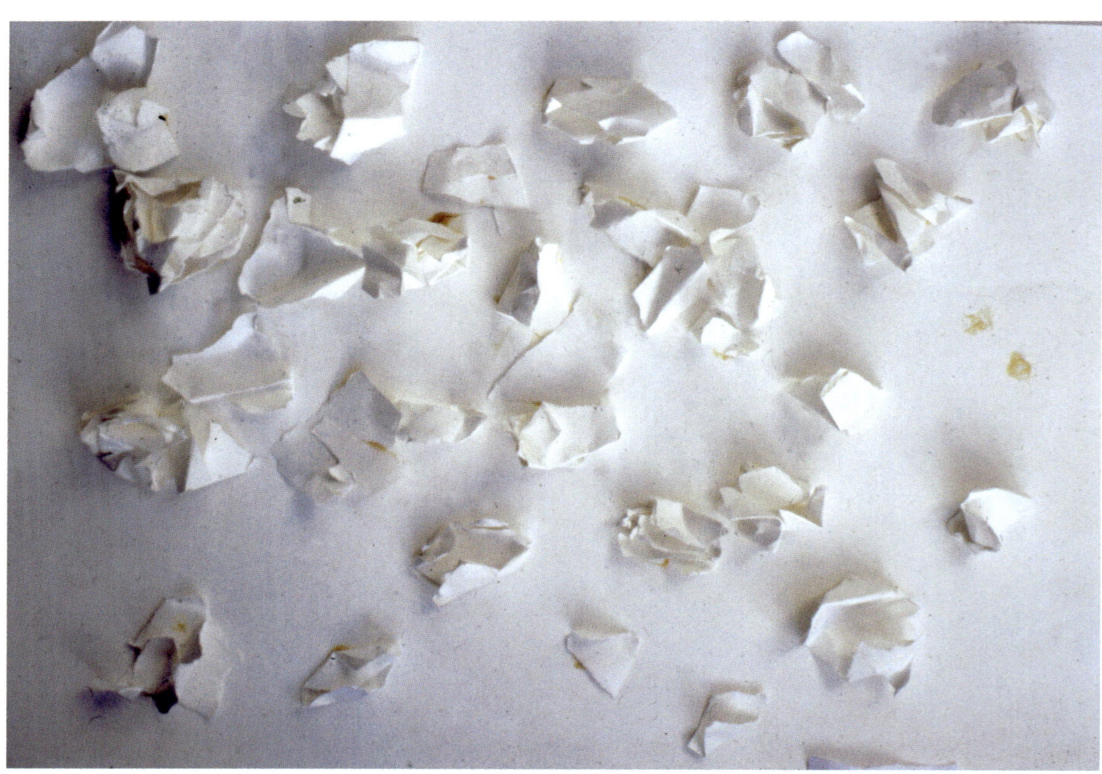

Abb. 98: 42x59,7cm, Papier

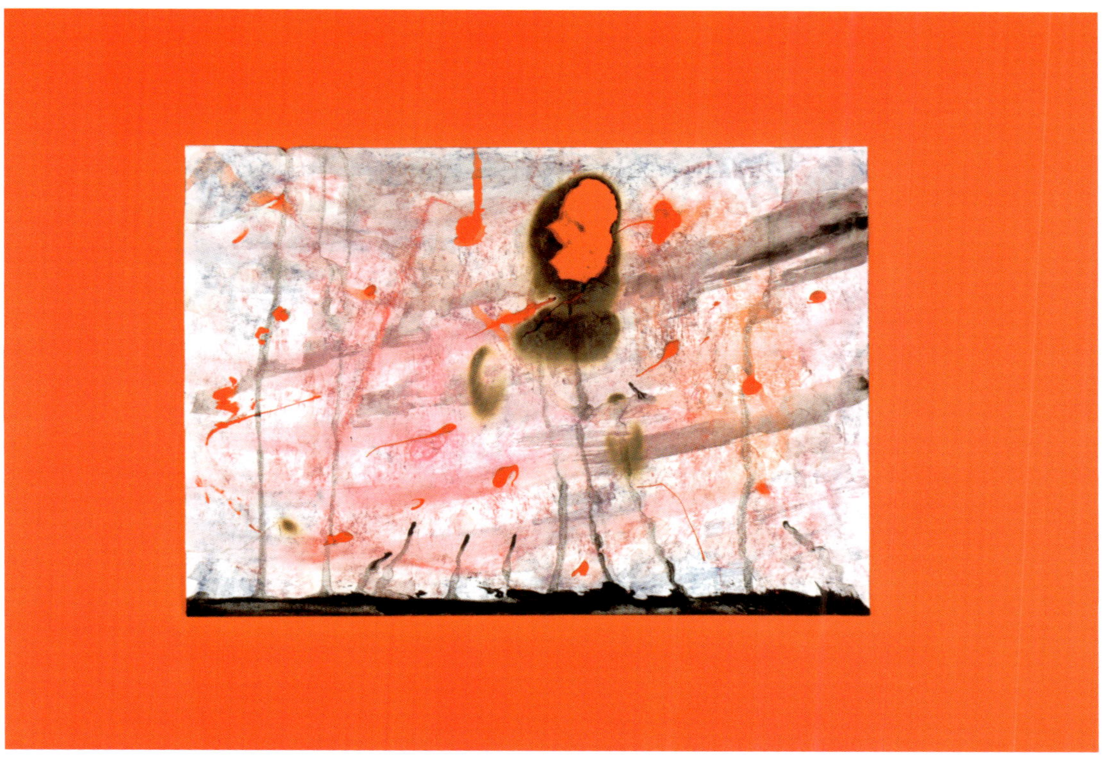

Abb. 99: 36x48 cm
Aquarell. Pastellkreide
Feuerspuren

In ihrer Wut über ihre eigene Unfähigkeit, dieses Schreien aufzugeben, zerriss sie – nachdem sie um Erlaubnis gefragt hatte – einige Blätter Zeichenpapier, knüllte die Fetzen zu Kugeln und klebte sie dann genüsslich auf ein großes Blatt Papier. Das Reißen und Knüllen des Papiers hatten der Patientin ein Maß an Kontrolle über die entstehenden lauten Papiergeräusche erlaubt, was sie offensichtlich mit großer Befriedigung verband. Im Aufkleben schien sie die Verursacher zu bannen. Die Collage bedeutete ihr viel und sie amüsierte sich in der Erinnerung an ihre Entstehungsgeschichte (Abb. 98). Bald nach dieser Episode schrie sie nicht mehr.

Eine andere, ebenfalls aggressiv erscheinende junge Frau, die mit der Diagnose einer Borderline-Störung behandelt wurde, nahm ein Feuerzeug und brannte ein Loch in ihr Zeichenpapier. Normalerweise ist dies nicht erlaubt, aber es war in Sekundenschnelle passiert, bevor die Therapeutin ein Verbot aussprechen konnte. Dann gestaltete die Patientin das Blatt abstrakt mit blauer und roter Pastellkreide und klebte es anschließend auf ein rotes Passepartout. Die Brandspuren bildeten ein zentrales Gestaltungsinstrument (Abb. 99). Sie sagte, dass die Zerstörung des Papiers mit ihrer Wut zu tun hätte. Diese Wut konnte sie überzeugend kommunizieren, ohne weitere eigene oder fremde Grenzen zu verletzen. Die Destruktion war dem Bild einverleibt worden.

Material und Abstraktion in der Kunsttherapie

Ein Konflikt, den Künstler offenbar nicht vermeiden können, besteht darin, dass Material mit Geschichte behaftet ist. Die Künstler des Immateriellen fanden Lösungen, die den traditionellen Darstellungsformen des Tafelbildes sowie der klassischen Skulptur eine Absage erteilten und der Vermittlung des Geistigen, der Idee des Kunstwerkes den Vorrang gaben.

Diese Facette der Kunstgeschichte findet nicht selten Parallelen in der Kunsttherapie. Erwachsene Patienten, eher als Kinder, nähern sich manchmal dem künstlerischen Prozess mit einem Konzept, das nicht zur Abbildung einer Vorstellung führen soll. Stattdessen soll die Idee in der Abstraktion bleiben und damit einen möglichst nicht konkret definierten, sondern einen „affektiven Raum" schaffen. Diese Haltung unterscheidet sich von der beschriebenen Herangehensweise, Material nicht oder kaum zu bearbeiten. Vielmehr wird die Entscheidung zur abstrakten Darstellung konsequent mit aktiver Formsuche verbunden.

Ein Beispiel sind Situationen, wenn Sprache in das Bild eingeführt wird und Patienten auf ein Blatt das Wort „Liebe" oder „Hoffnungslosigkeit" oder „Warum nicht mal ein Bild malen?", schreiben – dann sind die lesbaren Worte das Trägermaterial, sie bilden den Ersatz zu anderen, physisch-sinnlichen Materialmöglichkeiten. Ein Widerspruch entsteht zwischen dem Inhalt, der eine starke affektive Botschaft enthält, und der Distanz des geschriebenen Wortes. Wie in der immateriellen Kunst dominiert die geistige Idee. Die Botschaft soll nicht vom Stofflichen des Materials und der passenden Form ausgehen, sondern von der kognitiv genutzten Begrifflichkeit. Diese Konstruktion erlaubt in der Wahrnehmung der Patienten eine weitaus größere Kontrolle über das, was der Betrachter wahrnehmen soll. Die Eindeutigkeit seines Wortes soll möglicherweise verhindern, dass sein Bild auf eine Weise verstanden wird, die für ihn unangenehm, missverständlich, bedrohlich oder einfach nicht zu ertragen wäre. Psychodynamisch gesehen findet eine Rationalisierung statt.[79] „Wenn man unter eine Figur schreibt, was sie denkt und was sie tut, so gesteht man damit ein, dass ihre Gedanken oder ihre Bewegung nicht in Zeichnung und Farbe übersetzt sind", resümiert Cézanne.[80] Die Abstraktion geschieht in einem solchen Fall im Gebrauch der geschriebenen Sprache als Kunst.

Manchmal verfolgen Patienten in ihrer Kunst die Idee des „Geistigen" sehr bewusst auf der Basis des Materialgebrauchs, ähnlich wie viele Künstler des Immateriellen. Gezielt hatte eine vierzigjährige Frau mit der Diagnose einer Borderline-Störung und Anorexia nervosa die gesamte Fläche eines DIN A 3 großen weißen Blattes mit schwarzer Farbe bedeckt. Es schien zunächst gleichgültig, ob der Farbkörper aus Pastellkreide oder Gouache-Farbe bestand. Wichtig war ihr, eine komplett schwarze Oberfläche zu erhalten. Die Patientin sagte zu ihrem „Konzept", es solle nichts durchdringen, was Licht oder Farbe bedeuten könnte. Eines ihrer ähnlich angelegten früheren Bilder hatte im Nachhinein ihr Missfallen hervorgerufen, weil verschiedenfarbige, rhythmische und leichte Striche der Pastellkreide auf dem schwarzen Grund zu sehen waren.

Mit großer Energie rieb sie dieses Mal die schwarze Pastellkreide mit den Fingern auf das Papier. Sie klebte dieses vollkommen schwarze Bild schließlich auf ein großes schwarzes Passepartout aus Tonpapier und da-

Abb. 100: ca. 35x48 cm, Pastellkreide

tierte ihr Werk mit Bleistift (Abb. 100). Ihren Gefühlszustand des Nichts, des Leeren darzustellen war ihre deklarierte Absicht. Sie sprach von ihrer depressiven Stimmung, die nichts anderes als Schwarz zuließe. Zugleich suchte sie geradezu energisch und mit Worten unterstrichen, dem Bild jede Farbigkeit zu verweigern. Kein Hauch eines anderen Ausdrucks als den des reinen Schwarz durfte es geben. Ich vermutete, dass Farben ihr zu subjektiv erschienen – zu sehr konnten sie vielleicht Hinweise auf andere Gefühle enthalten, die außerhalb des Depressiven lagen und von größerer impulsiver Affektivität zeugten.

Die Ursprungsidee für dieses Bild hatte keine feste Form, sie war dem Geistigen, dem Informellen entsprungen. Wie Malewitsch schuf die Patientin eine undurchdringliche schwarze Fläche. Ich erzählte ihr von dem Maler und seiner künstlerischen Absicht, dass er der Meinung war, dass in dem Schwarz zugleich der vollkommene Rückzug und der Anfang aller Möglichkeiten des Malens lägen. Sie sah sich das „Schwarze Quadrat" im Katalog an und schien sehr beeindruckt. Die Bedeutungsvielfalt ihres Bildes war ihr vorher nicht bewusst gewesen, und sie schien darüber nachzudenken, ohne darüber zu sprechen. Es war offensichtlich, dass der appellative Charakter des Bildes eine der Patientin wichtige Seite darstellte.

Ein schwarzer Bildraum ruft Besorgnis hervor. Ist er ein Symbol für die Sehnsucht nach dem endgültigen Nichts, dem Wunsch nach Rückzug? Die Botschaft des Bildes könnte mit suizidalen Absichten gekoppelt sein; das Bild löste bei einigen Mitpatienten Angst aus. Tatsächlich hatte die Patientin sich schon oft selbst verletzt und erfuhr deswegen die besondere Aufmerksamkeit ihrer Umgebung. Aber die Vehemenz, mit der sie andere Farben ablehnte, verwies auch auf starke Emotionen hin, die noch im dunklen Verborgenen gehalten werden mussten. Diese Reaktion und ihr spürbares Interesse für die Sichtweisen des Malers Malewitsch ließen die Kunsttherapeutin nicht ganz so besorgt sein. Denn die Patientin hatten den „Möglichkeitsraum" wahrnehmen können, dass dieses „Nichts" auch der Anfang für etwas Neues sein könnte.

Außerdem war eine andere wichtige Beobachtung zu verzeichnen: die Art und Weise, wie die Patientin mit der Pastellkreide umging, zeigte eine intensive Bezogenheit mit dem Material. Das abwechselnde Auftragen und Verwischen mit den Fingern und der Handinnenfläche schien ihr – trotz der düsteren Schwärze – Vergnügen zu bereiten. Sie nutzte die Eigenschaften des pulvrigen Materials und überließ sich ihnen weitgehend. Ihr Formvorhaben verschränkte sie direkt mit der Kreide. Wie die Künstler des Immateriellen verband sie unmittelbar Material und Idee. Sie zeigte sich zufrieden mit dem Resultat und war erleichtert, dass ihre Malweise genauso wertgeschätzt wurde wie die gegenständlichen Bilder anderer Patienten.

In weiteren Stunden kreierte diese Patientin immer wieder entweder monochrome, auch farbige Bilder oder Farbkombinationen mit Pastellkreide oder Gouache, die an die Gemälde Mark Rothkos und anderer abstrakter Maler erinnerten. Diese Bilder besaßen für die Patientin große Bedeutung, ohne dass sie eine eindeutige „Geschichte" erzählten. Das bewusste verbale Reflektieren über ihre Bilder fiel ihr schwer, das Sichtbare bildete keine Brücke zur sprachlichen Welt. Wie Malewitsch war die Patientin skeptisch gegenüber der begrifflichen Sprachverwendung[81]; es war für sie äußerst schwierig, verbale Sprache mit Bedeutungen zu belegen. Die abstrakte künstlerische Arbeitsweise schien sie einerseits von einer konkreten eindeutigen Aussage zu entbinden; andererseits schien sie dennoch persönliche, mit vielen Gefühlen besetzte, aber nur sinnlich fassbare Themen vermitteln zu können. Bald begann sie, mit neuen malerischen Techniken zu experimentieren, etwa mit roter und blauer Farbe getränkten Schwämmen zu drucken, um „den Druck von innen" darzustellen. Malmaterial und Maltechnik waren für sie zu zentralen Symbolträgern geworden.

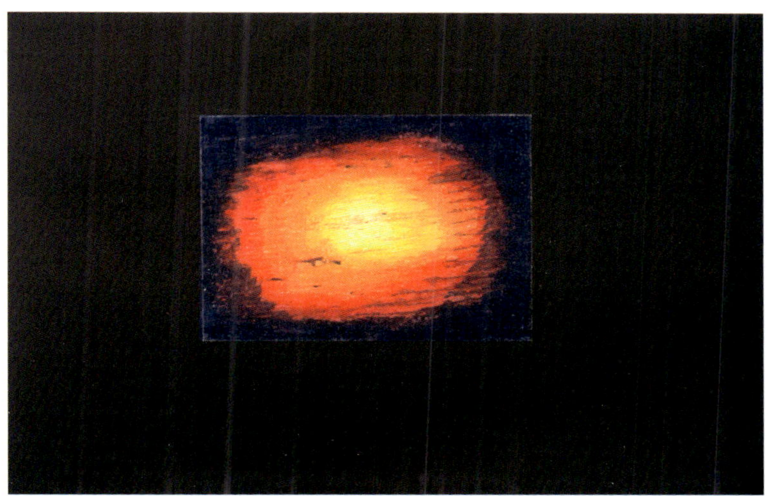

Abb. 101: ca. 42x59,7 cm, Wachskreide

Eine andere 20-jährige Frau mit einer Borderline-Störung und Anorexia aus derselben Gruppe, die sich fast gänzlich einer verbalen Kommunikation entzog und nur manchmal sehr kurze Beschreibungen ihrer Bilder gab, malte mit Ölkreide eine runde gelborange- und rotfarbige Form, die von dichtem Schwarz umgeben war. Ein von ihr gewähltes sehr großes Passepartout ließ die farbige Form klein und verloren erscheinen (Abb. 101).

Assoziationen wie „ein Planet im All, der sich weiter nach vorne bewegen würde" wurden von den Mitpatienten genannt. Sie selbst sagte dazu, er könne auch zurückweichen und verglühen, bis nichts mehr übrig blieb.

Die Idee des gänzlichen Verschwindens hatte die stark abgemagerte Patientin mit dem verhältnismäßig großen Passepartout unterstrichen. Die Ambivalenz ihrer Gefühle drängte sich in der Vorstellung eines Gruppenmitglieds auf, dass der Planet sich auch nach vorne zu dem Betrachter hin bewegen und vielleicht sogar explodieren könnte. Potenzielle impulsive Durchbrüche hatte die Patientin bisher immer wieder gegen sich selbst gerichtet und sich in suizidaler Absicht die Pulsadern aufgeschnitten.

Die Idee des körperlichen und geistigen Auflösens wurde auch bei ihr im Material konterkariert: die kräftig und mit hohem Druck aufgetragene Ölkreide zeigt Intensität und Sinnlichkeit; sie wirkt substantiell und die Schattierungen der Farben in Verbindung mit dem Schwarz erscheinen sensibel und gefühlsbetont.

Das klinische Bild der Magersucht findet offensichtlich in der Kunst eine Antipode: der Körper selbst als Austragungsort von Verweigerung und Auflösung auf der einen, somatischen Seite, die enorme Präsenz der Materialien und ihre sinnlich-körperliche Verwendung auf der anderen – ein Verweis auf die Sehnsucht nach Substanz und Berührung bis zur Verschmelzung, die diese Patientinnen damit kund tun.

In der Kunsttherapie zeigen Patienten mit bestimmten psychischen und physischen Bedürfnissen nach meiner Erfahrung die Neigung zu Abstraktion in ihrer Kunst. Im Vordergrund scheint wie bei den Künstlern des Immateriellen der Wunsch zu stehen, eine geistige Idee zu vermitteln, die nicht in einem gegenständlichen Motiv festgelegt werden soll oder kann. Erkennbare Themen werden potenziell als einengend und deutungsbindend erlebt. Was manchmal als ein Ausweichen vor subjektiven Themen und infolgedessen als Abwehr verstanden wird, kann ein Wunsch sein, im Abstrakten möglichst frei von kränkenden oder Angst auslösenden und stigmatisierenden Bedeutungszuweisungen bleiben zu können. Zugleich erhält in der Abstraktion das körperhaft bezogene Erleben mehr Raum, das Gefühl der Urheberschaft und Kontrolle kann Stärkung erfahren.

Der Umgang mit dem Material wird in der abstrakten Malerei offensichtlich unmittelbarer erlebt, als wenn ein gegenständliches Motiv dargestellt werden soll. Die Aufmerksamkeit richtet sich nicht auf das Ziel, eine vorgestellte Form zu realisieren, sondern auf das Erlebnis mit dem Material. Die abstrakte Form entsteht als Ergebnis dieser Begegnung.

Die beiden Patientinnen, die aufgrund ihrer Störungen große, von Ambivalenzen begleitete Schwierigkeiten hatten, Beziehungen aufzunehmen und auf ihren Körper bezogene positive Erfahrungen zuzulassen, erlebten im Umgang mit den Materialien beides. Ihr wörtlicher Hunger nach Nähe und sinnlicher Bezogenheit konnten die Pastell- und Ölkreiden und die Gouachefarben ein wenig stillen. Im künstlerischen Material erfuhren sie ein Gegenüber, das sie akzeptieren konnten. Sie machten von seinen Eigenschaften Gebrauch und konnten es zugleich manipulieren sowie respektieren und sich ihm anpassen. Dieser Dialog war den verschlossenen und zugleich wütenden und bedürftigen Frauen zu dieser Zeit nur in der Kunst möglich.[82]

Statt den Körper zur Artikulation des Selbst zu benutzen, konnten sie auf fremdes Material ausweichen.[83] Beide hatten mit den Selbstverletzungen aufhören können und äußerten das Bedürfnis, über den Klinikaufenthalt hinaus an dem poststationären Angebot der Kunsttherapie teilzunehmen.

Material gegen die innere Leere

Die Entscheidung von Patienten, abstrakt zu malen, kann auf vielen weiteren Ursachen beruhen. Um eine Vorstellung oder Phantasie in eine äußere Form zu transformieren, bedarf es als erstes der inneren Vorstellung oder Phantasie. Viele Patienten verfügen nicht oder kaum über diese Fähigkeit, die von Goethe als Einbildungskraft und von der Psychoanalyse als Zugang zu Primärprozessen bezeichnet wurde. Psychologische Gründe, die unter psychodynamischem Blickwinkel als Abwehr verstanden werden, können den Weg zu den inneren Bildern versperren. Patienten beklagen oft die Leere in ihrem Inneren und finden nichts zum Schöpfen.

Aber um künstlerisches Material zu verwenden bedarf es per se keiner konkreten inneren Bilder. Man taucht den Pinsel in die Aquarellfarbe, lässt ihn auf dem genässten oder trockenen Blatt gleiten; man verreibt die Pastell- oder Ölkreide und drückt den Klumpen Ton – alle Materialien sind äußerlich und bedürfen äußerer Handlungen. Durch die Geste, die Bewegung, den Duktus mündet es in eine, wenn auch noch so rudimentäre Form. Auch Patienten, die über das Gefühl der Leere klagen, können Material benutzen. Selbst wenn das innere Erleben abgezogen, *abstrahiert* erscheint, kann Material manipuliert werden. Damit bekommt die Leere ein äußeres Gegenüber, für das es vielleicht noch keine konkreten Begriffe und dennoch geformte Substanz gibt.

Die Geschichtlichkeit des künstlerischen Materials

Die Eigenschaften des Materials beeinflussen die Form, den Stil und oft auch den Inhalt der Kunst. Neben der bis heute währenden Diskussion um die Dichotomie von Geist und Materie werden in der Kunsttheorie weitere Bedeutungsebenen des Materials beschrieben. Bandmann machte darauf aufmerksam, dass künstlerisches Material aus verschiedenen Perspektiven ikonologisch wirken kann: „Es gibt in der Tat eine Fülle von Kunstwerken, bei denen das verwendete Material nicht ausschließlich eine natürliche oder konventionelle Gegebenheit ist, die mehr oder weniger unberücksichtigt bleiben kann, ... sondern auf besondere Weise im Kunstwerk mitwirkt, die man als darstellend bezeichnen kann. Das Material trägt aufgrund seiner spezifischen natürlichen oder auch zugeschriebenen Qualitäten, manchmal aber auch nur durch Unterscheidung vom benachbarten Material zur Bedeutung des Bildes bei. Insofern ist Material ikonologisch aussagefähig, es kann Informationsträger sein.“[84] Kemp und Raff ergänzen die Thesen Bandmanns. Kemp fügt die Frage hinzu, warum in einem gegebenen System dem einen Werkstoff höhere Wertigkeit zukommt als dem anderen. Er plädiert dafür, die Geschichten eines Werkstoffes zu erstellen und zählt dazu die Materialgewinnung und -verarbeitung, Kunstgeschichte, Ritus und Technologie, Volksbrauch und Hochkultur.[85] Am Beispiel des Werkstoffs Wachs verdeutlicht er den Wandel seiner Bewertung: im Mittelalter besaß es als Weihegabe große Heiligkeit und Wertigkeit, während im Jahre 1881 eine aus Wachs geformte und mit Stoffkleidern versehene Plastik von Edgar Degas, die „Vierzehnjährige Tänzerin“ soviel Aufruhr und Ablehnung erfuhr, dass der Künstler sie aus der Ausstellung zurückzog und sie nie wieder öffentlich zeigte. Inmitten der marmornen und bronzenen Figuren jener Zeit wurde diese Statue als Provokation empfunden.

Raff schlägt eine semantische Betrachtungsweise der künstlerischen Werkstoffe vor und geht davon aus, dass jedem Material bestimmte Eigenschaften, Bedeutungen und Kräfte zugeschrieben werden können, die durch die Materialien in der einen oder anderen Weise auf die Kunstwerke übertragen werden. Seine Folgerung lautet: Wer die Aussage eines Kunstwerkes verstehen will, muss auch die „Sprache seiner Materialien“ verstehen.[86]

Will man diese „Sprache“ erlernen, kann man bei Redensarten und Metaphern beginnen, die aus den Eigenschaften von Material außerhalb der Kunst entstanden sind: aus gutem Holz geschnitzt, auf Granit beißen, ein Herz aus Gold oder Stein haben, schön wie Ebenholz, auf Sand gebaut sein, einen eisernen Willen besitzen; etwas oder jemand gilt als heißblütig, kaltschnäuzig, spitzfindig, versteinert, glasklar, wachsweich, strohdumm, felsenfest. Während viele dieser Beschreibungen sich oft unmittelbar auf den Menschen beziehen, werden sie jedoch auch verwandt, um einer abstrakteren Idee durch eine physische Metapher zum besseren Verständnis zu verhelfen. Zum Beispiel wird eine Atmosphäre unter Umständen als eiskalt beschrieben oder eine Idee als schwammig bezeichnet und jeder kann nachempfinden, was gemeint ist.

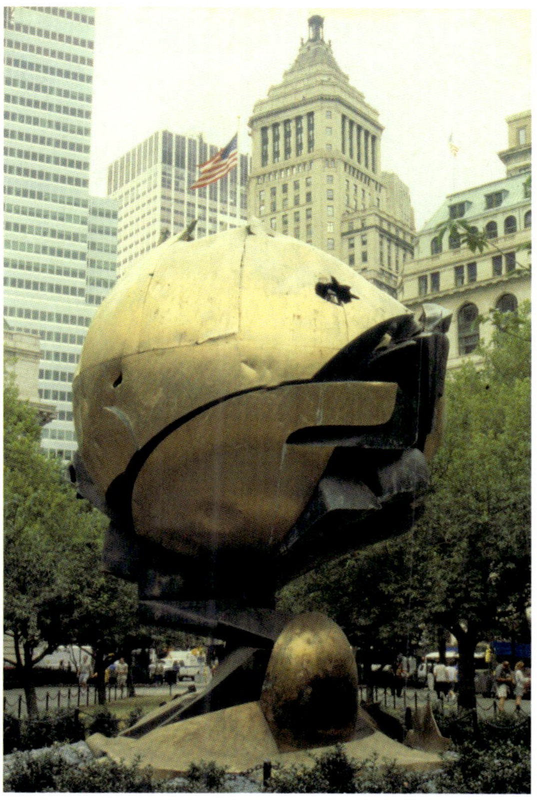

Abb. 102: Fritz Fönig, „The Sphere“

Als Beispiel für die zugewiesenen symbolischen, aus den physikalischen Eigenschaften herrührenden Materialien soll Bronze genannt werden: sie steht als ein Erz für Dauerhaftigkeit, Härte und Widerstandsfähigkeit. Auf beeindruckende Weise finden wir diese Eigenschaften zugleich im wörtlichen und metaphorischen Sinn in der Skulptur „The Sphere“ von Fritz König wieder (Abb. 102). Die Kugel hat den Zusammensturz des New Yorker World Trade Center am 11. September 2001 unfassbarer Weise überlebt und steht jetzt, gezeichnet durch ihre Beschädigungen an die Katastrophe erinnernd, in der Nähe des Ground Zero im Battery Park am südlichen Teil Manhattans. Der deutsche Bildhauer König hatte diese Skulptur in den siebziger Jahren aus Bronze konzipiert, um nach eigenen Angaben angesichts der Dimension der beiden Gebäudetürme die Nähe von Leben und Tod aufzuzeigen. Eine ahnungsvolle Vision muss ihn erfüllt haben.

Als ein anderes unvergängliches Material auf Grund seiner Härte und Widerstandsfähigkeit gilt Stein. Eigenschaften wie Festigkeit und Standhaftigkeit schlagen sich in den im Neuen Testament für Jesus und Petrus gebrauchten Vergleichen nieder.

Im italienischen Monstergarten der Villa Orsini von Bomarzzo findet der Spaziergänger einen riesigen Kopf in Fels gehauen (Abb. 103).

Seit Jahrhunderten ruft er zugleich innere Schauer und Versuchungen hervor, denn so alt wie der Stein ist die Ambivalenz, die durch das verschlingende Riesenmaul geweckt wird: orale, aggressive Bedürfnisse und Inkorporationswünsche begleiten die gesamte Entwicklung des Menschen.

Historische Wertungen und Wandlungen

In der Kunstgeschichte wurden Materialien traditionell hierarchisch geordnet. Ob ein Stoff für mehr oder weniger kostbar gehalten wird, hängt auch mit seinem materiellen Wert zusammen. Bei den Metallen ist Gold wertvoller als Silber, Silber ist teurer als Eisen. Im Sport gilt die Auszeichnung mit Gold als Symbol für den Sieg und der Gewinner wird auf dem höchsten Punkt des Podestes gefeiert während die folgenden Plätze der Silber- und Bronzemedaillen niedrigere Stufen bedeuten. Auch bei den Holzarten oder Marmorsorten waren und sind Hierarchien bestimmend für die Stellung, je nachdem wie rar oder schwer zugänglich sie sind.

Solche Zuschreibungen zeigen, dass im allgemeinen Bewusstsein die natürlichen und die vermuteten Eigenschaften von Material Bedeutungen

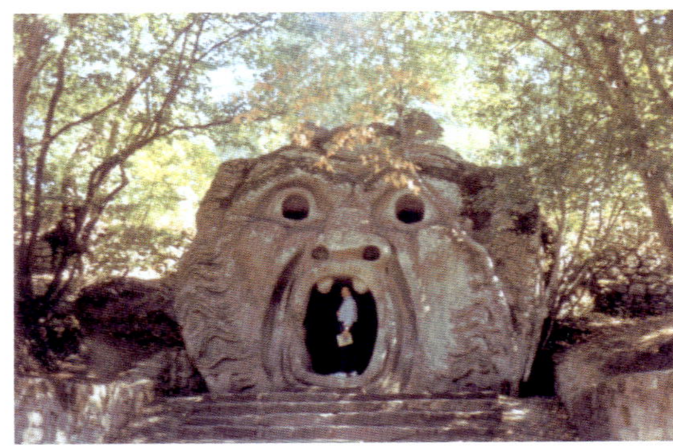

Abb. 103: Parco di Mostri, Villa Orsini

angenommen haben und auf symbolische Weise genutzt werden. Sie sind mit Haltungen der Zustimmung oder der Ablehnung verbunden. Raff nennt quasi-moralische Maßstäbe, die bis heute angelegt werden wie „ehrlich“, „wahrhaftig“, „anständig“, „edel“, „sachlich“ oder „vaterländisch“. Nach Raff können Materialien semantisch aufgeladen, aber auch wieder entladen werden. Wertzuweisungen sind oft zeitgebunden, und deswegen ist es ratsam, bei der Materialbewertung die Entstehungszeit in die Rekonstruktion mit einzubeziehen.[87]

Den Materialien werden in der Geschichte immer wieder neue Qualitäten verliehen. Wie Kemp feststellt, empfinden viele zeitgenössische Künstler das „legitimierte“ Material verbraucht und traditionell gebunden. Er zitiert den Bildhauer Anthony Caro: „... vielleicht ist es jetzt unmöglich, eine Tonplastik zu machen, im Moment ist es ohnedies für mich schwierig – es stecken zu viele Erinnerungen drin. Und ich glaube, deshalb versucht man wirklich, ein Material zu bekommen, in dem nicht zu viel Kunstgeschichte steckt. Obwohl ich denke, dass Stahl jetzt leider schon sehr voll von Kunstgeschichte ist. Ich würde liebend gerne ein anderes Material verwenden.“[88]

Der Maler und Bildhauer Manfred Laber benutzt Beton, weil er für ihn ein Denken gegen die Natur zeigt und sich nicht in etwas Romantisches einfügt, im Gegensatz zu Stein, den er deshalb nicht verwendet.[89] In ähnlicher Weise hatten die Künstler des DaDa, die Kubisten und viele andere neuere Bewegungen wie die Arte Povera oder Minimal Art argumentiert. Bestimmte traditionsverhaftete Materialien werden von manchen Künstlern heute abgelehnt, weil sie sie als von der Kunstgeschichte „belastet“ empfinden.

Eine prinzipiell historische Dimension und Wandelbarkeit der künstlerischen Materialien sah

Adorno im Jahr 1965 folgendermaßen: „Die Materialien sind keineswegs Naturgegebenheiten, als welche der unreflektierte Künstler sie leicht betrachtet. In ihnen hat Geschichte und, durch sie hindurch auch Geist sich aufgespeichert ... Künstlerische Phantasie erweckt das Aufgespeicherte, indem sie des Problems gewahr wird. Ihre Schritte, stets minimal, antworten auf die wortlose Frage, welche die Materialien und Formen in ihrer stummen Dingsprache an sie richten."[90]

Die Geschichte der Materialien in der Kunsttheapie

Auch wenn Patienten in den Augen Adornos vielleicht zu den „unreflektierten Künstlern" zählen, da sie in der Regel keine professionellen Kunstschaffenden sind, erleben sie doch die Materialien nicht unabhängig von ihrer eigenen Geschichte mit ihnen. Allgemeine Bedeutungen bestimmen auch ihren Erfahrungsraum mit Materialien. So lehnen sie sich primär an die tradierten Wertezuschreibungen an, wenn ihnen solche Materialien in der Kunsttherapie begegnen. Die Goldfarbe gilt als besonders wertvoll, ein rosa Speckstein scheint kostbarer als ein Klumpen Ton, Marmor wird mit antiken Skulpturen assoziiert, Sperrholz als Alltagsmaterial empfunden, während dunkles Holz als exotisch und kostspielig gilt.

Doch auch die subjektiven Erfahrungen der Patienten spielen bei der Wertezuschreibung eine große Rolle. Meistens sind sie in ihrem Leben im Rahmen des schulischen Kunstunterrichts bestimmten Materialien begegnet, die von den Lehrern als adäquat für Kinder gehalten werden. Buntstifte, Wachskreide, Tuschfarben, Knete – das sind Materialien, die bei Erwachsenen geschichtlich besetzt sind und entsprechende Erinnerungen wecken. Aus diesem Grund können sich Patienten mit dem Angebot solcher Materialien leicht infantilisiert fühlen und dies als Aufforderung zur Ausschaltung ihres erwachsenen Ich wahrnehmen. Andere Materialien, die weniger „tradierte" Bedeutungen besitzen, sind dann sehr hilfreich. Selbst der Wechsel einer bestimmten Marke, die in jeder Schultasche zu finden ist, vermag die potenzielle Ablehnung zu verhindern. Tuschkästen oder Wachskreiden gibt es auch von Firmen, die nicht für den Kindergarten- oder Schulgebrauch produzieren, und so die Neugier bei jugendlichen oder erwachsenen Patienten leichter ohne Vorbehalte wecken.

Die Bedeutung eines Materials kann sich – wie in der Kunstgeschichte – auch für Patienten wandeln. Wählt ein Patient beispielsweise Wachskreiden, trotz der Assoziationen, dieses Material sei eigentlich etwas für Kinder, kann er möglicherweise ein sehr expressives Bild schaffen. Oder jemand beobachtet, dass aus Ton eine gelungene Figur entstehen kann, obwohl er dies für ein unbezwingbares Material gehalten hat. Abfall- und Recyclingmaterial kann dazu animieren, aus stereotypen Vorstellungen neue Experimentierfelder zu schaffen. Schrott und rostige Teile – vermeintlich unbrauchbare Dinge – können zu wirkungsvollen, ungewöhnlichen Ausdrucksformen führen und, wie die skurrilen Bewegungsapparate des Schweizers Tinguely, von neuem Sinn und Transformationsfähigkeit zeugen. Patienten erleben die Veränderung von Bedeutungszuweisungen und erfahren, dass aus einer Abwertung eine Wertschätzung entstehen kann. Wie in der Kunstgeschichte geschehen Umwertungen auch in der Kunsttherapie. Hier sind sie verbunden mit therapeutischen Absichten.

Individuelle Geschichte kann noch auf andere Weise in einzelnen Materialien enthalten sein. Ein Patient sprach von seinem Vater, der ein talentierter Aquarellmaler gewesen war. In ständiger Konkurrenz mit diesem Vater lebend und nach dessen Anerkennung strebend erhielt die Aquarellfarbe für den jungen Mann eine hochgradig ambivalente Bedeutung. Ein anderer Patient, der Malermeister gewesen war und den Beruf aufgrund seiner schizophrenen Erkrankung aufgeben musste, konnte die Kunsttherapie nach einigen Stunden nicht fortsetzen. Zu dicht führten ihn die Präsenz der Farben und anderen Materialien an die schmerzhafte Erinnerung an sein vergangenes Leben heran. Er sagte, allein der Anblick der Materialien sei für ihn unerträglich. Eine ältere Patientin fand die Tuschfarben besonders kostbar und erzählte, dass sie in ihrer Kindheit immer von einem solchen Kasten geträumt habe, aber die Eltern zu arm gewesen wären, um ihr einen zu schenken.

So besitzen die in der Kunsttherapie angebotenen Materialien oft eine Geschichte für die Patienten.[91] Während in der bekannten Kunst die ideologische Last die Avantgarde dazu bewegte, sich von den traditionellen künstlerischen Materialien abzuwenden und andere, bisher als kunstunwürdig erachtete Werkstoffe in den Kanon ihrer Materialien aufzunehmen, hat jeder Künstler ein spezifisches Verhältnis zu seinem Material entwickelt. Patienten erfahren in der Kunsttherapie zwar nicht den gleichen, jedoch einen vergleichbaren Konflikt. Bestimmte Materialien können in der persönlichen Geschichte eine Rolle gespielt haben, die in der therapeutischen Situation reaktiviert wird. Mit der notwendigen Sensibilität sollte der Kunsttherapeut den Stellenwert dieses entwicklungsgeschichtlich besetzten Materials einschätzen und entsprechend darauf reagieren, denn psychodynamisch gesehen werden Phänomene der Übertragung und Gegenübertragung angeregt.[92]

Künstlerisches Material und menschlicher Körper

Während in der Kunstgeschichte Materialfragen seit der Abwendung von traditionellen künstlerischen Materialien neu gestellt werden, richten manche Kunsttheoretiker und Künstler ihre Aufmerksamkeit auch auf die Verbindung von körperlichen Sinneserfahrungen und dem mimetischen Charakter der Materialien.

Sie kritisieren, dass in der Ästhetiktheorie vorwiegend kognitives, gelerntes Wissen zur Interpretation herangezogen wird. Das gilt auch für die Bewertung von Werkstoffen, die, wie Böhme sagt, von gesellschaftlichen, geschichtlichen und kulturellen Bedingungen abhängt. Aber eine solche, an der Semiotik, der Zeichentheorie orientierte Ästhetik muss immer auch verstanden werden, denn sie bedeutet oder verweist nur in der kulturellen Einbettung auf etwas und fußt somit auf Vereinbarungen, die einen bewussten Lernprozess voraussetzen.[93] Die Semiotik gehört zu den Abstraktionsleistungen der Moderne, sie wendet sich auch im Umgang mit Bildern an die kognitiven Leistungen, statt an eine sinnliche, körperbezogene Wahrnehmung.[94] Dagegen behauptet das Material, wie Wagner formuliert, dass es über das Sehen hinaus um eine körperliche Wahrnehmung gehe und ihm aufgrund seiner taktilen Qualitäten eine besondere Aura des Authentischen zukommt.[95]

Diese Thesen erscheinen in der Kunsttherapie durchaus nachvollziehbar. Denn sie deuten zwei kunsttherapeutisch äußerst relevante Aspekte an: dass es eine engere Beziehung gibt zwischen Körper und Material als zwischen Kognition und Material, und dass subjektive, „authentische" Erfahrungsprozesse im Umgang mit künstlerischem Material verbunden sind. Patienten, mit denen wir in der Kunsttherapie arbeiten, fühlen sich oft entfremdet von ihrem körperlichen Erleben und damit von einem ganzheitlichen Selbst und leiden sehr darunter. Künstlerisches Material enthält Potenziale, die Wahrnehmung für den eigenen Körper zu sensibilisieren und ihn als Ausgangsort für konstruktive symbolische Aktivität zu nutzen. Die folgenden Überlegungen sollen diese Hypothesen stützen.

Wenn Material als etwas Physisches verstanden wird, das dazu bestimmt ist, einem Körper Erinnerungen oder Phantasien zu verleihen, liegt nach Belting im Bild ein doppelter Körperbezug: das Trägermedium können wir als symbolische oder virtuelle Körper des Bildes auffassen und aus diesem Grunde kommt eine Analogie zum Körper zustande. Denn im eigenen Körper entstehen Bilder der Erinnerung und der Phantasie wie in einem lebenden Trägermedium. Während ein Bild an sich keinen Körper hat, braucht es ein Medium, in dem es sich verkörpert.[96] Die englische Kunsttherapeutin Schaverien nutzt den Begriff des „embodiment", also Verkörperlichung, um das Bild in der Kunsttherapie zu beschreiben, das tatsächlich zu sehen ist. Sie positioniert das „image" dagegen, das noch keinen physisch sichtbaren Bildkörper repräsentiert, sondern erst eine innere, gedachte Vorstellung ist.[97] Sie trifft damit eine Unterscheidung, die – wie schon erwähnt – die deutsche Sprache nicht zur Verfügung hat.

Allerdings gibt es den Begriff des Körperbildes als den zumeist unbewusst bleibenden Bezugsrahmen im Denken, um sämtliche, den Körper betreffende Sinnesdaten zu einer Gesamtstruktur koordinierend zusammenzufassen.[98] Müller geht davon aus, dass sich in der Kunsttherapie dieses innere Bild der eigenen Körperwahrnehmung im äußeren Bild widerspiegelt. Im Englischen wird dafür folgerichtig der Begriff des „bodyimage" gebraucht. Die künstlerischen Produkte, die in der Kunsttherapie entstehen, zeigen demnach, wie der Patient seine körperliche Existenz wahrnimmt und empfindet. Da das Körperbild von vielen schwer gestörten Patienten häufig nicht als Ganzes, sondern als zerstückelt und beschädigt wahrgenommen wird, kann mit dem Material der Versuch gemacht werden, disparaten Körperempfindungen entgegen zu wirken, wie schon am Beispiel des Tons gezeigt wurde.

Materialität ist das Fundament für Identität und Unterscheidung. Seine Realität entspricht dem Bedürfnis nach Verankerung in der Wirklichkeit. Ohne Material gibt es keine Grenzen von innen und außen. Ein begrenzter Raum ist Voraussetzung, um Bedeutung finden zu können.

Die dem menschlichen Körper analogen Strukturen von plastischem weichem Material veranlassen Gisela Pankow in ihrer Arbeit mit psychotischen Patienten, Plastilin zu verwenden. Sie geht davon aus, dass „die Stufe des gelebten Körpers (Leib) (…) ungleich archaischer als die Stufe des morphologischen objektiv vorhandenen Körpers ist.“[99] Anhand einiger Falldarstellungen zeigt sie, wie es ihr gelungen war, mit Hilfe des Plastilins, das Körperbild von schwerkranken Patienten weiterzuentwickeln.

Das Interesse des Künstlers am Material begründet die Psychoanalytikerin Marion Milner mit der Erforschung der verschiedenen Zustände, die in seinem Körper zum Ausdruck kommen: mit einem ähnlichen Gewebe struktureller Anspannungen, Gleichgewicht und Entspannungen …, das allerdings in ein zeitloses visuelles Nebeneinander umgestaltet ist. Sein Ziel ist, diese wertvollsten Augenblicke in diesem von psycho-physischer Erfahrung geprägten Gefühlsleben für die Erinnerung und Kontemplation verfügbar zu machen.[100] Körpererfahrungen, Wahrnehmung, Erinnerungs- und Reflexionsfähigkeit bilden demnach voneinander abhängige Variablen, die der Künstler im Schaffensprozess absichtsvoll aktiviert.

Belting spricht ebenfalls von einem Prozess der Verkörperung, wenn Medien zu einem Bild führen. Er betont die Komplexität dieses Vorgangs: während die Medialität der Bilder ein Ausdruck der Körpererfahrung ist, ist das Bild selbst auch ein Verweis auf eine Abwesenheit: das Bild hat immer eine mentale, das Medium immer eine materiale Eigenschaft, auch wenn sich beides für uns im sinnlichen Eindruck zur Einheit verbindet.[101] Der Anspruch der Anwesenheit einer Abwesenheit, eine der Definitionen für das Symbol,[102] bestätigt, dass das physische Material in der Kunst die Form braucht, um geistige Bedeutung zu erlangen. Mit der Form entsteht die In-Formation.

Die enge Beziehung zwischen Körper, Bild und Medien veranlasst Belting, von einem anthropologischen Verständnis für die Kunst auszugehen. Er folgt damit Thesen, die schon von Künstlern formuliert wurden. So sagte Naum Gabo: „Unsere Bindung an die Materialien beruht auf unserer organischen Ähnlichkeit mit ihnen. Auf diese Artverwandtschaft gründet sich unsere ganze Verbindung mit der Natur. Die Materialien stammen wie die Menschheit von der Urmaterie ab.“[103] Für Merleau-Ponty sind Dinge eine „Verlängerung meines Leibes, und mein Leib ist die Verlängerung der Welt, durch ihn umgibt mich die Welt.“[104]

Der Künstler empfindet sein Material häufig als die Erweiterung seines Selbst. Es besitzt die Macht, sein inneres Leben mit der äußeren Natur zu verbinden. Auf den „Bindungswilligen“ übt das Material eine Anziehungskraft aus, denn er muss es heranziehen, um innere Bilder sichtbar zu machen und zu kommunizieren.

Auf diese Weise wird das Material subjektiviert und erscheint nach Lüthi „als personalisierter, anthropomorph besetzter Ersatz des Selbst, während umgekehrt das Subjekt als Medium erscheint, durch das hindurch etwas ‚spricht‘, das nicht einfach mit dem wachen Ich zu verrechnen ist (…). Das Kunstwerk nimmt folglich an zweierlei Ordnungen teil: es ist ein Ding unter Dingen und gehört zugleich der Ordnung des Subjekts zu.“[105] Mit anderen Worten: Stein oder Farben bleiben im Kunstwerk weiterhin totes Material, und trotzdem verkörpern sie lebendiges Sein, die „Erscheinung des Lebens“.[106] Etwas ist zugleich da und nicht da. Viele Künstler ringen Zeit ihres Lebens darum, ihren Werken den Ausdruck des „Lebendigseins“ zu implementieren, wie es beispielsweise Giacometti mit seinen hohen, lang gestreckten Figuren getan hat.[107] Für Langer geht es dabei um den „Ausdruck biologischer Gefühle, nicht die Suggestion einer biologischen Wirkung.“[108]

Eine Patientin erzählte, weshalb sie so gerne mit den Pastellkreiden arbeitete: sie ließen ihre mit Bleistift detailliert vorgezeichneten Motive beim Bemalen und Verwischen mit den Fingern Stück für Stück immer lebendiger aussehen. Darüber schien die Patientin, die sehr auf die Kontrolle ihrer Gefühle achtete, sehr erfreut zu sein.

Es kann so weit gehen, dass ein erstes Spurensetzen sogar als kontraphobische Handlung dient, um Assoziationen zu Tod und Leere entgegenzuwirken: Langer berichtet von dem Maler Redon: „Ich habe einen Horror vor einem weißen Blatt Papier … Ein Blatt Papier schockiert mich so sehr, dass es, sobald es auf der Staffelei ist, mich zwingt, darauf mit Kohle oder Bleistift oder irgend etwas anderem zu kritzeln, und dieser Prozess gibt ihm Leben.“[109]

Der künstlerische Prozess ist ein Akt der Animation. Dennoch ist es nicht das Kunstwerk selbst, das dieses Leben erzeugt, sondern es sind der Künstler und der Betrachter.

Wahrnehmung und künstlerisches Material

Bevor jedoch Material aus einer amorphen Substanz zu einem bedeutsamen Stoff werden kann, bevor es dazu dienen kann, den Künstler, den künstlerisch schaffenden Patienten und den Betrachter über innere Bilder zu informieren, muss der in umgekehrte Richtung verlaufende Prozess der Wahrnehmung stattgefunden haben. Die Aisthesis als die Wissenschaft der sinnlichen Erkenntnis, Empfindung, Wahrnehmung und „Rezeptivität" hat Philosophen, Kunstwissenschaftler und Psychologen ebenso wie in der letzten Zeit die Neurobiologen gleichermaßen beschäftigt. Die zentralen Fragen drehen sich darum, wie äußere Natur und Objekte zu einer inneren Repräsentation werden. Eine Annäherung wird verdeutlichen, dass interdisziplinäres Denken bei dem Thema „Wahrnehmung" geradezu eine Notwendigkeit ist, und für die Wirksamkeitsforschung in der Kunsttherapie höchste Relevanz besitzt.

Schon seit dem Altertum bestand kein Zweifel, dass für die Wahrnehmung die Sinnesorgane notwendig sind. Dabei spielte die Beobachtung eine Rolle, dass bei Ausfall einzelner Sinnesorgane durch Verletzungen oder Krankheiten Wahrnehmungsschädigungen wie Blindheit oder Taubheit auftraten.

Bereits in den vorsokratischen Wahrnehmungstheorien der antiken Philosophie hatte man die Entstehung der Sinneseindrücke zu erklären versucht. Demnach kommt die Verbindung zwischen Objekt und Mensch dadurch zustande, dass sich von den Dingen stoffliche Partikel lösen, um durch das Auge über minimale Berührungsreize auf feine Membrane und Häutchen in das Ich, die Seele einzudringen (eidola), und im Geiste zu Vorstellungen optischer, haptischer, olfaktorischer und akustischer Natur werden. Das Sehen war noch als Kontaktwahrnehmung zu verstehen.[110]

Aristoteles bekämpfte diese Lehre mit der These, dass nicht die Stofflichkeit des Gegenstandes, sondern die reine Form in die Wahrnehmung übergeht.[111] Er schaffte damit die folgenreiche Trennung von inneren und äußeren Bildern, den Dualismus zwischen Geist und Materie. Von da an wurde der Zusammenhang von Material und Körperwahrnehmung zugunsten der Form ignoriert. Das Resultat dieses Standpunktes war die lang anhaltende Sinnenfeindlichkeit in der Kunst. Hier fand auch die Sichtweise von der Vielfältigkeit der Sinne zugunsten des Auges ein Ende. Entsprechend galt der Tastsinn als dem Sehen, der optischen Wahrnehmung untergeordnet, das Visualprimat begründete eine hierarchische Wertung der körperlichen Sinne.[112]

Gehirnforschung: die Übersetzung sinnlicher Reize in subjektive Bedeutung

Heute wissen wir vor allem aus der Gehirnforschung, dass alle Sinne wichtige Funktionen im Wahrnehmungsprozess besitzen und in einer Art arbeitsteiligem Verhältnis zueinander stehen. Um Wahrnehmung anzustoßen, bedarf es der Reizung von Sinnesrezeptoren und -organen durch Ereignisse in der Umwelt. Ihre Aufgabe formuliert der Neurobiologe und Philosoph Roth: sie müssen die spezifischen Einwirkungen von physikalischen und chemischen Umweltreizen in Ereignisse umwandeln, durch die Nervenzellen in ihrem Aktivitätszustand verändert (d. h. erregt oder gehemmt) werden können. Die Sinneszellen übersetzen das, was in der Umwelt passiert, in die „Sprache des Gehirns", nämlich die Sprache der Membran- und Aktionspotenziale, der Neurotransmitter und Neuropeptide."[113] Im Prozess der Reizübersetzung oder Transduktion geschieht jedoch nicht eine Abbildung des Umweltreizes im Gehirn im naiven Sinn, sondern die Information wird vom Wahrnehmenden auf der Basis ihrer subjektiven Bedeutung verarbeitet.[114] Wesentlich für die Bedeutungszuweisung ist, dass sie nicht von den äußeren Signalen abhängt, sondern vom Empfänger konstituiert wird.

Die verschiedenen Sinnessysteme und Verarbeitungsbahnen stehen untereinander in Verbindung und kommunizieren infolgedessen die Reizerregungen.[115] Die Stimulation eines Sinnes weckt zugleich Empfindungen in einer anderen Stimulationsmodalität. Dies ist das Phänomen der Synästhesie.[116] Wenige Menschen gelten als so genannte Synästhetiker, weil sie mit einer totalen Übersteigerung der Fähigkeit zu assoziativen Gedächtnisleistungen ausgestattet sind.[117] Die Säuglingsforscher um Daniel Stern haben diese Fähigkeit der Übertragung von einem Sinnesbereich in einen anderen als „intermodal" bezeichnet. Stern nennt als Beispiel für trans-sensorische oder intermodale Vorgänge das „Farbenhören", wenn bestimmte Klänge das visuelle Bild einer Farbe hervorrufen. Deswegen sprechen wir auch von einer lauten oder einer warmen Farbe, von einer angenehmen oder schmerzvollen Empfindung, wenn wir ein Bild betrachten. Deshalb können wir zu einer gezackten Linie einen entsprechenden Tanz oder ein Musikstück erfinden, und immer auch diese Linie in der anderen Ausdrucksform erkennen. Die intermodale Integration und Synästhesie hält Emrich für besonders relevant für die Mechanismen des Erinnerns, „weil diese stets der Anforderung unterliegen, Kontextualität, das heißt, sinnhafte Bezüge zwischen verschiedenen Aspekten des vergangenen Lebens, zu erzeugen.“[118]

Roth spricht von Wahrnehmung als einem Konstrukt, das aus drei unterschiedlich beschaffenen Welten zusammengesetzt ist: die Außenwelt, die allgemein als physikalische Welt bezeichnet wird, die Welt der neuronalen Ereignisse im Gehirn und die subjektive Erlebniswelt.[119] Im Laufe der physischen und psychischen Entwicklung wächst die Fähigkeit, Wahrnehmungsinhalte auch ohne entsprechende Außenweltreize anzuwenden. Als Beispiel für einfachere Wahrnehmungsinhalte nennt Roth das räumliche Sehen (wir erkennen: die Umwelt ist nicht perspektivisch aufgebaut, das heißt entfernte Objekte sind nicht klein) und für komplexere Konstrukte wie alle Ordnung stiftenden Kategorien und Begriffe, wie Bedeutungen für Ereignisse herstellen können, Aufmerksamkeit, Bewusstsein, Ich-Identität, Vorstellungen, Denken und Sprache.

Mimetische Fähigkeiten

Von der Psychoanalyse und Säuglingsforschung wissen wir, dass die erste und anfänglich einzige Möglichkeit im Leben eines Neugeborenen sein Körper ist, mit dem er mentale Prozesse zum Ausdruck bringen kann. Schon Freud nannte das erste Ich ein Körper-Ich. Alle noch primitiven psychischen Prozesse des Säuglings hängen mit körperlichen Empfindungen und Äußerungen zusammen. Über seinen Körper kommuniziert er Bedürfnisse und Emotionen. Paula Heiman schreibt: „Die primitivsten psychischen Prozesse sind mit Empfindungen (englisch: sensations) verknüpft. Die ursprüngliche Erfahrung, deren Inhalt wir nur mit Worten erfassen können, ist mit Sicherheit in Form der Empfindung, und man kann sagen, dass der Säugling (zu Beginn) nur seinen Körper hat, mit dem er mentale Prozesse ausdrücken kann.“[120] Mit zunehmender Reifung kann das Baby inneres Erleben auf äußere Objekte projizieren. Winnicotts Übergangsobjekt mit seinem sinnlichen Charakter zählt bekanntermaßen zu den ersten materiellen Objekten mit Ich-Qualitäten. Die weiche Schmusedecke kann nach einigen Lebensmonaten Bedürfnisse erfüllen, die zuvor durch die sinnlichen Körpererfahrungen und dem Hautkontakt mit der Mutter gestillt worden sind.

Auf diese Weise erkennt ein Kind, dass zwischen ihm und seiner Welt Ähnlichkeiten und Korrespondenzen bestehen. Es kann mit ihr vertraut werden. Die Erfahrung des Ähnlichseins und Ähnlichwerdens des Kindes nennt Wulf mimetische Prozesse, die im künstlerischen Schaffensprozess wiederzufinden sind. Ihre grundlegenden Bedingungen sind die mimetischen Fähigkeiten des menschlichen Körpers.[121]

Mimetische Erlebnisse sind oft der Motor für künstlerische Prozesse. Giacometti schildert seinem Biografen: „Ich hatte lange Zeit die Erinnerung an einen chinesischen Hund im Kopf, den ich irgendwo gesehen hatte. Und eines Tages ging ich dann im Regen die Rue des Vanves entlang, nahe an den Hauswänden, mit gesenktem Kopf, vielleicht ein wenig zu traurig, und damals fühlte ich mich wie ein Hund. Deshalb machte ich diese Plastik.“[122] Die besondere Empfindsamkeit und Einfühlungsfähigkeit für ihre Umgebung zeichnet viele Künstler aus. In ihrer Untersuchung hatte Greenacre gezeigt, dass viele Künstler schon als Säuglinge intensiver als andere auf die sinnliche Stimulation in der Welt reagieren.[123]

Die Bedeutung der Materialität als Wurzel des Denkens[124] beschreibt die Philosophin Langer: „Die Projektion von Gefühlen in Gegenstände der äußeren Welt ist die erste Weise des Symbolisierens und somit des Begreifens dieser Gefühle. Diese Tätigkeit gehört der nahezu frühesten Kindheitsperiode an, die in das Gedächtnis zurückreicht. Die Vorstellung des Selbst, die gewöhnlich als Kennzeichen für den Beginn des eigentlichen Gedächtnisses gilt, hängt möglicherweise von diesem Vorgang des symbolischen Zusammenfassens unserer Gefühle ab.“[125]

Die Subjektivität der Wahrnehmung und Symbolisierung

Wir erinnern uns an die Überlegungen des Psychoanalytikers Beres, der die Entstehung der Symbolfähigkeit als einen dreistufigen Vorgang erläutert: ein äußerer Stimulus, eine Wahrnehmung der äußeren Realität muss vorhanden sein und sinnlich erfasst werden. Daraufhin wird diese körperlich-sinnliche Erfahrung im Gedächtnis gespeichert. In der Erinnerung kann sie dann abgerufen werden, ohne dass notwendigerweise dazu ein äußerer Reiz vorhanden sein muss. Beres nennt diese Fähigkeit der „mentalen Repräsentation" die Grundlage der Symbolisierung, eine Fähigkeit, die nur die Menschen besitzen.[126]

Was wir mental, das heißt geistig repräsentiert aufbewahren, hat zuvor einen Prozess der Transformation durchlaufen. Langer nennt diesen Vorgang die symbolische Transformation der Erfahrungsdaten.[127] Belting spricht in ähnlicher Weise von einem ersten Akt der Entkörperlichung der äußeren Bilder, die wir „zu Gesicht" bekommen, um sie in einem zweiten Akt neu zu verkörpern und schließt daraus, dass der Körper zu einem natürlichen Trägermedium geworden ist.[128] Er beschreibt diesen Prozess als einen Akt der Metamorphose, wenn sich die gesehenen in erinnerte Bilder verwandeln, die fortan in unserem persönlichen Bildspeicher einen neuen Ort finden.

Wie wir die äußere Welt tatsächlich wahrnehmen, ist geprägt von Erwartungen, Wünschen, Erinnerungen.[129] Auf der Basis unserer Bedürfnisse, unserer kulturellen und sozialen Erfahrungen und unserer persönlichen Geschichte filtern wir die ursprünglichen Sinneseindrücke, wählen aus unzähligen Daten das aus, was subjektive Relevanz besitzt. Wie wir eine Landschaft wahrnehmen, wie sie sich in uns als geistiges Bild in Erscheinung bringt oder wir sie in einer Zeichnung wiedergeben, hat nichts mit ihrer physikalischen Beschaffenheit zu tun. Wenn mehrere Patienten denselben Baum zeichnen, sind am Ende sehr unterschiedliche Bäume auf den Zeichenbögen zu sehen.

Wahrnehmung ist nach Ansicht des Hirnforschers Singer ein hochaktiver, hypothesengesteuerter Interpretationsprozess, der das Wirrwar der Sinnessignale nach ganz bestimmten Gesetzen ordnet, trennt und zusammenfügt – und die Objekte der Wahrnehmung definiert.[130] So schreibt auch Langer, dass bereits unsere reine Sinneserfahrung ein Prozess der Formulierung ist: „Die Welt, die den Sinnen wirklich begegnet, ist ja keine Welt von ‚Dingen', an denen wir Tatsachen entdecken sollen, sobald wir die dazu erforderliche logische Sprache kodifiziert haben; die Welt der reinen Sinnesempfindung ist so komplex, fließend und reich, dass bloße Reizempfindlichkeit nur das antreffen würde, was William James ‚eine blühende, schwirrende Konfusion' genannt hat. Aus diesem Chaos müssen unsere Sinnesorgane bestimmte vorherrschende Formen auswählen, wenn sie Dinge und nicht bloß sich auflösende Sinnesempfindungen melden sollen … Ein Objekt ist kein Sinnesdatum, sondern durch das sensitive und intelligente Organ gedeutete Form, eine Form, die gleichzeitig ein erlebtes Einzelding und ein Symbol für dessen Begriff, für diese Art von Ding ist."[131] Langer spricht von den Sinnesbotschaften der einzelnen Wahrnehmungsorgane, die vom menschlichen Gehirn beständig in einem Prozess der symbolischen Transformation begriffen sind. Und dieser Umstand mache sie zu „einem wahren Springquell mehr oder weniger spontaner Ideen".[132]

Drei Charakteristika unterscheiden nach Mitchell die verinnerlichten, geistigen Vorstellungen von realen, materiellen Bildern: (a) im Verhältnis zu realen Bildern scheinen sie nicht gleichermaßen stabil und dauerhaft zu sein, (b) sie variieren von einer Person zur anderen, (c) im Unterschied zu realen Bildern scheinen sie nicht ausschließlich visuell zu sein, sondern alle Sinne mit einzubeziehen.[133] Der Kunsttheoretiker bezieht sich auf die Veränderbarkeit dessen, was wir in Erinnerung bewahren, auf die Subjektivität der Wahrnehmung und die auf mehreren Sinnesebenen bzw. transmodal stattfindenden Wahrnehmungsprozesse. Deswegen sind beispielsweise (a) manchmal Patienten sehr erstaunt, wenn sie nach einigen Tagen oder Wochen ihr Bild sehen und davon sprechen, dass sie es ganz anders in Erinnerung hatten; deshalb sehen (b) Patienten einer Gruppe dasselbe Bild sehr verschieden; und (c) deshalb hat man beim Betrachten eines Bildes den Eindruck, in einen Wirbel zu geraten oder Kühle bzw. Wärme zu spüren oder an ein Musikstück erinnert zu sein.

Die Analyse von Sinnesempfindungen und ihre Transformation in symbolhafte Abbildungen gehört zu den Hauptaufgaben des Künstlers. Was erlebt, gehört, gesehen, gefühlt wurde, wird festgehalten und muss „in Symbole umkodiert werden."[134] Aus einer externen soll eine interne Referenz erwachsen.[135] Demzufolge gilt ästhetische Erfahrung als Präsentation wirklich gemachter Erfahrung, für Früchtl ist sie die „empirische Subjektivität."[136]

Die multisensorische Auswertung der Welt ist für Künstler selbstverständlich. Beständig verwandeln sie ihre Wahrnehmungen in Farben, Formen, Symbole.

Einige thematisierten und kommentierten diesen komplexen Vorgang. Unter psychodynamischem Blickwinkel wird aus ihren Äußerungen deutlich, wie der künstlerische Produktionsprozess verschiedene psychische Ebenen aktiviert und Fähigkeiten des Ich beansprucht und fördert.

Der Maler denkt im Malen malend

Cézanne gilt als ein Maler, der in der Kunst explizit von der sinnlichen Wahrnehmung ausgeht. „Man malt keine Seelen. Man malt Körper, und wenn diese Körper gut gemalt sind, zum Donnerwetter, dann strahlt die Seele, wenn eine da ist, von überall aus.“[137] Er beharrte darauf, „nur das zu malen, was man gesehen hat oder was man sehen könnte.“[138]

Bilder der Seele, wie es manchmal über die Arbeiten von Patienten in der Kunsttherapie heißt, müssen zugleich als Bilder der Erfahrung verstanden werden. Und die Seele zeigt sich nur, wenn nicht nur Innenschau betrieben wird. Sie strahlt, weil sie sich unter Bewahrung des „phänomenologischen Blicks“[139] um die äußere Form bemüht. Bilder, die entstanden sind mit der Aufforderung, bestimmte Gefühle zu malen, wirken deshalb oft banal und konstruiert – im Grunde das Gegenteil der beabsichtigten Wirkung.

Als Maler hielt sich Cézanne für eine „Registriermaschine der Sinneseindrücke, eine lichtempfindliche Platte“[140] und versuchte, durch „Bäder des Wissens“[141] im Malen darüber hinauszugehen. Die Verarbeitung der Sinnesdaten im künstlerischen Prozess bedingt, dass er sich an seine Erfahrungen und sein Können wendet. Er verlangt von seinem Verstand, „die Empfindungen bei der Wahrnehmung der Natur, sie zum Werk zu gestalten.“[142] Die Auseinandersetzung zwischen dem Auge und dem Gehirn fordert von Cézanne eine Anstrengung, die von ihm als bis ins Blut gehend empfunden wird „Ich bin ein Gehirnmensch, soviel Sie wollen, aber ich bin auch animalisch ... Vor meinen Farbtuben, meinen Pinsel in der Hand, bin ich nur noch Maler, der letzte Maler, ein Kind. Ich schwitze Blut.“[143] Zwischen der Neigung zu primärprozesshafter Regression und dem Willen nach kognitiver Erkenntnis bewegt sich seine ständige „Zusammenarbeit von Sinnlichkeit und Intellekt“.[144] Der Maler denkt im Malen, malend.[145] Gerade hierin liegt nach Merleau-Ponty die Ursache für Cézannes immerwährende Zweifel an seinen Fähigkeiten: weil er die Welt so sichtbar machen wollte, wie sie uns unmittelbar berührt, und doch im Prozess der Transformation in einem Bild immer nur eine Annäherung an das Leben geschehen kann. Doch Cézannes Zufriedenheit kehrte wieder ein mit der Entdeckung, dass man die Sonne zum Beispiel zwar nicht wiedergeben kann, doch sie durch die Farbe darstellen kann.[146] Die Farbe als Material bildet das Bindeglied zwischen dem gesehenen Gegenstand und der Empfindung. Das Auge ist für Cézanne ein Tastinstrument, das in der beharrlichen Berührung mit den Erscheinungen der Natur erzogen werden kann.[147]

Auch Delacroix fasst im Jahr 1822 einen poetisch anmutenden Brief zusammen: „Nur das, was uns zutiefst berührt, bleibt in unserer Erinnerung haften. Alles andere versinkt, denn die Einbildungskraft verleiht ihm keine Farbe ...“[148]

Delacroix spricht vom Berührtsein als Baustein für Erinnerung und meint vermutlich die subjektive Betroffenheit, die durch das Erleben entstanden sein muss, um im Gedächtnis gespeichert zu werden; zugleich enthält seine Aussage den Verweis auf die enge Verschränkung von Erinnerungsfähigkeit und taktilem Sinneserlebnis.

Material und Erinnerung

Erinnerung bedarf der konkreten Substanz von vorausgegangener sinnlicher Erfahrung. Diese bildet den Ausgangsstoff, dem im Vorgang des mentalen Speicherns subjektive Bedeutung zugewiesen wird. Was in der Gegenwart bewusst abrufbar ist als Bild, Phantasie, Vorstellung korreliert mit sinnlich wahrgenommenen Erlebnissen in der Vergangenheit. Doch auch Inhalte, die verdrängt, vergessen, dem Bewusstsein entzogen sind, wurden einmal wahrgenommen, bevor die Zensur den Zugang zur Erinnerung versperrt hat.

Trotz ihrer Verborgenheit wirken diese „Tatsachen“ folgenreich weiter. Die Bewertung aller neuen Informationen geschieht nach Roth auf der Basis früherer Erlebnisse und Handlungen, die im Gedächtnis gespeichert sind. Aus diesem Grund nehmen wir alles im Lichte vergangener Erfahrungen wahr, und was wir bewusst sehen, sind „Gedächtnisbilder“.[149] Wenn ein aktueller äußerer Stimulus auftritt, wirkt er auf den Gedächtnisspeicher, der mit einem Komplettierungsvorgang reagiert, um ein vollständiges Bild einer Gestalt herstellen zu können. Dabei genügen zum Teil nur Bruchstücke von aktuellen Sinnesdaten, um in uns ein vollständiges Wahrnehmungsbild zu erzeugen, das dann gar nicht von den Sinnesorganen, sondern aus dem Gedächtnis stammt.[150] Für Roth gehört diese Fähigkeit, mittels weniger „Eckdaten“ eine komplette Wahrnehmungssituation zu erzeugen, zu den Meisterleistungen des Gehirns. Im Alltag nutzen wir diese Fähigkeit beständig, um Situationen als mehr oder weniger bekannt einzuschätzen. Je mehr wir eine Situation kennen, desto weniger brauchen wir detaillierte Informationen, um die Szene in der Wahrnehmung komplett zu erfassen. Je weiter wir uns auf unbekanntem Terrain bewegen, desto mehr ist das Wahrnehmungs-Aufmerksamkeits-Gedächtnis-Bewertungssystem gefordert. Folglich sind wir abhängig von einem Minimum an sinnlich Bekanntem, um die emotionalen Begleiterscheinungen von Gefühlen der Verunsicherung und Desorientierung bewältigen zu können.[151]

Das Material in der Kunst besitzt solche Eckdatenqualitäten. Seine Physikalität führt den künstlerisch Schaffenden näher an ursprüngliche Erlebnisse heran, als wenn er versucht, sie medienlos und kognitiv dem Bewusstsein zugänglich zu machen.

Auf der frenetischen Suche nach der Erinnerung an seine Vergangenheit war dem Schriftsteller Proust ein Stück Kuchen, die berühmten Madeleine, das sinnliche Mittel zu einer wahren Flut an Kindheitserlebnissen. Alle intellektuellen Bemühungen, Erinnerungen heraufzubeschwören, hatten versagt, bis er das Gebäck zu essen begann und die Bilder der Kindheit mit einem Male da waren und sich mit vehementer Macht in sein Gedächtnis schoben.[152]

Die Verheißungen des Materials

In jeder Art Material finden sich entsprechende sinnliche Wahrnehmungen. Sie werden zum Auslöser für das Interesse des Künstlers. Von Materialien geht eine Aura aus, die den Künstler und seine subjektive Reaktion beeinflusst. Ein Material kann als warm, rau, kantig, grob, kalt, feucht oder glatt empfunden werden. Sucht der Künstler Zartes oder Hartes, Fließendes oder Strukturiertes? Welches Material könnte seinen Absichten am nächsten kommen?

Böhme geht davon aus, dass jedes Material auf den, der mit ihm umgeht, einen bestimmten Eindruck macht. Und er schlägt vor, nicht von Ausdrucksqualitäten, sondern vielmehr von Eindrucksqualitäten zu sprechen. Die Atmosphäre, die Materialien ausstrahlen, geht in unsere Befindlichkeit ein.[153] „Das Material blickt den Künstler an", sagt Wulf, es steht in einer mimetischen Beziehung mit ihm und seiner Imaginationskraft. Der Künstler oder der künstlerische schaffende Patient muss mit einem „intentionalen Blick"[154] den Stoff zum Material für seine Arbeit machen. Etwas am Material interessiert ihn, es korrespondiert mit seinen inneren, oft unbewussten Bedürfnissen. Je unstrukturierter das Material, desto mehr fordert es seine Projektionen heraus. Dies ist der Moment, in dem aus dem Gewöhnlichen Persönliches wird.

Die Anziehungskraft des Materials beruht auf einer Art Versprechen: es signalisiert, dass es den künstlerisch Schaffenden in die Lage versetzt, bisher im Inneren Verborgenem eine äußere Gestalt zu verleihen. Der Psychoanalytiker Stokes sieht den Künstler als jemanden, der sein Material psychisch besetzt, und mit ihm schwanger geht, bis sich bestimmte Phantasien herauskristallisieren: „Und dann ist das Kunstwerk nicht eine neue Sache, sondern eine erneute Bestätigung einer vorher existierenden Entität."[155]

Vormals abstrakte, nicht an sinnliche Materie gebundene Ideen, Gedanken, Wünsche, die sich in einem Werk materialisiert haben, sind dem Künstler sinnlich zugänglich. Der Psychoanalytiker Loewald betont den kommunikativen Aspekt der sinnlich-motorischen Umsetzung innerer Vorgänge: sie befinden sich nun in Distanz zum Künstler und zählen zu den Elementen der äußeren Welt. Aus eben diesem Grund stehen sie nicht nur dem Künstler selbst, sondern auch seinem Publikum zur Kommunikation zur Verfügung.[156]

Der Tastsinn

Die von einem Material ausgelösten sinnlichen Eindrücke sind miteinander verbunden. Wir müssen ein Objekt nicht tatsächlich anfassen, um es körperlich zu spüren. Unmittelbar sinnlich empfinden wir beim Betrachten die kühle Glätte einer Brancusi Skulptur oder die Hiebe der Schläge, die einem Nagelbild von Uecker vorausgegangen sind. Ein Aquarellbild kommt uns leichter vor als ein Ölgemälde.

Etwas mit den Augen aufnehmen, heißt, es schauend zu berühren, seine Konturen entlang zu gleiten, Flächen zu erfassen, Relationen herzustellen. Böhme behauptet, dass die Kunst darin besteht, im Visuellen das leiblich spürbar Anwesende von Gefühlen darzustellen.[157] Optische Eindrücke werden oft mit haptischen Begriffen beschrieben: wenn beispielsweise Blicke als weich, hart, durchdringend, gebrochen oder zärtlich bezeichnet werden. Das intermodale Zusammenspiel von Tastsinn und Auge findet sich vielfach wieder: wir sprechen davon, einen Plan ins Auge zu fassen, jemanden aus

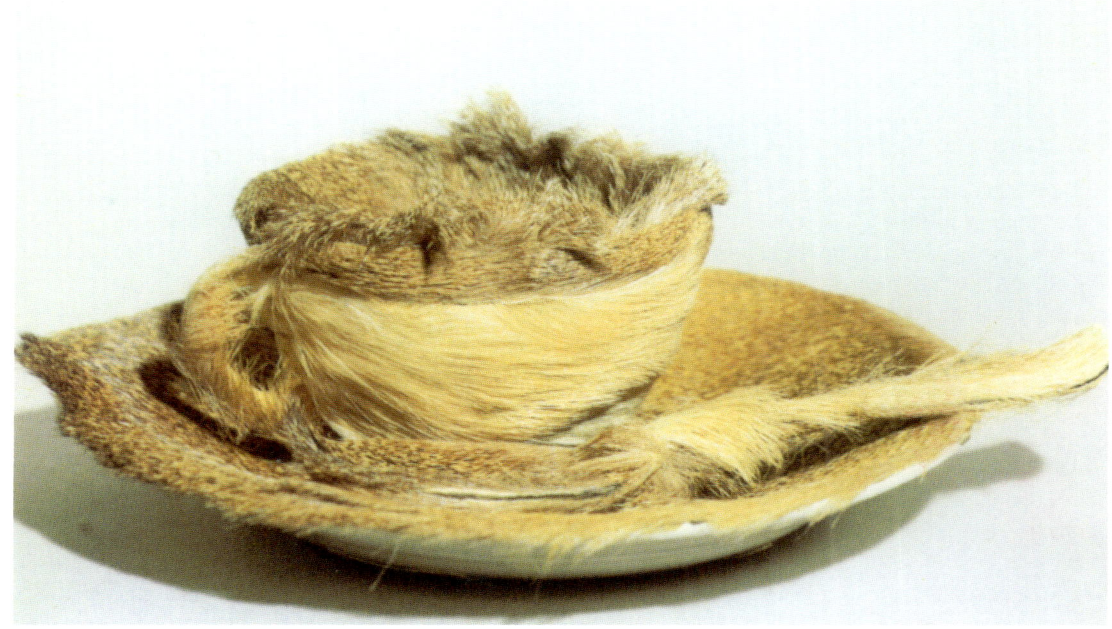

Abb. 104: Meret Oppenheim, Pelz-Tasse, Le Déjeuner en Fourrure, 1936, Museum of Modern Art, New York

den Augen zu verlieren, einen Blick gespürt zu haben, der unter die Haut ging, eisig oder messerscharf war.

Unmittelbar weckt die Betrachtung der berühmten Pelz-Tasse von Meret Oppenheim in uns zugleich die Empfindung des Darüber-Streichen-Wollens. Paradoxerweise gerät der eigentliche Zweck der Tasse erst einmal in den Hintergrund und das Irrationale wird erst später erkannt.

Der Tastsinn gilt als der fundamentale Sinn, der vor dem Sehen oder Hören liegt. In der Entwicklung nimmt er nach der Geburt die größte Rolle ein. Oft wird in der dominierenden Kultur des Visuellen die eminent wichtige Funktion des Tastsinns für die Wahrnehmung *übersehen*. Schon das Neugeborene sammelt seine ersten Erfahrungen über den Mund, die Haut und die Verdauung, während sein Blick noch ungerichtet ist. Über das Ertasten kann sich die Vorstellung von Räumlichkeit und Grenzen entwickeln. Erkenntnisse des Tastsinns haben den tragfähigsten Realitätscharakter.[158] Die Eindrücke von dem, was wir berühren und ertasten, gehen in Tastvorstellungen über. Der Tastsinn als Wurzel der Erkenntnis spiegelt sich im Sprachgebrauch wieder: wir *begreifen* etwas, also haben wir es verstanden, und dann gibt es einen *Begriff* davon. Was wir ertastet haben, empfinden wir als existent und glaubwürdig. Was nicht der leiblichen Realität angehört, ist auch nur mit dem Geist zu fassen: das „Noli me tangere!“ Berühre mich nicht!“ (Joh. 20,17) war der Spruch, den Jesus, dem Grab entstiegen, an Maria aus Magdala richtete, weil er sich nur noch als spiritueller und nicht mehr als physischer Leib zu erkennen geben wollte.

Mit der Berührung eines künstlerischen Materials stellt sich der leibliche Kontakt ein. Ob diese Verbindung als angenehm und lustvoll oder als schmerzlich oder Ekel erregend empfunden wird, hängt von den Beteiligten ab. Denn Materialien und Kunstwerke sind Bestandteile des Übertragungsgeschehens: „Immer empfängt das Berührte die Qualitäten des Berührenden.“[159]

Der Berührung werden magische Kräfte zugeschrieben. Unter den Händen eines Heilers werden Kranke gesund, fügen Folterer und Peiniger Schmerzen zu, Erzieher beruhigen tobende Kinder, Liebende drücken im zärtlichen Streicheln ihre besondere Verbindung aus. Eine Wirkung über den körperlichen Kontakt ist, wie Böhme formuliert, fundamental und in jedem Fall nicht auszulöschen: „In der Berührung findet eine Art Imprägnierung und Ansteckung, eine heilsame oder vergiftende, reinigende oder befleckende Infusion statt.“[160]

Auch in der Psychotherapie spielt die Berührungsfrage eine große Rolle. Verschiedenen Schulen von Körpertherapie bis Psychoanalyse richten ihre grundsätzlichen Konzepte daran aus, ob zu

Patienten bewusst körperlicher Kontakt aufgenommen oder klare Abstinenz vorgeschrieben wird.

Berührung in Kunst und Therapie

In der Kunst und Kunsttherapie setzt die initiale Berührung mit dem Material ein folgenreiches Wechselspiel in Gang: Bedeutung wird geschaffen, Gefühle, Assoziationen, Erinnerungen, Wünsche werden geweckt. Aus diesem Grund ist der Einstieg in den Prozess häufig emotional hoch besetzt und für viele Patienten sehr aufregend. Sie ahnen, dass sie mit der Wahl des Materials die Richtung der kommenden Erlebnisse festlegen. Mit dem taktilen Kontakt tauchen Erinnerungen an Ereignisse in ihrem Leben auf, die oft verdrängt und „vergessen“ scheinen. Sie reichen oft bis in lebensgeschichtlich frühe Zeiten, als es noch keine Worte gab und Erfahrungen nur über den Körper kommuniziert und internalisiert wurden.

Die Magie der Berührung ist eng verknüpft mit dem Wunsch nach Transformation. Eine berühmte Metamorphose finden wir in Ovids Erzählung von Pygmalion, dem zypriotischen Bildhauer, der, enttäuscht von den realen Frauen, sich in seine aus Elfenbein geschaffene Statue einer jungen Frau verliebte, und sich nichts sehnlicher wünschte, als dass sie zum Leben erwache. Er flehte Venus um Hilfe an und wurde von ihr erhört: „Da erweicht sich die starre, die elfenbeinerne Schönheit. Wird beim Druck der Finger geschmeidig ...“[161]

Viele Künstler, Maler wie Bildhauer, sind besessen von ihrem Modell. Sie scheinen die Neigung zu haben, ihre Bilder und Skulpturen zu anthropomorphisieren, um in ihnen echten menschlichen Kontakt zu suchen. Rodin berichtete von sich, dass er bei der Berührung von kaltem Marmor wunschvolle Phantasien entwickle ähnlich wie Pygmalion.[162] Die bis heute ungebrochene Faszination des Pygmalionmythos beruht auf der Sehnsucht nach der göttlichen Kraft, selbst echtes Leben und wunscherfüllende Beziehungen schaffen zu können (vgl. Abb. 107).

Besonders dreidimensionales Material weckt Assoziationen über menschliche physische Gegenwart. Aus bildhauerischen Materialien entstehen in der Kunsttherapie oft Gesichter, Masken, Figuren, die die Patienten in Anlehnung an wichtige Personen in ihrem Leben schaffen.

Der primäre Wirkfaktor der Berührung des künstlerischen Materials ist der Kontakt. Wie Böhme sagt ist die aktiv-tastende Hand *immer zugleich* die sich selbst spürende Hand ... Man kann nicht *etwas spüren*, ohne zugleich *sich zu spüren*.[163] Patienten nehmen in der Kunsttherapie im Umgang mit dem Material simultan Kontakt mit sich selbst auf, ein reziproker Vorgang: Indem sie das Material formen, formen sie sich selbst.[164] Im künstlerischen Prozess herrscht eine Atmosphäre der Selbstbegegnung. Die Erfahrung, den physischen Austausch bei der Schaffung von Symbolen und Beziehung nutzen zu können, kann zu dem wichtigen Erlebnis der Urheberschaft führen: das Ge-

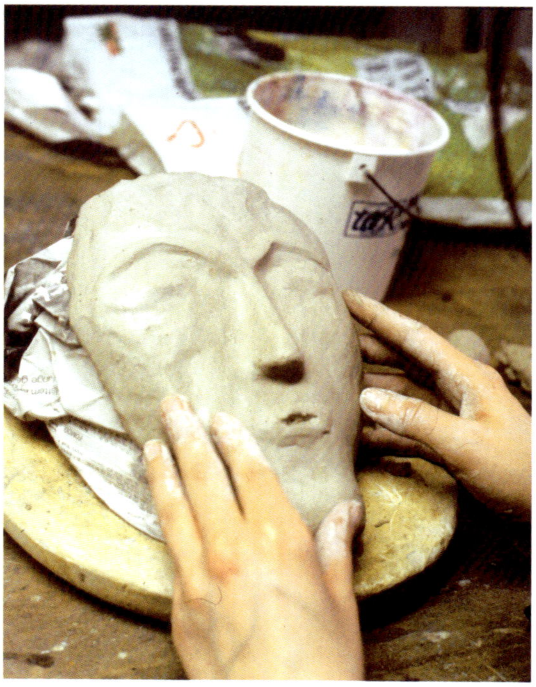

Abb. 105: Patient bei der Arbeit mit Ton

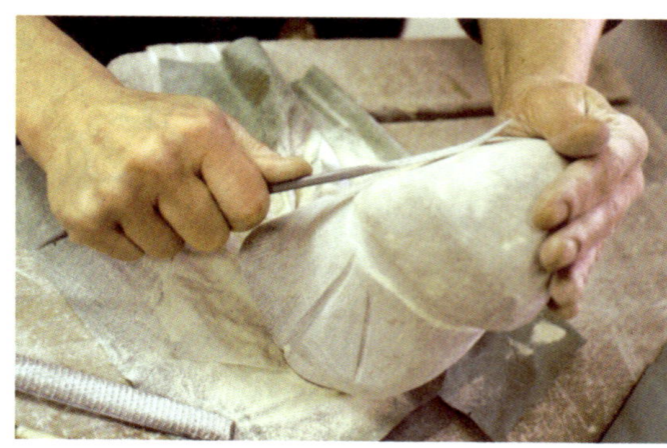

Abb. 106: Patient bei der Arbeit mit Speckstein

fühl, Wirkung schaffen, Einfluss ausüben und Veränderungen herstellen zu können – also Voraussetzungen, um sich als selbst bestimmt und gesund zu erleben.

Die Verbindung von körperlichem Berührungserleben und künstlerischem Material zeigt sich in der Kunsttherapie manchmal sehr drastisch, wenn Patienten auf die sinnlichen Qualitäten reagieren. Sie entscheiden sich für ein Material, weil es sich angenehm anfasst oder fließt, oder lehnen es ab, weil es körperlich zu viel Widerstand bietet, die Finger schmutzig werden oder seine Berührung Ekel hervorruft. Eine Patientin, die gefragt wurde, weshalb sie so gerne mit der Pastellkreide male, bekannte etwas verschämt, dass sie an das Spielen mit „Pampe", also Sand und Dreck, erinnert werde, was in ihrer Kindheit mit einem strikten Verbot belegt worden war.

Materialberührungen sollten aus weiteren Gründen in die Reflexion einbezogen werden. Reicht der Kunsttherapeut dem Patienten ein Papier, einen Pastellstift oder einen Pinsel oder drückt er ihm einen Klumpen Ton in die Hand, ist dieses Material durch seine eigene Berührung besetzt. Es hat etwas von ihm aufgenommen, das in der Vorstellung an den Patienten weitergereicht wird. In diesem Moment trägt das Material physische, sinnliche Spuren des Therapeuten, selbst wenn sie, wie in den meisten Fällen, nicht sichtbar sind. Auf magische Weise stellt es eine Art körperlicher Verbindung zum Patienten her. Von manchen kann dies als Zuwendung, Brücke und hilfreiche Nähe empfunden werden, während andere dies jedoch auch als Übergriff und Verletzung ihrer Grenzen wahrnehmen.

Noch deutlicher wirkt der Einfluss beim Anfassen von Bildern oder Skulpturen. Bildberührungen sind metaphorische Körperberührungen, ihre Konsequenzen sind analog. Geht der Kunsttherapeut physisch in das entstehende Werk eines Patienten hinein, indem er eine Linie in sein Bild zeichnet oder ausradiert, eine Stelle mit Farbe füllt, den Finger darauf legt, oder mit der Raspel den Speckstein des Patienten bearbeitet, entsteht bewusst oder unbewusst eine Aura von körperlicher Annäherung. Schon das In-die-Hand-Nehmen eines Bildes zum Hochhalten und Zeigen oder das Festhalten eines vom Patienten geschaffenen Bildes besitzt diese Qualität. Die Botschaft dieser Interventionen kann sehr drastische Wirkungen bei Patienten auslösen.

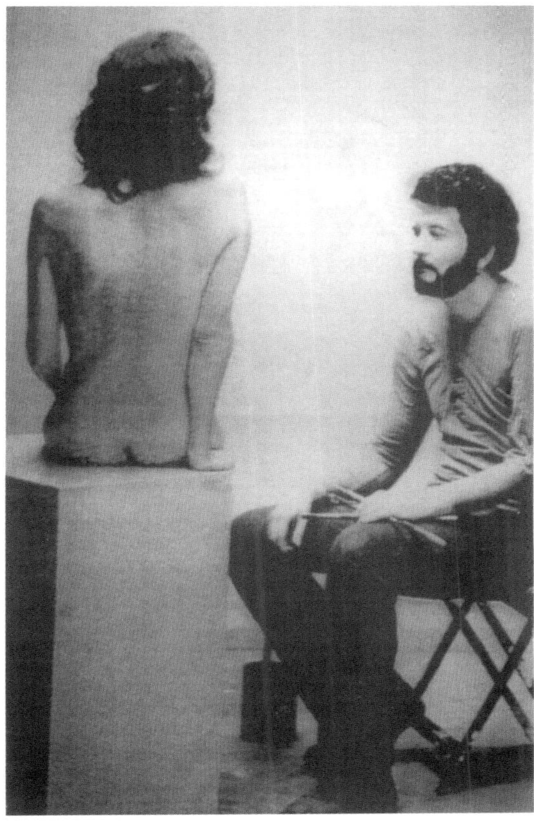

Abb. 107: John de Andrea, Self Portrait with Sculpture, 1980

Eine 20-jährige Patientin schuf in einer Phase großer kindlicher Bedürftigkeit einen kleinen Vogel aus Speckstein. In der Abschlussrunde der Therapiestunde, in der die Gruppe die entstandenen Arbeiten betrachtete und über sie sprach, fragte ich sie, ob ich ihre kleine Skulptur in die Hand nehmen könnte, um sie den anderen deutlicher zeigen zu können. Sie erlaubte es stumm nickend. In dem Moment, als ich den kleinen Vogel vorsichtig in die Mitte meiner Handinnenfläche gesetzt hatte, fiel die Patientin in Ohnmacht, in die Arme der Co-Therapeutin. Glücklicherweise erholte sie sich schnell. Es war offensichtlich: das Aufnehmen und Halten des schutzbedürftig erscheinenden Vogels stand im Zusammenhang mit einem kindlich regressiven Bedürfnis der Patientin, sich in dieser radikalen Weise fallen lassen und gehalten werden zu wollen. Sie hatte die ihren Vogel aufnehmende Geste der Therapeutin symbolisch verstanden und unmittelbar in ihre eigene körperliche Realität übertragen.

Die Physikalität der künstlerischen Materialien und die Distanzlosigkeit des Tastsinns lassen körperliche Empfindungen und entsprechend emotionale Reaktionen entstehen. Der Kunsttherapeut sollte sich gewahr sein, dass sein Umgang mit den Materialien und Kunstwerken Botschaften über den Umgang mit dem Patienten enthält: ein sorgsames, reflektiertes und respektvolles Handhaben der physischen Produkte des Patienten spiegelt zugleich Sorge, Wertschätzung und Respekt für dessen Bedürfnisse nach psychischer und physischer Autonomie, nach Schutz und Unversehrtheit.

Diese ethisch motivierte Haltung zum Thema Berührungen ist im gesamten Schaffensprozess gefordert. Manche Situationen zeigen sich eher versteckt und dürfen dennoch nicht übersehen werden. Denn ihre zumeist unbewussten Botschaften spiegeln gleichfalls, ob den Bedürfnissen des Patienten tatsächlich entsprochen wird.

Beispielsweise reflektieren auf dem Arbeitstisch ausgebreitete Bilder, die sich teilweise überdecken, dass Raum und Bewegungsfreiheit für das einzelne Bild symbolisch eingeschränkt sind. Jedem Bild gebührt ausreichend eigener Platz, um seine Autonomie und Würde zu bestätigen.

Gravierend in ihrer Botschaft sind oft unbedachte Handhabungen, wenn beispielsweise Bilder beim Aufhängen an Wänden oder Staffeleibrettern mit Nadeln durchstochen und befestigt werden. Der dem Bildkörper zugefügte Schaden ist ein symbolischer Angriff auf die körperliche Integrität des Patienten. Bilder können problemlos aufgehängt werden, ohne dass sie Verletzungen erfahren müssen.

Die Wirkzusammenhänge vom Umgang mit Materialien und körperlichem Erleben werden manchmal sehr deutlich. Eine junge, unerfahrene Kunsttherapeutin schlug einem Patienten, der von Angstträumen geplagt war, von Räubern verfolgt und zerstückelt zu werden, vor, ähnlich wie die DaDa Künstlerin Hannah Höch Collagen zu gestalten. Sie demonstrierte, wie man aus Zeitschriften Figuren in einzelnen Teilen ausschneiden und neu zusammensetzen konnte. Der Patient fand diesen Vorschlag unerträglich und reagierte mit schweren Angstzuständen und Schweißausbrüchen. Zu Recht beschwerte er sich bei seinem Arzt über die unsensible Intervention. Die Kunsttherapeutin hatte nicht an die vom Patienten geäußerten Phantasien gedacht. Die beispielhafte Umsetzung der Collage vor den Augen des Patienten hatte sein größtes von ihm phantasiertes Trauma materialisiert, was zweifellos unangemessen und falsch war zu diesem Zeitpunkt. Die Supervision half, die Dynamik der möglichen induzierten Impulse des Patienten und der Gegenübertragungsreaktionen zu reflektieren.

In psychischen Extremsituationen wie in der Psychose kann der Charakter eines Materials zu einer direkten Identifikation von Körper und dem Material führen und eine getrennte Wahrnehmung unmöglich machen. Foster berichtet von einem psychotischen Patienten, der, nachdem der feuchte Ton in seinen Händen getrocknet war, aufschrie, weil er glaubte, er würde aufgerissen, weil der trocknende Ton auf seinen Händen Risse produziert hatte, und er voller Angst „das Zeugs unter seiner Haut" loswerden wollte. Die Kunsttherapeutin verstand diese Reaktion, als nehme der psychotische Patient die Substanz als fortgesetzte Interaktion mit seinem Körper wahr, selbst nachdem er aufgehört hatte, mit ihm zu arbeiten. Er hatte den Ton aufgrund seiner physischen-körperlichen Eigenschaften der Plastizität und weichen Oberfläche nicht nur als körpergleich empfunden, sondern auch als lebensgleich. Dies hatte zu den irrationalen Wahrnehmungsprozessen geführt.[165]

Werkzeuge

Die Rolle von Werkzeugen als zwischen Hand und Material trennende und distanzierende Objekte erhält in der Kunsttherapie in solchen Situationen ein besonderes Gewicht. Werkzeuge bewirken, dass der Kontakt von Hand und Oberfläche eines Kunstmaterials nur vermittelt vonstatten geht. Das kann manchen Patienten helfen, Berührungsängste zu mildern und Furcht vor regressiven, nicht steuerbaren Impulsen zu kontrollieren. Ein Pinsel in der Hand bewirkt das Gefühl, Einfluss nehmen zu können und Macht zu besitzen, ebenso Werkzeuge wie beispielsweise Modellierhölzer, Raspeln, Lineal, Radiergummi, Scheren. Manche Materialien wie Stein oder Holz können nur mit Hilfe von Werkzeugen bearbeitet werden; ihr Einsatz erfordert motorische Fähigkeiten und konzeptionelles Denken. Entsprechend sollten sie Patienten angeboten werden, die diese Fähigkeiten entwickelt haben oder aus therapeutischen Gründen üben sollen.

Die Tatsache, dass Werkzeuge selbst keine Wirkung besitzen, außer wenn der Künstler sie benutzt, verleiht ihnen die Aura einer dritten Kraft. Um mit ihnen effektiv arbeiten zu können, müssen sie in gutem Zustand sein. Mit einem bis auf wenige Haare ausgerupften Pinsel, einem stumpfen Bleistiftspitzer oder einer verrosteten Raspel können auch die besten Ideen nicht adäquat umgesetzt werden.

Wie die Materialien können Werkzeuge Projektionen auslösen, die sich in der Wahrnehmung und in den Gefühlen der Patienten niederschlagen. Ein Hammer kann als gefährliche Bedrohung oder als Verstärkung der eigenen Kraft empfunden werden, ein großer Pinsel als Herausforderung oder als nicht zu bewältigendes Ungetüm. Der symbolische Aspekt ist Teil der Übertragungsprozesse, die von den Werkzeugen ausgelöst werden können.[166]

Künstler haben einen innovativen Umgang mit Werkzeug gesucht, weil sie über herkömmliche Erfahrungen im künstlerischen Prozess hinausgelangen wollten. So gilt Pollock als jemand, der sich gern von den gebräuchlichen Malutensilien wie Staffelei und Pinsel entfernte, auf dem Boden, mit Stöcken, Messern oder fließender Farbe malte. „Ich fühle mich so dem Bild näher, mehr als Teil von ihm ..." Die korrespondierende Körperlichkeit dieser Malweise schien seinem Anliegen am besten zu entsprechen: „Der moderne Künstler, so scheint mir, drückt eine innere Welt aus, in anderen Worten: Er drückt die Energie, die Bewegung und andere innere Kräfte aus."[167]

Kunsttherapeuten können in der Arbeit ebenso ungewöhnliches Werkzeug bereithalten, der Phantasie sind kaum Grenzen gesetzt. Die einzigen Einschränkungen sind Aspekte der Sicherheit oder der Überforderung der Patienten.

Körpermaterialien

Während Werkzeuge dazu dienen können, zum Material und somit zum physisch sinnlichen Kontakt hilfreiche Distanz einzurichten, gibt es in der modernen Kunst Tendenzen, manchmal genau das Gegenteil anzustreben. Materialien und Prozesse dienen nicht nur symbolisch als Verweise auf den menschlichen Körper, sondern der Körper selbst und seine ihm eigenen Materialien wie „Haare, Blut und Exkremente"[168] werden zu Symbolträgern gemacht. Zugrunde liegt dabei die Vorstellung, dass nichts anderes diese Authentizität erreicht.[169] Nacktheit, Berührung und Beschmutzung des Körpers zählt Wagner zu den zentralen Themen, die seit etwa fünfzig Jahren in der Kunst auftreten. Künstlerinnen wie Valie Export, Yoko Ono, Marina Abramovic fordern das Publikum auf verschiedene Weisen auf, ihre Körper als Kontaktmaterial zu benutzen. Sie begannen, bis dahin geltende Tabus der Privatheit von Nähe und Erotik zu brechen. Männliche Künstler verlagerten sich eher auf Körperprodukte: Piero Manzoni schockierte mit Dosen, die mit menschlichen Fäkalien gefüllt waren, Warhol und seine Freunde urinierten skandalträchtig auf Leinwände, die als „Oxidation Paintings" bekannt wurden. Aktionskünstler wie Hermann Nitsch und Otto Mühl provozierten mit Blut- und Essritualen, die öffentlich an Körpern vollzogen wurden.

Fleisch wurde auch Material der Frauen: Jana Sterbak hüllte im Jahr 1987 ein magersüchtiges Modell in ein „Kleid" aus rohem Ochsenfleisch. Blut gerann inzwischen vielfach zum künstlerischen Material. Jenny Holzer hatte 1993 mit von Frauen gespendetem Blut ein Magazin betitelt: „Da wo Frauen sterben bin ich hellwach", um auf Vergewaltigungen und Gewalt gegenüber bosnischen Frauen aufmerksam zu machen.[170]

Der radikale Augenblick des verwundeten Körpers

Eine weitere Form des Körpergebrauchs in der Kunst ist die Selbstverletzung. Wagner resümiert, wie Künstler ihrem eigenen Leib Verstümmelungen und Verletzungen zufügen, um im Zuschauer bzw. Betrachter den eigenen Reizschutz direkt aufzubrechen und durch die Übertragung auf sich selbst „zu einer Membran der Aktion zu werden." Der Schmerz und die Wunde vermitteln nach Auffassung der Künstler wie keine andere Form der Kommunikation, was der Körper fühlt und spürt.[171] Künstler und Zuschauer teilen das implizierte Körperwissen, aufgrund dessen die Performance mit Rasierklingen, Schnitt und Blut ihre Wirkung entfaltet.[172] Gesellschaftliche Tendenzen zur Indifferenz lassen die Wiener Aktionisten ihren schmerzvollen Umgang mit dem eigenen Körper begründen: „Nur die Selbstverstümmelung verhindere, die gesellschaftliche Verstümmelung hinzunehmen."[173]

Auf beeindruckend parallele Weise reflektieren verschiedene kunstwissenschaftliche Autoren über verletzte Künstlerkörper, was Patienten, die sie selbst Verletzungen mit Rasierklingen, Messern oder Glasscherben beibringen, häufig als Erklärung für ihr Verhalten schildern. Im Schmerz der Wunde liege eine letzte Rückversicherung ihrer eigenen Existenz, die Verletzung wecke direkte Impulse im Körper des anderen. Letztendlich geht es ihnen, wie Wagner die Motive dieser Künstler erklärt, um „die Wiedergewinnung eines selbstbestimmten Leibes."[174] Patienten sagen, sie können sich nur selbst spüren, wenn sie ihrem Körper Schnitte oder andere Wunden zufügen.

In einem Interview nennt die Künstlerin Gina Pane die Ziele ihrer selbstverletzenden Handlungen. Die Wunde ist „ein radikaler Augenblick, ein Augenblick, der mit höchster Anspannung geladen ist und die geringste Distanz zwischen einem Körper und dem anderen aufweist".[175] Die Ambivalenz von der Sehnsucht nach dem grenzenlosen Verstanden-Werden, nach der Fusion aller körperlichen Grenzen einerseits und der Suche nach der eigenen Unversehrtheit und Autonomie andererseits wird bei vielen Patienten deutlich. Der verwundete Körper provoziert unmittelbare, in diesem Sinn wie von den Künstlern erhoffte Reaktionen ihrer Umwelt. Denn diese Materialsprache zielt, wie die moderne Kunst bestätigt, unter Ausschaltung des Reizschutzes auf die Schockwirkung beim Publikum. In oft dramatischer, körperlicher Weise müssen die Patienten versorgt werden, wenn sie *Hand an sich gelegt haben* (auch hier ist der Tastsinn beteiligt!). Ärzte und Angehörige überschreiten notfallmäßig ihre Körpergrenzen.

Das gilt auch für lebensbedrohlich abgemagerte Patienten, denen gegebenenfalls unter Zwang Nahrung zugeführt wird. Anorektische Patienten scheinen ihrem Körper durch die Weigerung der Nahrungsaufnahme jede Art von sinnlicher Präsenz zu entziehen, teilweise auch motiviert durch Ängste vor körperlicher Nähe und Sexualität. Die Askese wird als ästhetisches Phänomen zur Intensivierung der Wahrnehmung gezielt eingesetzt, um die Herrschaft des Geistes über den Körper zu erlangen.[176] Am Beispiel der oben beschriebenen zwei Patientinnen wird diese Intention auf anschauliche Weise nachvollziehbar. Auf pathologische Weise erreichen sie Nähe und Zuwendung, indem sie ihren Körper zum symbolischen Austragungsort für psychische Konflikte und Bedürfnisse machen.

Jedoch gibt es einen wesentlichen Unterschied zwischen Künstlern und Patienten: Künstler entscheiden sich tendenziell freiwillig für diese Form des symbolischen Gebrauchs ihres Körpers, und sie bestimmen in der Regel auch, wo sie in der künstlerisch motivierten Aktion die Grenzen der Verletzung setzen.[177] Dagegen handeln die Patienten nicht mit einer bewussten symbolischen Absicht, die auch bewusst Formgrenzen setzt. Die Verletzungen und Schädigungen, die sie sich zufügen, sind impulsgesteuert, oft lebensgefährlich und die Überschreitung der Grenze zum Tod wird in letzter Konsequenz in Kauf genommen. Deshalb müssen diese Patienten von außen geschützt werden.

Damit liegt es auf der Hand, dass der Körper und seine Produkte wie in der bildenden Kunst in der Patientenarbeit denkbar ungeeignet sind. Denn nicht ein „fremdes" Material wird als vermittelndes Agens genutzt, sondern die Substanz des Körpers ist zugleich Symbolträger. Die sinnliche Stimulation findet komplett distanzlos statt. Der Schutz einer dritten Substanz fehlt. Und diesen brauchen Patienten notwendigerweise. Denn in ihrem Leben waren von außen forcierte Überschreitungen ihrer körperlichen und geistigen Grenzen nicht selten der Ursprung ihrer traumatischen Entwicklungen. Gezwungenermaßen erlebten sie wenige oder keine Möglichkeiten, über den Umgang mit ihrem Körper entscheiden zu können.

Pixel statt Pigmente

Die Thematisierung des Körpers in der Kunst und Kunsttherapie wird auf die Einflüsse einer immer technisierter erscheinenden Welt zurückgeführt. Die neuen digitalen Medien wie Fernsehen, Video und Computer produzieren eine sinnliche Unterforderung des Menschen bzw. sie überfordern die Fähigkeiten des Körpers. Die Geste, die den bilderzeugenden Apparaten verbleibt, ist die des Knopfdrucks.[178]

Die körperliche Entfremdung hat nicht nur in der Kunst und Psychiatrie viel sagende Gegenbewegungen heraufbeschworen. Der Hunger nach körperlich-sinnlichen Erlebnissen spiegelt sich offensichtlich auch in der Wiederbelebung alter, in so genannten „primitiven" Kulturen praktizierten Rituale wie dem Tätowieren und dem Piercing, in der steigenden Anzahl von Anhängern der Extremsportarten und die den Angstkick mit verkaufenden Adventure-Unternehmen. Anne-Marie Bonnet zieht ein Fazit: „In Zeiten visueller, sprich: entkörperlichter Reizüberflutung scheint der Körper in anthropologischer Sicht als Zufluchtsort einer verlorengegangenen Einheit eines ganzheitlichen Erlebens geworden zu sein."[179]

Eine neue Bewegung der „Beschwörung der Leiblichkeit"[180] und die Rückbesinnung auf stoffliche Materialien in der modernen Kunst scheinen ebenfalls Reaktionen auf den Einzug von Medien wie Video und Computer in die Kunst zu sein. Die damit entfachte Debatte um die Kunstfähigkeit von digitalen Medien und stofflichen Materialien hat selbst unter Kunst- und Medienwissenschaftlern noch viele Fragen offen gelassen.[181] Tatsache ist jedoch, dass Digitalität in der modernen Kunst eine große Rolle spielt.

Bislang hat diese Diskussion die Kunsttherapie kaum tangiert. Erst allmählich tauchen einzelne Berichte über den Einsatz von Fotografie, Computern und Video als therapeutische Modalitäten auf. Allerdings stammen sie bis auf wenige fast ausschließlich aus den USA und Kanada. Dazu gibt es zwei Hypothesen: zum einen könnte es sein, dass die Entwicklung der kunsttherapeutischen Praxis und Theorie hierzulande wieder einmal hinterherhinkt[182], zum anderen mag bei Kunsttherapeuten eine intuitive Skepsis zur therapeutischen Wirksamkeit digital gesteuerter Technik überwiegen und demzufolge das Interesse an einer vertieften Reflexion eher gering sein. Eine Überprüfung der Thematik scheint notwendig, da die rasante technische Entwicklung sich in den neuen Kunstformen wiederfindet und eine Kunsttherapie, die den Anspruch der Kunst in sich trägt, der Auseinandersetzung mit diesen Gegebenheiten nicht ausweichen kann.

Fotografie in der Therapie

Innerhalb der modernen visuellen Instrumente ist die Fotografie die älteste Technik. Während sie hierzulande als therapeutische Modalität unter der Bezeichnung Fototherapie vorwiegend in der dermatologischen Medizin bekannt ist, wird sie kaum als psychotherapeutische Methode registriert. In einem deutschsprachigen Aufsatz über Fotografie als künstlerische Therapie beschrieb Tummeley Erfahrungen im Rahmen sozialarbeiterischer Tätigkeit. Mit einer Sofortbildkamera gibt sie ihrem Klienten die Möglichkeit, eine Selbstportraitbox herzustellen und sich dann mit potenziellen Spannungen von innen und außen auseinanderzusetzen.[183]

Eine längere Geschichte der therapeutischen Verwendung der Fotografie ist in Amerika zu verzeichnen: die Kanadierin Judy Weiser beschreibt die Fotografie in ihrer Arbeit schon in den achtziger Jahren als therapeutisches Werkzeug, das zur adäquaten Nutzung vor allem den kompetenten Psychotherapeuten braucht. Ihre Vorgehensweise ist geprägt von fünf verschiedenen Techniken, die den möglichen Beziehungsformen zwischen einer Person und einer Kamera entsprechen sollen: es werden Fotos vom Klienten gemacht, der Klient selbst macht Fotos, der Klient macht Fotos von sich selbst (Selbstportraits), biografische Schnappschüsse werden hergestellt. Die fünfte Technik nennt sie „projektiv“, denn dabei werden Gefühle, Erinnerungen, Gedanken und andere Informationen, die diese Fotos hervorrufen, als Katalysator für das therapeutische Gespräch verwendet.[184] Weiser vergleicht Kunst- und Fototherapie mit dem Ergebnis, dass der zentrale Faktor der Kunsttherapie, Bilder herzustellen, nur eine Möglichkeit in der Fototherapie, nicht aber Voraussetzung sei. Der andere Unterschied ist, dass die meisten Menschen das Fotografieren kennen und sich in dem Medium wohlfühlen. Fototherapie steht in erster Linie für Fotografie-als-Kommunikation, und nicht für Fotografie-als-Kunst. Somit muss der Therapeut keine künstlerischen oder technischen Vorkenntnisse besitzen. Ästhetische Aspekte, die aus der Geschichte, der modernen Fotografie oder auch der Werbung abgeleitet sind, spielen in diesem Ansatz keine Rolle.

Videokunsttherapie

Ähnlich verhält es sich mit der Anwendung von Videos in der Psychotherapie. Videos werden vor allem in verschiedenen therapeutischen Vorgehensweisen eingesetzt, um soziale Interaktionen festzuhalten, die dem Betrachter, sei es Therapeut oder Patient, helfen, ein besseres Verständnis der vorliegenden Probleme zu gewinnen und die Entwicklung von Lösungsstrategien zu unterstützen. Besonders im Psychodrama und in der Familientherapie wird das Video angewandt. In der Kunsttherapie wird relativ selten mit Video gearbeitet. Manchmal werden mit Video aufgenommene Therapiestunden in der Supervision herangezogen.[185] McNiff und Cook veröffentlichten 1975 einen Aufsatz „Video Art Therapy“.[186] Kate Charbonneau stellte mit erkrankten HIV-Patienten Filme her, in denen diese sich in Gesprächen an ihre Familie richteten, um nach ihrem Tod bei der Bewältigung der Trauer und als lebensnahe Erinnerung hilfreich zu sein.[187]

Computer in der Kunsttherapie

Im Vergleich zu Fotografie und Video scheint der Einfluss des Computers in der Kunsttherapie zuzunehmen. 1985 schrieb Diane Weinberg über den Einsatz von Computern bei Menschen mit extremen physischen Behinderungen, verursacht durch Lähmungen, Infarkt oder Hirntraumata.[188] Weinberg argumentiert damit, dass der Computer zum Schaffen von Kunst keine manuellen Fähigkeiten wie beim Zeichnen, Malen oder Bildhauern erfordert und aus diesem Grund mit dieser Methode unter Zuhilfenahme von Tastatur und Maus auf einfache Weise ein Bild geschaffen wird. Sie geht davon aus, dass diese Form des Kunstschaffens sich stimulierend auf die Entwicklung von Fähigkeiten zur Beobachtung, Reflexion, Unterscheidung und Erinnerung auswirkt. Zu den Besonderheiten des Computers zählt Weinberg, dass er im Nachhinein erkennen kann, wie der Patient seine Entscheidungen über Komposition, Farbe und Design getroffen, Probleme gelöst und Ausdruck erarbeitet hat. Daraus lassen sich die kognitiven Fähigkeiten und Entwicklungsmöglichkeiten eines Patienten erkennen.

Ende der achtziger Jahre führte Devorah Samet Canter den Computer in ihre Arbeit mit verhaltensauffälligen und lernbehinderten Kindern und Jugendlichen ein.[189] Ihre Begründung beruhte auf der Beobachtung, dass ihre Patienten mit dem Computer von Kindesbeinen an vertraut waren, ihre kreativen Fähigkeiten gefördert und Verhaltensprobleme reduziert werden könnten. Gegen den Einsatz der herkömmlichen Materialien in der Kunsttherapie spricht ihrer Meinung nach, dass das gezeichnete Bild einfach zu statisch ist, um Fantasien, Gedanken und Gefühle ausreichend zur Darstellung bringen zu können, und stattdessen der Computer per VideoWorks II Programm animierte Geschichten hervorbringen kann. In der Rehabilitation seien Computer wichtige Werkzeuge, weil sie sich im Gegensatz zu Papier und Bleistift an verschiedene Schwierigkeitsgrade anpassen könnten. Einen weiteren Vorteil sieht sie darin, dass diese Klienten sich zugleich auf neue Weise ausdrücken, ohne sich dabei die Hände schmutzig zu machen. Die Rolle des Therapeuten besteht darin, im Gespräch mehr über den Ort, die Handlung und Bewegung der Objekte zu erfahren und die persönliche Geschichte des Patienten zu entfalten.

Seit diesen für das popularisierte Computerzeitalter frühen Veröffentlichungen sind etwa ein Dutzend weiterer Beiträge in englischsprachigen Zeitschriften erschienen; im Jahr 2000 publizierte Cathi Malchiodi ein Buch mit dem Titel: *Art Therapy & Computer Technology*, in dem diese Beiträge auch Erwähnung finden.[190] Malchiodi weist nicht nur darauf hin, wie Kunsttherapeuten am effektivsten das globale Netzwerk des Internet nutzen, sich selbst eine Website einrichten, den Drucker, das Scannen und Digitalkameras anwenden können. Sie zählt auch verschiedene Software Programme auf, die Computerkunst generieren und für die therapeutische Arbeit mit Patienten geeignet seien. An Beispielen zeigt sie, wie Patienten, die sie „Cyber-Clients" nennt, via E-Mail mit ihr als „virtuelle Therapeutin" eine „Cyber-Beziehung" eingegangen sind, ihr mit dem Computer gefertigte Bilder geschickt haben und per E-Mail oder Telefon der verbale Austausch dazu stattfindet. Mit manchen Patienten, so ihre Begründung, sei es nur über den digitalen Weg möglich, therapeutisch zu arbeiten, weil ihre Lebensumstände wie Zeitbegrenzung, Entfernung oder Behinderung durch Krankheit eine persönliche Präsenz verhindern.

McNiff erweist sich in diesem Buch mit seinem Aufsatz als vehementer Verfechter der digitalen Medien in der Kunsttherapie. Zu den Vorteilen, die er auch für seine eigene Bildproduktion mit dem Softwareprogramm Photoshop nutzt, zählt er ebenfalls den zeit- und physisch ökonomischen Aspekt: man könne jederzeit Kunst mit einem riesigen Spektrum an Farben machen, ohne eine Minute der Vorbereitung und des Aufräumens aufwenden zu müssen.[191] Er schlägt vor, dass im therapeutischen Setting der Kunsttherapeut und der Patient bequem vor einem Monitor sitzen und mit den Möglichkeiten experimentieren sollen. McNiff gibt zu, dass durch das Malen mit der Maus traditionelle künstlerische Elemente wie starker oder schwacher Druck in der Linienführung eliminiert werden, die normalerweise den physischen Akt des Malens und Zeichnens begleiten, und diese kinästhetischen Qualitäten ebenso wie Geruch, Berührung und Textur in der digitalen Domäne abhanden kommen. Doch würden sie ersetzt durch eine bemerkenswerte Fähigkeit, ein breites Feld an Ausdruck zu nutzen, das von kraftvoll bis zart reicht – und das nur, indem man sich dem Werkzeug Computer anpasst. Jeder könne Bilder mit breiten Pinselstrichen herstellen wie die abstrakten Expressionisten oder die kleinen Striche und Flecken wie sie die Impressionisten angewandt haben.[192] McNiff und Malchiodi vertreten, dass Kunsttherapeuten nicht an der Existenz der Computertechnologie vorbei gehen können – weil es sie gibt, haben sie das virtuelle Studio zu einem Bestandteil der Kunsttherapie gemacht.

Ähnlich argumentieren die beiden Psychiater Hartwich und Brandecker.[193] Das Computermalen böte manchen psychosegefährdeten Patienten über den Monitor genügend Distanz, wogegen das „reale" konventionelle Malen mit Pinsel und Palette eine Intensität erlangen könne, die die Ich-Grenzen überspült. Letztendlich behaupten sie, dass in der Interaktion mit dem Computer ein dynamisches Handeln möglich ist. Die beiden Psychiater nehmen an, dass ein Patient eine Beziehung zum Computer aufnimmt. Die Präsenz eines Arztes oder Psychotherapeuten wird nicht erwähnt.

In derselben Publikation unternimmt Hartwich den Versuch, von Patienten hergestellte Computerbilder zu operationalisieren, also mathematisch zu bearbeiten.[194] Da diese digitalen Bilder in Form von Pixeln numerisch digitalisiert sind, eignen sie sich seiner Meinung nach zur Farbspektrumanalyse und Untersuchung des Komplexitätsgrades. Unter operationalisiertem Komplexitätsgrad versteht Hartwich den Zählerwert geteilt durch die Gesamtpixelzahl. Tatsächlich kommt er zu dem Schluss, über einige auf dieser Grundlage gezeichnete Tabellen und Kurven das Innenleben von Psychosekranken messen zu können. Einen „gewissen und unvermeidlichen Reduktionismus" nimmt er dabei in Kauf. Den Gewinn dieser Untersuchungsmethode sieht er in der Überprüfung der Verlaufsgestalt einer psychischen Erkrankung in Hinblick auf ihre inneren und nach außen gebrachten Bilder, der frühen Erfassung der Psychopathologie, und schließlich der therapeutischen Effizienz des Gestalterischen der Computermaltherapie.

Die Verluste der Computerkunsttherapie

Diese Bilder, deren Oberfläche aus einer gläsernen Monitorscheibe besteht, und die im Namen der Kunsttherapie gebraucht werden, unterscheiden sich radikal von den bisher diskutierten. Alle für die besondere therapeutische Wirksamkeit der künstlerischen Materialien erachteten Argumente werden durch die Einführung computergenerierter Kunst eliminiert.

Die neue Technik bringt drastische Folgen mit sich. Nach Belting verschiebt die technische Abhängigkeit jegliche traditionelle Erfahrung mit Bildern, weil ihre Medialität soviel Aufmerksamkeit auf sich zieht, dass sie als Brücke zwischen Bild und Körper nicht mehr erkennbar ist, sondern als Selbstausdruck des Mediums erscheint: „Wir kommunizieren mit einer Welt, die unseren Sinnesorganen nicht unmittelbar zugänglich ist. Die Kompetenz neuer Medien übertrifft dabei die Kompetenz unserer Sinne."[195]

Im Mittelpunkt steht der Umgang mit den faszinierenden technischen Möglichkeiten des Computers. Die Ausführung von unendlichen Bildvariationen ist nur durch das erlernte technische Wissen des Bedieners beschränkt. Das Programm selbst hat schon alle Möglichkeiten vorgeformt: Farbnuancen in unzähligen Abstufungen, Strichführung, ob Pinsel oder Spraydose – alles kann dem Computer befohlen werden und wird mit einem Knopfdruck ausgeführt. Ohne selbst über den Zeigefingerklick hinaus aktiv geworden zu sein, wird eigene Handlung mit virtuellen Werkzeugen suggeriert. Diese Art von Herstellungsprozess und -ergebnis bilden einen idealen Nährboden für narzisstische omnipotente Bedürfnisse und Selbsttäuschung. Das Bild ist vor allem vom Computer hergestellt und nicht vom Menschen. Ein Gefühl echter Urheberschaft kann sich nicht einstellen.

Jederzeit kann ein auf dem Computer gespeichertes Bild neu ausgedruckt werden. Es gibt kein „einmaliges Dasein"[196], das ein originales Kunstwerk auszeichnet. Die Intensität des ursprünglich sinnlichen Kontaktes wird durch die dazwischentretende Technik gestört.[197] In Anlehnung an Benjamins Befürchtungen des Auraverlusts durch die Reproduzierbarkeit begründet Bubner das Gefühl der Unbefriedigung, das jede Reproduktion hinterlässt: denn ästhetische Erfahrung ist unabdingbar angewiesen auf sinnliche Konkretion.

Die virtuelle Realität beansprucht nur einen der fünf Sinne – den Augensinn. Dies geschieht extrem privilegiert: beständig blicken wir bei der Herstellung eines Bildes auf ein 15 oder 17 Zoll-Format eines flachen Monitors. Die Größe des Bildes und seine Oberfläche sind festgelegte Variablen.

Der Tastsinn ist reduziert auf einen Mausklick, die Hand als Ganzes wird nicht gebraucht. Sie formt kein amorphes Material, muss nicht greifen oder drücken, spürt keinen Widerstand und Unterschied. Die Haut registriert keine Textur verschiedener Oberflächen, die Nase riecht nichts, das Ohr hört höchstens das Surren des elektronischen Laufwerks.

Der Körper wird nur zum Stillsitzen gebraucht; das heißt, Handeln findet nicht mehr physisch statt. Den Bildern des Computers fehlt der haptische Charakter: kein Material muss von einem rohen in einen geformten Zustand transformiert werden. Die in der Wahrnehmungstheorie vorausgesetzte Funktion der Sinne, „Sinn" herzustellen, also Erkenntnis zu gewinnen, ist beschränkt auf das, was der visuelle Sinn liefert, wenn er auf den Monitor schaut.

Mit den entsprechenden Begleiterscheinungen ist das Gedächtnis der Sinne zur Funktionslosigkeit verurteilt. Entsprechend stellt der Soziologe Negt fest: die Hochspezialisierung einzelner Sinne lässt die übrigen verarmen. Sinne müssen im Zusammenhang bleiben, um ihr Wesen zu erfüllen: Sinne und Verstand gleichermaßen auszubilden.[198]

Die Pflege der Sinne braucht nach Negt immer ein Gegenüber. Prototypisch ist das die Mutter oder die mütterliche Person, die – wie in den Wahrnehmungstheorien beschrieben – die ersten Sinneserfahrungen und verlässliche Nähe zur Verfügung stellt. Das Angstklammern des Babys, schreibt Negt, kommt aus dem Verschwinden, aus dem Entsinnlichen. Er unterstreicht mit einem fiktiven Beispiel, dass der Sozialisationsprozess immer mit vielfältigen sinnlichen Erfahrungen statt finden muss: ein Baby, das vor dem Fernseher sitzt und beobachtet, was da abläuft, um es in sich aufzunehmen und im Inneren zu befestigen – das wird nicht möglich sein.[199] Ohne entsprechende Stimulation verkümmert das Gedächtnis der Sinne und des Körpers.

Die Erlebnisse des sinnlich präsenten Gegenübers in der Kunst sind unersetzlich: „Die Spannung zwischen der Freiheit, die dem künstlerischen Prozess innewohnt, und den nicht verzeihenden Eigenschaften der künstlerischen Materialien und Werkzeuge besitzt eine eigene Faszination, die von keinem Computer erreicht werden kann."[200] Kramer sieht im fernseh- und computerdominierten Alltag vieler Kinder machtvolle verführerische Kräfte wirken. Diese Apparate erfüllen den normalen Appetit von Kindern nach Wettkampf, Wunsch zu gewinnen, ihre Neigung zu gewalttätigen, ungebundenen Phantasien. Aber anstatt selbst zu raufen und mit anderen die eigene Stärke zu messen, erledigt das Fernsehen oder der Computer mit Videospielen das für sie. Indem der Bildschirm die Erfüllung grundständiger Bedürfnisse suggeriert, geht dabei der Einsatz körperlicher Kräfte verloren. Die Kinder lernen dabei auch nicht, wie man Freundschaften und Bündnisse bildet, wie Kompromisse gefunden, Enttäuschungen oder physischer Schmerz ausgehalten werden können. Das heißt, sie haben keine Gelegenheit, sich in unzähligen Formen innerhalb der sozialen und natürlichen Umgebung auszuprobieren.[201] Kramer berichtet jedoch von einer tröstlichen Erfahrung: wann immer sie mit Farben, Ton und anderen Materialien auftauchte, begann die Kunst der Kinder zu blühen. Denn sie bot etwas an, was Technik nicht kann: die Gegenwart von wohlmeinenden, imaginationsfähigen Erwachsenen und berührbare Erlebnisse.

Geht es ohne einen Therapeuten?

In den oben skizzierten Ansätzen der Computerkunsttherapie fehlt ein weiteres Gegenüber fast gänzlich: der Therapeut. Mangels eines lebendigen Menschen scheint ein Patient auf perfide Weise mit dem Computer eine „Beziehung" aufzunehmen. Statt eines lebendigen Austausches zweier Individuen mit subtilen Wahrnehmungen und Botschaften findet ein einseitiges Tun statt: der Computer gibt dem Patienten nur wieder, was er selbst der Tastatur eingegeben hat.

Interventionen eines empathisch präsenten Therapeuten, die dem Prozess eine hilfreiche Unterstützung und vielleicht Wendung geben könnten, kommen nicht vor. Für den Patienten ist es ein einsames Unternehmen, dessen Nützlichkeit für den Aufbau von Beziehungsfähigkeit eindeutig in Frage gestellt ist. Zwar mag er aus der Sicht von Hartwich die Einsamkeit gewöhnt sein und der Computer diesem Zustand zu entsprechen. Doch sein Leiden hat vielleicht gerade mit der Unfähigkeit zu tun, einem anderen Menschen in befriedigender Weise zu begegnen.

Durch nichts kann die Erfahrung des unmittelbaren Sinnenkontakts ersetzt werden. Wenn wir über jemanden sagen, er sei „von Sinnen", meinen wir, dass er verrückt ist. Dem als „verrückt" geltenden Patienten sinnliche Erfahrung zu entziehen, indem man ihn vor einen Monitor und eine Tastatur setzt, heißt, ihm die Chance zu nehmen, Sinn im Sinnlichen[202] zu finden, zu lernen, dass er äußeres und inneres Erleben verbinden kann, dass er selbst Einfluss nehmen, ordnen und Zusammenhänge erkennen kann. Denn die Logik eines Bildes ist, wie Wohlfart sagt, eine sensitive Kognition und nicht das Produkt rechnergesteuerter Pixel. Mit Sicherheit ist ein Bild keine quantitativ bestimmbare Masse an Informationen.[203]

Wenn ein Kunsttherapeut künstlerisches Material mit der notwendigen Sensibilität vorstellt und einführt, kann es ein besseres Gegenüber werden als es ein Monitor je zu sein vermag. Die Angebotspalette möglicher Materialien birgt unzählige Möglichkeiten, die Symptome und Ängste von Patienten zu berücksichtigen – vorausgesetzt, man kennt sie, schätzt sie und weiß mit ihr umzugehen. Zieht man computergesteuerte Malprogramme in der Kunsttherapie heran, müssen die Ursachen in einem tief liegenden Misstrauen in die eigenen künstlerischen Fähigkeiten des Therapeuten liegen.

Und wie immer gibt es Ausnahmen: wenn die körperlichen Funktionen eines schwerkranken Patienten nur noch einen Knopfdruck erlauben, kann es ein letztes Mittel sein, beim Malen mit Hilfe des

Werkzeugs Computer ein Gefühl von Handeln zu erleben. In allen anderen Situationen sollte die heute unendliche Vielfalt der künstlerischen Materialien ihr Übriges tun dürfen.

Abschließende Bemerkungen

In der Kunst des 20. Jahrhunderts hat sich das Material in vielen Bereichen als künstlerischer Eigenwert emanzipiert und ist nicht mehr notwendig dem Sinn und Zweck der Komposition unterstellt. Die Akzeptanz ist einerseits gegenüber einer rein auf Materialwirkung ausgerichteten Präsentation allgemein gegeben, etwa bei einem alleinigen Einsatz einer besonderen Oberflächenstruktur oder Faktur.[204] Andererseits wird davor gewarnt, das Material in der Kunst zur bloßen Konjunktur zu reduzieren und Fragen nach formaler Einbindung auszuweichen.[205] Der Wert der sinnlichen Erfahrung im künstlerischen Prozess für geistiges, physisches und psychisches Wachstum und Gleichgewicht ist deutlich geworden. „Je stärker der gesellschaftliche Druck auf die Enteignung der Sinne ist, desto manifester und kräftiger brauchen wir eine Politik der Kultivierung der Sinne."[206]

In der Kunsttherapie sollte der Blick für die Rolle von Material zur Entfaltung künstlerischer Ausdrucksformen geschärft werden. Dieser Blick wird verstellt, wenn wir primär der reinen Form oder der universalen Struktur bzw. dem Inhalt den Vorrang geben. Kunsttherapeuten neigen dazu, dem Inhalt die größte Aufmerksamkeit zu widmen. Leicht wird er zum Ausschlusskriterium für das Wie eines Bildes. Dann mutet die Sprache der Materialien fast wie eine Fremdsprache an.

Die Voraussetzungen für die Integration der Geschichte der modernen Materialästhetik müssen von den Kunsttherapeuten selbst geschaffen werden. Das bedeutet, dass sie ihre Aufmerksamkeit nicht nur auf die klassischen und in der Regel erprobten und brauchbaren Materialien richten, sondern dass sie auch anderen Stoffen den Status möglicher ästhetischer Praktiken verleihen. Über den herkömmlichen Kanon hinausgehende Materialien in ihrem Repertoire können zu mitwirkenden Elementen für „ungewöhnliche" Bilder und Skulpturen der Patienten werden. Künstlerische Prozesse können stimuliert werden, die den bekannten und erwarteten Rahmen sprengen und dem vielschichtig begründeten Ausdrucksbegehren von Patienten besser und differenzierter entsprechen.

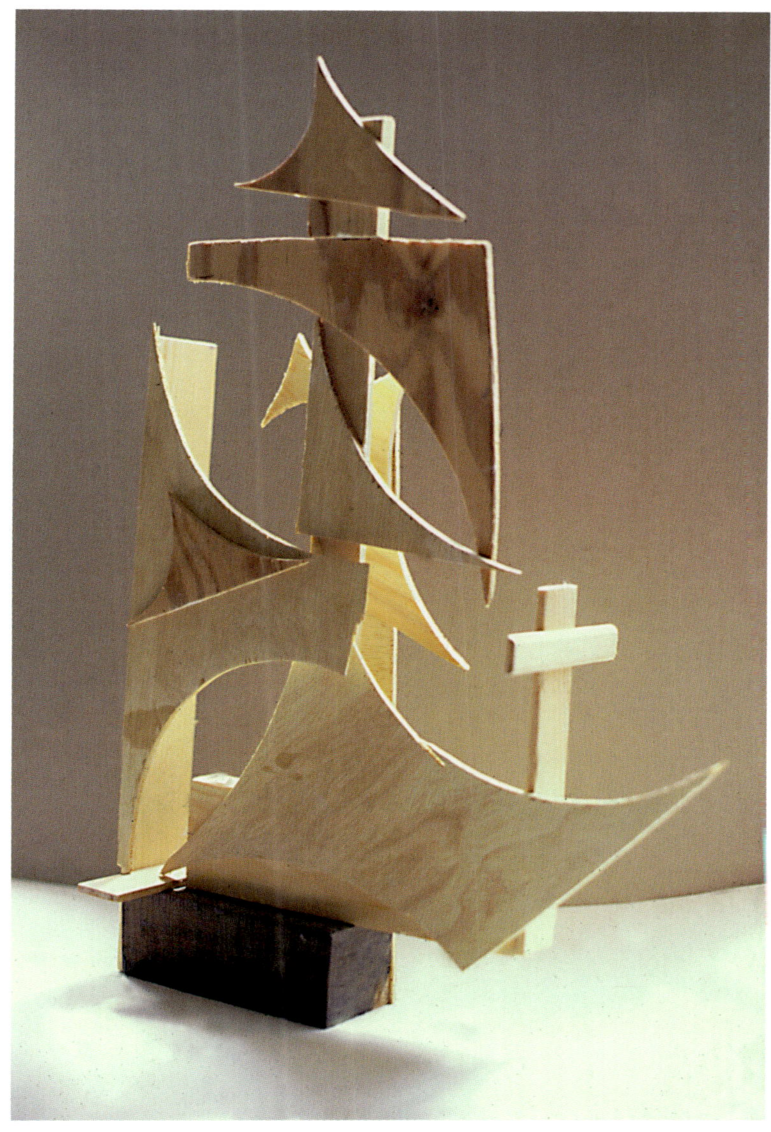

Abb. 108: ca. 28 hoch, Holzreste

Traditionelle Materialien können umfunktioniert werden, wenn man für sie neue Anwendungsmöglichkeiten in Betracht zieht.

Aus Holzabfällen klebte ein Patient, der unter einer Psychose litt, ein Schiff zusammen und sagte, dass dies das Geisterschiff sei, auf dem nachts die Monster mit den Messern auftauchten (Abb. 108).

Aus Zeitung und Pastellkreide schuf eine Patientin dieses Bild: eine rote Figur, deren Körper aus Fetzen von Zeitungspapier besteht. Tausende rote Worte zeigen, was die Patientin nicht verbal artikulieren konnte (Abb. 109).

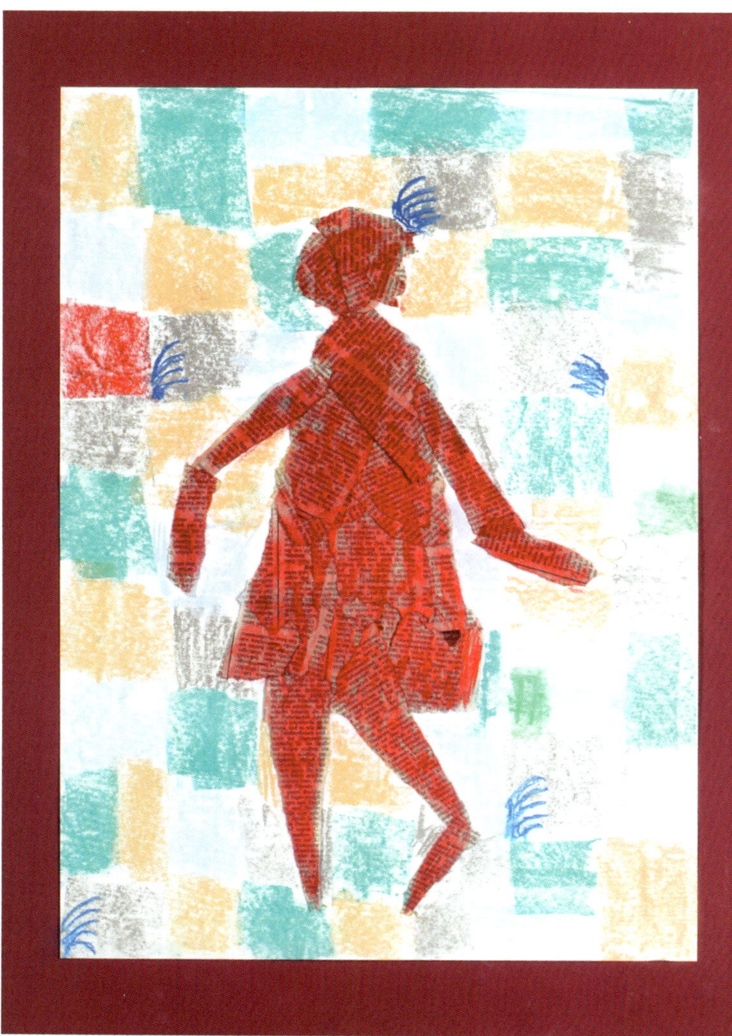

Abb. 109: 59,7x42 cm, Pastell, Zeitungspapier

Patienten, denen der Umgang mit künstlerischem Material nicht selbstverständlich ist, müssen angeleitet werden, um seine Eigenschaften einschätzen und nutzen zu können. Jedes Material hat bestimmte Möglichkeiten und Grenzen. Nur wenn Patienten das Material in einem für ihre Absichten notwendigen Maß kennen, sich damit entsprechend ihren Fähigkeiten und Voraussetzungen sicher fühlen, können sie einen echten Dialog mit ihm aufnehmen. Sie werden dann die sinnliche Konfrontation wie einen Berührungszauber empfinden können, der den magischen Prozess der künstlerischen Formfindung eröffnet.

[1] Geist, Sidney, Brancusi: A Study of Sculpture, New York (1968); in: Laurie Schneider Adams (1994), Art and Psychoanalysis, New York, Harper Collins S. 187

[2] Hofmann, Franck (2000), Materialverwandlungen – Prolegomena zu einer Theorie ästhetischer Produktivität; in: Franck Hofmann, Andreas Haus, Änne Söll (Hrsg.), Material im Prozess – Strategien ästhetischer Produktivität, Berlin, Reimer, S. 22

[3] Schottenloher, Gertraud (1989), Kunst- und Gestaltungstherapie, München, Kösel, S. 132

[4] Dreifuss-Kattan, Esther (1986), Praxis der Klinischen Kunsttherapie, Bern, Huber, S. 17

[5] Kramer, Edith (1979), Childhood and Art Therapy, New York, Schokken Books, S. 223–224

[6] Seiden, Don (2001) Mind over matter: the uses of materails in art, education and therapy; Chicago, Magnolia Street Publishers, S. 34–35

[7] Gorsen, Peter (1996), in: Hartmut Böhme, Der Tastsinn im Gefüge der Sinne, Anthropologische und historische Ansichten vorsprachlicher Aisthesis; in: Kunst- und Ausstellungshalle der Bundesrepublik Deutschland (Hrsg.), Tasten, Göttingen, S. 185–211

[8] Böhme, Hartmut (1996), ebd.

[9] Dannecker, Karin (2003), Die Wirksamkeit der Werte – Ethik in der Kunsttherapie; in: diess. (Hrsg.), Internationale Perspektiven der Kunsttherapie, Graz, S. 27–53

[10] Schottenloher, Gertraud (1994), Das Wesen des Unbekannten; in: diess. (Hrsg.): Wenn Worte fehlen, sprechen Bilder, München, S. 119

[11] Rubin, Judith A. (1984), The Art of Art Therapy, New York, Bruner und Mazel, S. 7–12

[12] Waller, Diane (1993), Group Interactive Art Therapy, London, Routledge

[13] Kramer, Edith (2003), Kindheit und Kunsttherapie, Graz, Nausner & Nausner, S. 221–253

[14] vgl. Wagner, Monika (2001), Das Material der Kunst, München, Beck Verlag S. 12

[15] Wagner (2001), S. 12

[16] Dewey, John (1958, 1995), Kunst als Erfahrung, Frankfurt/M., Suhrkamp, S. 128–129

[17] ebd., S. 133

[18] ebd., S. 229

[19] ebd.

[20] ebd., S. 80–81

[21] Wagner, ebd., S. 12

[22] Wagner, Monika, Rübel, Ditmar, Hackenschmidt, Sebastian (Hrsg.), Lexikon des künstlerischen Materials – Werkstoffe der modernen Kunst von Abfall bis Zink, München 2002

[23] Belting, Hans (2001), Bild-Anthropologie, München, S. 13

[24] Flusser, Vilém (1991), Der Schein des Materials; in: Peter Weibel und Wolfgang Drechsler, Bildlicht – Malerei zwischen Material und Immaterialität, Wien, S. 46

[25] in Belting (2001) ebd., S. 15

[26] vgl. Blaschke, Bernd (2000), Adornos *Material* oder Luhmanns *Medium*?; in: A. Haus, Franck Hofmann, Anne Söll, a. a. O., S. 79

[27] Wagner (2001), S. 12

[28] Böhme, Gernot (1994), Der Glanz des Materials – zur Kritik der ästhetischen Ökonomie; aus: Ausstellungskatalog: Der Stoff der Dinge – Material und Design, München, S. 78

[29] vgl. Böhme, G., ebd.

[30] Flusser, Vilém (1991), Der Schein des Materials; aus: Ausstellungskatalog Bildlicht – Malerei zwischen Material und Immaterialität, Wien, S. 12

[31] Aristoteles (Physik 1,9, 192a); in: Monika Wagner, Internetseite Stichwort „Material"

[32] Söll, Änne (2000), „50 kg (nicht durchtrainiert)"; in: Andreas Haus, Franck Hofmann, Änne Söll (Hrsg.), Material im Prozess, Berlin

[33] 1. Mose 2,7

[34] Wagner, Monika (2001), Materialvernichtung als künstlerische Schöpfung; in: A. Haus u. a. (Hrsg.) S. 109

[35] Wagner (2001), S. 111

[36] vgl. in: Nussbaummüller, Winfried (2001), Materialtendenzen des 20. Jahrhunderts im Spannungsbereich zwischen Bild und Objekt, Frankfurt/M., S. 39

[37] siehe Internetseite zu „Paragone" der Universität München

[38] Kemp, Wolfgang (1975), Material der bildenden Kunst; in: PRISMA, 9, Gesamthochschule Kassel, S. 27

[39] Bandmann, Günter (1969), Bemerkungen zu einer Ikonologie des Materials, Städel NF 2, S. 75; zit. in: Wolfgang Kemp (1975), ebd.

[40] vgl. Raff, Thomas (1994), Die Sprache der Materialien – Anleitung zu einer Ikonologie der Werkstoffe, Augsburg, S. 26

[41] Goethe, Johann Wolfgang, WA I, 47, S. 64 f; in: Thomas Raff, ebd. S. 26

[42] Hofmann, Franck (2000), Materialverwandlungen; in: Andreas Haus u. a.; a. a. O., S. 33

[43] in: Raff (1994), ebd., S. 115

[44] Flusser, V. (1990), Eine neue Einbildungskraft; in: Volker Bohn, Bildlichkeit, Frankfurt/M., Suhrkamp, S. 119

[45] Kandinsky Wassily (1952), Über das Geistige in der Kunst, Bern, S. 61

[46] Kandinsky, Wassily (1912), Über die Formfrage; in: Der Blaue Reiter, München 1912

[47] Wagner (2000), S. 112

[48] in: Wolfgang Drechsler und Peter Weibel (1991) Ausstellungskatalog „Bildlicht", Wien, S. 107

[49] Malevitsch, Kasimir in: Felix Philip Ingold (1994), in: Welt und Bild – zur Begründung der suprematistischen Ästhetik bei Kazimir Malevic; in: Gottfried Boehm (Hrsg.) Was ist ein Bild, München, Fink Verlag, S. 370

[50] Drechsler und Weibel, ebd., S. 124

[51] a. a. O., S. 108

[52] a. a. O., S. 130

[53] in: a. a. O., S. 105

[54] a. a. O., S. 116

[55] a. a. O., S. 221

[56] Drechsler und Weibel, a. a. O., S. 185

[57] vgl. Wagner (2001), S. 24

[58] Drechsler und Weibel, a. a. O., S. 222

[59] Drechsler und Weibel, a. a. O., S. 223–224

[60] Hofmann (2001), S. 30

[61] Wagner, u. a. (2002), a. a. O.

[62] Richter, Hans, in: W. Drechsler und P. Weibel. ebd., S. 118

[63] Itten, Johannes (1930), in: W. Drechsler und P. Weibel, S. 118

[64] Spemann, Wolf (1984), Plastisches Gestalten – Anthropologische Aspekte, Olms, Hildesheim, S. 90

[65] Archipenko, in: Spemann (1984), S. 91

[66] Moore, in: Spemann, a. a. O., S. 90

[67] Wagner, Monika (2000), Materialvernichtung als künstlerische Schöpfung; in: A. Haus, u. a., S. 113

[68] Florian Rötzer (1991) Die Ästhetik des Materials und der Dinge; in: Drechsler und Weibel (Hrsg.) Bildlicht, a. a. O., S. 326

[69] Dilthey bei Rötzer (1991), s. 326

[70] siehe auch Kap. 4: Das Dritte im Bunde, und Kap. 8: Über die Form der Form

[71] vgl. Gehlen (1960/1965), in Spemann (1984), a. a. O., S 102

[72] Tàpies, Antoni, in: Barbara Catoir (1997), Gespräche mit Antoni Tàpies, München, S. 106

[73] Kobbe, Max (1986), Kunstpsychologie, Darmstadt, Wissenschaftliche Buchgesellschaft, S. 125

[74] Schumacher, Emil, zit. bei Wagner (2000), S. 114

[75] Kramer, Edith (1978), Kunst als Therapie mit Kindern, München, Reinhardt Verlag, S. 62

[76] Henley, David (2002), Clayworks in Art Therapy, London, Jessica Kingsley Publishers, S. 56

[77] Kramer, Edith (2003), Kindheit und Kunsttherapie, Graz, Nausner & Nausner, S. 244–253

[78] vgl. Herrmann, Uwe (1995), A Trojan Horse of Clay: Art Therapy in a Residential School for the Blind; in: The Arts in Psychotherapy, Vol. 22, No. 3, S. 229–234; Edith Kramer (2000) Art and the Blind Child; in: dies. (Herausgegeben von Lani Gerity) Edith Kramer – collected Papers, London, Jessica Kingsley Publishers, S. 132–137

[79] siehe Kap. 5: Über die Worte in der Kunsttherapie

[80] Cézanne, Paul (1957), Über die Kunst, Gespräche mit Gasquet, Briefe, Hamburg, rororo, S. 20

[81] vgl. Ingold (1994) a. a. O., S. 391

[82] vgl. Dannecker, Karin (2002), Die Fähigkeit zum Gegenüber; in: Kunst & Therapie, Zeitschrift für künstlerische Therapien, 2001/2002

[83] siehe dazu weiter unten „Körper und Material".

[84] Bandmann; in: W. Kemp (1975), a. a. O., S. 28

[85] Kemp (1975), a. a. O., S. 29

[86] Raff (1994), S. 30–31

[87] vgl. Wagner (2001), a. a. O., S. 12

[88] in: Kemp (1974), a. a. O., S. 33

[89] Laber, Manfred (1998), 25. August, pers. Mitteilung

[90] Adorno, Theodor W. (1979): Funktionalismus heute, in: ders.: Ohne Leitbild, Frankfurt/M., aus: T. Raff, a. a. O., S. 104

[91] Ein weiterer wichtiger, bisher in der Forschung vernachlässigter Aspekt ist die Rolle bestimmter körperlicher Einschränkungen bei der Interpretation von Materialgebrauch und künstlerischen Werken, wie beispielsweise die Farbblindheit, die unterschiedliche Ausprägungen von vermindertem Farbensehen zur Folge hat.

[92] siehe Kap. 4: Das Dritte im Bunde

[93] Böhme, G. (1994), a. a. O., S. 82

[94] vgl. Belting, Hans (2001), Bild-Anthropologie, München, Fink, S. 14

[95] vgl. Wagner, Monika (2001), Materialvernichtung als künstlerische Schöpfung; in: A. Haus u. a. (Hrsg.), a. a. O.

[96] Belting (2001), S. 13–17

[97] Schaverien, Joy (1987), Transference in Art Therapy, in: Tessa Dalley et al., Images of Art Therapy, Routledge, London, S. 78

[98] vgl. Müller, Vera (2003), Körper, Bild und Körperbild; in: Karin Dannecker (Hrsg.), Internationale Perspektiven der Kunsttherapie, Nausner, Graz

[99] Pankow, Gisela (1968), Gesprengte Fesseln der Psychose München Reinhardt Verlag, S. 26
[100] Milner, Marion (1988), Zeichnen und Malen ohne Scheu, Dumont, Köln, S. 208
[101] Belting (2001), a. a. O., S. 29
[102] siehe Dannecker (1992)
[103] Naum Gabo, in: Kemp (1975), a. a. O., S. 28
[104] Merleau-Ponty, in: Christoph Wulf (2000), Der mimetische Körper; in: A. Haus u. a., S. 183
[105] Lüthi, Michael (2002), Mittelbarkeit und Unmittelbarkeit der Moderne, in: Freie Universität Berlin. Ästhetische Erfahrung im Zeichen der Entgrenzung der Künste, unveröffentl. Manuskript
[106] Langer, Susanne (1953), Feeling and Form, New York, Charles Scribner's and Sons, S. 89
[107] Wilson, Laurie (2003), Alberto Giacometti – Myth, Magic and the Man; Yale Univesity Press, Yale, S. 245
[108] Langer (1953), S. 89
[109] Langer (1953), S. 80
[110] vgl. Böhme, H. (1996)
[111] vgl. Cassierer, Ernst (1983), Wesen und Wirkung des Symbolbegriffs, Darmstadt, S. 184
[112] vgl. Böhme, H. (1996)
[113] Roth, Gerhard (1996), Das Gehirn und seine Wirklichkeit, Frankfurt, S. 93
[114] a. a. O., S. 108–110
[115] a. a. O., S. 249–256
[116] vgl. Stern, Daniel (1992), Die Lebenserfahrung des Säuglings, Stuttgart, Klett-Cotta, S. 221
[117] Emrich, Hinerk M. (1998), Synästhesie, Emotion und Illusion; in: Kunst- und Ausstellungshalle der Bundesrepublik Deutschland, Schriftenreihe Forum/Band 8, S. 127
[118] Emrich (1998), S. 137
[119] Roth (1996), S. 252
[120] Heiman, Paula zit. bei Adrian Stokes (1957), Form in Art; in: Melanie Klein, Paula Heimann, R. E. Money-Kyrle: New Directions in Psychoanalysis, London, S. 412
[121] Wulf (2000), S. 186
[122] Lord, James (1993), Alberto Giacometti: Ein Portrait, Bodenheim, Athenäum, S. 46
[123] siehe Kap. 2: Objektbeziehungen, S. 86 ff.)
[124] vgl. Hofmann (2000), S. 26
[125] Langer, Susanne (1987), Philosophie auf neuem Wege, Frankfurt/M. Fischer, S. 127
[126] Beres, David (1970), Symbol und Objekt; in: PSYCHE 24, S. 294, vgl. Kap. 1
[127] Langer (1987), S. 51
[128] Belting (2001), S. 21
[129] siehe Kapitel 1
[130] Singer, Wolf (2003), Wahrnehmen, Erinnern, Vergessen; in: Jglhaut, S. und Spring, T. (Hrsg.), Science + Fiction, Berlin, Jovis
[131] Langer (1987), S. 95
[132] Langer (1987), S. 50–51
[133] Mitchell, W. J. T. (1990) Was ist ein Bild?; in: Volker Bohn (Hrsg.), (a. a. O.) S. 23
[134] vgl. Flusser, V. (1990), in: Volker Bohn, (a. a. O.), S. 117
[135] vgl. Drechsler und Weibel (1991), S. 84
[136] Früchtl, Josef (1991), Ästhetische Erfahrung und die Einheit der Vernunft; in: Koppe, a. a. O, S. 161, vgl. Kap. 1
[137] Cézanne (1957), S. 41
[138] Cézanne, ebd.
[139] Rötzer, Florian (1991), Die Ästhetik des Materials und der Dinge; in: Bildlicht, S. 291
[140] Cézanne (1957), S. 9
[141] Cézanne (1957), S. 11
[142] vgl. Cézanne, bei Maurice Merlau-Ponty (1994), Der Zweifel Cézannes; in: G. Boehm (Hrsg.), Was ist ein Bild?, München, Wilhelm Fink Verlag, S. 44
[143] Cézanne, (1957), S. 28
[144] vgl. Seitter, Walter (1997), „Meine Psychologie ist die Begegnung zweier Töne" – Cézannes Philosophie der Erscheinungen; in: Psyche – Körper – Material, Analysen von Körpern und Gegenständen; Institut für Gegenwartskunst, Wien und Neue Wiener Gruppe/Lacan Schule (Hrsg.), Wien, Passagen Verlag, S. 104
[145] vgl. Wohlfart, Günter (1994), Das Schweigen des Bildes; in: G. Boehm (Hrsg.), Was ist ein Bild?, München, Wilhelm Fink Verlag, S. 173
[146] Cézanne (1957), S. 20
[147] Cézanne (1957), S. 21
[148] Delacroix, Eugène (1990), Briefe und Tagebücher, München, Deutscher Kunstverlag, S. 119
[149] vgl. Roth (1997), S. 251
[150] Roth (1997), S. 267
[151] ebd. S. 268
[152] Proust, Marcel (1985), Auf der Suche nach der verlorenen Zeit, Band I, In Swanns Welt, 4. Auflage, Frankfurt/M. Suhrkamp, S. 61–67
[153] Böhme (1994)
[154] Wagner (2000), S. 110
[155] Stokes, Adrian (1957), S, 408
[156] vgl. Loewald, Hans W. (1988), Sublimation – Inquiries into theoretical psychoanalysis, Yale University Press, New Haven and London, S. 47
[157] Böhme, Hartmut (1996), S. 7
[158] vgl. Spemann (1984), S. 98
[159] Böhme, H. (1996), a. a. O.
[160] ebd.
[161] Ovid, Metamorphosen, Buch X, 243–297
[162] vgl. Langer (1953), S. 89
[163] Böhme, H. (1996), a. a. O.
[164] vgl. Spemann (1984), S. 95
[165] Foster, Fiona (1997), Fear of three-dimensionality – clay and plasticine as experimental bodies; in: Katherine Killick and Joy Schaverien (Hrsg.) Art, Psychotherapy and Psychosis, London Routledge, S. 55
[166] vgl. Kap. 4: Übertragung
[167] aus Walther, Ingo F. (2000), Kunst des 20. Jahrhunderts, S. 273
[168] Titel eines unveröffentlichten Vortrags von Thomas Raff am 1.4.2000 an der Universität Hamburg
[169] vgl. Wagner (2001), S. 271
[170] vgl. Wagner (2001), S. 222–233
[171] Wagner (2001), S. 283–292
[172] Wulf (2000), S. 186
[173] Wagner (2001), S. 284
[174] a. a. O., S. 291
[175] vgl. in Wagner (2001), S. 289

[176] vgl. Grubel, Anke (2003), Ästhetik und Askese – Magersucht aus kunsttherapeutischer Perspektive; in: Kunst & Therapie, Zeitschrift für bildnerische Therapie, Heft 1/2003

[177] Bei einer Selbstverstümmelungsaktion des Künstlers Günter Bruns im Jahr 1970 war die Münchner Polizei eingeschritten, vgl. Wagner (2001) S. 285

[178] vgl. Krämer, Sybille (1998), Sinnlichkeit, Denken, Medien: Von der ‚Sinnlichkeit als Erkenntnisform' zur ‚Sinnlichkeit als Performanz', in: Kunst- und Ausstellungshalle der Bundesrepublik Deutschland GmbH (1998), Der Sinn der Sinne, Schriftenreihe Forum Band 8, S. 33

[179] vgl. Bonnet, Anne-Marie (1996), Bild-Körper/Körper-Bild, Die Kunstgeschichte, eine Junggesellenmaschine?; in: Hans Beltig, Siegfried Gohr (Hrsg.), Die Frage nach dem Kunstwerk unter den heutigen Bildern, Stuttgart, Cantz Verlag, S. 21

[180] Bonnet (1996), S. 23

[181] z. B. Belting, H., Gohr, Siegfried (Hrsg.) (1996); A. Haus, F. Hofmann, Ä. Söll (Hg.) (2000); Kunst- und Ausstellungshalle der Bundesrepublik Deutschland GmbH (1998), a. a. O.; Die Thesen Marshall McLuhans „The medium ist the message" und Niklas Luhmanns Medientheorie.

[182] Vgl. Dannecker (2003), Internationale Perspektiven der Kunsttherapie, Graz, Nausner und Nausner Verlag, Vorwort

[183] Tummley, Tanja (2003), Fototherapie; in: standpunkt: sozial – online, www.haw-hamburg.de

[184] Weiser, Judy (1993), Photo Therapy Techniques, Jossey-Bass, San Francisco

[185] Malchiody, Cathy, Reiley, Shirley (1996), Supervision and related issues, Chicago, Magnolia Street Publishers

[186] McNiff, Shaun, Cook, C. (1975), Video Art Therapy; in: Art Psychotherapy 2, Zeitschrift, S. 55–63

[187] Charbonneau, Kate (2003), Ein amerikanisches AIDS-Projekt: Leben durch die Kunst; in: Dannecker (Hrsg.) (2003)

[188] Weinberg, Diane (1985), The potential of rehabilitative computer art therapy for the quadriplegic, cerebral vascular accident and brain trauma patient; in: Art Therapy: Journal of the American Art Therapy Association 2, S. 66–72

[189] Samet Canter, Devorah (1989), Art Therapy and Computers; in: Harriet Wadeson (Hg.), Advances in Art Therapy, New York, Wiley, S. 296–316

[190] Malchiodi, Cathi A. (2000), Art Therapy & Computer Technology – A virtual Studio of Possibilities, London, Jessica Kingsley Publishers

[191] McNiff, Shaun (2000), Computers as Virtual Studios; in: C. Malchiodi, S. 93

[192] ebd. S. 95

[193] Hartwich, Peter, Brandecker, Rolf (Hrsg.), (2002), Computermalerei mit stationären Patienten: Schizophrenien und Borderlineerkrankungen; in: Peter Hartwich, Jerry Fryrear, Kreativität-Creativity, Sternenfels, Verlag Wissenschaft und Praxis, S. 71–78

[194] Hartwich, (2002), Bildnerisches Gestalten und Quantifizierung, S. 47–62; in Hartwich u. Fryrear

[195] Belting (2001), S. 28

[196] Benjamin, Walter (1969), Das Kunstwerk im Zeitalter seiner technischen Reproduzierbarkeit; in: ders., Illuminationen, Frankfurt/M. Suhrkamp, S. 151

[197] vgl. Bubner, Rüdiger (1989), Ästhetische Erfahrung, Frankfurt/M., Edition Suhrkamp, S. 61

[198] Negt, Oskar (1998), Eigensinn und Enteignung der Sinne; in: Kunst- und Ausstellungshalle der Bundesrepublik Deutschland GmbH, a. a. O., S. 502

[199] Negt (1998), a. a. O., S. 505

[200] Kramer, Edith (2000); in: Katherine Williams, Edith Kramer, David Henley, Lani Gerity: Art Therapy and the Seductive Environment. Veröffentlicht in: Edith Kramer, Collected Papers, ed. by Lani Gerity, London, Jessica Kingsley Publishers, S. 208

[201] Kramer (2000), S. 206

[202] vgl. Wohlfart, Günter (1994). Das Schweigen des Bildes; in: Gottfried Boehm (Hrsg.), Was ist ein Bild?, München, Fink Verlag, S. 173; Wohlfart formuliert: Der Sinn des Bildes bildet sich sinnlich.

[203] vgl. Gadamer, Hans Georg (1977), Die Aktualität des Schönen, Stuttgart, Reclam, S. 50

[204] Nussbaummüller, W. (2000), a. a. O., S. 58

[205] vgl. Hofmann, F. (2001), S. 23

[206] Negt (1998), a. a. O., S. 506

8

Die Form der Form – Zur Frage der ästhetischen Qualität in der Kunsttherapie oder: Warum also Kunst in der Kunsttherapie?

Die Frage, die ich diesem Buch zugrunde gelegt habe, lautete: was bietet die Kunst für seelische Gesundheit? Paradigmatisch sollte mich beim Versuch, Antworten zu finden, eine zentrale Hypothese begleiten: Kunst existiert, weil sie Mittel bereithält, durch die menschliche Erfahrungen kommuniziert werden können. In diesem abschließenden Kapitel möchte ich meine zentrale These, dass die Kunst das Herz der Kunsttherapie ist und als solche einen berechtigten Platz beansprucht, vertiefen und zusammenfassen.

Wenn man von der *Kunst* spricht, führt dies erfahrungsgemäß zu vielen weiteren Fragen, und es werden kontroverse Meinungen provoziert, denn sie entbehrt bekanntlich jeder verbindlichen Definition. In der Kunsttherapie wird die Kunstfrage oft zögernd gestellt. Manche der sowohl in der Öffentlichkeit als auch in der fachinternen Diskussion herrschenden Missverständnisse liegen vermutlich in den Ursprüngen ihrer Begrifflichkeit: das heißt, wenn wir die *Kunst* unmittelbar mit *Therapie* verknüpfen. Demzufolge werden nicht selten Maßstäbe der Ästhetik angelegt, die eher aus den Sphären der Kunstgeschichte, des Marktes oder der zeitgenössischen Kunstentwicklung herrühren, als aus den Bereichen der psychologischen Prozesse, die wirksam werden, wenn Kunst geschaffen wird. Unter diesem Licht entstehen folgenreiche Sichtweisen der von Patienten geschaffenen Werke und damit von den Patienten selbst. Die unterschiedlichen Ausgangspositionen der Disziplinen, die sich mit Kunst befassen, münden in diskrepanten Einschätzungen dessen, was als ästhetisch erfolgreiche Form in der Kunsttherapie gewertet werden kann.

In der Kunsttherapie wird der Begriff „Kunst" für eine Vielzahl von visuellen Produkten verwandt, die sich in ihrer Qualität erheblich unterscheiden. Sicherlich ist es so, dass die lebensgeschichtlichen Voraussetzungen der Patienten bewirken, dass in der Kunsttherapie selten künstlerisch überzeugende Werke entstehen. Die Störungen und Probleme zeigen sich in subjektiven Produkten, denen der kommunikative, über die persönlichen Themen und Belange hinausgehende Charakter von Kunst fehlt.

Das legt nahe, die Stellung des Wortes „Kunst" zu überdenken und potenziell nach einem weniger besetzten Begriff zu suchen. Man könnte dadurch viele der Irrtümer und hochgeschraubten Erwartungen, in der Kunsttherapie könnte es sich um künstlerische Leistungen drehen, einfach aus dem Weg räumen.

Dennoch gehe ich bei der Definition davon aus, dass die Kunst der einzig adäquate Begriff neben der Therapie ist.[1] Dieser Standpunkt gründet sich auf die einfache Tatsache, dass die Kunsttherapie Bedingungen herstellt, die zu ästhetisch gültigen Ergebnissen führen können. Das setzt jedoch voraus, dass dies nicht dem Zufall überlassen wird, sondern es bedarf bestimmter Haltungen, Verstehens- und Handlungsmodelle, die die Arbeit leiten. Die Überzeugung muss vorhanden sein, dass ebenso wie in der bildenden Kunst in der Kunsttherapie Prozess und Produkt untrennbar verbunden sind. Wenn man sich – wie es viele Kunsttherapeuten tun – fast ausschließlich auf den Prozess konzentriert und damit seine natürliche Kulminierung – das Produkt – systematisch vernachlässigt, versagt man dem Patienten sowohl das Ziel als auch die Belohnung seiner Anstrengungen.[2] Ein vorwiegend prozessorientierter Ansatz kann tatsächlich nicht zur Kunst führen.

Im Folgenden soll die eminent wichtige Funktion des künstlerischen Produkts hervorgehoben werden. Darüber hinaus möchte ich sogar die Hypothese aufstellen, dass die Qualität der Bilder und Skulpturen letztlich den Erfolg oder Misserfolg der Therapie spiegeln kann. Bewusst halte ich diese Formulierung offen und behaupte, dass es so sein *kann*, dass mit zunehmender positiver Entwicklung in der Kunsttherapie die künstlerische Ausdrucksfähigkeit eines Patienten wächst und sich dies auf die Qualität seiner Arbeiten auswirkt. Denn wenn wir von vornherein künstlerische Kriterien als Prämissen für die therapeutische Zielsetzung anlegen, dann verwechseln wir die Bedürfnisse eines Patienten mit denen eines Künstlers. Ziel des Künstlers ist, eine hochrangige formale Lösung in seinem Werk zu schaffen. In der Kunsttherapie geht es nicht darum, Patienten zu Künstlern zu machen, sondern ihr Leiden zu lindern und ihnen ein Leben mit vertieften Fähigkeiten der Verarbeitung ihrer Erfahrungen und persönlichem Wachstum zu ermöglichen, in dem an Stelle von hemmenden Symptomen echte Symbolisierungsfähigkeit treten kann. Deshalb scheint die Formfrage erst einmal in den Hintergrund zu treten.

Weil sich der Fokus in der Kunsttherapie primär auf die psychotherapeutischen Ziele richtet, ignorieren viele Kunsttherapeuten, dass sich im Verlauf einer Therapie nicht nur der Patient, sondern auch visuell wahrnehmbar seine Kunst verändert. Damit stellt sich von selbst die Frage nach der ästhetischen Qualität.

Da es sich dabei nicht einfach nur um ein Problem des kritischen Geschmacks handelt, werde ich theoretische Prinzipien untersuchen, die sich mit den Charakteristika von guter und weniger guter Kunst befassen. Dazu haben Kunsttherapeuten, Kunstpsychologen, Künstler und Kunsttheoretiker Vorstellungen entwickelt, die in den folgenden Abschnitten zunächst diskutiert werden sollen.

Qualität in der Kunsttherapie – Edith Kramer

Edith Kramer ist eine der wenigen, die sich explizit mit dem Thema der Qualität der künstlerischen Form in der Kunsttherapie befasst hat. Die Ursachen für das Desinteresse an dem Problem der künstlerischen Qualität sieht sie in der kunsttherapeutischen Grundregel, dass man, wie in der Psychotherapie, zunächst alle Mitteilungen, wie alle Schöpfungen, unvoreingenommen akzeptiert.[3] Das Gemeinsame der Produkte, die von Patienten und Klienten geschaffen werden, fasst sie in einer These zusammen: ein Stoff wird in Form gebracht mit der Idee, nicht einen nützlichen, sondern einen Gegenstand mit symbolischer Bedeutung zu schaffen.[4]

Um eine Unterscheidung zu erleichtern, teilt sie in lose definierte Kategorien ein: Arbeiten, die als das Ergebnis von Materialerkundigung als einleitende Tätigkeiten gelten oder als Entladung von starken Impulsen und die noch keine echte Form erkennen lassen; Arbeiten, die sich konventionell, stereotyp und klischeehaft darbieten und primär von Abwehr bestimmt sind; solche, die als subjektive Bilderschriften dienen, die man nur verstehen kann, wenn der Maler ihren Sinn erläutert; und dann die komplexen, ästhetisch wertvollen Arbeiten, die mehr oder weniger die Qualitäten besitzen, die wir intuitiv als Kunst empfinden.[5]

Kramer ist sich durchaus bewusst, dass diese Unterscheidungen Bewertungen enthalten. Dennoch ist sie von ihrer Gültigkeit überzeugt: „Wir empfinden intuitiv, dass Gekritzel, Klischee, Bilderschrift und künstlerische Schöpfung auf psychischen Prozessen beruhen, die zwar einander verwandt, aber nicht identisch sind."[6]

Für das Gelingen eines künstlerischen Prozesses müssen nach Kramer bestimmte psychische Voraussetzungen erfüllt sein: die hemmenden Kräfte eines komplizierten Abwehrsystems müssen überwunden werden können, denn „selbst der beste Geschmack und die besten Absichten sind machtlos, ein gutes Kunstwerk hervorzubringen, wenn unbewusste Kräfte dagegen arbeiten."[7]

Ihr Standpunkt zur psychischen Dynamik des künstlerischen Prozesses gründet sich auf dem psychoanalytischen Konzept der Sublimierung. Unter Hinzuziehung unterschiedlicher Quellen erörtert sie in ihren Schriften, wie es in der Kunst zur Sublimierung kommen kann, wenn der Künstler in der Lage ist, seinen Impuls, seine Phantasien auszuleben und durch die Schaffung von Äquivalenten diese Phantasien in Form von visuellen Darstellungen zu ersetzen: „Diese Schöpfungen werden nur dann zu wahren Kunstwerken, wenn es dem Künstler gelingt, sie auch für andere bedeutungsvoll zu gestalten. Die gesamte Sublimierung (...) besteht darin, visuelle Abbilder zu schaffen, um damit einer Gruppe von Menschen ein sehr komplexes gedankliches Material zu vermitteln, für das es keine andere Möglichkeit der Vermittlung gibt."[8] Das Bedürfnis des Künstlers nach Kommunikation rührt daher, dass unterdrücktes psychisches Material an die Oberfläche drängt und Erfüllung verlangt, und zwar in der impulsiven, für urzeitliche Triebe typischen Art.[9] Der Kern jedes Kunstwerkes sind innere Konflikte, die es lebendig machen und die seine Form und seinen Inhalt in hohem Maße bestimmen.[10] Das Maß für die erfolgreiche Umwandlung dieser psychischen Dimensionen in künstlerische Form liegt in der Fähigkeit des Künstlers, seine inneren Wahrheiten nicht zu leugnen und sie für seine Arbeit zu nutzen.

Nach Kramer sind Emotionen ein zentraler Bestandteil der Kunst: denn sie entsteht aus Gefühlen und weckt Gefühle. Dazu gibt sie ein hypothetisches Beispiel: „ein gefühlsmäßiger Ausbruch, auf Leinwand oder Papier eingefangen, kann sowohl für den Künstler als auch den Betrachter seelisch erregend sein."[11] Ihre Frage, die sie immer wieder formuliert und mit dem Sublimierungskonzept eine theoretische Basis findet, richtet sich auf die qualitativen Unterschiede zwischen „Kunst und einem leidenschaftlichen Gekritzel."[12]

Eine Antwort versucht sie selbst zu formulieren: „Als Kunst können wir alle Arbeiten bewerten, die eine gewisse innere Einheit und Folgerichtigkeit erreichen und (...) eine überzeugende Ausdruckskraft zeigen."[13] Die ursprüngliche englische Übersetzung erscheint präziser: „Art ist charakterized by economy of means, inner consistency, and evocative power."[14] Darüber hinaus entbehre Kunst jeder Definition.

Das Besondere der Kunst liegt nach Kramer darin, dass sie ein Ausdruck des Selbst und gleichzeitig eine Mitteilung an die Umwelt ist. Sie ist das Ergebnis der Leistung, die das Ich vollbringt. Weil diese psychische Fähigkeit natürlich nicht nur Künstlern vorbehalten ist, können alle Menschen zu künstlerisch hochrangigen Werken gelangen. Voraussetzung ist die Schaffung einer Situation, in der das Ich komplexe innere Vorgänge, die durch den Umgang mit künstlerischem Material stimuliert werden, zu einer harmonischen, vielfach determinierten äußeren Form transformieren kann. Kramer zieht ein weiteres wichtiges Fazit daraus: „Damit wurde es klar, dass die ästhetischen Eigenschaften eines Werkes Aufschluss über psychische Vorgänge geben können."[15] Die künstlerische Form besitzt somit den Charakter eines Symbols für Erfahrungen.

Mit diesem Ansatz stimmt sie mit Psychoanalytikern wie Kris, Waelder, Noy und Bush überein, die dem Ich eine zentrale Funktion im künstlerischen Prozess zugeordnet haben. Es bildet diejenige psychische Instanz, die unbewusste Prozesse mit den äußeren Strukturen des Materials und der Form in Verbindung bringt und kommunizierbar macht. Seine Stärke und Reife sind verantwortlich, ob ein Kunstwerk eine hohe oder niedrige ästhetische Qualität erreicht. Auf die entscheidende Rolle des Ich im Zusammenhang mit der Form in der Kunst werde ich später zurückkommen.

Wahrnehmung und Qualität – Kunst bei Rudolf Arnheim

Dass Kunst nicht das Privileg einiger weniger begabter Menschen ist, vertritt auch der Gestalt- und Wahrnehmungspsychologe Rudolf Arnheim.[16] In mehreren Aufsätzen argumentiert er, dass in der Kunst psychologische Bedürfnisse erfüllt werden können. Für Arnheim hat Kunst vor allem eine Erkenntnisfunktion. Die Merkmale, die Kunst für die Therapie relevant machen, erkennt er in der Demokratisierung der Künste und der hedonistischen

Tradition in der abendländischen Ästhetik. Weil im Zuge der Entwicklung seit hundert Jahren die Forderung gestellt wurde, dass Kunst für jedermann da sein sollte, gelangte man im wachsenden Maße zu der Überzeugung, jeder könne von den Künsten profitieren und besitze die innere Fähigkeit zu eigenem künstlerischen Schaffen.[17]

Arnheim richtet seine Aufmerksamkeit auf die zentrale Aufgabe, die Wahrnehmung zu erfüllen hat: dem Erkennen von Struktur. Das genau geschieht in der Kunst: „Ein Gemälde oder eine Skulptur ist das Ergebnis einer solchen Strukturbetrachtung. Es ist ein geklärtes, verstärktes, ausdrucksstarkes Gegenstück zur Wahrnehmung des Künstlers."[18] Grundlage jedes Wahrnehmungsereignisses sind die strukturellen Ähnlichkeiten in materiell verschiedenartigen Medien, dem Phänomen, das die Gestaltpsychologie mit *Isomorphismus* bezeichnet.[19] Jedes Ausdrucksphänomen ist in der wahrnehmbaren Form selbst enthalten, der Ausdruck ist in der Struktur verankert.[20] Deshalb kann man davon ausgehen, dass Ausdruck in einem Objekt eine physische Manifestation psychischer Prozesse darstellt. Diese Prädisposition birgt einen großen Vorteil: sie erleichtert dem Außenstehenden die Einfühlung in alle möglichen Gegenstände wie auch künstlerische Formen.

Dynamische Wechselwirkungen charakterisieren den Prozess der Wahrnehmung: beispielsweise nimmt in der Malerei der Betrachter die Formen und Farben und ihre Beziehungen zueinander intuitiv wahr, das Gesamtbild entsteht als das Ergebnis eines wechselseitigen Einflusses aller Komponenten. Dazu gehören Aspekte wie die Komposition des Raumes, Licht, Farbe, Bewegung, Gewichtungen. Was als Intuition verstanden wird hat nichts mit Subjektivität zu tun – vielmehr geht es um die Erfassung des gesamten Objektes, die durch seine sinnlich wahrnehmbaren Eigenschaften stimuliert wird. Während beim „anschaulichen" Denken und Problemlösen diese Intuition aktiviert wird, gibt es auch die intellektuelle Herangehensweise, die mit festgelegten Größen wie sprachlichen Aussagen und logischen Verkettungen in linearer Abfolge die Untersuchung eines Kunstwerkes bestimmen.[21] Arnheim plädiert dafür, beide Vorgehensweisen nicht als widerstreitende Kräfte zu sehen, sondern in der Kunst ebenso wie in der Wissenschaft das Zusammenspiel aufrechtzuerhalten.

Hinzu kommt die für ihn wichtige Tatsache, dass jede Wahrnehmung symbolisch ist. Sie steht für eine ganze Kategorie von Dingen: „Wenn also Dichter oder Maler oder der Patient des Kunsttherapeuten einen Baum dergestalt wahrnehmen und darstellen, dass er zum Licht hinstrebt, oder einen Vulkan als gefährlichen Aggressor, so stützen sie sich auf die normale Fähigkeit der Wahrnehmung, in jedem Einzelfall das Allgemeine von umfassenderer Bedeutung zu erkennen."[22]

Die Struktur der künstlerischen Form vermittelt präzise die Idee, die der Künstler zum Ausdruck bringen will. Diese Vermittlungsarbeit ist für Arnheim die zentrale Aufgabe der Kunst, nämlich innere und äußere, unbewusste und bewusste Natur zu verbinden: „Der menschliche Geist empfängt, formt und deutet sein Bild von der Außenwelt mit all seinen bewussten und unbewussten Kräften, und der Bereich des Unbewussten könnte ohne den Einfluss der wahrnehmbaren Dinge nie in unsere Erfahrung eindringen. Es ist unmöglich, das eine ohne das andere zu zeigen."[23] Damit verweist ein Kunstwerk immer über sich selbst hinaus: „Das Kunstwerk symbolisiert alle Ebenen der Realität, die zwischen dem Phänomen und der Idee liegen. Es richtet sich gegen die Verarmung des Sehens, die eintritt, wenn eine dieser Ebenen isoliert von der anderen betrachtet wird. Und es fördert die Synthese der Wahrnehmung, die das Wesen der Weisheit ausmacht."[24]

Ähnlich wie für Kramer ist für Arnheim glaubwürdige Realität ein Maßstab für die Beurteilung der Qualität eins Kunstwerkes: „Schlechte Arbeiten sind von unglücklichen Einflüssen persönlicher, ökonomischer oder sozialer Art verunstaltet."[25] Und er bezieht die Wirkung auf den Betrachter mit ein: „Mittelmäßige Werke stoßen auf Ablehnung, wenn sie eine Wunscherfüllung um den Preis einer Entstellung der Wahrheit leisten."[26]

Der künstlerischen Qualität misst er große Bedeutung zu. Dies gilt auch für von Patienten geschaffene Werke. Er ist überzeugt, „dass das beste Werk eines Menschen in therapeutischer Hinsicht fruchtbarer ist als jenes, das ihn weniger fordert. Zunächst einmal besteht ein direkter Zusammenhang zwischen der Qualität und dem Realitätswert von Kunst. Gute Kunstwerke sprechen die Wahrheit."[27]

Was Arnheim unter Wahrheit versteht, können auch beispielsweise Menschen mit Down Syndrom erreichen wie der von Max Kläger beschriebene Willibald Lassenberger, oder die psychisch Kranken, deren Bilder Prinzhorn gesammelt hat, oder Kinder[28]: „denn der Wirklichkeitsstatus von Kunstwerken hängt weder von ihrem besonderen Stil noch von ihrem intellektuellen Niveau ab ... die Erfordernisse guter Qualität (können) selbst in sehr einfachen Werken erfüllt sein. Wir suchen nach

Darstellungen, die von der Wirkung unmittelbarer Erfahrung geprägt sind, die Erfahrung nicht durch die mechanische Anwendung von Schemata versteinern. Es kommt darauf an, dass Erfahrungen durch Formen und Farben oder ein anderes Medium dergestalt sichtbar gemacht werden, dass sie so stark und klar wie möglich in Erscheinung treten. Form ist kein hedonistisches Beruhigungsmittel, sondern das notwendige Instrumentarium zur Vermittlung wirkungsvoller Aussagen."[29]

Später wendet Arnheim sich direkt an die Kunsttherapeuten: „Sie dürfen nicht glauben, dass die Qualität des Werkes, das ihr Patient schafft, für ihre Zwecke unerheblich ist. Ästhetische Qualität ist das Mittel, durch das künstlerische Aussagen ihr Ziel erreichen. Nicht nur sollte die zugrunde liegende Vorstellung unverfälscht sein, sie sollte auch so gut wie möglich ausgeführt sein, denn die Macht, die das Kunstwerk auf seinen Schöpfer ausübt, verdankt es seiner Klarheit und Stärke."[30] Die Wertschätzung erfolgt auf dem jeweiligen eigenen Hintergrund des künstlerisch Schaffenden, jedoch gilt für alle Werke die unkorrumpierbare Klarheit der Aussage.

Dynamisches Verstehen und ästhetische Haltung

Obwohl Arnheim die Kunsttherapeuten nachdrücklich auf ihre Aufgabe hinweist, bei ihren Patienten auf gute Kunst hinzuarbeiten, und dies psychologisch begründet, gibt er in seinen Aufsätzen keinerlei Anhaltspunkte, wie sie das erreichen können, das heißt, er macht keine konkreten methodischen Handlungsvorschläge. Vermutlich fehlen ihm die Erfahrungen des Umgangs mit den komplexen psychodynamischen Kräften, die im Schaffensprozess von Patienten wirksam sind: im Gegensatz zum Künstler suchen sie nicht die wechselseitige Erkundung der Innen-Außen-Beziehung, sondern sie verweigern sich – wie beispielsweise Kramer beschrieben hat – in symptomatischem Verhalten und Ausdruck. Daraus erwachsen Überlegungen zum Setting, zur Rolle des Therapeuten und zu den adäquaten Interventionen.

Dennoch verweisen Arnheims Thesen auf Aspekte, die für Kunsttherapeuten von großer Bedeutung sind. Seine zentrale Feststellung besagt, dass dynamische Wahrnehmung die eigentliche Grundlage ästhetischer Erfahrung ist. Wollen wir uns dem Werk eines Patienten nähern und seine komplexen Bedeutungen verstehen, müssen wir in der Lage sein, uns zunächst ganz auf seine Strukturen und sein phänomenologisches Erscheinungsbild einzustellen. Hilfreiches Handeln setzt empathisches Wahrnehmen und Sehen voraus.

Ikuko Acosta hält einen solchen dynamischen Zugang zur Kunst in der Kunsttherapie für unerlässlich.[31] Sie äußert ihre Befürchtungen, dass gegenwärtige Entwicklungen den Wert intuitiver Reaktionen auf künstlerische Werke von Patienten als nichtwissenschaftlich beurteilten und stattdessen ein quantitativer Zugang die Oberhand gewinnt und bei der Interpretation von Patientenarbeiten favorisiert wird. So stellten zum Beispiel manche Methoden spezifische psychiatrische Diagnosen mit bestimmten bildlichen Darstellungen gleich, ohne die Verbindung zu der komplexen Psychodynamik und den Zusammenhängen im Bild zu erklären. Um solchen reduktiven, statischen Methoden in der Kunsttherapie entgegenzuwirken, stützt sich Acosta auf den Ansatz von Arnheim und schließt daraus: Bilder kann man tatsächlich nur verstehen, wenn man keine Kontrolle über die eigenen subjektiven Reaktionen ausübt. Mehr noch – man solle sich die Freiheit nehmen, sich voll und ganz auf die dargestellte visuelle Welt mit ihren ureigenen Elementen wie Farbe, Linie, Flächenkomposition einzulassen. Dies verlangt dem Betrachter jedoch Wesentliches ab: eine hochgradige ästhetische Sensitivität und eine starke Nähe und Empathie für visuelle Bilder. Aus diesem Grunde gehören eine ästhetische Haltung und ein hohes Bewusstsein für den eigenen Wahrnehmungsstil zu den wichtigsten Charakteristika, die der Kunsttherapeut bei der Interpretation mitbringen muss.[32]

Auch andere Kunsttherapeuten nennen eine ästhetische Haltung als die grundsätzliche Voraussetzung für empathisches, nicht-wertendes Urteilen und Handeln. Michael Franklin beschreibt eine Art gestreuter Aufmerksamkeit und Desinteresse, die der Kunsttherapeut aufbringen müsse, um einen Gegenstand nicht immer nur aufgrund seines Zwecks oder seiner Funktion zu betrachten. Solche Gewohnheiten wie Wertungen, Klassifizierungen und Kategorisierungen sollten aufgegeben werden, weil sie die Fähigkeit einschränken, die einzigartigen Qualitäten eines Gegenstandes wahrzunehmen und zu verstehen. Denn wenn eine Aktivität auf ein genaues Ziel ausgerichtet wird, ist die Einstellung oder der Bezugsrahmen unästhetisch, während wenn jemand dieselbe Aktivität um ihrer selbst willen und ohne weitere Absicht ausübt, dann ist sie ästhetisch.[33] Ästhetische Haltung und Empathie sind eng verbunden, denn die nicht wertende „Einfühlung" in die künstlerischen Arbeiten der Patienten macht einen großen Bestandteil der kunsttherapeutischen Arbeit aus. Sie sind die Quellen der Handlungen und Interventionen. Letztendlich geht es darum, die Integrität sowohl des Bildes als auch des Patienten zu bewahren.

Eine ähnliche Position vertritt Shirley Riley. Sie warnt vor einem unangebrachten Privileg, wenn Kunsttherapeuten Patientenbildern Bedeutungen zuordnen, die sie von festgelegtem, formalisiertem Wissen ableiten.[34] Wir sollten akzeptieren, dass es unbegrenzte Möglichkeiten der Interaktion gibt, wenn wir mit Menschen arbeiten, die zu uns kommen, um Kunst zu machen. Anstatt an vertrauten Wahrheiten festzuhalten, sollten wir eine Haltung des „Nicht-Wissens" einnehmen, denn Wissen mindert die Chance zu sehen und das Unerwartete geschehen zu lassen. Riley betont die Wichtigkeit des dialogischen Schaffens und des intersubjektiven Prozesses. Patient und Therapeut gehen von unterschiedlichen Meinungen und Wirklichkeiten aus, wobei der Patient der Experte seines eigenen Lebens ist und der Kunsttherapeut von dem Interesse geleitet sein soll, von ihm zu lernen und ihm zu spiegeln, auf welche Weise er die Geschichte durch seine eigene Wahrnehmung gefiltert versteht.

Eine ästhetische Haltung in der Kunsttherapie ist, wie ich an anderer Stelle ausführlicher beschrieben habe, zugleich eine ethische Haltung. Aus ethischer Sicht gilt es als Autonomieverletzung, wenn die subjektiven, andersartigen Möglichkeiten, die jeder Mensch und jedes Werk mit sich bringen, missachtet werden.[35]

Form und ästhetische Erfahrung in der Kunsttherapie

Nach diesen Überlegungen wird deutlich, dass zwei Begriffe in den Mittelpunkt gerückt sind und weiterer Reflexion bedürfen: die Form in der Kunst und die ästhetische Erfahrung. Sowohl in der Psychologie als auch in der Kunsttheorie gilt die ästhetische Erfahrung als in der künstlerischen Form kulminierte äquivalente Reflexion des Lebens, die vom Künstler und Publikum über den Prozess der Identifikation geteilt werden. Als ein wesentliches Ergebnis ästhetischer Erfahrung gilt die Einsicht in bisher unbekannte Lebenszusammenhänge.

An diesem, wie ich meine, für die Kunsttherapie außerordentlich bedeutsamen und spannungsreichen Punkt können wir die entscheidenden Schnittstellen zwischen Kunst und Therapie erfassen. Einigen wesentlichen Fragen möchte ich deshalb nachgehen: Wie kann Form in der Kunst definiert werden? Was versteht man unter ästhetischer Erfahrung? Welches sind ihre Ursprünge aus psychodynamischer Sicht? In welcher Weise gehören beide Begriffe zusammen? Und wie finden sie sich in der Kunsttherapie wieder?

Generell wird von Theoretikern unterschiedlicher Disziplinen die Form als die Kulmination aller Wahrnehmungs- und Kommunikationsprozesse empfunden. „Jede Art von Erfahrung bewirkt die Tendenz, diese Erfahrung zu ordnen und zu strukturieren und zu einer vereinheitlichten Wahrnehmung zu bringen. Form ist das Charakteristische jeder Erfahrung", sagt Dewey.[36] Das Wesentliche dieser These möchte ich herausstreichen: es ist nicht die Erfahrung selbst, die charakteristisch für den Menschen ist, sondern welche äußere symbolisierte Form sie annimmt. Nur durch sie können wir etwas von den inneren Erfahrungen und der Art und Weise, wie ein Mensch mit emotional besetzten Themen wie Wünschen und Bedürfnissen, Ängsten, Konflikten umgeht, erkennen. Aus diesem Grund können wir davon ausgehen, dass die Qualität der äußeren Form, die ein Patient schafft, zugleich Aufschluss über die Qualität seines inneren Materials gibt.

In den vorhergehenden Kapiteln habe ich an verschiedenen Stellen auf die therapeutische Relevanz der Form verwiesen: wenn wir Patienten in der Kunsttherapie darin unterstützen, ihre Erfahrungen in künstlerisch visuelle Form zu bringen, nehmen wir an, dass mit der Arbeit an der Form sich nicht nur das rohe künstlerische Material zu etwas Anderem formt, sondern auch der Patient sich selbst. Der künstlerische Prozess besitzt die Macht der doppelten Umwandlung: eine Veränderung vollzieht sich sowohl mit dem konkreten äußeren Material, das als Ausdruckmittel benutzt wird, als auch mit dem inneren psychischen Material. Die Natur der daraus resultierenden Form auszumachen, erweist sich demzufolge als komplexe und vielfach determinierte Aufgabe.

Form kommt nicht ohne Inhalt aus, Inhalt nicht ohne Form. Untrennbar sind sie miteinander verbunden. So versucht der amerikanische Künstler Ben Shahn zu beschreiben: Form ist Formulierung – das Verwandeln von Inhalt in materielle Realität, mit dem Ergebnis, dass Inhalt für andere zugänglich wird, ihm Dauer verliehen wird und anderen überlassen wird."[37] Unter geformtem Inhalt („The shape of content") versteht der Künstler alles, was den Menschen bewegt und in Form gebracht werden kann: „... es ist der Ausdruck und der Stoff des Selbst."[38]

Etwas in Form zu bringen hängt mit dem Wunsch nach Kommunikation zusammen. Wir sprechen von einer In*form*ation, wenn Inhalte vermittelt werden. Diese Botschaften können bewusst, unbewusst oder vorbewusst sein. Form ist zugleich Ausdruck des Schaffenden und ein Appell an ein Gegenüber – an den Betrachter eines Bildes, genauso wie an den Leser eines Gedichtes oder den Hörer eines Konzerts.

In seiner Betrachtung über das Verhältnis von Form und Inhalt in der Kunst bezeichnet der Psychoanalytiker Bush *Inhalte* als die Themen und Gegenstände, die vor allem mit Emotionen, Erinnerungen und Stimmungen besetzt sind und letztendlich auf irgendein Objekt zurückgehen, das in der Realität oder der Phantasie psychische Relevanz besitzt."[39] Inhalt in einem Kunstwerk ist also einerseits, was wir direkt wahrnehmen können, analog zum Traum kann man sagen, was manifest zu sehen ist: das Ding, die Sache, die Szene, die gemalt oder gezeichnet ist. Zum anderen speist er sich von latenten psychischen Bedeutungen, das, was nicht unmittelbar sichtbar ist, sondern erst erschlossen werden muss. Wenn in einem Werk, wie im später ausgeführten Beispiel ein brennendes Schiff, zu sehen ist, ist der Inhalt also nicht nur das brennende Schiff, sondern die persönliche Bedeutung, die von der Patientin hineingegeben wurde.

Wie wir wissen, neigt das Unbewusste dazu, sich in der äußeren Form Ausdruck zu verschaffen – deswegen empfinden wir gelungene Form als etwas Geheimnisvolles, das uns anzieht und fasziniert. In ihr verwirklicht sich inneres Leben, es wird gegenwärtig und bleibt dennoch abwesend. Die nicht präsenten Inhalte in der Form lebendig werden zu lassen, ist ein Teil dessen, was im künstlerischen Prozess erreicht werden soll. Doch das ist nicht alles. Im Kunstwerk wird, wie Gadamer herausstreicht, nicht nur auf etwas verwiesen, sondern in ihm ist eigentlicher da, worauf verwiesen wird: „Mit anderen Worten: Das Kunstwerk bedeutet einen Zuwachs an Sein."[40] Diese Besonderheit fußt auf einer Art Paradoxie: die Bedeutung, auf die es verweist, verkörpert sich zugleich in sich selbst und verbürgt sich sogar dafür. Damit entzieht sich jedes Werk einem eindeutigen Begreifen, und es ist, wie Gadamer sagt, erstaunlich naiv, wenn man vor einem Bild in erster Linie danach fragt, was dort dargestellt sei.[41] Aus diesem Grunde liegt die „Kunst der Künste"[42] in der Form, nicht im Inhalt.

Das Verhältnis von Form und Inhalt in der Kunsttherapie

In der Kunsttherapie besteht die Neigung, den Inhalten den Vorrang zu geben, und zwar den manifesten und den latenten Inhalten. Einerseits ist dies nicht verwunderlich: stehen doch die schwierigen, mit Konflikten besetzten Themen der Patienten im Vordergrund, die zu entziffern eine wichtige Aufgabe des Therapeuten ist. Um den Patienten aus seinem Dilemma und seiner Symptomatik herauszuführen, müssen wir seine Phantasien, Gefühle, Erinnerungen und Lebensumstände kennen lernen. Die unmittelbarste Aussage scheinen wir über die von ihm gemalte oder gezeichnete Situation oder den geformten Gegenstand zu erhalten. Ihr Inhalt weist potenziell auf die Spur möglicher persönlicher Bedeutungen. Doch wenn eine Interpretation den Eindruck weckt, dass ein Werk vorwiegend aus den dargestellten Geschichten, den daraus abgeleiteten vermuteten Emotionen und Phantasien besteht, treten unweigerlich Verluste ein. Es wirkt, als ob eine solche Herangehensweise die untrennbare Verbindung von Inhalt und Form zur Auflösung zwingen will. Da reicht es auch nicht, wenn in manchen Beschreibungen der Arbeiten von Patienten noch das verwendete Material angeführt wird. Mindestens genauso relevant ist *wie* es verwendet wurde: Aspekte des Duktus, das heißt wie der Zeichenstift oder der Pinsel geführt wurde, der Konzeption des Bildraumes, der Beziehungen der einzelnen Elemente, des Gebrauchs von Licht und Farbe, des Verhältnisses von Vorder- und Hintergrund, der Perspektive, Bewegung, usw.. Die Formeigenschaften tragen zur Aufschlüsselung eines Werkes ebenso bei wie die Inhalte. Und sie kommunizieren ureigene Botschaften über den Künstler.

Mehr noch – es ist die Form, in der der Künstler sich am deutlichsten vermittelt und das Subjektive seiner Persönlichkeit dem Betrachter mitteilt. Im Werk selbst zeigt sich der Stil, wie er mit allgemein menschlichen Inhalten umgeht. Die Form kann einhergehen mit dem Inhalt, sie kann ihm auch diametral gegenüberstehen. Wir betrachten einen Inhalt, der stereotype Gegenständlichkeit verkörpert, jedoch in seiner formalen Ausführung von ganz anderen Themen „spricht".

Zur Veranschaulichung dient ein einfaches Beispiel aus dem Unterricht mit Studenten: In einem Seminar über Symbolisierungsprozesse wird die Aufgabe gestellt, aus mehreren Objekten eines auszuwählen und zu zeichnen. Einige suchen sich gerne das Thema „Vulkan" aus. Beim Betrachten der fertigen Pastellzeichnungen wird deutlich, wie verschieden dieses Motiv zeichnerisch umgesetzt wird: es gibt Vulkane, die schleudern das Magma wild in die Luft, dann gibt es welche, die spucken ihre Lava recht kümmerlich oder ganz geordnet aus. Andere explodieren gar nicht und möglicherweise schwebt lediglich eine bedrohliche Wolke über dem Krater. Manche der Zeichenblätter sind in Hochformat mit viel Raum für eine Eruption, anderen bleibt im Querformat kaum Platz, um ihr brodelndes Inneres zu entladen. Manchmal wurde die Pastellkreide von den Studenten verwischt und flächig aufgetragen, während andere eher von der Linie Gebrauch gemacht haben. Mehr oder weniger bewusst versuchen alle, in den Zeichnungen das Thema umzusetzen, bei dem es sich um starke innere, auch mit Aggressionen besetzte Impulse und ihre Entladung nach außen dreht. Wie sie entsprechend ihrer Persönlichkeit damit umgehen, zeigt sich erst in der Form. Immer ruft die Vielgestaltigkeit der zeichnerischen Interpretationen Erstaunen hervor, wie unterschiedlich sie mit ein und demselben Thema „Vulkan" umgehen. Sie erkennen, dass letztendlich nichts Kreatives im Inhalt liegt, sondern allein in der Form, in der unendlichen Vielfalt, mit der ewig wiederkehrende Themen bearbeitet werden.[43]

Aus diesem Grund ist es unsinnig, feste Verstehens- und Bedeutungszuweisungen vorauszusetzen. Ich möchte dabei an das Beispiel der Patientin erinnern, die ihr Monster zuerst nicht so mit den Aquarellfarben darstellen konnte, wie sie es eigentlich wollte (Abb. 85). Erst nach längerer Zeit der Kunsttherapie war es ihr möglich, ein gefährlich und subtil monströs wirkendes Wesen zu malen (Abb. 86).

Dem Betrachter erschließt sich der Veränderungsprozess lediglich über die veränderte Strukturierung bzw. Form des Gegenstandes. Es hätte von Redundanz gezeugt, an dieser Stelle nur den Inhalt „Monster" zu sehen. Denn das inhaltliche Thema hätte nur einen geringen Teil des Problems und des Anliegens der Patientin preisgegeben. Der eigentliche therapeutische Prozess lag in der Arbeit an der Form.

Die Funktion der Form geht weit über ihre Eigenschaft als aussagefähiges diagnostisches Instrument hinaus. Ihr eigentliches Wesen liegt in ihrer Transformationskraft. Sie ist es, die wir uns in der Kunsttherapie zunutze machen. Demnach ist Form in der Kunsttherapie mehr als ein bloßes künstlerisches Anliegen, denn Verwandlung ist letztendlich das Ziel jeglicher Therapie.

Die Ursprünge der Form

Aus der Position des Psychoanalytikers verweist Wyatt auf zwei elementare Unterschiede in der Begrifflichkeit zur Form, die normalerweise nicht herausgestrichen werden: zum einen wenn man nach der Form sucht, und von dem Impuls, etwas zu schaffen, ausgeht, und zum anderen wenn sie als fertiges Kunstwerk wahrgenommen wird, also geht es zusammengefasst um Form in der Produktion und in der Rezeption.[44]

Anders als ein Kunsttheoretiker setzt er *vor* dem eigentlichen Formschaffen an und spricht von einem vor-gestalterischen Begehren, wenn im Inneren eine diffuse Empfindung auftaucht, die erst in einem weiteren Schritt einen Wunsch aufkommen lässt, „das flutende Gesamterlebnis des Augenblicks irgendwie zum Ausdruck zu bringen."[45] Die künstlerische Produktion entspringt aus dem Bedürfnis zu wissen, was da im Inneren los ist und Kontrolle darüber zu gewinnen, einen Rhythmus des Getragenwerdens zu finden, Strukturen und Verbindungen in der kreativen Bewegung herzustellen. Da erst taucht das Problem der Form selbst auf: wenn der Produktionsprozess zur Reflexion über das Werk, über das Wie der Strukturen und Wirkungen führt.

Zunächst geht es daher um die psychischen Ursprünge der Form. Wir können uns fragen: was ist der Motor, der den Menschen dazu bringt, Form zu schaffen? Und welche Rolle spielen diese Überlegungen in der Kunsttherapie? In einem früheren Kapitel war dieses Thema unter Aspekten der frühkindlichen Entwicklung untersucht worden: es wurde geschildert, dass von Beginn des Lebens an das Suchen und Finden von Form eine notwendige Erfahrung ist und unmittelbar in Zusammenhang mit der Erfahrung von

Beziehung steht.[46] Im Folgenden werden diese Reflexionen zusammengefasst, um weiter die grundlegende Bedeutung der Wechselwirkung von Formschaffen und ästhetischem Erleben in der Kunsttherapie zu verstehen.

Der erste ästhetische Moment

Das Bedürfnis und die Notwendigkeit, Erlebtes zu ordnen, zu strukturieren und zu einer vereinheitlichten Wahrnehmung zu bringen, sind angeboren. Ein Säugling muss eine Flut von unzähligen, von innen und von außen einströmenden Reizen zu einer wie auch immer gearteten Ordnung gestalten. Da das Baby bei der Geburt nur rudimentäre kognitive Fähigkeiten (Ich-Funktionen) besitzt, Erfahrungen zu sortieren und ihnen Form zu verleihen, wäre es allein schutzlos dieser Überflutung ausgesetzt. Es braucht die Mutter, die seine Erlebnisse empathisch nachzuvollziehen versucht, versteht, aufnimmt und sie so verwandelt, dass sie für das Kind erträglich und brauchbar werden. Voraussetzung dafür ist, dass die Mutter für sich und ihr Baby eine Situation schafft, in der sie Momente intensiven innigen Zusammenseins erleben können. Was sich während solcher Augenblicke der Gemeinsamkeit zwischen Mutter und Kind ereignet, geht weit über eine kognitiv gesteuerte Beziehung hinaus. Es gibt dafür keine Worte, weil seine Wurzeln in einem Bereich außerhalb des begrifflichen Denkens liegen.

Wie schon beschrieben, hat Bollas diesen innigen Zustand mit dem verglichen, was ästhetische Erfahrung auszeichnet und genauso für das Erleben beim Hören eines Gedichtes, beim Betrachten eines Bildes oder Hören einer musikalischen Komposition gilt: eine Zäsur in der Zeit, die dem Subjekt das Gefühl gibt, vom Geist des Objekts umfangen und in Symmetrie und Abgeschiedenheit „gehalten“ zu werden.[47] Ein solches Erlebnis verdichtet die Zeit derart zu einem Raum, in dem Subjekt und Objekt in einem innigen Rendezvous zueinander zu finden scheinen. Weil der ästhetische Augenblick einen tiefen Rapport zwischen uns und dem Objekt herstellt, können wir uns der schöpferischen Einbildung überlassen, im Einklang mit ihr zu sein.[48] Die Intensität und Befriedigung, die von einer solchen Erfahrung ausgeht, führt zu einer tiefen Dankbarkeit, aus der heraus der Betreffende möglicherweise sein Leben lang nach einer weiteren Begegnung mit dem ästhetischen Objekt sucht.

Es ist demnach das mütterliche Idiom der Fürsorge zusammen mit den Erfahrungen, die der Säugling damit macht, die die früheste ästhetische Struktur im Leben bilden. In dieser Zeit wird das Selbst von seiner Umwelt am tiefgreifendsten geformt und verwandelt.[49] Wenn die Mutter auf die inneren und äußeren Realitäten ihres Kindes eingeht und seinen Schmerz des Hungers, der Leere, Qual und Wut in eine Erfahrung der Fülle und Zufriedenheit transformiert, findet die eigentliche Urverwandlung statt.

Jedoch nimmt das Baby nicht nur die Inhalte der mütterlichen Mitteilungen in sich auf sondern auch die Form, d. h. die Art und Weise, wie die Mutter mit ihm umgeht: wie sie es hält, wäscht, füttert und mit ihm spielt. Durch den Stil ihres Bei-ihm-Seins übermittelt sie ihm ihre Ästhetik. Hier liegt der Ursprung für eine Tradition fruchtbarer Verwandlungen von inneren und äußeren Realitäten – die Grundlage für die Kontinuität des Seins.[50] Wir erinnern uns in diesem Zusammenhang an die von Winnicott als „genügend gut“ beschriebene Mutter, die für ihr Kind eine „fördernde Umwelt“ bereitstellt.

In den ästhetischen Augenblicken der Verbundenheit, die oft als ozeanische Verschmelzungserfahrung umschrieben wird, gibt es noch keine genaue Differenzierung von du und ich, keine klaren Formgrenzen. Gelingt es der Mutter, sich auf das gemeinsame Erleben einzustellen, setzt ein Rhythmus ein, bei dem es um die dialogische Ausgestaltung des Erlebnisses im Zustand der träumerischen Gelöstheit (rêverie) oder um einen Rapport geht, der das Selbst nicht zum Denken anregt. Die Mutter als ästhetisches Objekt übernimmt die Verantwortung, diese Erfahrung zu steuern und den Übergang vom bloßen Sein der privaten Innenwelt in komplexere Erfahrungen wie Denken und Handeln zu ermöglichen. Ihr Blick richtet sich auf die im Entstehen begriffenen Ich-Fähigkeiten ihres Kindes, sie spiegelt, verstärkt, verwandelt und strukturiert, was sie von ihm empfangen hat. Kurz: sie gibt Form. Das Selbst des Kindes taucht im Prozess der Transformation gestärkt als etwas mehr Getrenntes und etwas Unabhängigeres auf. Dies erlaubt ihm, sich auf neue und weiter reichende Erfahrungen einlassen zu können, ohne von Angst oder Verzweiflung überwältigt zu werden. Sein Ich ist jetzt ein wenig mehr als zuvor in der Lage, organisierende und synthetisierende Funktionen zu übernehmen.

Diese erste ästhetische Struktur, wie das Baby den Stil der Mutter verinnerlicht hat, wirkt sich nach Bollas prägend für alle weiteren Entwicklungen des Individuums aus. Sie legt den Grund für alle künftigen ästhetischen Erfahrungen, die eine Beziehung zwischen der Person und einem Objekt herstellen.[51]

Die Schönheit der Objekte

Den Einfluss der als „schön" empfundenen mütterlichen Außenwelt auf die weitere Entwicklung beschreibt der Psychoanalytiker Donald Meltzer als grundlegend, um im späteren Leben Unsicherheit, Unwissenheit und die Wolken des Nicht-Wissens in den Leidenschaften enger Beziehungen tolerieren zu können. Eine normale Mutter offenbart ihre Schönheit dem normalen schönen Baby durch ihre Hingabe und ihr ungeheueres Interesse an ihm, sowohl auf der sinnlichen als auch nicht unmittelbar sinnlichen Ebene. „ Ihre äußere Schönheit, die sich konzentriert auf ihre Brust und ihr Gesicht (...) überwältigt es mit einer leidenschaftlichen Gefühlserfahrung, deren Ergebnis die Fähigkeit ist, diese Objekte als ‚schön' zu empfinden. Jedoch kann das Kind die Bedeutung vom Erscheinen und Verschwinden der Brust und vom Licht in ihren Augen, von einem Gesicht, über das Gefühle gehen wie die Schatten von Wolken über eine Landschaft, nicht verstehen."[52]

Die ersten ästhetischen Momente im Leben finden lange vor der sprachlichen Entwicklung statt. Deshalb ist Schönheit ohne Begriff; sie ist nicht mit Worten zu erfassen, denn ihr Ursprung liegt in frühkindlichen Erlebnissen.

Weil ein ästhetisches Objekt zugleich zur Verfügung steht und dennoch unergründbar ist, siedelt Meltzer hier das Problem des Ästhetischen an: „Dies ist der ästhetische Konflikt, der präzise definiert werden kann als der ästhetische Einfluss des Äußeren der ‚schönen' Mutter, die den Sinnen zugänglich ist, und ihrer rätselhaften inneren Welt, die sich durch kreative Einbildungskraft erschließen muss. Alles in Kunst und Literatur, jede Analyse bezeugt seine fortwährende Existenz im Leben."[53] In der Mutter selbst liegen die Wahrnehmung von Schönheit und die Möglichkeit der Zerstörung. Es ist die Rätselhaftigkeit des Nicht-Wissens, was im Inneren der Mutter vor sich geht, die nach Meltzer immer mit einem Maß an schmerzlicher Unsicherheit verbunden bleibt.

Ähnlich wie die erste ästhetische Beziehung zwischen Mutter und Kind verläuft der künstlerische Prozess. Der Künstler begibt sich ebenso wie der künstlerisch arbeitende Patient bei der Kontaktaufnahme mit dem Material in einen temporären Zustand der Nichtdifferenziertheit, er muss sein urteilssicheres Selbst für eine Weile loslassen und eintauchen können in die primärprozesshafte Welt seiner Gefühle, Phantasien und vagen Sehnsüchte.

Diesen Zustand bezeichnet Bernard Berenson wie die Psychoanalytiker als „ästhetischen Moment": „In der Kunst ist der ästhetische Moment dieser flüchtige Augenblick, so kurz wie wenn er beinahe zeitlos wäre, wenn der Betrachter eins ist mit dem Werk, das er anschaut oder mit irgendeiner Aktualität, so dass der Betrachter sich selbst in Begriffen von Kunst sieht, als Form, als Farbe. Er hört auf, sein normales Selbst zu sein und das Bild, das Gebäude, die Skulptur, die Landschaft oder ästhetische Gegenwart ist nicht mehr außerhalb seiner selbst. Beide werden zu einer Einheit; Zeit und Raum sind abgeschafft und der Betrachter ist besessen von einem Bewusstsein. Wenn er wieder die alltägliche Wahrnehmung wiedererlangt, ist es, als ob er in erleuchtende, prägende Mysterien eingeweiht worden sei."[54]

Der Kunsttherapeut als ästhetisches Objekt

Einer der wesentlichen Unterschiede zwischen dem frei schaffenden Künstler und dem Patienten aktualisiert sich in dieser Situation.[55] Wir haben festgestellt, dass ästhetische Erfahrung nur im Kontext mit einem Gegenüber entstehen kann. Für den Künstler ist sein Material dieses Andere, mit dem er sich in einen dialogischen Prozess begibt. Natürlich tritt auch der Patient in Beziehung zu seinem Material, wenngleich mit anderen inneren Voraussetzungen. Doch in der Kunsttherapie bildet der Therapeut ein weiteres Gegenüber. Durch ihn kommt eine zusätzliche, einflussreiche Form bildende Instanz hinzu. Seine formgebende Rolle halte ich für den zentralen Moment der ästhetischen Erfahrung in der Kunsttherapie. Wie eine Mutter, die sich als ästhetisches Objekt zur Verfügung stellt, modifiziert er die Erfahrungen des Patienten. Wenn er ermutigt und hilft, mit dem angebotenen Material etwas auszuprobieren, unterstützt er ihn, in Kontakt mit seinen ungeformten inneren Prozessen zu treten. Er hilft ihm, Widerstände zu überwinden, und er steht ihm schützend bei, wenn ihn Ängste und Zweifel im künstlerischen Prozess zu überfluten drohen. Er stellt in notwendigen Momenten Verbindung, Struktur und Orientierung her. Seine Anwesenheit und seine Handlungen schaffen einen Situationsrahmen, in dem ästhetisches Erleben stattfinden kann. Die Sicherung der Situation auf der Basis von Vertrauen führt dazu, dass ein Patient mit dem Material psychodynamisch gesehen die gleichen Entwicklungen nehmen kann wie ein Künstler.

Rhythmische Entwicklung

Vom Material geht die Aufforderung aus, mit den Inhaltselementen spielerisch Kontakt aufzunehmen. Dies sind die Momente, die Wyatt als „Ur- oder Ich-Erlebnis" bezeichnet. Während ganz am Anfang der Ausdrucksprozess noch gestaltlos simultan und ungeordnet sich vorzudrängen scheint, erwacht allmählich das Bedürfnis und Interesse an seiner Struktur. Der Künstler entwickelt ebenso wie der Patient aus diesem vagen Antrieb allmählich eine Art Rhythmus, der zwischen den noch undifferenzierten, inneren Themen und dem Bedürfnis nach Verdeutlichung und Fassbarkeit schwingt. Im rhythmischen Austausch beginnen sich die Inhalte mit den äußeren materiellen Bedingungen zu verbinden. Nun tauchen Formfragen auf: nicht mehr das Was – die Emotionen, Impulse, Wünsche und Phantasien – steht im Mittelpunkt, sondern das Wie.

Rhythmus ist deshalb eine fundamentale Eigenschaft jeglicher Form, in der verschiedene Kräfte zusammenwirken und zu einem Ganzen gelangen sollen.

So entwickelt sich die Form nicht fortschreitend, sondern sie muss auch immer wieder zurückgehen, um neue Verbindungen herzustellen und sich von da aus weiterzuentwickeln. Assoziativ werden Brücken geschlagen zu früheren Ideen, Dingen und Erlebnissen. Wyatt vermutet, dass der künstlerisch Schaffende immer wieder zu Kernthemen zurückkehrt: zentrale Belange werden in neuen Auflagen und Variationen phantasiert. Er nennt es „das Spiel mit der Form" mit weitreichender Wirkung: es regt zu neuen Umwegen und Auswegen an und fördert die Phantasiebildung und das „heimliche Erinnern" – das, was aus dem eigenen Erleben stammt und sich in der Phantasie von neuem verwirklicht.[56] Die psychisch hilfreiche Wirkung des Formschaffens beruht auf drei wichtigen Kräften: in der Bildung von Erinnerung, von Gefühlen und der Transformationsmacht. Sie ziehen weitere Folgen nach sich: je mehr der Künstler sich auf diesen Rhythmus einstellen kann, desto mehr gelingt es ihm, ein Gleichgewicht herzustellen zwischen den Schwingungen von innen und außen, ein Vorgang, der im ersten Kapitel als Feedback-System bezeichnet wurde, und in komplexere und vielfach verdichtete Formstrukturen umzuwandeln.

Eine Form gilt als besonders gelungen, wenn die „Wechselbeziehung von Form und Inhalt vital und organisch ist, wenn die Fassade zeigt, dass eine konstruktive Kraft das Werk bis ins kleinste Detail beherrscht"[57] – anders gesagt: wenn Form den Prozess wiedergibt. Für die ästhetische Bedeutung eines Kunstwerkes ist entscheidend, wie es Form und Inhalt zur Verschmelzung bringen kann, seine Leistung besteht im „Umschweißen des Inhalts zur Form."[58]

Künstler und Patienten: ästhetische Differenzen?

Hier zeichnet sich ab, worin die Unterschiede in der Qualität der Form von Künstlern und von Patienten liegen können. Während im Prinzip bei beiden die gleichen psychodynamischen Mechanismen aktiviert werden, verläuft der künstlerische Prozess beim Patienten zunächst weniger erfolgreich, weil es ihm nicht oder kaum gelingt, ausreichend Distanz zu seinen persönlichen Inhalten zu schaffen. Deswegen kann die Formfrage noch nicht den notwendigen Raum einnehmen. Während der Künstler seinem Widerstand und inneren Spannungen nicht ausweicht und sich stattdessen in besonderer Weise denjenigen Erfahrungen zuwendet, in denen eine Einheit zustande kommt (Dewey), verschließen sich Patienten dem Wechselspiel von innen und außen; ihre Abwehr manifestiert sich in symptomatischem Verhalten und Ausdruck. Die der Kunst innewohnenden kommunikativen Eigenschaften sind in ihren außerästhetischen Darstellungen (Koppe) zunächst nicht möglich, weil sie die Spannung von äußerer Realität versus inneren Konflikt negieren.

Dennoch gehe ich davon aus, dass diese ästhetische Differenz im therapeutischen Prozess potenziell aufgehoben werden kann. Auch Patienten sind unter bestimmten Umständen in der Lage, ästhetisch gültige Werke zu schaffen.

Diese Hypothese beruht auf Überlegungen zu den Zielen, die der Künstler aus psychologischer Sicht in seinem Schaffensprozess zu erreichen sucht. Sie zeigen, weshalb es in der Kunsttherapie aus therapeutischen Gründen so wichtig ist, dem Patienten zu einem in seinen Möglichkeiten liegenden, ästhetisch befriedigenden Werk zu verhelfen.

Das eigentliche Streben des Künstlers richtet sich aus der Sicht der Ich-Psychologie darauf, die beste Form zu finden, um die eigenständigen und häufig unvereinbaren Wünsche, Ideen und Emotionen zu ordnen, Inhalte auszudrücken und Bedeutungen zu kommunizieren. Eine vollkommene Form ist immer eine dialektische Form, weil sie widerstreitende Ideen und Gefühle darstellt.[59]

Ästhetischer Genuss und das Publikum

Nach Noy treibt den Künstler die Sorge, wie er in seinem Werk für die eigenen tiefsten Seelenschichten die optimale Form findet, um zu den tiefsten seelischen Schichten seines Publikums vorzudringen. Denn auch der Betrachter hat seine unbewussten Zensurstationen, Schutzschranken, die herausfiltern, was seinen Wahrnehmungsapparat passieren darf, er besitzt seine eigenen inneren Abwehr- und Kontrollmechanismen. Es gilt, dem Publikum eine Form zu präsentieren, die von der Schutzschranke aufgegriffen wird und in die tiefere psychische Region vordringen darf. Beachten muss er dabei die Tatsache, dass jede Kultur und jede Epoche durch ihre spezifischen Bedürfnisse und Abwehrmuster gekennzeichnet ist. So ist die zeitgenössische Kunst von der Erreichbarkeit des heutigen Publikums geprägt, während in früheren Zeiten andere Kunstformen wirksam waren.

Hinter dem Streben nach der „vollkommenen Form" liegt das Bedürfnis des Künstlers nach Integration des Selbst gegenüber dem Objekt und der äußeren Realität.[60] Hier wird das Anliegen der Kommunikation deutlich, das Begehren nach Vermittlung der eigenen inneren und äußeren Welten.

Der ästhetische Genuss hängt von der Fähigkeit des Künstlers ab, anderen Menschen das Nacherleben (Dilthey) und Rekonstruieren seines psychischen und emotionalen Zustandes zu erlauben. Das heißt, er muss seine eigene Bewegtheit im Kunstwerk zum Ausdruck bringen können, um andere zu bewegen. Dann kann er mit der Form erreichen, worauf er sein ganzes Anliegen richtet: dass sich der Betrachter mit seinem Werk identifiziert. Roger Fry beschreibt aus der Position des Betrachters: „Wir fühlen, dass er (der Künstler) etwas ausgedrückt hat, was schon immer in uns schlummerte, uns aber nie zu Bewusstsein kam, dass er uns uns selbst offenbart hat, indem er sich offenbarte."[61]

Dass der Künstler auf das Verstehen des Publikums hinarbeitet, formuliert auch die Kunstphilosophin Anne Sheppard. Zwar gehe jeder Künstler von seinen eigenen Vorstellungen mitsamt den moralischen, sozialen und politischen Gegebenheiten aus, doch das ist auch das, was das Publikum kennt. Und obwohl sein Stil und seine Botschaften einen großen Teil des Publikums nicht oder noch nicht erreicht, muss er an einem gewissen Punkt in Kontakt mit den Erwartungen des Publikums sein, ansonsten wird es nicht nur verwirrt, sondern sogar gelangweilt und gleichgültig sein.[62]

Dem Künstler muss es gelingen, das Publikum zum Verweilen und zur Zustimmung zu bewegen.[63] Die Aufgabe des Künstlers liegt demnach darin, den Widerstand und die Abwehr seines Publikums zu minimieren, indem er ihm mit seinem Werk erlaubt, etwas von sich selbst zu erkennen und zugleich seine eigene Botschaft loszuwerden. Er bietet ihm Lösungen an, die es aber nicht festlegen. Dazu gehört auch, dass das Publikum bereit sein muss, sich von den oft emotional aufwühlenden und unbequemen Wahrheiten eines Kunstwerkes berühren zu lassen.[64]

An dieser Stelle finden wir die möglicherweise größte Differenz im ästhetischen Bedürfnis von Künstler und Patient. Die Diskrepanz zwischen der Rolle des Künstlers als Visionär, als Träger und Vermittler gesellschaftlicher und persönlicher Lebensform und dem Patienten, den zuvorderst sein subjektives Leiden bestimmt und alle weiteren kommunikativen Möglichkeiten begrenzt, zentriert sich in der Diskussion um die ästhetische Form. Was in der modernen Kunst z. B. als Ausdruck der „Gebrochenheit" der Zeit erfolgreich bestätigt wird, kann für einen Patienten visueller Ausdruck seiner psychischen konflikthaften Zustände sein, die ihn daran hindern, seine psychologischen Kapazitäten auszuschöpfen und ein befriedigenderes Leben zu führen. Der Künstler will mit seinem Werk auf Phänomene hinweisen, die der Patient in seiner Kunst zu überwinden trachtet. Während es dem Künstler darum geht, dem Publikum Botschaften über oft geleugnete gesellschaftliche Themen zu vermitteln, ist der Patient schon längst Betroffener inmitten dieser von Brüchen und Schmerzen bestimmten Thematik. Dennoch arbeitet auch der Patient mit einer Art Bewusstsein, dass sein Werk an ein Publikum gerichtet ist.

Kunstwissenschaftler und Kunsttherapeuten im spannungsreichen Diskurs

Die im Folgenden geschilderte Debatte zwischen Kunstwissenschaftlern und Kunsttherapeuten über die Bilder des Jungen Albert, der in der Kunsttherapie von fragmentarischen Zeichnungen zu einer für seine Belange großartigen formalen Integration in seiner Produktion gelangte, zeigt deutlich die unterschiedlichen Positionen der Disziplinen, die sich mit künstlerischer Formqualität befassen. Das heißt, aus der Sicht der Kunsttheoretiker gelten andere Kriterien für eine gelungene Form als für Künstler, die als Therapeuten die subjektiven Bedürfnisse eines Menschen in der Bewertung einschließen.

Der Fall des zehnjährigen Albert wurde auf einem Symposium mit dem Titel „Kunst und Therapie" von Edith Kramer vorgestellt.[65] Neben Kunsttherapeuten waren die Diskutanten Kunsttheoretiker, Kunsthistoriker und Künstler. Die Geschichte von Albert war folgende: Der Junge wurde in einer New Yorker Schule für Kinder mit Verhaltensstörungen aufgenommen, weil er dem Unterricht fernblieb, Feuer legte und häufig in Wälder entschwand.[66] Die Kunsttherapie nutzte er für kurze Besuche, produzierte rasch skizzenartige Bilder, die seine bemerkenswerte Beobachtungsgabe zeigten. Unter vielen anderen Bildern malte Albert ein schmerz- und furchtverzerrtes Gesicht und einen grauen Helm, der seine großen Anstrengungen spiegelte, sich unter Kontrolle zu halten und zu schützen.

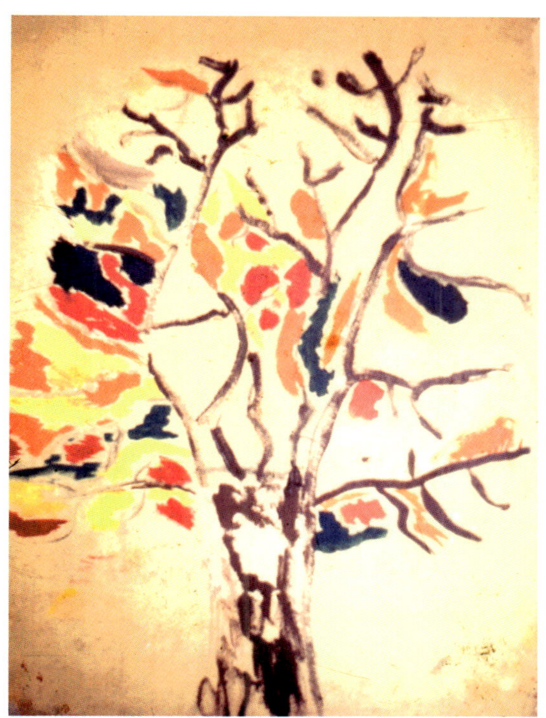

Abb. 110: „Albert"; in: Kramer, E. (2003)

Oft skizzierte er Bäume, jedoch nahm seine Ungeduld schnell überhand, und viele Skizzen blieben unvollendet. Als die Zeit seiner Entlassung aus der Schule nahte, erklärte Albert, dass er einen Baum als Abschiedsgeschenk für den Leiter der Jugenderzieher malen wollte. Dieser Mann hatte eine gute Beziehung zu Albert hergestellt und spielte eine wichtige Rolle bei der „Zähmung" des wilden Jungen. Seine früheren Baumzeichnungen hielt Albert nicht mehr für gut genug (Abb. 110). Auch die neue Zeichnung des Baumes im Hof der Schule befriedigte ihn nicht. In der von Kramer angeregten erneuten Beobachtung erkannte er plötzlich, dass Baumstamm und Äste eine Einheit bilden. Sie schlug vor, nochmals nach draußen zu gehen und zu schauen, an welchen Stellen der Stamm sich in verschiedene Hauptäste teilte.

Albert kam mit einer verbesserten Zeichnung zurück und bemalte Stamm und Äste mit brauner Temperafarbe. Daraufhin gab er orange, gelbe und rote Farbe auf eine Palette und nahm für jede Farbe einen Pinsel. In den folgenden Stunden desselben Tages schuf er ein brillant leuchtendes Laubwerk, fügte einen blauen Himmel und grasbewachsenen Boden hinzu. In rhythmischen Pinselstrichen hatte er die Farbe aufgetragen (Ab. 111).

An diesem Tage konnte Albert ein komplexes Gemälde vollenden, ohne seine Geduld zu verlieren. Die Kunsttherapeutin intervenierte nur dann, wenn ihn der Mut zu verlassen schien, half für kurze Zeit beim Ausmalen und fügte Farben nach seinen Angaben hinzu. Das Bild erhielt einen Ehrenplatz im Büro des Leiters bis zur Entlassung des Jungen.

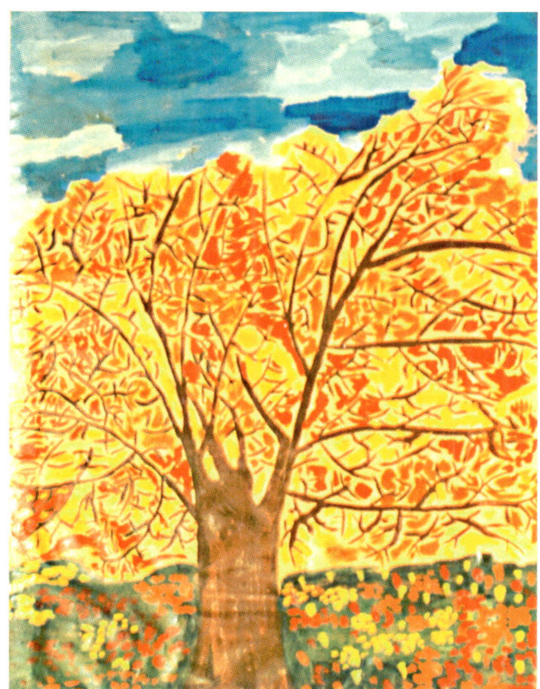

Abb. 111: „Albert", in: Kramer, E. (2003)

Kramer kommentierte, dass dieser Junge, der früher vor den Anforderungen der zivilisierten Welt in die Wälder flüchtete und Feuer gelegt hatte, um seinen Aggressionen Ausdruck zu verleihen, jetzt in der Lage war, dieselbe aggressive Kraft in geformten Ausdruck umzuwandeln. In der sublimierten Form leuchten nun die flammenden Wälder, ohne dass sie zerstört werden. Als Geschenk machte Albert sein Bild bedeutungsvoll für andere. Die Kunsttherapeutin ging davon aus, dass der Motor für diese Prozesse die gute Beziehung und Identifizierung mit seinem Leiter war. Ihre Rolle lag aus ihrer Sicht darin, dass sie diejenige war, die das alles ermöglichte; sie war ein Hilfs-Ich, bereit, dem Kind zu dienen, und ihre Kraft, Geduld, Kontrolle oder Geschicklichkeit zur Verfügung zu stellen, wenn die eigenen Reserven nicht ausreichten. Die untrennbare Verbindung mit dem schöpferischen Prozess sei auch der Grund, weshalb selten ein junger Künstler auf den Gedanken komme, der Kunsttherapeutin ein Bild zu schenken.

Nach der Präsentation von Alberts Geschichte äußerte ein Kunstkritiker in der Diskussion, dass die Kunsttherapeutin die Form des zweiten Baumes qualitativ höher bewertete, weil diese mehr Zeit und mehr Anstrengung gekostet habe.[67] Er bemerkte, dass der zuerst gezeigte Baum, mit dem Albert so unzufrieden war, ein mindestens genauso rhythmisch dynamisches Element enthielt, mit größeren Ausdrucksqualitäten im Vergleich zu dem mehr statischen und formalen Ausdruck des zweiten Baumes. Dabei trug er vor, er befürchte, dass diese rhythmisch, expressiv, dynamische Seite auf eine statisch formale umgelenkt werde. Kramer entgegnete, dass der Junge gerade diese Struktur gebraucht habe, weil er als Präadoleszenter in einem Alter war, in dem diese Art des Umgangs mit der Abwehr notwendig ist. Der zweite Baum besitzt ihres Erachtens innere Einheit, zeugt von Vorstellungskraft und dem ökonomischen Umgang der Mittel – Merkmale, die Kunst erfüllen muss. In ihm konnte die Vitalität zum Erblühen gelangen anstatt zur Explosion. Die Zeichnung des ersten Baumes gehört in den Bereich der Abwehr, er spiegelt die innere Fragmentierung. Der Dissens wurde seitens des Kritikers zugespitzt mit dem Argument, dass die eigene Qualität dieses Baumes jedoch einem avancierten Kunstbegriff entspreche und in der modernen Geschichte der künstlerischen Form ihren Niederschlag findet. Er spaltete diese Formtradition der bildenden Kunst ab von der Formgeschichte der „Laienäußerungen".

Diese zwei polarisierten Haltungen zur Qualität der Form in der Kunst und in der Kunsttherapie reflektieren meines Erachtens ein Grundproblem, das die Kunstwürdigkeit unterschiedlicher Formen beinhaltet. Während der Kunstkritiker argumentiert, dass ein Bild mit fragmentierten Elementen und skizzierten Linien mit dynamischem Rhythmus und Energie einen modernen Kunstbegriff reflektiert, können diese Eigenschaften in der Kunsttherapie als ein Ausdruck der Probleme und Symptome eines Patienten verstanden werden. Ich gehe davon aus, dass die Diskrepanz zwischen den favorisierten Formen nur im Kontext der Entstehungsgeschichte und der Person diskutiert werden kann, die sie geschaffen haben. Tatsächlich ist die Aufgabe des Künstlers, den Menschen und seine Zeit, seine Kultur und sozialen Bedingungen in seiner Kunst zu interpretieren. Und dies führt zu Formen, die naturgemäß die Bedürfnisse der Welt, die Fragmentierungen und Defizite zeigen. Die Schwierigkeit scheint darin zu bestehen, dass, wenn es dem Künstler nicht gelingt, in seiner Form eine Art von Lösung und Integration zu finden, der Betrachter seine Abwehr anstatt seine Identifikation mobilisiert.

Aber ein Patient, der nicht diesem Auftrag unterliegt, die Themen der Welt anderen zugänglich zu machen, den stattdessen diese Themen schon unmittelbar berührt und in innere und äußere Konflikte gestürzt haben, braucht das Gegenteil: die Erfahrung von größerem Gleichgewicht und Integration. Ein Leidender sehnt sich nach Gefühlen von Ganzheit anstatt Fragmentierung.

Alberts ästhetische Erfahrung im therapeutischen Prozess veränderte ihn und seine Kunst: sein Baum gibt ein Gefühl von etwas „Ganzem", etwas mit einer integrierten Struktur, um die mühsam gerungen wurde. Anstatt auseinander zu fallen, in Chaos und Regression zu versinken oder in rigiden Mustern zu erstarren, verwandte Albert Rhythmus, Dynamik und Energie, um eine überzeugende ästhetische Lösung für sein künstlerisches Vorhaben zu finden. Seine große Befriedigung und sein Stolz spiegelten, dass er Bedeutsames erreicht hatte.

Albert hatte ein wichtiges Publikum, auf das er hingearbeitet hat: seinen Leiter, der ihm in seiner Entwicklung sehr geholfen hatte. Mit ihm identifizierte sich Albert, er bildete ein Ich-Ideal und ein gutes inneres Objekt für diesen Jungen. Für ihn konnte er die Geduld und Ausdauer aufbringen, um den schwierigen Prozess der Entstehung seines Bildes erfolgreich durchzustehen.

Die Ich-Aspekte einer ästhetischen Form

Das Gemeinsame, das Künstler und Künstler-Patienten in der Kunsttherapie bewegt, ist das Bestreben, das bestmögliche Ergebnis für ihre Absichten zu schaffen. Die Frage ist einzig, wie sie jeweils mit ihrem Anliegen umgehen, materialisiert in der künstlerischen Form.

Die Qualität der Lösung, wie der Künstler das Publikum durch sein Werk erreicht, die für den Kunstkritiker der Indikator des ästhetischen Wertes des kreativen Produkts, für den Psychoanalytiker der Indikator der Wirksamkeit der Ordnungsprozesse des kreativen Ich ist, hängt nach Noy von drei maßgeblichen Merkmalen ab: sie muss wirkungsvoll, elegant und sparsam erscheinen.[68] Dann besitzt die gelungene Form den ästhetischen Zauber der Schönheit.

Waelder spricht in ähnlicher Weise von den Ich-Aspekten hoher künstlerischer Qualität, wenn es dem Künstler gelingt, 1. eine Lösung für eine Aufgabe zu finden, die unlösbar erschien oder die durch normale Bemühungen eines Menschen nicht hätte erfüllt werden können, sie liegt 2. in der Perfektion der Lösung, und schließlich 3. in ihrer Eleganz, der Ökonomie der Mittel.[69]

Der Genuss am Schaffen einer künstlerischen Form wird aus Sicht der Ich-Psychologen gemessen an dem Grad der Bewältigung von komplexen Beziehungen, dem Gelingen beim Erkennen und Herstellen von Ordnungen und Strukturen, der Verknüpfung von Formen.[70] Das ästhetische Vergnügen bezieht das Ich aus der Betätigung und Meisterung seiner eigenen Funktionen, wie zum Beispiel Wahrnehmung, Erinnerungs- und Erkenntnisvermögen, Motilität. Es ist die Entwicklung seiner eigenen Fähigkeiten, aus der das Ich die ästhetische Befriedigung bezieht. Der damit einhergehende Affekt ist nach Bush ein gesteigertes Gewahrwerden der inneren und äußeren Realität, eine Ausdehnung der Ich-Grenzen. In der Kunsttherapie übernimmt der Therapeut die Rolle des Stützens und Förderns bei der Entwicklung und Reifung von Ich-Funktionen. Jede Intervention zielt darauf ab, an Stellen, an denen der Patient selbst noch nicht in der Lage ist, einzugreifen und weiterzuhelfen. Seine eigenen Fähigkeiten und vor allem seine ästhetische Sensibilität stellt er als Hilfs-Ich dann zu Verfügung, wenn der Patient die Lage nicht selbst meistern kann, weil sein Ich zu schwach ist. Kramer beschreibt mit der Metapher der „dritten Hand" zutreffend die künstlerisch intervenierende, das Ich stützende Funktion des Kunsttherapeuten.[71]

In der Kunst bedeutet es ein lustvolles Unterfangen, in vormals oft unverträglichen Elementen Analogien und Verbindungen zu finden. Ebenso bereitet es Vergnügen, in einem Werk Unbewusstes einkleiden und Kontrolle und Erkenntnis gewinnen zu können. Charakteristischerweise geschieht in der Kunst Erkennen und in Verbindung-Bringen nur zum Teil auf logischer, bewusster Ebene. Der andere Teil ist eine Art intuitives Verstehen, ein unmittelbares Wahrnehmen der sinnlichen Eigenschaften, formalen Verdichtungen und nicht spezifizierbaren Botschaften – jenseits von kognitiver Nachvollziehbarkeit und konkretem Wissen.

Das unbestimmte Mehr eines Kunstwerkes

Die Unmöglichkeit, künstlerische Form ausschließlich mit dem Verstand zu erfassen, bringt Friedrich Schlegel in seiner Schrift von 1798 über Goethes Meister zum Ausdruck: „Jedes vortreffliche Kunstwerk, von welcher Art es auch sei, weiß mehr als es sagt, und will mehr als es weiß."[72] Ähnlich formuliert Gadamer, dass ein Kunstwerk nicht auf ein intellektuell begreifbares Bedeutungsziel bezogen und damit nicht auf reine Begrifflichkeit zu reduzieren ist, weil es seine Bedeutung in sich selbst einbehält.

Auch der Philosoph Rüdiger Bubner schreibt: der Erfahrung mit Kunst bleibt ein endgültiger Zugriff verwehrt, man kann ihres Sinnes nicht wirklich habhaft werden.[73] Diese Spannung auszuhalten, mache die ästhetische Erfahrung in ihrer Ganzheit aus. Am wirkungsvollsten lässt sich diese Spannung aushalten, indem ein „Spiel der Reflexion" in Gang kommt. Das Mitwirken der Reflexion führt nach Bubner letztendlich zur Einheit der ästhetischen Erfahrung. Sie erlaubt, vielfältige Beziehungen im und zum Bild herzustellen, oszilliert von den sinnlichen zu den verstandesgelenkten Kategorien und zeichnet sich durch eine bleibende Instabilität aus, „weil alles Nachdenken über das Geschehene und Gehörte an kein Ende gelangt."[74] Jeder Blick, den ein Betrachter auf ein Bild richtet, schafft neue Assoziationen, erzeugt neue Zusammenhänge und Hintergründe. Kunstbetrachtung erzeugt ein „Feld von Unbestimmheit"[75], aus dem die Kunst ihre besondere Eigenart und mit Lust gekoppelte Faszination bezieht. Wir erleben dies in der Kunsttherapie, wenn Patienten versunken vor ihrem Werk sitzen, in Zwiesprache mit ihm zu gehen scheinen, wenn das Auge versucht, das subtile Spiel der Bildelemente zu erfassen, wenn der Blick gelenkt wird durch Assoziationen und Beschreibungen anderer. Dies sind Momente des Hin- und Herschwingens zwischen Verstand und Gefühl. Oft führen sie unmittelbar zur Fortsetzung der Arbeit am Bild – neue Ideen und andere Perspektiven haben sich vorgedrängt, das einmal Wahrgenommene hat sich weiterentwickelt.

Damit ist ein wichtiges Kennzeichen für echte ästhetische Erfahrung ihr momenthafter, instabiler Charakter – das, was in einer Form gesehen, gedacht, empfunden wurde, bleibt im assoziativen Spiel des Schauens und Nachdenkens nicht beständig, es beginnt sich zu wandeln, zu erweitern, zu schärfen. Zugleich setzen Erinnerung und Transformation ein. Dies ist der Grund, weshalb ein Kunstwerk mehrere Lesarten erzeugt – es ist polyvalent.[76]

Wenn aber das Streben nach Erkenntnis in der Kunst rein auf begriffliche Reflexion ausgerichtet ist, geht jede lebendige, einheitliche Erfahrung verloren. In diesem Sinn formuliert Dewey: „Die starre Vorherbestimmung eines Endproduktes – sei es durch den Künstler, sei es durch den Betrachter – führt dazu, dass es zu einem mechanischen oder akademischen Erzeugnis wird."[77] Es gibt nach Gombrich zwei Wege, die ein Künstler einschlagen kann: er kann den Zufall fürchten als etwas Unberechenbares, das seinen Bildern ein unkontrollierbares Eigenleben verleiht, oder er kann ihn als Verbündeten willkommen heißen, der ihm hilft, den Bereich seiner Sprache auszudehnen. Um Neues zu erfahren, muss der Künstler mit dem Prinzip der Rückkoppelung arbeiten und sich auf die feinfühlige Wechselwirkung zwischen Impuls und nachfolgender Steuerung einlassen können. Vom ersten Pinselstrich folgt er dessen Wirkung und kümmert sich von da an immer weniger um das, was seine ursprüngliche Absicht gewesen war.[78] Kurz gesagt – der Künstler muss dem Zufall eine Chance geben.

Die „offene Begegnung" mit dem Werk in der Kunsttherapie

Das ästhetisch nicht zielgerichtete Tun und das betrachtende Nachdenken in einem Zustand nicht fixierten Interesses (dem „interesselosen Wohlgefallen" nach Kant) ist in der Kunsttherapie etwas, was die meisten Patienten oft erst lernen müssen. Ihre Neigung, dem Werk eine vorgeplante Bedeutung zu verleihen, verfremdet eine echte lebendige Begegnung im künstlerischen Prozess. Mehr oder weniger bewusst versucht mancher Patient vor allem zu Beginn der Therapie zu steuern, was er in das Bild geben will. So bringt er in die Therapiestunde einen festen Plan mit, was er in einem Bild darstellen will, oder wie es aussehen muss, und er gibt sich große Mühe, genau dieses Ziel zu erreichen. Von dieser von vornherein ausgeübten Zensur erhofft er, Kontrolle über das ungewollte Auftauchen innerer abgewehrter Inhalte auszuüben. Er schützt sich vor Zweifeln und Erschütterungen, eine Begegnung mit dem Unbekannten sorgfältig vermeidend. Nicht selten leisten Kunsttherapeuten Vermeidungsstrategien Vorschub, indem sie Themen und Motive vorgeben. Für den Patienten wird damit das Risiko, auf Unerwartetes zu stoßen, denkbar reduziert. Im Sinne einer erhofften ästhetischen Erfahrung sind solche Vorschubleistungen sicherlich kontraproduktiv.

In einem echten künstlerischen Prozess weiß der Künstler nicht, was er zum Ausdruck bringen will, bis dieser Ausdruck geschaffen ist, er kann das Ergebnis nicht im Voraus sehen.[79] Deshalb nehmen Interventionen des Therapeuten, die auf eine möglichst „offene Begegnung" (Eco) hinzielen, und das spätere gemeinsame Betrachten der Werke einen wichtigen Platz ein. Der Patient erfährt vielfältige Wege des Umgangs mit Themen und Material. Er erlebt, dass es außer der seinen auch die Sichtweisen anderer gibt. Seine Wahrnehmung wird auf Aspekte gelenkt, die ihm zuvor nicht zugänglich waren. Anstatt im Bild genau das zu finden, was er zuvor hineingelegt hat, wird er sensibilisiert für ästhetische Phänomene, die seinen eigenen Erlebnishorizont erweitern.

Die für ästhetische Wertschätzung notwendige Entgrenzung und Vertiefung der Selbsterfahrung und Fremderfahrung[80] vermitteln sich in der Kommunikation sowohl mit dem Bild als auch mit dem Publikum in der Person des Therapeuten und der Mitpatienten. Das betrifft nicht nur diejenigen Patienten, die aus neurotischen Bedürfnissen zur Vermeidung aller zufälligen Ereignisse neigen. Selbst Patienten mit psychotischen Denkstörungen, deren assoziative Lockerheit eher fragmentarische Bildelemente hervorbringt, können in der Reflexion Momente produktiver, kohärenter Strukturierung erfahren. Aus der Position des Betrachters verarbeiten sie einzelne Elemente eines Bildes oder einer Skulptur länger und genauer. Sie verweilen länger in ihrem Werk, wenn der Kunsttherapeut sie dabei unterstützt. Das Elaborieren des künstlerischen Produkts fördert die Bildung von Struktur und Gedächtnis.[81] Oft folgt daraus, dass Elemente, auf die der Patient seine Aufmerksamkeit für einen Moment gerichtet hat, wieder aufgenommen und in einem weiteren Bild verarbeitet werden. Das zeigt, dass es ihm gelungen ist, Beziehung herzustellen und diese vormals abgespaltenen Aspekte bewusster zu integrieren.

Wenn sich Patienten auf ein reflektierendes Zusammenwirken der vielfältigen Beziehungen von Formdetails, Farben, plastischer und kompositorischer Verbindungen usw. einlassen, erwächst auch ihnen die lebendige, einheitliche Erfahrung – das ästhetische Erleben. Grundlage ist die unversperrte Begegnung mit dem Kunstwerk. Je mehr sie gelingt, desto tiefer eröffnen sich die Bedeutungen und Möglichkeiten.

Eine weitere Bedingung für die ästhetische Erfahrung ist, dass sich dem Betrachter parallel Bekanntes und Unbekanntes aus dem Werk erschließen: „Ästhetisches Erleben braucht einerseits stimulierende Faktoren (Komplexität, Neuartigkeit), aber auch zum Ausgleich ordnende, das Verstehen erleichternde Elemente.“[82] Für die Wahrnehmung eines Kunstwerkes braucht es auch immer ein Wiedererkennen. Was in der Kunst zur Darstellung kommt, so Gadamer, zeichnet sich gerade dadurch aus, dass wir es bejahen.[83]

Ein Bild ist für den Betrachter nicht nur eine Ansammlung von Farbflecken oder Strichen, die ihm sinnliche Daten vermitteln. Vielmehr zeigt es Strukturen und Gebilde, die sich auf vertraute Erfahrungen beziehen. Entsprechend fügen sich Linien zu einer Figur, Farbflächen bilden eine Landschaft, der Duktus, mit dem ein Material aufgetragen ist, kann körperlich-sinnlich nachvollzogen werden, die Größe des Formats korrespondiert mit dem Empfinden für den entsprechenden Raum. Dieses erkennende Verstehen schafft Vertrauen und bildet die Sicherheit und Grundlage für die Erforschung tiefer liegender Ebenen und erleichtert das Eintauchen in unbekannte Zusammenhänge.

Für die Kunsttherapie folgt daraus die Anwendung eines alten und schlichten und deshalb umso geltungsvolleren Paradigmas: Der Patient soll da abgeholt werden, wo er sich gerade befindet. Denn in der Regel sind ihm in der therapeutischen Situation nicht allzu viele Elemente vertraut, während viele Dinge unbekannt und geradezu Unbehagen oder Angst auslösend oder überstimulierend sein können. Begegnen ihm aber in der Kunsttherapie Erfahrungen, die er wiedererkennt, wird er aufgrund dieser gesicherten Basis den Mut zu Neuem entwickeln. Implizit muss der situative Rahmen so beschaffen sein, dass er zugleich auf Bekanntes wie stimulierend Unbekanntes trifft. Dazu zählen vor allem die Materialien, aber ebenso der Raum und die Struktur und die Sicherheit der Beziehung zum Therapeuten. Voraussetzung für ästhetisches Erleben ist ein entsprechendes Setting, der kunsttherapeutische Rahmen.[84]

Ästhetische Erfahrung verändert

Das Besondere an der ästhetischen Erfahrung ist ihre ungeheuer starke und nichtplanbare Wirkung. Sie vollzieht sich in einer großen Verdichtung, Intensität und Beschleunigung. Erika Fischer-Lichte bezeichnet ästhetische Erfahrung als Schwellenerfahrung, die von Momenten der Verunsicherung, Irritation, Destabilisierung von Selbst und Weltwahrnehmung begleitet ist. Und sie kann zu einer Transformation desjenigen führen, der diese Erfahrung durchlebt. Dieser Prozess lässt sich als Umstrukturierung, als Transformation des Bedeutungssystems dessen, der ihn durchläuft, bestimmen.[85] Es sind „Augenblicke der Intensität“, wie Hans Ulrich Gumbrecht sagt, die den Genuss an „schönen Dingen“ im ästhetischen Erleben ausmachen.[86]

Die Wirkung ästhetischen Erlebens ist ein besonderes Gefühl von Ruhe, Gelöstheit oder Entspannung, ein Zustand von Augenblicken harmonischer Integration. Das Lebensgefühl, das sich einstellt, wenn man Kunst erfahren hat, umschreibt Gadamer: „die Welt ist lichter und leichter geworden.“[87] Wenn sich die innere Welt in Frieden befindet ist es – psychodynamisch gesehen – dem Ich gelungen, im ästhetischen Prozess innerpsychische, opponierende Strukturen zu einer Einheit zusammenzufügen, ohne dass starke und verfälschende Mechanismen der Abwehr in Kraft treten mussten. Psychische Energie wurde verwandt, um Gefühlen eine künstlerische Form zu verleihen, anstatt sie aufwendig fernzuhalten. Eine gelungene formale Bewältigung des unbewussten Inhalts macht nach Bush diesen Inhalt für das Ich verfügbar (wenngleich nicht unbedingt auf der bewussten Ebene) und heilt so einen Bruch in der Persönlichkeit.[88] Im Erreichen des Ich-Ideals erlebt der künstlerisch Schaffende das zentrale Anliegen der Ästhetik: Schönheit in ihrer magischen Vollkommenheit.

Exkurs: Zu schön, um wahr zu sein – Kitsch in der Kunsttherapie

In der Kunst wird der Begriff der Schönheit mit ästhetischer Unverfälschtheit und Wahrheit in Zusammenhang gebracht. Schönheit beruht auf der

Fähigkeit, Ganzheit herzustellen, wo vorher Chaos, Dekonstruktion und Fragmentierung geherrscht haben. Deshalb ist das Hässliche nicht ausgeblendet, sondern zu einem integralen Bestandteil der Form geworden.

Zur wahren ästhetischen Erfahrung gehören nach Hanna Segal sowohl die Schönheit als auch die Hässlichkeit. Sie erteilt dem Bildhauer Rodin das Wort: „Hässlich nennen wir das, was formlos ist, ungesund, was nach Krankheit, Leiden, Zerstörung riecht, was Regelmäßigkeiten entgegensteht – dem Zeichen von Gesundheit ... Doch wenn ein großer Künstler diese Hässlichkeit aufgreift, wird er sie sofort umgestalten – durch eine Berührung mit seinem Zauberstab verwandelt er sie in Schönheit."[89] So kann ein Inhalt tragisch, zerstörerisch, bedrohlich oder hässlich sein, während seine Form in überzeugender Schönheit wirkt. Wir denken an bekannte Bilder wie Goyas „Erschießung der Aufständischen" oder Picassos „Guernica".

Berühmte Zeilen über die gegenseitige Bedingtheit von Schönem und Bedrohlichem schrieb Rainer Maria Rilke 1912 in seiner ersten Duineser Elegie:

Denn das Schöne ist nichts
als des Schrecklichen Anfang,
den wir gerade noch ertragen,
und wir bewundern es so, weil es gelassen verschmäht,
uns zu zerstören. Ein jeder Engel ist schrecklich.

In der Kunst macht Schönheit zugleich traurig und glücklich, schreibt Segal, und deswegen reinigt sie unsere Seele und erfüllt uns mit Ehrfurcht. Die Schwierigkeit des Kunstwerkes liegt nicht darin, Schönheit zu verstehen, sondern sie auszuhalten, weil es den Schrecken mit der Friedlichkeit verbindet.[90] Es gibt keine „ruhige Schönheit", ohne den Zusammenbruch, aus der sie entstanden ist, schreibt Stokes, ein Schüler Segals.[91] Deswegen geht es dem Künstler nicht um die Produktion einer hübschen oder landläufig schönen Form, sondern um die ästhetische Verbindung von Widersprüchen, die ihn und seine Welt ausmachen. Dasselbe soll in der Kunsttherapie geschehen: wir streben an, dass die Patienten ihre persönlichen, oft vom Bewusstsein verschmähten Themen soweit ertragen lernen, dass es ihnen gelingt, eine „schöne", das heißt ich-gerechte und die psychischen Brüche heilende Form zu finden.

Wo aber das Schreckliche nicht sein darf, tritt häufig der Kitsch auf den Plan. Unter dem Druck von Verleugnung unterliegt Realität verfälschenden Mechanismen. Die psychische Abwehr wird mobilisiert, und große Anstrengungen werden unternommen, um die Wirklichkeit erträglich zu gestalten. Wenn die Wahrnehmung Aspekte des Lebens ausblendet, weil sie mit Angst und Konflikten besetzt sind, wird ihr ihre eigentliche Bedeutung entzogen: was schwierig ist, wird nicht mehr „für wahr genommen". Stattdessen wird auf Ersatzerfahrungen zurückgegriffen, die die Gefühle des Schreckens in die rührselige Idylle von Kitsch verwandeln. Kitschprodukte gelten als unecht und verlogen, weil sie die wahren Gefühle (Jaspers spricht in diesem Zusammenhang von ‚Gefühlchen') verleugnen. Dem Betrachter sollen nach Clement Greenberg formelhaft bestimmte Empfindungen vorgetäuscht werden.[92] Ludwig Giesz nennt die Aufgabe von Kitsch, Stimmungen zu induzieren.

Zu den Hauptleistungen des Kitsches zählt er die Entdämonisierung des Lebens, besonders in den „Grenzsituationen der menschlichen Existenz" (Jaspers). Um menschlichen Dämonen wie Themen von Angst, Tod, Verzweiflung und anderer Not zu entgehen, stellt der Kitsch eine bestimmte Subjekt-Objekt-Beziehung her: er schafft einen Zustand osmotisch erscheinender „Einsfühlung" mit der charakteristisch klebrigen und penetranten Wirkung.[93]

Während in der Kunst das Einschalten von Phasen kritischer distanzierter Betrachtung zu neuen Einsichten führt und dieses Stadium einen wichtigen Bestandteil der ästhetischen Erfahrung ausmacht, legt es der Kitsch geradezu darauf an, die Momente der Harmonie auszudehnen. Der Augenblick des Ozeanischen, den wir auch in den ersten Erfahrungen des Kindes mit der Mutter als Urform der ästhetischen Erlebnisfähigkeit erkannt haben, wird über Gebühr verlängert. Das anhaltende Ergriffensein verhindert das Heraustreten aus dem harmonischen Orbit um den Preis des persönlichen Wachstums – wie in einer unguten, in der Symbiose verbleibenden Mutter-Kind-Beziehung. Giesz nennt es ein bequemes Genießen des Klebrigen, das der „Kitsch-Mensch" zum Anlass nimmt, seine eigene Affiziertheit zu erleben, ohne in die spezifische Distanz des Ästhetischen gehen zu müssen.

Der Kitsch erspart dem Betrachter die Anstrengung, die für ein komplexes Kunstwerk aufgebracht werden muss. Denn er ist schon mit einer Fülle an unmittelbar einsichtigen Bedeutungen ausgestattet.[94] Kitsch birgt kein Geheimnis. Er offeriert dem Betrachter keinen Raum für eigene Phantasien. Alles was möglich ist, ist im kitschigen Produkt schon enthalten, es verweist nicht über sich selbst hinaus. Kitsch fordert den Betrachter nicht auf, über Abwesendes zu assoziieren. Deshalb wirkt er langweilig und trivial. Weil sein seelischer Aufwand gering ist, haftet ihm nicht nur auf der materiellen Ebene der Ruf des Billigen an.

Hermann Broch schuf den Begriff des „Kitsch-Menschen", der mit dem Kitsch das Böse der Heuchelei über das Leben vertritt. Er nennt diese Produkte neurotische Kunstwerke, weil sie irreal mit der Realität umgehen und sie dort hineinpresst. Auf der Flucht vor dem Irrationalen befinde sich der Kitsch ständig auf der Flucht ins Rationale.[95]

Diese Annäherung an das Phänomen Kitsch, das als so schwierig zu bestimmen gilt wie Kunst, gibt Kunsttherapeuten Aufschlüsse über manche künstlerischen Produktionsweisen von Patienten, bei denen wir nicht so ohne weiteres unterscheiden können, ob es sich um Kunst oder Kitsch handelt. Weil auch Kunst mit einem Minimum an Konventionellem arbeiten muss, ist in dem Spruch „Ein Tropfen Kitsch ist in jeder Kunst" (Bloch) die Dialektik des Themas enthalten.[96]

Kitsch verrät nichts

Zentrales Charakteristikum des Kitsches aus psychodynamischer Sicht ist der Akt der Verleugnung gefürchteter inner Wahrheiten. Das extreme Drängen nach Perfektion und Harmonie absorbiert in einer Weise, dass es nach Bush „den Kontakt mit dem unbewussten Substrat verliert."[97] Wenn ein Patient sich um eine Darstellung bemüht, die besonders schön oder harmonisch sein soll, möchte er insgeheim den Betrachter verführen, nicht weiter hinter die Kulissen zu schauen. Die Aufmerksamkeit soll auf die Form gerichtet werden, sie soll nichts weiter „verraten". Eine Spaltung wird zwischen Form und Inhalt vorgenommen, damit die gegenseitige Durchdringung verhindert wird.[98]

Doch nicht nur der Betrachter soll ferngehalten werden: auch der Patient selbst hat nicht den Mut oder anders formuliert, die psychische Stärke, seinem eigenen Schrecken im künstlerischen Prozess zu begegnen. Er sucht seine persönliche Geschichte außen vor zu lassen und mit harmlosen, „netten" oder manchmal pseudo-originellen Motiven jegliche weitere innere Regung unter Kontrolle zu halten. Das verspricht ein harmonisches, unaufgeregtes Zusammensein mit dem Werk, dem Kunsttherapeuten und eventuell anderen Patienten. Aber es verhindert auch ein Fortkommen sowohl in der persönlichen als auch in der künstlerischen Entwicklung.

Kitsch und Kunsttherapie

Wenn Kitsch in der Kunsttherapie entsteht, lässt sich dies nicht mit künstlerischem Unvermögen erklären, was manche vermuten könnten. Die vielen ästhetisch unbefriedigenden Produkte, die in der Kunsttherapie den größten Anteil einnehmen, sind zwar keine Kunst, aber sie sind deswegen auch nicht automatisch Kitsch. Denn sie vermitteln auf die in ihrem Rahmen mögliche künstlerische Weise durchaus persönliche Wahrheiten und sind damit entsprechend ehrliche Arbeiten.[99] Giesz ist der Überzeugung, dass die Gefühlsverlogenheit des Kitsches überhaupt kein technisches Problem ist. Um durchgängigen Kitsch zu produzieren brauche es bestimmte persönliche Voraussetzungen. Vielmehr sei er das Ergebnis von unwahrem und unechtem Leben. Deswegen ordnet er Kitsch als anthropologische Möglichkeit ein, die er mit „kitschigen Zuständen" umschreibt.[100]

Psychische Zustände, die aus dieser Sicht als „kitschig" verstanden werden können, sind in der Kunsttherapie manchmal zu beobachten. Dabei kann es sich um abgewehrte Gefühle handeln, die verwandelt im Bewusstsein als ihr Gegenteil auftauchen (die Psychoanalyse nennt es „Reaktionsbildung" oder „Verkehrung ins Gegenteil"). Manchmal haben Patienten das Leiden selbst als süßlichen Schmerz ausgebildet, ohne den echten emotionalen Bezug zu den Ursprüngen herstellen zu können. In Bildern oder Skulpturen sind dann Themen wie der weinende Clown oder das tropfende, pfeildurchbohrte Herz darauf bedacht, dem Betrachter eindeutige Botschaften zu vermitteln. Der Maler oder Zeichner erlebt mit solchen visuellen Äußerungen nicht das Werk als Träger von Werten, sondern seine eigene Gefühlsverdichtung.[101]

Dennoch zeigt die Erfahrung, dass der Kitsch als Produkt in der Kunsttherapie nicht sehr erfolgreich ist. Einzig wenn Patienten technisches Talent besitzen, können sie tatsächlich absichtsvollen Kitsch produzieren.[102] Die anderen „scheitern" an ihrer mangelnden künstlerischen Erfahrung und Begabung. Obwohl sie aus dem übergroßen Bedürfnis nach vollendeter Harmonie dazu neigen, kitschige Bilder oder Skulpturen schaffen zu wollen, gelingt es ihnen nicht, diesen aus der Abwehr geborenen Wunsch in ihrem Werk durchzuhalten. Es enthält trotz der zumeist

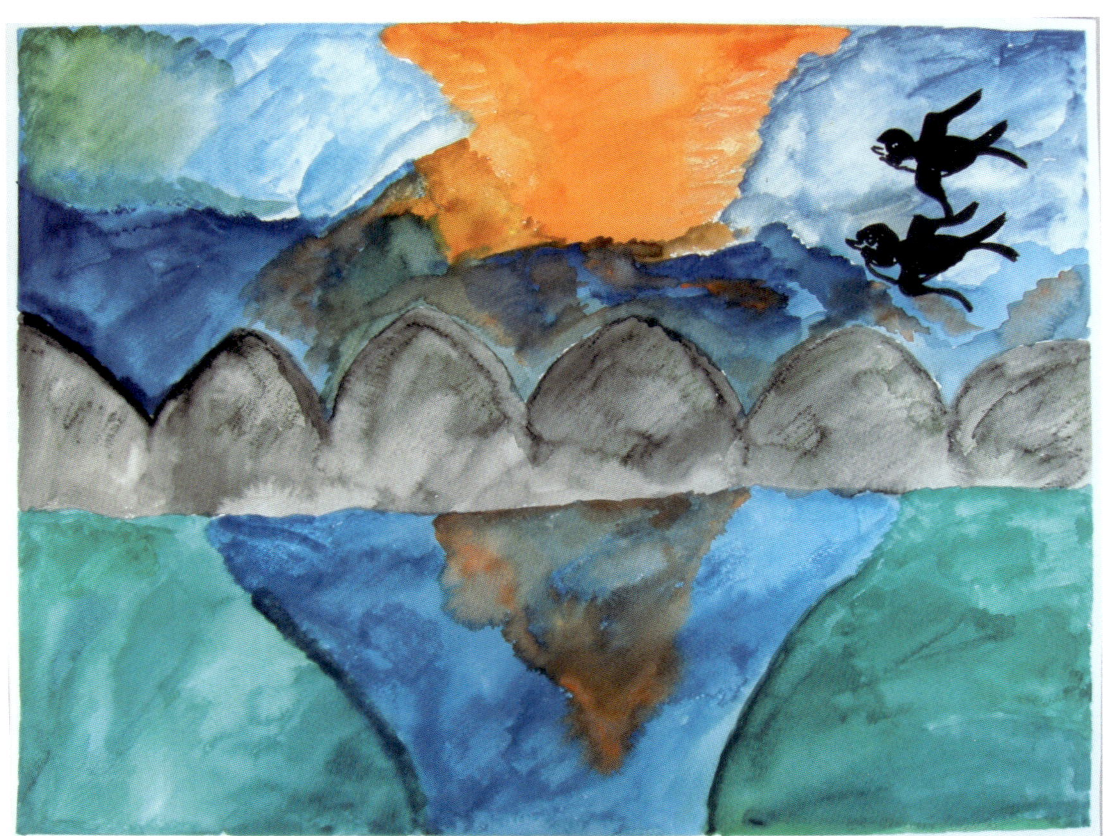

Abb. 112: 36x48 cm, Aquarell

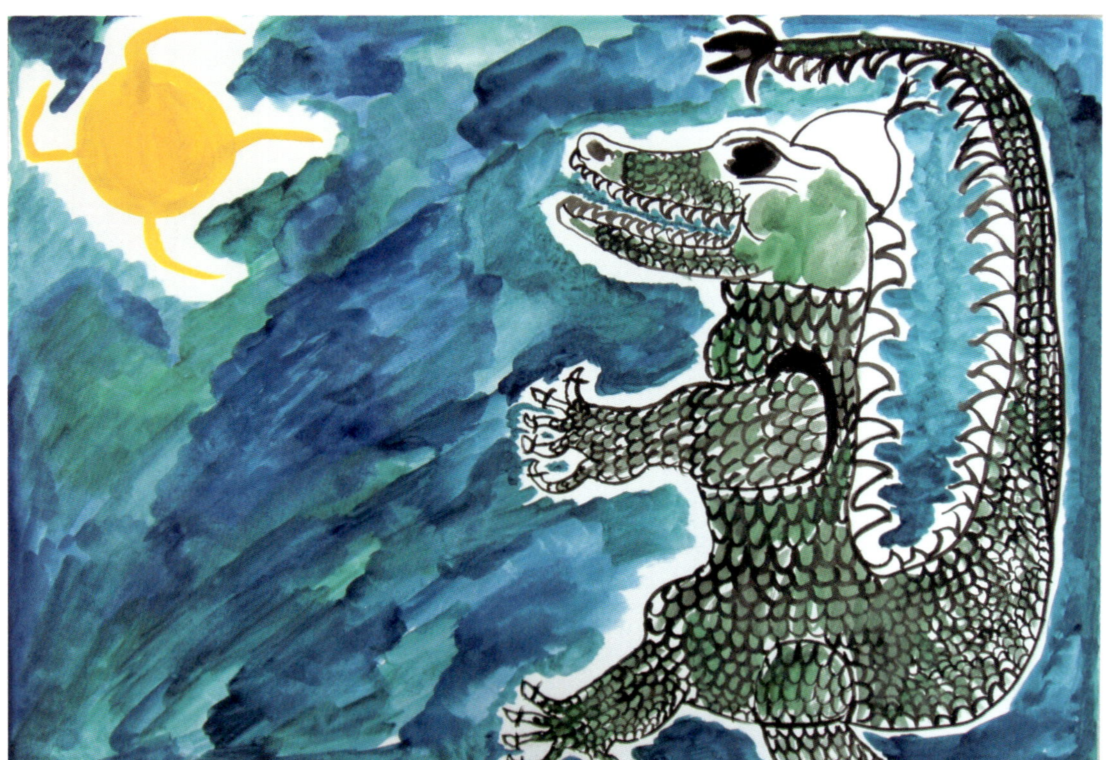

Abb. 113: 36x48 cm, Aquarell

unbewussten Versuche, innere Vorgänge im Verborgenen zu halten, persönliche Botschaften. Charakteristisch für diese Werke ist die Aufspaltung und mangelnde Verbindung von Inhalt und Form. Dabei entspringt der Inhalt immer noch der nach Kitsch strebenden Idee, während die formale Umsetzung nicht imstande ist, das eigentliche Thema zu verbergen. In solchen Situationen verlieren kitschige Formideen oder zum Kopieren mitgebrachte Vorlagen das Unpersönliche. Mangels technischer Fähigkeiten wandeln sie sich unter dem Einfluss subjektiver Interpretation zu persönlichen Botschaftsträgern. Im Prozess des Schaffens kann es sogar geschehen, dass ein kitschiges Ursprungsmotiv künstlerisch regelrecht sublimiert wird.

Eine Tatsache sollte dabei bedacht werden: die kulturellen Welten vieler Patienten sind oft mit Kitscherfahrungen aller Art ausgestattet. Ihre Bildung war nicht darauf gerichtet, guten Geschmack und einen Sinn für das Schöne (Gadamer) zu fördern. Julius Mende hält Kitsch sogar in gewissem Maß als Notwendigkeit für legitimierbar, denn der Mensch muss oft zur Aufrechterhaltung seines Zustandes seine Gefühle verkapseln und er hat „ein Recht auf ein sanftes Ruhekissen.“[103] Sein Plädoyer gilt der Abwehrfunktion, die unter gewissen Umständen als Schutzmechanismus geltend gemacht werden kann. Dennoch geht es in der Kunsttherapie darum, den Zugang zu verdrängten und verschlossenen inneren Welten herzustellen – letztlich um die Herstellung kitschbehafteter Werke überflüssig zu machen.

Eine junge erwachsene Patientin beschäftigte sich in ihren Bildern fortlaufend mit Themen, die sie grundsätzlich als schön, angenehm und harmonisch bezeichnete. Sie erlebte wegen einer psychotischen Episode einen drastischen Einschnitt in ihre bisherige Lebenssituation. Bisher hatte sie eine Berufsausbildung angefangen, jedoch abgebrochen, sie wirkte passiv und träge und lebte bei den Eltern. Sie bezeichnete die Mutter als beste und einzige Freundin. Die Vermeidung von Konflikten und Leugnung aller impulsiven Reaktionen waren ebenso spürbar wie die Idealisierung der Beziehung zu den überbehütenden Eltern.

Ein Aquarell sollte einen Sonnenuntergang darstellen. Obwohl mehrere Mitpatienten ihrem Eindruck kundtaten, dass die Sonne hinter den Bergketten wie ein explodierender Vulkan aussähe, beharrte sie auf dem Inhalt eines schönen Untergangs.

Auch der Drache sei ein freundlicher und niemand bräuchte sich zu fürchten, trotz der spitzen Zähne und des aufgebäumten Schwanzes. Die gelbe Kreisform in der linken Ecke sei nur so entstanden. Allerdings war sie mit dem unruhig wirkenden Hintergrund unzufrieden. Die sorgfältig gemalten Schuppen, Zacken Zähne und Klauen stehen tatsächlich in großem Kontrast zu dem Hintergrund, der deutlich mehr Impulsivität spiegelt, als das sonst als besonders gefährlich geltende Tier. Die gelbe Form erinnert an ein bedrohliches Wurfgeschoss. Die widersprüchlichen Botschaften sind sowohl in diesem Bild als auch in dem Kommentar der Patientin zu erkennen. Es war ihr nur teilweise gelungen, ihre inneren mit Aggression besetzen Phantasien zu kontrollieren.

Eine weitere an einer Psychose erkrankte Patientin hatte in einer Stunde einen Baum gemalt. In all ihren Bildern war sie darauf bedacht, Buntes und Harmonisches zu zeigen.

Während sie selbst ihren Baum als schön empfand, signalisierten andere Patienten, dass er in der Mitte doch leer wirkte, weil die Äste nicht zusammengewachsen waren. Offensichtlich konnten sie die innere Zerrissenheit und Leere und den drohenden Kollaps deutlicher wahrnehmen als die Malerin selbst (Abb. 114).

Trotzdem schienen die Kommentare sie erreicht zu haben: in der folgenden Stunde malte sie mit Aquarell eine große gelbe Phantasieblume mit sich nach innen wendenden Kringeln, umgeben von einer Vielzahl von Herzchen und Blümchen (Abb. 115).

Vermutlich war es ein Versuch, dem im Baum so deutlich gewordenen Überfluten und Zerfall mit einem Motiv entgegenzuwirken, das durch seine augenfällige Harmlosigkeit keine weiteren Verweise auf ihr destabilisiertes und leeres Innere liefern sollte.

Ein anderer, zeichnerisch begabter 40-jähriger Patient, der wegen Depression behandelt wurde, arbeitete wochenlang an einem großformatigen Bild. Sein ausschließliches Material war die Pastellkreide. Hiermit hatte er Erfahrung, sie beherrschte er. Kategorisch lehnte er andere Materialien ab.

Seine Absicht war, in dem Bild den Prozess der Metamorphose von der Raupe zum Schmetterling darzustellen (Abb. 116). Ich empfand seinen Umgang mit dem Thema kitschig, einerseits idealisierte er diesen Transformationsprozess des Insekts, während er selbst keinerlei Bereitschaft zu Veränderungen zeigte.

Das war nicht nur in der Kunsttherapie so; auch seine Ärztin bemerkte, dass er zwar angespannt und zugleich depressiv wirkte, aber dennoch zu keiner weiteren persönlichen Entwicklung bereit schien. Aufgrund dieser

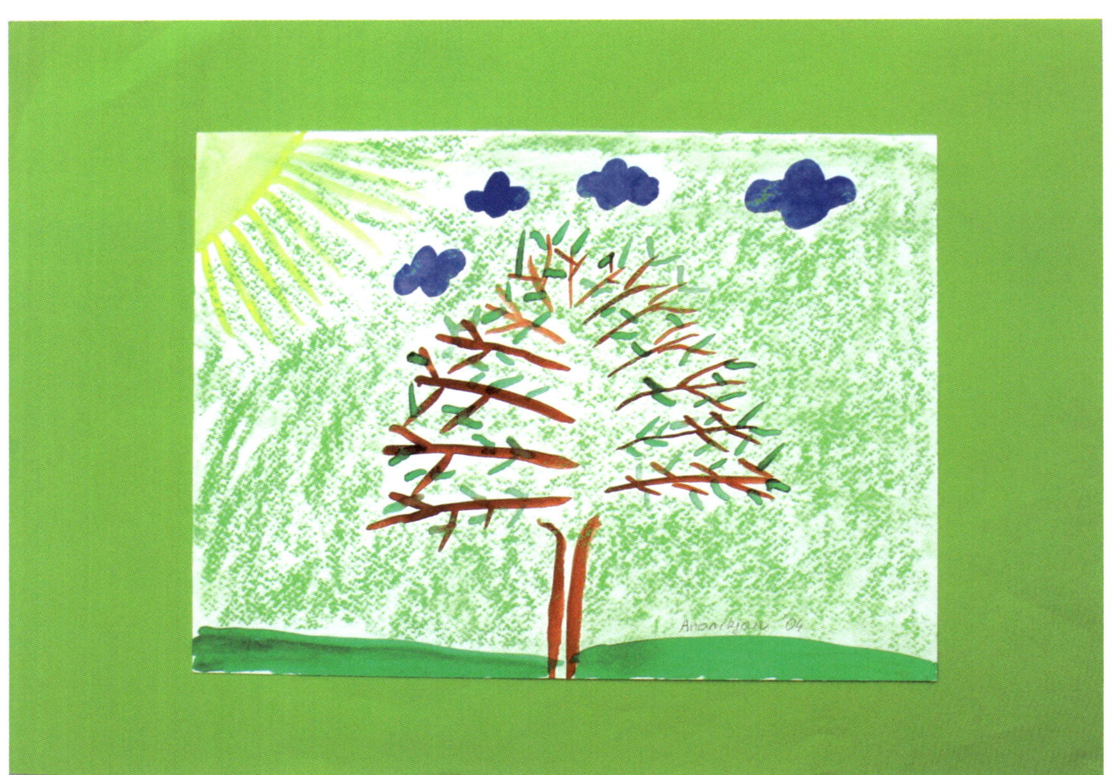

Abb. 114: 36x48 cm, Kreide, Aquarell

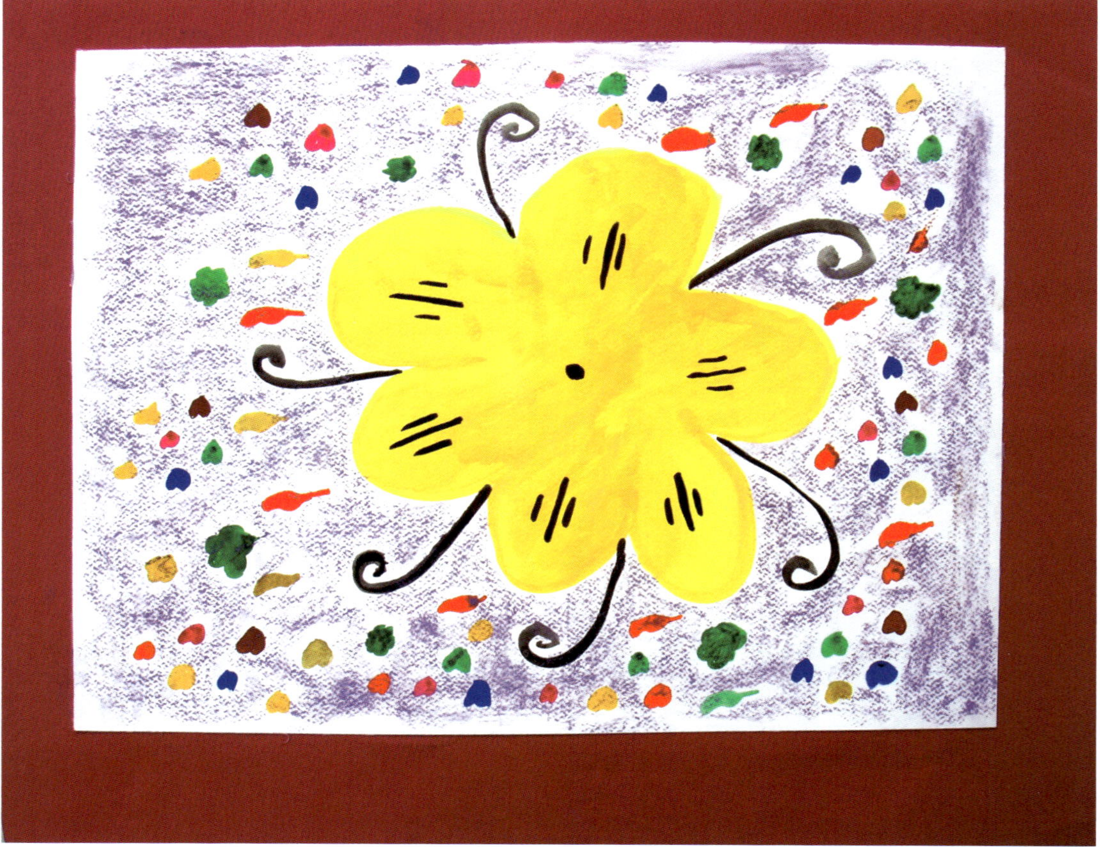

Abb. 115: 42x56cm, Kreide, Aquarell

Aussichtslosigkeit, dem Patienten wirklich helfen zu können, war seine Entlassung beschlossen worden. Am Tag der Entlassung sollte er ein abschließendes Gespräch mit der Ärztin führen. Weil sie ihn wegen einer anderen dringenden Angelegenheit einige Minuten warten ließ, geriet der Patient derart in Rage, dass er mit großer Wucht einen gläsernen Aschenbecher durch den Aufenthaltsraum an die Wand schleuderte.

Die impulsive Handlung in der allerletzten Stunde seines Klinikaufenthalts spiegelte, wie sehr er tatsächlich unter Druck gestanden hatte, und mit welchem enormen inneren Aufwand er diese Gefühle wochenlang zurückgehalten haben musste. Seine Pastellzeichnung lässt etwas von diesem Druck erahnen, obwohl er seine ganze Energie daran gesetzt hatte, ein romantisches Wandlungsbild zu kreieren. Die Pastellkreide war teilweise stakkatoartig aufgetragen, immer wieder wurden Elemente überzeichnet, fast so, als müssten sie unter der immer dichter werdenden Schicht unter Kontrolle gehalten werden. Am auffälligsten ist jedoch der rote Schmetterling: er ist kein leichtes, normalerweise fast transzendentes Wesen, sondern zeigt sich in seiner mit dem Weiß kaum zu besänftigenden Röte als ein böses, angriffslustiges Insekt.

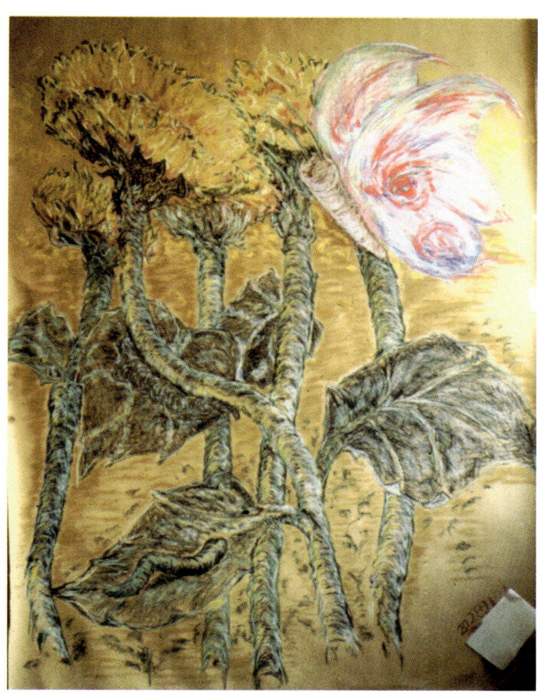

Abb. 116: ca. 150x100 cm, Pastellkreide

Hier war künstlerisches Talent im Dienste der Abwehr innerer Wahrheiten eingesetzt worden, ohne diese jedoch vollkommen leugnen zu können. Etwas, was als „schön“ gelten sollte, hat sich in der Form als etwas anderes offenbart. Deswegen können wir dieses Bild trotz des sichtbaren Talentes nicht wirklich als ästhetisch gelungen bewundern. Denn, um mit Rilke zu sprechen, es versucht vergeblich, dem Schrecken ein Ende zu setzen.

Ästhetische Erfahrung in der Kunsttherapie – Beispiele

Wie diese Beispiele erneut gezeigt haben, kann ein Werk keine ästhetische Größe erlangen, wenn die inneren Mechanismen zu sehr auf Kontrolle, Zensur und Abwehr ausgerichtet sind. Die Bedingung für ein gelungenes Kunstwerk ist immer eine unerwartete Wendung, irgendetwas, das der Künstler selbst nicht voraussieht.[104] In einem echten Kunstwerk liegt nach Dewey immer etwas Wundersames – Bewunderung enthält immer auch ein Element der Verwunderung.

Wenn wir in der Kunsttherapie darauf zielen, das Abwehrsystem durchlässiger zu machen und gleichzeitig das Ich-System so zu stärken, dass es zu einer Befreiung des „eingeklemmten Affekts“ (Freud) kommen kann, können ähnliche ungeahnte Entwicklungen im künstlerischen Prozess stattfinden. Ästhetische Erfahrung in der Kunsttherapie geschieht, wenn ein Mensch in der Lage ist, im Rahmen seiner Fähigkeiten im künstlerischen Prozess über sich selbst hinauszuwachsen und etwas zu schaffen, das für ihn etwas Ungewöhnliches und Neues bedeutet, ein Erfolg oder sogar ein Triumph. Im Ergebnis ist das Kunstwerk für ihn und andere eine Überraschung, eine Form, die niemand erwartet hat.

Jede Arbeit, in der ein Mensch die höchste Stufe künstlerischer Eloquenz erreicht, zu der er fähig ist, besitzt auch für Kramer den Charakter eines Wunders.[105] Obwohl diese Fähigkeit selten ist, kann sie ihrer Meinung nach gleichwohl bei Erwachsenen wie bei Kindern, und zwar gesunden wie gestörten, gefunden werden. Die Belastung durch innere Konflikte muss sich nicht immer negativ auswirken, obgleich Kunsttherapeuten ständig mit Krankheitssymptomen und dementsprechend mit bizarren, chaotischen und gescheiterten Arbeiten konfrontiert sind: „sie kann auch außerordentliche Bemühungen um Integration auslösen und zu besonders ausdrucksvollen, künstlerischen Darstellungen führen ... Das Besondere an diesem Augenblick, in dem das Alltägliche über-

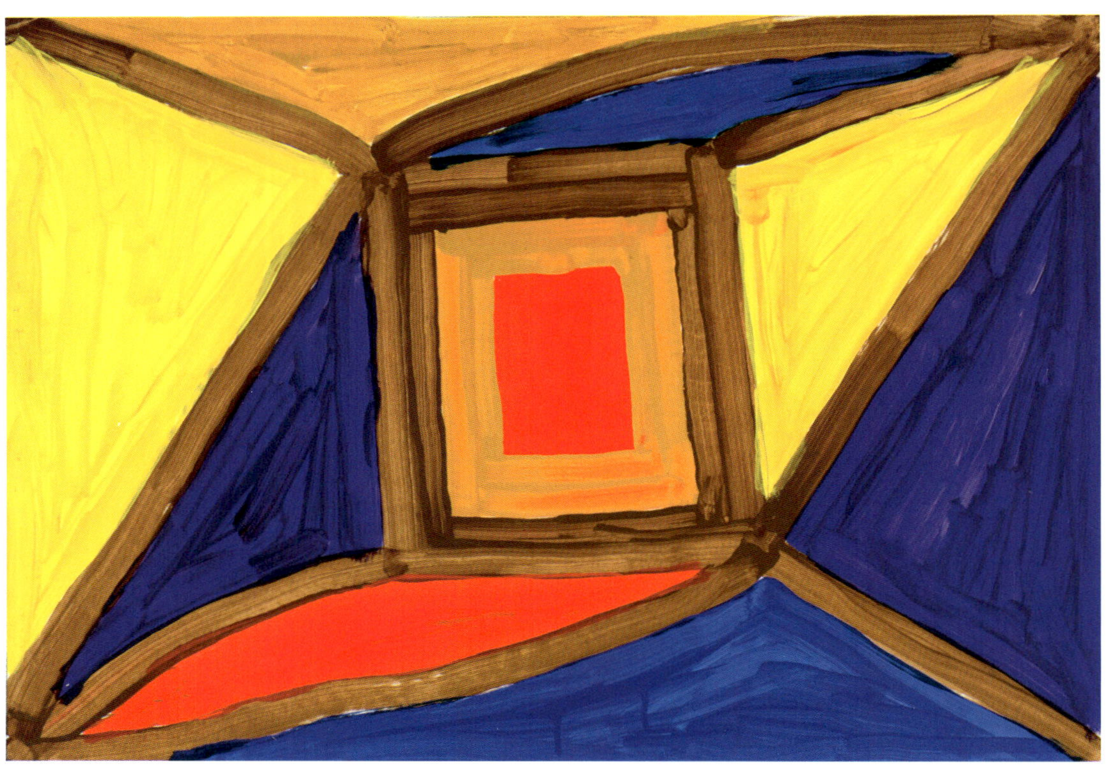

Abb. 117: 42x59,7 cm, Gouache

wunden und etwas Unerwartetes und Evokatives geschaffen wird, kann weder vorhergesagt, noch geplant werden. Wir können nur alles vorbereiten, indem wir geeignetes Material, Zeit und Raum zur Verfügung stellen. Wir müssen für das Unvorhersehbare empfänglich sein ...“[106]

Ein Merkmal der ästhetischen Erfahrungen in der Kunsttherapie ist die Mitwirkung des Therapeuten. Dabei scheint es sich fast um ein Paradox zu handeln: weil ästhetische Erfahrung nicht gesteuert oder durch gezielte Aufgabenstellung stimuliert werden kann, sollte der Kunsttherapeut wacher Begleiter sein, der wenn nötig interveniert und dennoch dem Patienten jegliche Freiheit belässt. Um für den Patienten die Bedingungen herzustellen, die für den künstlerischen Prozess förderlich sein können, braucht der Therapeut ein hohes Maß an Bewusstsein über „das, was da vor sich geht“, das heißt die Dynamik von intersubjektiven und künstlerischen Prozessen. Er muss das Geschehen steuern, ohne das Lenkrad in der Hand zu behalten; er muss wissen, wo es lang geht, ohne auf ein bestimmtes Ziel hinauszuwollen. Diese Balance zu halten ist die Kunst des Therapeuten in der Kunsttherapie. Sie ist die Voraussetzung für Wunder – mit anderen Worten: für echte ästhetische Erfahrung.

Herr S., ein 30-jähriger Mann war zum ersten Mal wegen eines akuten psychotischen Schubs in der Klinik. Mit Temperafarben malte er oft bunte Farbflächen und Muster, die er selbst entwarf (Abb. 117). Er wirkte dumpf und energielos. Bald sagt er, dass ihm nichts mehr zu malen einfiele, die anderen würden immer so phantasievolle Bilder machen. Ich hatte den Eindruck, dass sein Selbstwertgefühl immer mehr sank, auch, weil er sich für dümmer als die anderen hielt.

Dennoch reflektierten seine Gemälde emotional intensives Empfinden, das im Gegensatz zu seinem verlangsamten und undifferenzierten äußeren Verhalten stand.

Ich schlug Herrn S. vor, ein gemeinsames Spiel mit Farbe zu machen. Meine Rolle sollte sein, einfache geometrische Formen zu malen, die er in einer anderen Farbe wiederholte. Mit dieser neuen Farbe entwickelte ich wieder eine neue Form, die er wiederum andersfarbig kopieren sollte. Meine Überlegung war zweifach: einmal sollte er seine besondere Stärke, die Farbsensibilität, in das Spiel einbringen können, während ich mit der Form das Neue, „Intellektuellere“ erdachte, was ihm schwerer fiele. Zum anderen wollte ich ihn mit dieser dyadischen Situation aus seiner Isolation herausholen und ein einfaches und kognitiv wenig forderndes Erlebnis des Zusammenseins ermöglichen. Das Ergebnis waren zwei ähnliche Bilder, von denen nicht mehr zu unterscheiden ist, von wem welches stammt: (Abb. 118) und (Abb. 119).

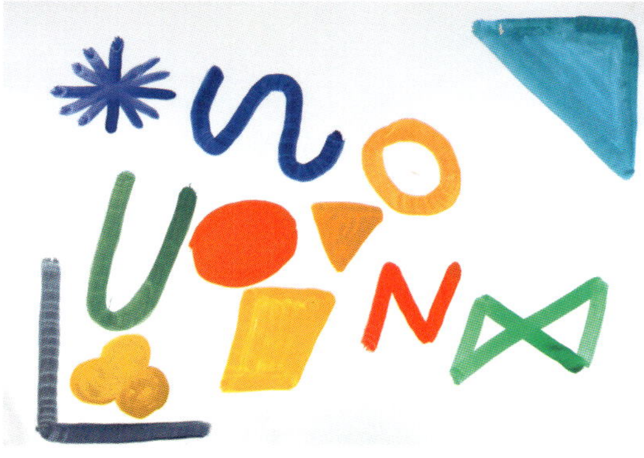

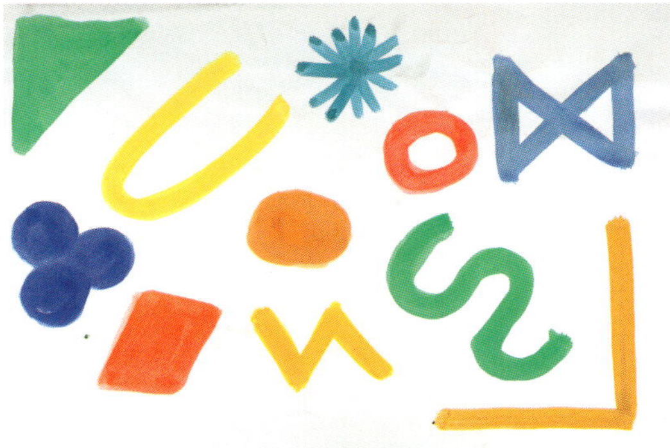

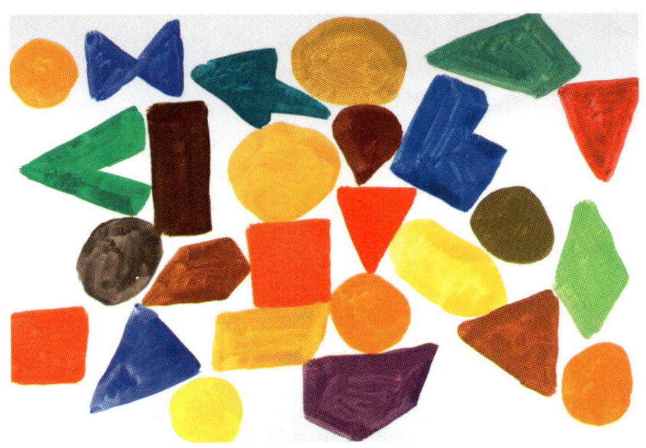

Abb. 118–120: 42x59,7 cm, Gouache

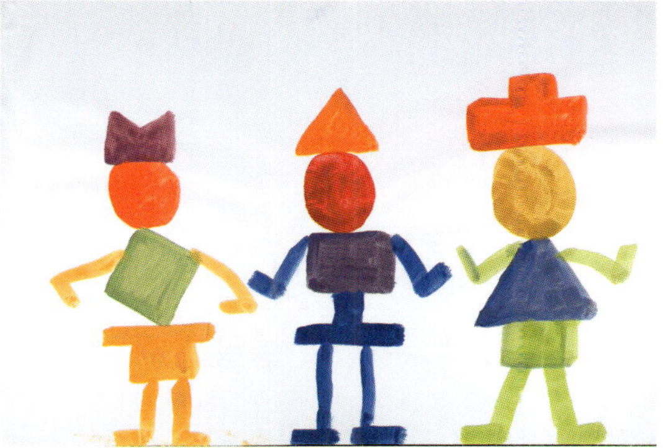

Abb. 121: 42x59,7 cm, Tuschfarbe

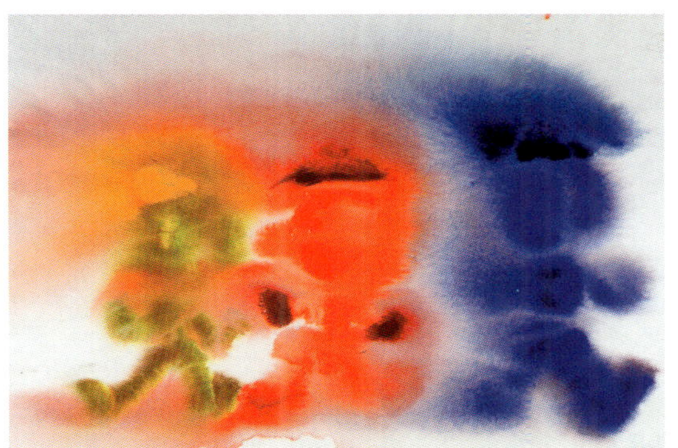

Abb. 122: 42x56 cm, Aquarell

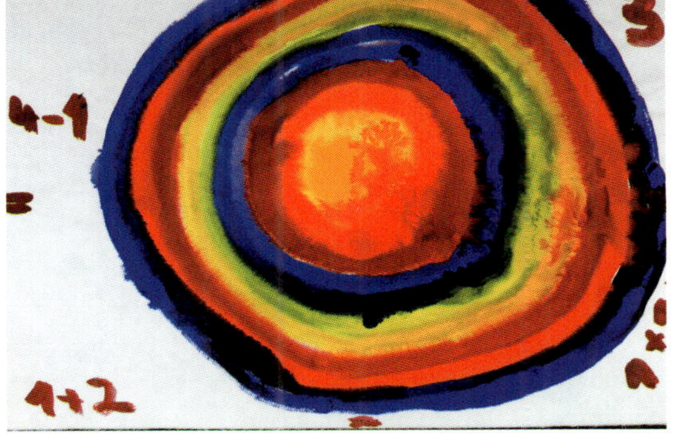

Abb. 123: 42x56 cm, Aquarell

In der folgenden Kunsttherapiestunde wirkte Herr S. viel wacher und schuf ohne meine weitere direkte Beteiligung ein Bild, das viele unserer gemeinsam gemalten Elemente aufnahm und ein komplexeres Formenspiel darstellte (Abb. 120).

Die Überraschung bzw. das „Wunder" geschah in der nächsten Kunsttherapiestunde.

Hochkonzentriert malte der Patient ein Bild mit drei Figuren, die aus den früheren geometrischen Elementen komponiert waren und den Figuren des Bauhaus Balletts von Oskar Schlemmer ähnelten. Sehr präsent stehen sie am unteren Rand des Blattes, scheinen verschieden und doch aus einer Formfamilie zu sein.

Herr S. kommentierte sein Bild nicht. Er wirkte jedoch zufrieden und entspannt.

Die behandelnde Ärztin, die in der Besprechung das Bild sah, war sehr erstaunt. Sie berichtete von zwei Brüdern des Patienten, die beide chronisch an einer Schizophrenie erkrankt waren. Das Bild zeigte, wie unser Patient sich vermutlich nun in die „Reihe" seiner Brüder eingegliedert empfand: alle drei waren von derselben Krankheit betroffen. Alle drei Figuren scheinen aus Teilen zusammengesetzt. Dass er nun sein „Thema" gefunden hatte, ohne je darüber zu sprechen, spiegelten auch die Folgebilder: allesamt drehten sie sich um die Zahl Drei. So tauchten die Figuren nochmals in Aquarell auf, aber ebenso als Zahlenspiel: (Abb. 121) und (Abb. 122).

Diese Geschichte von Herrn S. zeigt, auf welche Weise kleine künstlerische Interaktionen in der Kunsttherapie zu künstlerischen Werken führten, die für diesen Mann etwas Unerwartetes und Besonders darstellten. Im Verlauf des Prozesses entwickelte er Formen mit für ihn überraschend differenzierter künstlerischer Aussagekraft. Mit ziemlicher Sicherheit war das malerische Spiel mit der Therapeutin der Ausgangspunkt für diese Entwicklung. Dennoch konnte niemand voraussehen, wohin diese Intervention führen würde. Der Patient selbst nutzte diese Handlung, die mehr als ein Vorschlag gedient hatte, und bestimmte aus eigener Initiative die weitere Entwicklung seiner künstlerischen Arbeit.

Die letzte Fallvignette beschreibt die Geschichte einer Patientin, die auf beeindruckende Weise in der Kunsttherapie viele Facetten echter ästhetischer Erfahrung durchlebte. Es gab vorbereitende Entwicklungen, die noch entfernt waren von wirklichem ästhetischem Erleben, und Stunden, in denen die Intensität des künstlerischen Prozesses einen so hohen Grad erreichte, dass sie deutlich Momente der psychischen Transformation bildeten.

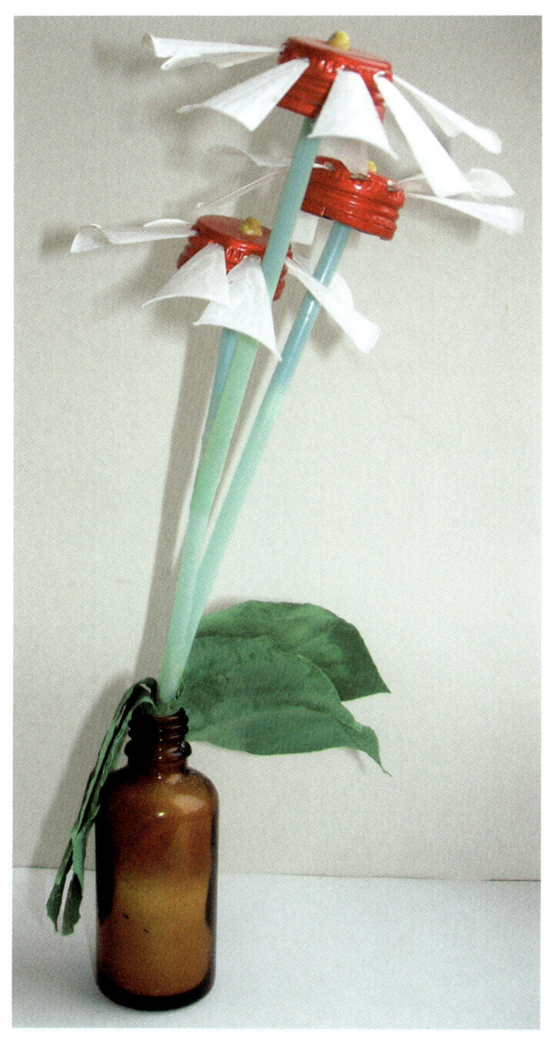

Abb. 124: ca, 24 cm hoch, Plastik, Metall, Glas,

Die 38-jährige Patientin wurde wegen einer Panikstörung und hypochondrischer Befürchtungen behandelt. Sie war außerdem an Parkinson erkrankt, konnte nicht mehr alleine gehen und saß im Rollstuhl. Ihre körperlichen Bewegungen waren zeitweise sehr unkoordiniert. Besonders unter erhöhter innerer Anspannung geriet ihre Motorik außer Kontrolle, sie verrenkte und verkrampfte sich, was sie sehr beschämte. Während der Panikepisoden fiel sie in völlige Haltlosigkeit und sie konnte kaum ein reales Verständnis über ihre somatischen Probleme beibehalten. Ihre Beziehung zur Mutter galt als schwierig, sie verlangte von ihrer Tochter, sich zusammenzureißen und positiv zu denken. Die Patientin fühlte sich oft zurückgewiesen, besaß ein negatives Selbstbild und empfand, dass sie nicht so sein dürfe wie sie ist.

In der Anfangsphase der Kunsttherapie formte sie zahlreiche Blütengebilde aus medizinischem Abfallmaterial (Abb. 124).

Sie wirkten einfallsreich und originell, doch wenig persönlich. Die Patientin sagte, sie könne nicht gut malen. Ihr Arbeitsprozess war begleitet von körperlicher Unruhe und motorischen Verrenkungen, was ihrem Tun den Ausdruck von Spannung und Hilfsbedürftigkeit verlieh.

Nach einigen Stunden wollte sie etwas Neues probieren. Mit buntem Seidenpapier gestaltete sie mehrere postkartengroße Collagen, bei denen sie darauf bedacht war, dass durch das Mischen der transparenten Papiere neue Farbtöne entstanden. Ich vermutete, dass sie auf diese Weise eine langsame Annäherung an das Mischen von Farben versuchte und eine größere Bereitschaft herangereift war, persönliche „Zwischentöne" zu erkunden. Deshalb bot ich ihr Aquarellfarben an, die eine dem Seidenpapier vergleichbare formale Wirkung haben können. Ich beschrieb, dass sie ebenso transparent seien und sich übereinander „legen" ließen mit dem Ergebnis, dass eine neue Farbe entsteht. Die Patientin nahm den Vorschlag an und begann, Aquarellfarben zu mischen und auf einem kleinen Papierformat

Längsstreifen zu malen. Zum ersten Mal erschien sie beim Arbeiten entspannt und nur auf das Malen konzentriert. Ihre motorischen ungelenken Bewegungen waren gänzlich verschwunden. In einem kurzen Gespräch über das entstehende Bild bemerkte sie, die Streifen seien ihr zu gleichmäßig, und es wirke zu harmonisch, es brauche noch etwas.

Einen Moment zuvor hatte ich denselben Gedanken, ohne ihr diesen mitzuteilen. Diese Simultaneität der Wahrnehmung spiegelt für mich, das die Patientin inmitten eines Veränderungsprozesses war, den ich zwar erhofft hatte, jedoch nicht durch Vorschlag oder manipulierende Bemerkung erzwingen wollte. Ich bestätigte ihr, dass ich mir durchaus auch vorstellen könnte, dass da noch etwas kommt. Außerdem fügte ich hinzu, dass ich das gerade auch gedacht hätte. Dabei war mir bewusst, dass sie diesen zweiten Satz unterschiedlich verstehen könnte. Die Patientin, die sensibel auf jede Art Verbalisierung reagierte, hätte wahrnehmen können, dass ich wichtige Dinge zu anderen Zeiten für mich behalte und verschweige, was ich zu ihrer Kunst dachte. In diesem Moment jedoch wollte ich ihr mitteilen, dass meine Empfindungen zu dem Bild den ihren sehr ähnlich waren, wissend dass dies die Übertragungsbeziehung zwischen uns für diesen Moment intensivierte. Ein ästhetischer Moment ist eine Zeit der intensiven Verbindung, der Gemeinsamkeit der Erfahrung, und auch des Auftauchens und der Trennung. Aber diese Verdichtung der Beziehung schien, wie erhofft, zu bewirken, dass sich die Patientin bestätigt und gehalten fühlte. Denn es schien, dass es etwas gab, das sich aus ihrem Inneren vorzudrängen schien und im Begriff war, Form finden zu wollen. Meine Worte sollten den „Container" für das weitere Geschehen bilden.

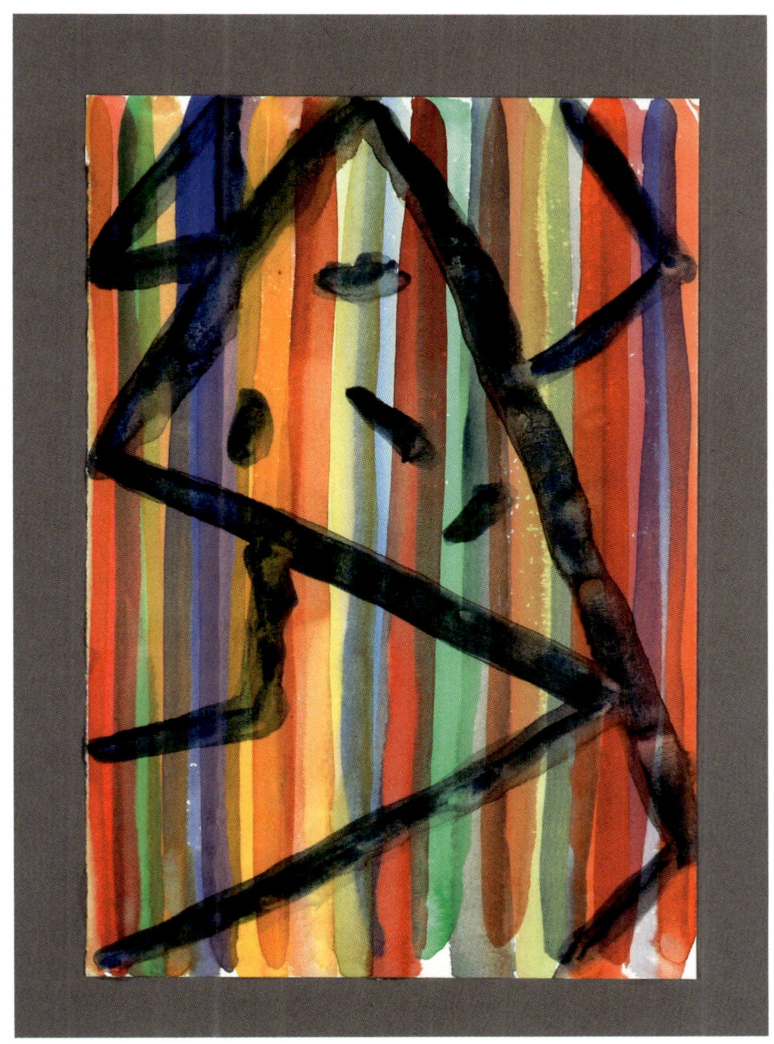

Ab. 125: 14x16 cm, Aquarell

Mit dunkelblauer Farbe malte sie schnell über die gesamte Fläche eine dreieckige, abstrahierte Figur in der Form eines Kopffüßlers. Sie bestand nur aus Linien und war auf diese Weise transparent (Abb. 125). Unmittelbar darauf verlieh sie dem fertigen Bild einen grauen Rahmen. Versunken betrachtete die Patientin lange ihr Bild, sie schien ganz in Zwiesprache mit ihm zu sein. In der abschließenden Runde, in der die in der Stunde entstandenen Werke von allen Patienten betrachtet wurden, wurde sie plötzlich sehr aufgeregt und fiel in ihre früheren starken Verrenkungsbewegungen zurück.

Die nachfolgenden Beschreibungen der Gruppenmitglieder zu ihrem Bild konnte sie akzeptieren: der Raum für diese Figur sei eigentlich zu klein, offensichtlich brauche sie mehr Platz. Die Farben des Hintergrunds wurden als mit viel Gefühl aufgetragen empfunden.

Die Patientin selbst antwortete, dass ein kleiner Raum für sie auch Schutz bedeutete. Und dann fügte sie leise hinzu, dass die Figur sie wohl auch selbst sei.

Mehr wurde nicht zu dem Bild gesagt. Doch es war spürbar, dass es mehr enthielt, als mit Worten benannt worden war: die Kopffüßlerfigur erschien ungelenk in ihren Bewegungen wie die Patientin selbst oft unkontrollierbaren Verrenkungen ihrer körperlichen Motorik ausgeliefert war. Diese Bewegung beherrschte das Bild. Der Raum war einerseits eng, doch tatsächlich würde ein größeres Format die Figur vermutlich taumeln und stürzen lassen. Weil sie nur aus einem Kopf bestand, wirkte sie androgyn, es gab keinen Torso mit weiblichen Körperelementen. Die Patientin vermittelte den Eindruck, als würde sie ihre Welt primär über den Kopf wahrnehmen und regeln, während sie Emotionen „aus dem Bauch" zu vermeiden schien. Ein mangelnder Torso kann jedoch auch unmittelbar auf die durch die Parkinsonkrankheit enorm reduzierten physischen Fähigkeiten verweisen. Für aktive, positive Körpererfah-

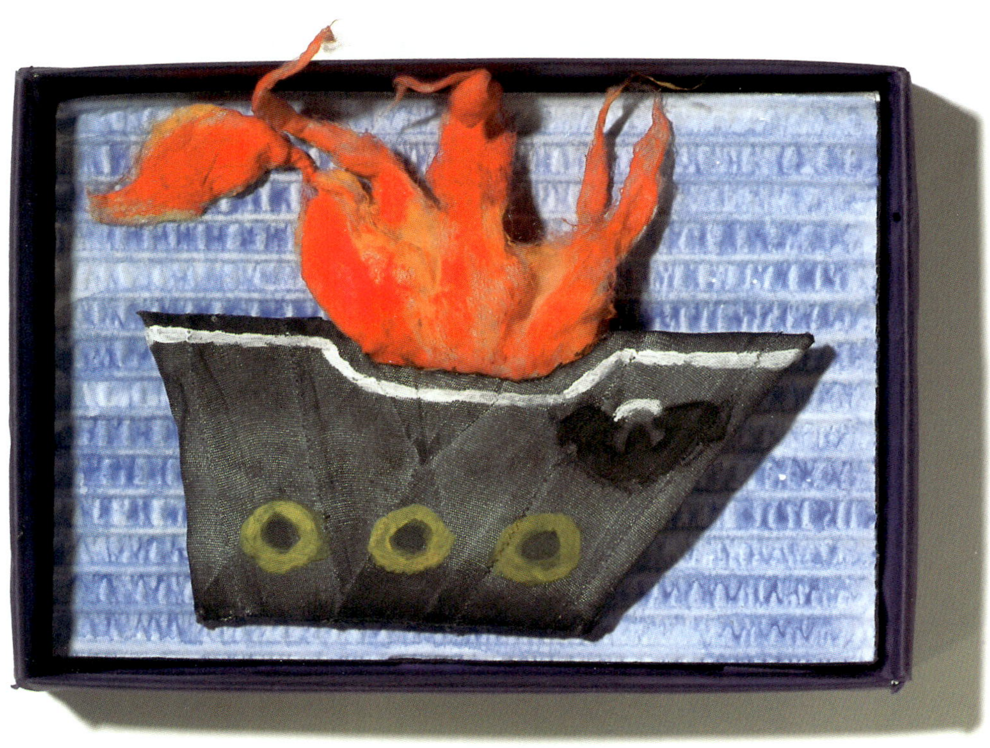

Abb. 126: 13x18,5 cm, Pappe, Watte, Pflaster, Aquarell

rungen gab es für die im Rollstuhl sitzende Frau kaum Gelegenheiten.

Dennoch bestand das Bild nicht nur aus dieser deformiert wirkenden Figur. Es gab auch noch den Hintergrund mit den viel farbigen Aquarellstreifen. Sehr sensibel sind sie miteinander kombiniert, mit Ruhe und großer Präsenz aufgetragen. Sie zeigen die andere Seite der Patientin, ihre Feinfühligkeit und Fähigkeit zur Entspannung und Strukturierung. Die Dominanz der transparenten Figur fordert vom Betrachter einige Anstrengung, diese im Hintergrund wirkenden Elemente ebenso zu sehen und zu würdigen. Die Durchsichtigkeit hilft dabei. Sie scheint wie ein Hinweis, dass die Bewegungsstörung vielleicht auch ein Konversionsphänomen ist, um andere tiefer liegende Themen im Verborgenen halten zu können. Doch lenkt sie den Blick auch auf eine Seite der Patientin, die im Alltag untergeht und aufgrund der dominierenden Krankheitssymptome von ihrem Umfeld nicht wahrgenommen wird.

Hier hat meines Erachtens ein gelungener ästhetischer Erfahrungsprozess stattgefunden. Mit nur ein wenig Ermutigung konnte sich die Patientin einem neuen Material zuwenden, dessen Eigenschaften des Fließens offensichtlich auch in ihrer Psyche etwas in Fluss gebracht hatte. Dieser Schritt erlaubte ihr, durchlässiger zu sein, das Risiko der Veränderung mit ungewissem Ausgang einzugehen. Aus dem Augenblick, in dem wir die Gemeinsamkeit des Betrachtens teilten, konnte sie sich ohne mein weiteres Zutun von außen ihren aufsteigenden Phantasien überlassen. Was daraus entstand, war eine ästhetische Form ihres schwierigen Daseins, eine körperhafte Figur, die ihre eigenen Begrenztheiten und Nöte und ihre sinnlichen Fähigkeiten in einer beeindruckend überzeugenden Form wiedergab. Sie vermittelte den Eindruck, dass dem Bild nichts hinzugefügt oder weggenommen werden dürfte. Seine ästhetische Qualität beruhte auf der optimalen Anwendung der Mittel.

In völliger körperlicher Entspannung hatte die Patientin bei der Betrachtung ihres Werkes ästhetische Momente der Ergriffenheit und des Versunkenseins verbracht, Augenblicke des Pendelns zwischen sinnlichem Erleben und Reflexion. Am Ende stand für sie etwas Neues. Sie hatte sich selbst darin erkannt und war bewegt von dieser Erkenntnis. Die gelungene formale Bewältigung des unbewussten Inhalts in ihrem Werk machte diesen Inhalt für das Ich verfügbar.[107]

Nicht alles war in diesem Bild in Worte zu fassen. Die starke Wirkung übertrug sich auf das „Publikum", die Mitpatienten und die Therapeuten. Das Bild erlaubte die Identifikation, das menschliche Erleben von Enge und Eingeschlossensein ebenso wie ein starkes Erspüren der Probleme, unter denen diese Patientin litt.

In weiteren Stunden gestaltete sie eine Anzahl von Collagen und Montagen, in denen sie zugleich die neue Technik des Aquarells nutzte und ihrer Vorliebe für Abfallmaterial aus dem Krankenhaus nachging. Für ihr Talent, solche Materialien auf ungewöhnlich originelle Weise für ihre Werke zu verwenden, erhielt sie viel Bewunderung.

Manchmal fertigte sie diese Werke in ihrem Krankenzimmer und brachte sie in die Kunsttherapie mit. Vermutlich trug das Verwenden von Stoffen aus dem Versorgungsfonds des Krankenhauses zur Bewältigung der Gefühle des Ausgeliefert-Seins bei. Beispielsweise schuf sie ein Schiff, das im Inneren brenne, (Abb. 126) und ein zweites, bei dem das Feuer schon mehr in brauchbare Antriebsenergie verwandelt wurde und als Rauch kanalisiert durch den Schornstein aufstieg (Abb. 127).

Eine Collage, die sie ausschließlich aus mit Aquarell koloriertem Pflaster zusammenklebte, beschrieb sie als Treppe zu einem Keller, in dem ein alter Teppich läge (Abb. 128).

Oben sei ein heller Flur zu sehen, der ins Tageslicht führe. Es ist ein Raum des Hauses, in dem sie als Kind den Sommer verbracht habe. Sie verwies darauf, dass der gelbe Lichtreflex auf der untersten Treppenstufe physikalisch nicht richtig dargestellt sei, weil er eigentlich schmaler sein müsste als auf der obersten Treppenstufe. Doch er sollte den Blick in den Keller hinunter lenken. Mitpatienten erkannten in dem alten Boden keinen Teppich, sondern Scherben. Diese Interpretation nahm die Patientin kommentarlos hin.

Abb. 127: 21,3x27,5 cm, Wellpappe, Pflaster, Watte, Aquarell

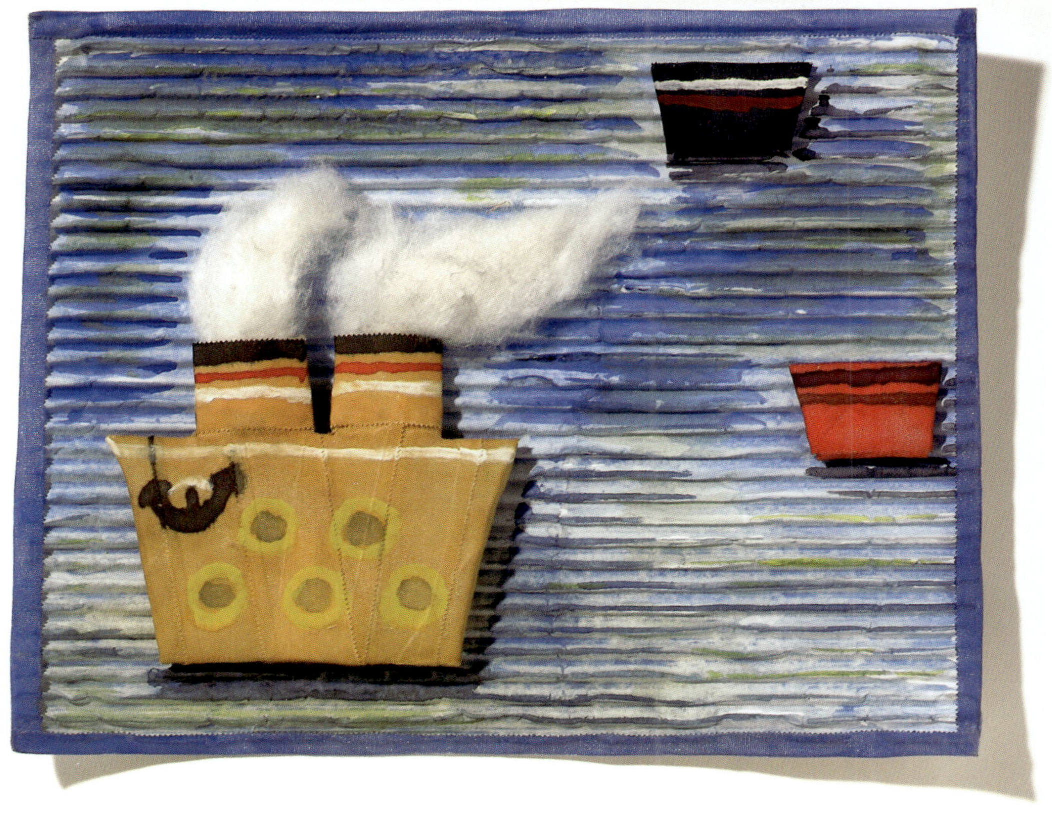

Fühlbar wurde auch hier, dass die Patientin ihre Geschichte in der Kunst zu bewältigen suchte, sich mitteilen wollte und künstlerisch große Befriedigung erlebte. Ihre Kunstwerke leugneten ihre Wirklichkeit nicht, denn sie bildeten die mit Schrecken behafteten Seiten ihres Lebens ab. Doch mit der Kunst war es ihr gelungen, diese Dämonen in Formen zu bringen, und damit zeitweise ein psychisches und manchmal für eine kurze Zeit sogar ein physisches Gleichgewicht zu finden.

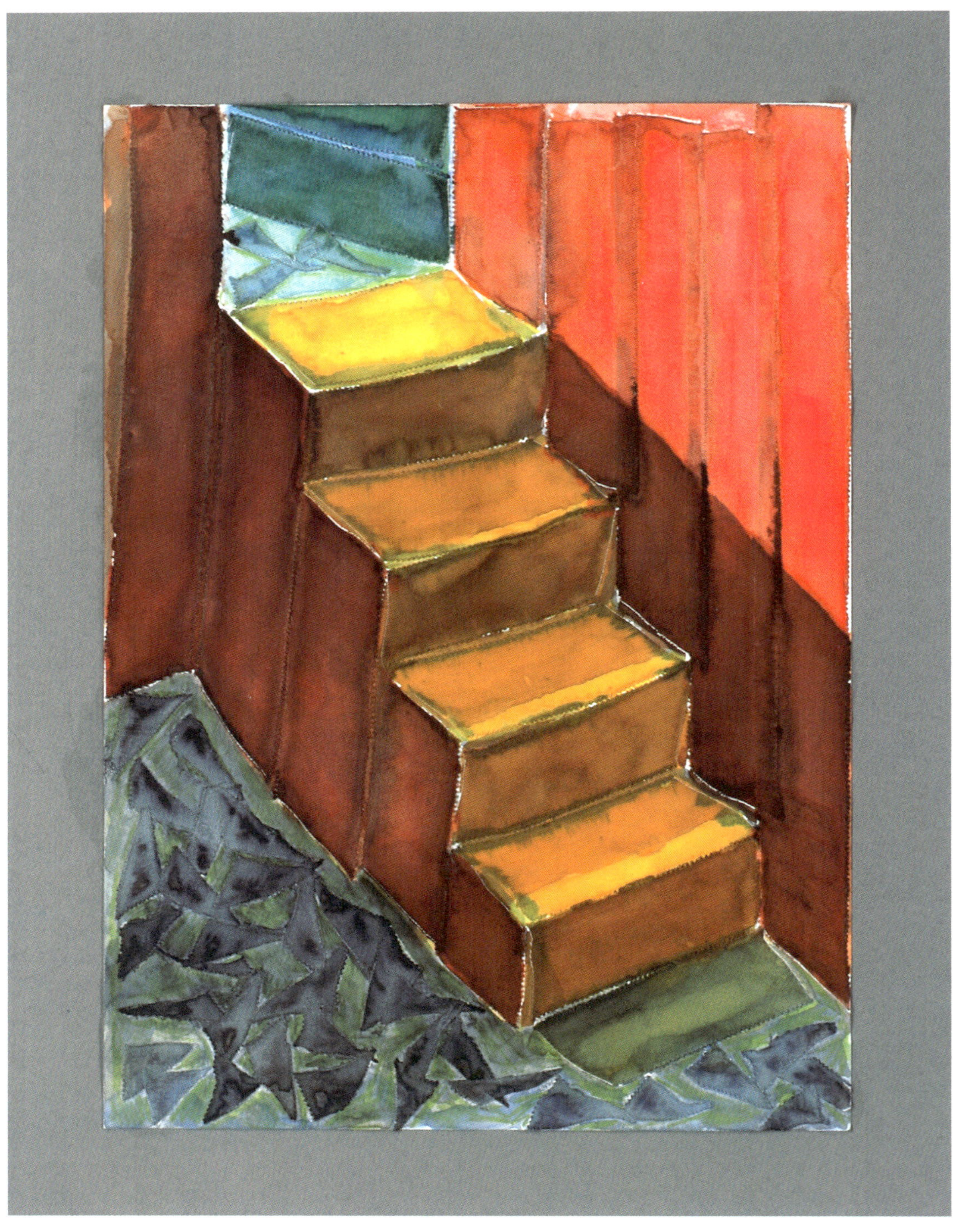

Abb. 128: 21x29,5 cm, Pflaster, Aquarell

[1] Manche meinen, in der Bezeichnung „Kunst- und Gestaltungstherapie" einen Ausweg aus dem Dilemma gefunden zu haben. Ich bin damit nicht einverstanden, denn diese Begrifflichkeit verwässert sowohl den „Kunst"-Anteil, wie sie auch suggeriert, dass die „Gestaltung" vom Nimbus der Kunst profitieren will. Der Sinn und die Absicht dieser Amalgamierung werden meines Wissens leider nirgendwo begründet. Siehe auch: Kap. 4

[2] Vgl. Kramer, Edith (2000), The Unity of Process and Product; in: diess.: Art and Therapy, Collected Papers, London, Jessica, Kingsley, S 38

[3] Kramer, Edith (1978), Kunst als Therapie mit Kindern, München, Reinhardt, S. 20

[4] Kramer, ebd. S. 56

[5] Kramer, ebd.

[6] Kramer, ebd.

[7] Kramer (1978), S. 120

[8] Kramer (1958), Art Therapy in a Children's Community, Charles C. Thomas, Springfield, Ill.; New York, Schocken Books, 1977, S. 15; siehe auch dies: Kindheit und Kunsttherapie (2003), Nauner & Nausner, Graz, S. 32

[9] In meinem Buch Kunst, Symbol und Seele Thesen zu Kunsttherapie, habe ich mich ausführlich mit Kramers Sublimierungskonzept auseinandergesetzt und vorgeschlagen, diesen Begriff in der Kunsttherapie weiter zu fassen.

[10] Wilson nach Kramer, in: Kramer (2003), S. 36

[11] Kramer (1978), S. 58

[12] ebd., S. 58

[13] ebd., S. 59

[14] Kunst ist charakterisiert durch die Ökonomie der Mittel, innere Einheit und evokative Kraft. Kramer (1975), The Problem of Quality in Art. In: E. Ulman, P. Dachinger, Art Therapy in Theory and Practice, New York, Schocken Books, S. 45

[15] Kramer, ebd., S. 20

[16] Arnheim, Rudolf (1996), The Split and the Structure, Berkeley, University of California Press, S. 122

[17] Arnheim, Rudolf (1991), Neue Beiträge, darin: Kunst als Therapie, Köln, Dumont, S. 323

[18] ebd., S. 324

[19] ebd., darin: Wahrnehmungsdynamik im musikalischen Ausdruck, S. 287

[20] Arnheim (1978), Kunst und Sehen, De Gruyter, Berlin, S. 452

[21] Arnheim (1977), Anschauliches Denken, Köln, Dumont, S. 221–224

[22] Arnheim (1978), darin: Kunst als Therapie, S. 325

[23] Arnheim (1978), S. 465–466

[24] Arnheim (1966), Toward a Psychology of Art, Berkeley and Los Angeles, University of California Press, S. 221

[25] Arnheim (1992), To the Rescue of Art – Twenty-Six Essays; darin: Art History and Psychology, Berkeley, University of California Press, S. 122

[26] Arnheim (1991), S. 327

[27] ebd.

[28] Arnheim (1996), darin: Artistry in Retardation, S. 126–132

[29] Arnheim (1991), S. 328

[30] Arnheim (1991), S. 328

[31] Acosta, Ikuko (2001), Rediscovering the Dynamic Properties Inherent in Art; in: American Journal of Art Therapy, Vol. 39, 2, S. 93–97

[32] Acosta (2001), S. 94

[33] Franklin, Michael (1990), The Esthetic Attitude and Empathy: A Point of Convergence; in: The America Journal of Art Therapy, Vol. 29, 11, S. 42–47

[34] Riley, Shirley (2000), Questions to Which „Not Knowing" Is the Answer: An exploration of an „invented reality" called art therapy and supporting structure known as the „profession of art therapy"; in: Art Therapy, Journal of the American Art Therapy Association, Vol. 17, 1, S. 87–89

[35] vgl. Dannecker, Karin (2003), Die Wirksamkeit der Werte – Ethik in Kunsttherapie; in: diess. (Hrsg.), Internationale Perspektiven der Kunsttherapie, Graz, Nausner und Nausner, S. 43

[36] Dewey, John (1995), Kunst als Erfahrung, Frankfurt/M., S. 95

[37] Shahn, Ben (1957, 1980), The Shape of Content, Harvard University Press, Cambridge, Mass., S. 53 (original: Form s formulation – the turning of content into material entity, rendering a content accessible to others, giving it permanence, willing it to a race)

[38] Shahn (1980), S. 53

[39] vgl. Bush, Marshall (1984), Das Formproblem in der psychoanalytischen Kunsttheorie; in: H. Kraft (1984), Psychoanalyse, Kunst und Kreativität heute, Köln, Dumont, S. 148

[40] Gadamer, Hans-Georg (1977), Die Aktualität des Schönen, Stuttgart, Reclam, S. 46–49

[41] Gadamer (1977), S. 49–50

[42] Albus, Anita (1997), Die Kunst der Künste, Frankfurt/M., Eichborn

[43] vgl. Noy, Pinchas (1984), Die formale Gestaltung in der Kunst: Ein ich-psychologischer Ansatz kreativen Gestaltens; in: H. Kraft (Hrsg.), Psychoanalyse, Kunst und Kreativität heute, Köln; S 183

[44] Wyatt, Frederick (1990), Über die Eigenart des Formbegriffs. Erkenntniskritische und psychoanalytische Erwägungen; in: J. Cremerius u. a. (Hrsg.), Freiburger Literaturpsychologische Gespräche, Bd. 9, S. 105–106

[45] Wyatt, ebd., S. 107

[46] Kap. 2

[47] Bollas, Christopher (1997), Der Schatten des Objekts – Das ungedachte Bekannte. Zur Psychoanalyse der frühen Entwicklung, Stuttgart, Klett-Cotta, S. 43–44

[48] diese Überlegungen finden sich auch schon in Kapitel 2

[49] Bollas (1997), S. 44; siehe auch: The Aesthetic Moment and the Search for Transformation; in: (1993), P. Rudnitzky, Transitional Objects and potential spaces – literary use of D. W. Winnicott, New York, Columbia Press, S. 40–49

[50] vgl. Bollas (1997), S. 46

[51] vgl. Bollas (1997), S. 48

[52] Meltzer, Donald, Williams, Meg Harris (1988), The Apprehension of Beauty – The Role of Aesthetic Conflict in Development, Art, and Violence; Strath Tray, The Clunie Press, S. 22

[53] Berenson, Bernard (1950), Aesthetics and History, London; zit. in: Marion Milner (1993) The Role of Illusion in Symbol Formation; in: P. Rudnitzky (Hrsg.) Transitional Objects and Potential Spaces; New York, Columbia, S. 27

[54] vgl. Kapitel 2

[55] Wyatt, eBd. S. 113

[56] Sachs, Hanns (1942), The Creative Unconscious; in: M. Bush (1984), S. 161

[57] Bush (1984), S. 151

[58] Noy (1984), S. 195–196
[59] Noy (1984), S. 192
[60] Noy a.a.O.
[61] Fry, Roger (1909), Versuch über Ästhetik; in: Ch. Harrison, Paul Wood (1998), Kunst/Theorie im 20. Jahrhundert, Ostfildern-Ruit, Hatje, S. 108
[62] Sheppard, Anne (1987), Aesthetics – an introduction to the philosophy of art; Oxford, Opus, S. 110
[63] Gadamer (1977), S. 48
[64] das gilt natürlich auch für den Kunsttherapeuten, der für seinen Patienten auch das Publikum ist; vgl. dazu das Thema der Gegenübertragung, Kap. 3
[65] siehe Hartwig, Helmut (Hrsg.) (1992), Symposium Kunst und Therapie, Berlin, Hochschule der Künste
[66] siehe auch: Kramer, Edith (2003), Kindheit und Kunsttherapie, Graz, Nausner und Nausner, S. 57–63
[67] in: Hartwig (1992), S. 100
[68] Noy, (1984), S. 199
[69] Waelder, Robert (1969), Psychoanalytic Avenues to Art; in: J. Hogg (Hrsg.) Psychology and the Visual Arts, London, Penguin Books, S. 103
[70] Bush (1984), S. 174
[71] vgl. Kap. 4: Das Dritte im Bunde ...
[72] Schlegel, Friedrich (1789), Athenaeum I, Wilhelm Meisters Lehrjahre, S. 229
[73] Bubner, Rüdiger (1989), Ästhetische Erfahrung, Frankfurt, S. 62–63
[74] Bubner (1989), S. 64
[75] vgl. Boehm, Gottfried (2002), Die Wendung zum Bild, Vortrag Wissenschaftskolleg Berlin
[76] vgl. Gesing, Fritz (1990), Annäherung an eine psychoanalytische Theorie der literarischen Form; in: Freiburger Literaturpsychologische Gespräche, a. a. O., S. 22
[77] Dewey (1995), S. 161
[78] Gombrich, Ernst H. (1986), Kunst und Illusion – Zur Psychologie der bildlichen Darstellung, Stuttgart, Belser, S. 391
[79] vgl. Sheppard (1987), S. 24
[80] vgl. Koppe, Franz (1985), Grundbegriffe der Ästhetik, Frankfurt/M., S. 139
[81] vgl. Bösel, Rainer M. (2003), Ästhetisches Empfinden: neuropsychologische Zugänge; in: J. Küpper u. Christoph Mencke, (Hrsg.), S. 277
[82] vgl. Leder, Helmut (2003), Ein psychologischer Ansatz zur Ästhetik: Gefallen und Vernunft; in: J. Küpper, Ch. Menke (Hrsg.), S. 286
[83] Gadamer (1977), S. 48
[84] vgl. Kapitel 6, Rahmen
[85] Fischer-Lichte, Erika (2003), Ästhetische Erfahrung als Schwellenerfahrung; in: J. Küpper. J. Menke (Hrsg.) a. a. O., S. 139, S. 143, S. 150.
[86] Gumbrecht, Hans Ulrich (2003), Epiphanien; in: J. Küpper, J. Menke (Hrsg.), a. a. O., S. 206
[87] Gadamer, a. a. O., S. 34
[88] Bush, (1984), S. 162
[89] Segal, Hanna (1992), Eine psychoanalytische Betrachtung der Ästhetik; in: diess., Wahnvorstellung und künstlerische Kreativität, Stuttgart, S. 252
[90] Segal (1992), S. 255
[91] Stokes, Adrian (1957), Form in Art; in: M. Klein, P. Heimann, R. E. Money-Kyrle, New Directions in Psychoanalysis, London, Routledge, S. 413
[92] vgl. Greenberg, Clement (1939), Avantgarde und Kitsch; in: Ch. Harrison, P. Wood (1998), S. 661
[93] Giesz, Ludwig (1994), Phänomenologie des Kitsches, Frankfurt/M., Fischer, S. 49–56
[94] vgl. Greenberg (1939, 1998), S. 664
[95] Broch, Hermann (1977), Einige Bemerkungen zum Problem des Kitsches; in: Gillo Dorfles, Der Kitsch, Gütersloh, Prisma Verlag, S. 62, S. 73
[96] vgl. dazu Giesz (1994), S. 29, und Abraham Moles, Psychologie des Kitsches, München, Hanser, S. 8
[97] Bush (1984), S. 161
[98] vgl. Bloch (1977), s. 87
[99] beispielsweise in den künstlerischen Vorformen, wie sie in den Kategorien Kramers am Anfang des Kapitels benannt werden.
[100] Giesz. (1994), S. 27
[101] vgl. Giesz (1994), S. 82
[102] vgl. zu dem Thema „Pseudo-Kunst" auch Kramer (1978), a. a. O., S. 120
[103] Mende, Julius (1994), Jugendkultur – narzißtische Selbstinszenierung als/oder Herrschaftsmechanismus? In: Beiträge zur historischen Sozialkunde – Kunst und Kitsch; Heft 4
[104] Dewey (1995), S. 161
[105] Kramer (2003) S. 45
[106] ebd., S. 46
[107] vgl. Bush (1984), S. 162

Schlussbemerkung

Hilfreiches Handeln in der Kunsttherapie beruht auf einem tiefgreifenden Verständnis des Zusammenwirkens von Kunst und Therapie. Mit diesem Buch habe ich versucht, diese beiden die Existenz der Kunsttherapie begründenden Bereiche zu einem Ganzen zusammenzubringen. Ich hoffe, es ist mir gelungen, überzeugend darzustellen, dass ästhetische Prozesse Potenziale enthalten, die psychotherapeutisch genutzt werden können. Wenn wir Patienten ermutigen, sich mit Kunst ihrer eigenen Wirklichkeit zu nähern und sie in visuelle Form zu verwandeln, gehen wir von der Hoffnung aus, dass sie dieselben Erfahrungen machen können, die jeder künstlerisch Schaffende sucht: die intensive innerpsychische Befriedigung durch den ästhetischen Prozess.

Während die Patienten, deren Geschichte und Kunst in den Beispielen vorgestellt wurden, hauptsächlich an psychiatrischen Problemen litten, nehme ich dennoch an, dass die zentralen Thesen für die gesamte Kunsttherapie gelten. Denn sie umfassen die komplexe Dynamik des Ästhetischen, der psychischen Konflikte, Beziehungen, Vorstellungen von Gesundheit und therapeutischen Zielen.

Um die Verbindungen schlüssig zu erforschen, erschien es mir wichtig, zu Beginn vorwiegend Konzepte der Psychoanalyse und Psychotherapie zu diskutieren, die sich mit den psychischen Bedingungen gelungener oder misslungener künstlerischer Symbolisierung beschäftigen. In der künstlerischen Symbolisierung finden aus dieser Perspektive unbewusste und bewusste Prozesse eine Verknüpfung, innere und äußere Welt eines Menschen können kommuniziert und zur Integration gebracht werden.

Die Erkenntnis, dass Kunst nur im Kontext von Beziehungserfahrung entsteht, halte ich für zentral in der Kunsttherapie. Für den Künstler aktualisiert sich in seiner Beziehung zum Material sein inneres Anliegen, in der Kunsttherapie tritt die Therapeutin hinzu, um dem Patienten den Weg zu bereiten, das künstlerische Material zum Beziehungsobjekt werden zu lassen. Das Material bildet den Stoff für das Sichtbarmachen von Erfahrung in der Kunsttherapie. Innerhalb der therapeutischen Beziehung und des künstlerischen Prozesses liegt die Chance, die ästhetische Differenz in der Kunst und in der Kunsttherapie wenigstens teilweise aufzuheben.

Die Einsicht, dass Worte auch Taten sind, müssen Kunsttherapeuten sehr ernst nehmen. Trotz des Diktums, eine Therapieform zu sein, die ohne Worte funktioniert, spielt die verbale Sprache eine machtvolle Rolle. Kunsttherapeuten nutzen sie sensibel mit Bedacht, um zu vertiefen, was sie gezielt als die Macht der Kunst zur Wirkung bringen wollen.

Obwohl Kunst Ursachen von Leid und Zerstörung nicht ungeschehen macht, kann sie ein Raum sein, in dem schlechte in tröstende und stärkende Erfahrungen umgewandelt werden können. Wenn ein solcher Transformationsprozess in der Kunsttherapie erfolgreich verläuft, erkennen wir das Ergebnis unter anderem in der ästhetischen Qualität des künstlerischen Werkes. Gelingt es einem Menschen im Rahmen seiner persönlichen Möglichkeiten, Konflikte und Probleme im künstlerischen Prozess zu bewältigen, verkörpert die Form das Erreichen von therapeutischen Zielen. Künstlerisches Schaffen würdigt Ich-Fähigkeiten und stimuliert psychische Strukturbildung und Reifung.

Das Glück, das der Künstler erlebt, knüpft an die Leistung, die ihm mit seiner Form gelungen ist, nicht mit seinem Inhalt. Bedingung für ästhetische Qualität ist die Wiedergabe der Spannung, die den Kampf um Integration im künstlerischen Prozess ausmacht. Bilder und Skulpturen mit solchen Eigenschaften vermitteln ein Gefühl von Glück und Harmonie – eine Erfahrung, nach der sich nicht nur Patienten sehnen.

Es gibt unterschiedlichste Kriterien, den Erfolg einer Therapie zu messen. In der Kunsttherapie bestätigt die ästhetische Qualität der Form des Kunstwerkes unmittelbar, zu welchem Ergebnis der Prozess geführt hat. Denn die wahrscheinlichste Form der Wirklichkeit ist die Form der Form.

Ausblick

Eine solche Forschungsarbeit führt auch immer zu den Themen, die sie nicht enthält, die offen bleiben und zugleich Aufforderung sein können, sich diesen Themen an anderer Stelle zuzuwenden. Ich habe mich der Kunsttherapie auf diese Weise „verschrieben", weil es mir ein großes Anliegen ist, die theoretische Basis dieses Berufsfeldes zu erweitern und damit die Wirkung der Kunst als Therapie in der Praxis mit Patienten nachvollziehbar zu machen. Dahinter stehen der Wunsch und die Verpflichtung, den Menschen, die sich uns anvertrauen, mit Transparenz und professionellem Wissen über die Wirkung unseres Handelns zu begegnen. Der Schutz des Patienten bildet die oberste Prämisse.

Meines Erachtens enthält dieses Buch trotz dieser zielgerichteten Orientierung Grundlagen, die nicht nur für die Kunsttherapie relevant sind. Sie stellt Ansätze vor, die viele Bereiche anderer Disziplinen berühren. Dazu gehören beispielsweise die entwicklungspsychologischen Modelle, die die Bedingungen beleuchten, die erfüllt sein müssen, damit ein Mensch in der Lage ist, sowohl ein eigenes Selbst zu formen, als auch gute und befriedigende Beziehungen aufzunehmen und zu erhalten. Dabei treten vor allem die Fähigkeit, Symbole zu bilden und ihre kommunikativen Eigenschaften hervor.

Ebenso grundlegend für mehrere Disziplinen ist das Verständnis für die Rolle des künstlerisch-ästhetischen Prozesses für psychisches Wachstum. An solchen Stellen trifft sich die Kunsttherapie mit den Erziehungswissenschaften, insbesondere der Ästhetischen Erziehung. Hier besteht meines Erachtens dringender Bedarf an weiteren vertiefenden Forschungsprojekten, auch weil zunehmend Kunsttherapeuten an Schulen angestellt werden, die sich demzufolge mit den Gegebenheiten des pädagogischen Umfeldes auseinandersetzen und sich ein ganzes Stück außerhalb des hier geschilderten Rahmens bewegen müssen.

Eine andere, in dieser Arbeit nicht vorgestellte Diskussion ist das Thema der psychischen Erkrankung von großen, bekannten Künstlern. Von vielen Künstlern wissen wir, dass sie phasenweise oder ihr Leben lang psychisch oder physisch erkrankt waren, sei es an einer Depression, einer Psychose oder an einer anderen Krankheit. Manche beendeten ihr Leben mit einem Suizid. Neben Kunsthistorikern haben Psychiater, Psychoanalytiker und mittlerweile auch Kunsttherapeuten Studien über diese Künstler, ihr Werk und ihre Biografie verfertigt; einer der Ersten war bekanntermaßen Freud. Naturgemäß richteten alle ihren Blick aus ihrer jeweiligen beruflichen Perspektive. Die wenigen bisher aus der Kunsttherapie vorhandenen Studien zeigen, dass durchaus neue Sichtweisen den bisherigen über einen Künstler hinzugefügt werden können. Die Ergebnisse dieser Forschungsschrift könnten bei weiteren Studien, die Leben und Werk großer Künstler untersuchen, möglicherweise dienlich sein.

Dies waren nur wenige der möglichen Aspekte, die in diesem Buch keinen ausführlichen Platz gefunden haben. Charakteristisch für die Kunsttherapie sind die Berührungspunkte und Überschneidungen mit vielen Bereichen. Meine Hoffnung ist, dass diese Interdisziplinarität auch andere anregt, so dass noch viele weitere wissenschaftliche Studien zu diesem komplexen Feld entstehen.

Literaturverzeichnis

Acosta, Ikuko (2001), Rediscovering the Dynamic Properties Inherent in Art; in: American Journal of Art Therapy, Vol. 39, 2

Adorno, Theodor W. (1979): Funktionalismus heute; in: ders.: Ohne Leitbild, Frankfurt/M., Suhrkamp

Agell, Gladys (1981); in: Agell, G., u.a.: Transference and Countertransference; in: American Journal of Art Therapy, Vol. 21

Albus, Anita (1997), Die Kunst der Künste, Frankfurt/M., Eichborn

Allen, Pat Buoye (1988), A Consideration of Transference in Art Therapy; in: The American Journal of Art Therapy, Vol. 26

Alphen, Ernst von (1997); in: Bjarne Sode Funch, The Psychology of Art Appreciation, Kopenhagen, Museum Tusculanum Press

Alter-Muri, Simone (1996), Dali to Beuys: Incorporating Art History in Art Therapy Treatment Plans; in: Art Therapy, Journal of the American Art Therapy Association (AJAT), Vol 13, 2, S. 102–107

Alter-Muri, Simone (1999), Texture in the Melting Pot: Postmodernist Art and Art Therapy; in: AJAT, Vol. 15

Ananath, Deepak (1996), Frames within Frames: On Matisse and *The Orient*; in: Paul Duro (ed.), The Rhetoric of the Frame, Cambridge University Press,

Andrus, Lucy (1990), Art Therapy Education: A Tool for Developing Verbal Skills; in: Art Therapy: Journal of the American Art Therapy Association (3), S. 29–38

Arieti, Silvano (1976), Creativity – The Magic Synthesis, New York, Basic Books

Aristoteles (Physik 1,9, 192a); in Monika Wagner, Internetseite Stichwort „Material"

Arlow, A. J. (1980), Object Concept and Object Choice; in: Psychoanalytic Quarterly 59; in: Essential Papers on Object Relations (1986), New York University Press

Arnheim, Rudolf (1966), Toward a Psychology of Art, Berkeley and Los Angeles, University of California Press

Arnheim, Rudolf (1977), Anschauliches Denken, Köln, Dumont

Arnheim, Rudolf (1978), Kunst und Sehen, De Gruyter, Berlin

Arnheim, Rudolf (1992), To the Rescue of Art – Twenty-Six Essays; darin: Art History and Psychology, Berkeley, University of California Press

Arnheim, Rudolf (1962), Bemerkungen zum Schöpferischen; in: Alfred Bader (Hrsg.) Geisteskrankheit, bildnerischer Ausdruck und Kunst, Bern, Huber Verlag

Arnheim, Rudolf (1991), Sprache, Bild und konkrete Poesie; in: ders., Neue Beiträge, Köln, Dumont

Arnheim, Rudolf (1992), The reading of images; in: ders., To the Resue of Art; Berkeley, University of California Press

Arnheim, Rudolf (1996), The Split and the Structure, Berkeley, University of California Press

Arnheim, Rudolf (1997), Anschauliches Denken, Köln, Dumont

Artaud, Antonin (1947), Ausstellungskatalog zur Ausstellung Portraits und Zeichnungen, Paris, Galerie Pierre

Ausstellungskatalog (1990), Das Fragment – Der Körper in Stücken, hrsgg. von: Kulturgesellschaft Frankfurt/M., Bern, Benteli

Balzac, Honoré de (1987), Das unbekannte Meisterwerk, Frankfurt/M., Insel-Bücherei

Bandmann, Günter (1969), Bemerkungen zu einer Ikonologie des Materials, Städel NF 2, S. 75; in: Wolfgang Kemp (1975), Material der bildenden Kunst; in: PRISMA, 9, Gesamthochschule Kassel

Battegay, Raymond (1986), Psychoanalytische Neurosenlehre, Frankfurt/M., Fischer

Bell, Clive (1914), Die ästhetische Voraussetzung; in Ch. Harrison, P. Wood (1998), Kunst/Theorie im 20. Jahrhundert, Ostfildern-Ruit, Hatje

Belting, Hans, Gohr, Siegfried (Hrsg.) (1996), Die Frage nach dem Kunstwerk unter den heutigen Bildern, Stuttgart, Cantz

Belting, Hans (1995), Die Bilder in der Bildung; in: Frankfurter Allgemeine Zeitung, 4./5./6. Juni

Belting, Hans (2001), Bild-Anthropologie, München, Wilhelm Fink

Belting, Hans (2013), Faces, München, C.H. Beck Verlag

Benedetti, Gaetano (1975), Psychiatrische Aspekte des Schöpferischen und schöpferische Aspekte der Psychiatrie, Göttingen, Vandenhoeck und Ruprecht

Benjamin, Walter (1969), Das Kunstwerk im Zeitalter seiner technischen Reproduzierbarkeit; in: ders., Illuminationen, Frankfurt/M., Suhrkamp

Berenson, Bernard (1950), Aesthetics and History, London; zit. in: Marion Milner (1993) The Role of Illusion in Symbol Formation; in: P. Rudnitzky (Hrsg.) Transitional Objects and Potential Spaces; New York, Columbia

Beres, David (1959), The contribution of Psycho-Analysis to the Biography of the Artist; in: Int. Journ. of Psa.-Analysis, Vol IX, XL (S. 32)

Beres, David (1960), Perception, Imagination and Reality; in: Int. Journal of Psa.-Analysis, Vol XL I

Beres, David (1970), Die Menschlichkeit des Menschen; in: PSYCHE 24

Beres, David (1970), Symbol und Objekt; in: PSYCHE 24

Beres, David, Joseph, Edward D. (1970), The Concept of Mental Representation in Psychoanalysis; in: Int. Journal of Psycho-Analysis 51

Berger, John (1988), Sehen – Das Bild der Welt in der Bilderwelt, Frankfurt/M., Fischer

Berger, John (1993), Begegnungen und Abschiede, München, Hanser

Blaschke, Bernd (2000), Adornos Material oder Luhmanns Medium?; in: A. Haus, F. u.A. (Hrsg.), Material im Prozess. Strategien ästhetischer Produktivität, Berlin, Reimer

Boehm, Gottfried (2002), Die Wendung zum Bild, Vortrag Wissenschaftskolleg Berlin

Boehm, Gottfried (2003), Der Topos des Lebendigen; in: J. Küpper, C. Menke (Hrsg.), Dimensionen ästhetischer Erfahrung, Frankfurt/ M., Suhrkamp

Boehm, Gottfried, Hrsg. (1994), Was ist ein Bild? München, Wilhelm Fink

Bohleber, Werner, Hrsg. (1999), Therapeutischer Prozess als schöpferische Beziehung, Übertragung, Gegenübertragung, Intersubjektivität, in: PSYCHE Sonderheft

Böhme, Gernot (1994), Der Glanz des Materials – zur Kritik der ästhetischen Ökonomie; aus: Ausstellungskatalog: Der Stoff der Dinge – Material und Design, München

Böhme, Hartmut (1996), Der Tastsinn im Gefüge der Sinne. Anthropologische und historische Ansichten vorsprachlicher Aisthesis; in: Kunst- und Ausstellungshalle der BRD (Hrsg.), Göttingen

Bollas, Christopher (1978), The Aesthetic Moment and the Search for Tranformation; in: The Annual of Psychoanalysis

Bollas, Christopher (1978), The Transformational Object; in: Int. Journal of Psycho-Analysis

Bollas, Christopher (1997), Der Schatten des Objekts– Das ungedachte Bekannte. Zur Psychoanalyse der frühen Entwicklung, Stuttgart, Klett-Cotta

Bonnet, Anne-Marie (1996), Bild-Körper/Körper-Bild, Die Kunstgeschichte, eine Junggesellenmaschine?; in: H. Belting, S. Gohr (Hrsg.), Die Frage nach dem Kunstwerk unter den heutigen Bildern, Stuttgart, Cantz

Bösel, Rainer M. (2003), Ästhetisches Empfinden: neuropsychologische Zugänge; in J. Küpper u. Ch. Mencke (Hrsg.), Dimensionen ästhetischer Erfahrung, Frankfurt/M., Suhrkamp

Broch, Hermann (1977), Einige Bemerkungen zum Problem des Kitsches; in: Gillo Dorfles (Hrsg.), Der Kitsch, Gütersloh, Prisma

Brugger, Ingrid u. a. (1997), Kunst und Wahn (Ausstellungskatalog), Wien, Dumont

Bubner, Rüdiger (1989), Ästhetische Erfahrung, Frankfurt, Edition Suhrkamp

Butor, Michel (1993), Die Wörter in der Malerei, Frankfurt/M., Suhrkamp

Buxbaum, Roman, u. a.(1990), Von einer Wellt zu'r Andern, Köln, Dumont

Cassierer, Ernst (1956, 1983), Wesen und Wirkung des Symbolbegriffs, Darmstadt, Wissenschaftliche Buchgesellschaft

Cavallo, Mary A., Robbins Arthur (1980), Understanding an Object Relations Theory through a psychodynamically oriented Expressive Therapy Approach; in: The Arts in Psychotherapy, Vol. 7

Cézanne, Paul (1957), Über die Kunst, Gespräche mit Gasquet. Briefe, Hamburg, Rowohlt

Charbonneau, Kate (2003), Ein amerikanisches AIDS-Projekt: Leben durch die Kunst; in: K. Dannecker (Hrsg.), Internationale Perspektiven der Kunsttherapie, Graz, Nausner und Nausner

Cumming, Laura (2010), A Face to the World. On Self-Portraits, London, Harper Press

Dannecker, Karin, Hartwig, Helmut (1989), Kunst, Kunst-Therapie, Kunstpsychotherapie; Berlin, Hochschule der Künste, unveröffentlichtes Manuskript

Dannecker, Karin (1992), Kunst, Symbol und Seele– Thesen zur Kunsttherapie, Frankfurt/M., Peter Lang

Dannecker, Karin (1995), Horror in Art – Horror Vacui? Anxiety in the Art Work of Children and Adolescents and the Role of Art Therapy in Treatment; in: Otfried scholz/Andrea Kárpáti (Hrsg.) Anxiety and Fear in Children's Art Works – Angst und Schrecken in der Kinderzeichnung; Berlin, Hochschule der Künste

Dannecker, Karin (2002), Braucht die Sünde einen Bock – Einige Überlegungen zum Thema Übertragung in Kunst und Therapie; in: M. P. Heuser u. a. (Hrsg.), Die Sünde, Innsbruck, Verlag Integrative Psychiatrie

Dannecker, Karin (2002), Die Fähigkeit zum Gegenüber; in: Kunst & Therapie, Zeitschrift für künstlerische Therapien, 2001/2002

Dannecker, Karin (2003), Die Wirksamkeit der Werte – Ethik in der Kunsttherapie; in: dies. (Hrsg.), Internationale Perspektiven der Kunsttherapie, Graz, Nausner und Nausner

Dannecker, Karin (Hrsg.) (2003), Internationale Perspektiven der Kunsttherapie, Graz, Nausner und Nausner

Dannecker, Karin (2011), Das Portrait – ein besonderes Fragment, in: Kunst & Therapie, Zeitschrift für bildnerische Therapien, Heft 2, S. 37–44

Deepak, Ananath (1996), Frames within Frames: On Matisse and The Orient; in P. Duro (Hrsg.), The Rhetoric of the Frame, Cambridge University Press

Delacroix, Eugène (1990), Briefe und Tagebücher, München, Deutscher Kunstverlag

Deri, Susan (1984) Symbolization and Creativity, International University Press, New York

Dewey, John (1958, 1980), Kunst als Erfahrung, Frankfurt/M. Suhrkamp

Dornes, Martin (1993), Psychoanalyse und Kleinkindforschung. Einige Grundthemen der Debatte; in: PSYCHE 12

Dornes, Martin (1996), Margaret Mahlers Theorie neu betrachtet; in: PSYCHE 11

Drechsler, Wolfgang, Weibel, Peter (1991), Ausstellungskatalog „Bildlicht" Wien

Dreifuss-Kattan, Esther (1986), Praxis der Klinischen Kunsttherapie, Bern, Huber

Ehrenzweig, Anton (1974), Ordnung im Chaos. Das Unbewusste in der Kunst, München, Kindler

Ehrenzweig, Anton (1984), Die drei Phasen der Kreativität; in: H. Kraft (Hrsg.), Kunst, Kreativität und Psychoanalyse heute, Köln, Dumont

Eigen, Michael, Robbins, Arthur (1980), Object Relations and Expressive Symbolism; in: A. Robbins, Expressive Therapy: A Creative Arts Approach to Depth Oriented Treatment, New York, Human Sciences Press

Eiguer, Alberto, Ruffiot, André, (1991), Das Paar und die Liebe – Psychoanalytische Paartherapie, Stuttgart, Klett-Cotta

Emrich, Hinerk M. (1998), Synästhesie, Emotion und Illusion,; in: Kunst- und Ausstellungshalle der Bundesrepublik Deutschland, Schriftenreihe Forum/Band 8

Enzensberger, Hans Magnus (1991), Zukunftsmusik, Frankfurt/M., Suhrkamp

Ermann, Michael (1995/1997), Psychotherapeutische und psychosomatische Medizin; Stuttgart, Kohlhammer

Ermann, Michael, (Hrsg.) (1996), Die hilfreiche Beziehung in der Psychoanalyse, Göttingen, Vandenhoek und Ruprecht

Fairbairn, W. R. D. (1938), Prolegomena to a psychology of Art; in: British Journal of Psychology 28

Ferenci, Sandor (1964), Die Elastizität der psychoanalytischen Technik; in: ders.: Baustein der Psychoanalyse, Band III, Arbeiten aus den Jahren 1908–1933; Bern, Hans Huber

Fischer-Lichte, Erika (2003), Ästhetische Erfahrung als Schwellenerfahrung; in: J. Küpper. Ch.. Menke (Hrsg.), Dimensionen ästhetischer Erfahrung, Frankfurt/M., Suhrkamp

Flusser, Vilém (1990), Eine neue Einbildungskraft; in: V. Bohn (Hrsg.), Bildlichkeit, Frankfurt/M., Suhrkamp

Flusser, Vilém (1991), Der Schein des Materials; in W. Drechsler und P. Weibel (Hrsg.), Bildlicht – Malerei zwischen Material und Immaterialität, Ausstellungskatalog, Wien

Foster, Fiona (1997), Fear of three-dimensionality – clay and plasticine as experimental bodies; in: Katherine Killick and Joy Schaver en (Hrsg.) Art, Psychotherapy and Psychosis, London Routledge

Franklin, Michael (1990), The Esthetic Attitude and Empathy: A Point of Convergence; in: The America Journal of Art Therapy, Vol. 29, 11

Frazer, James George (1922 The Golden Bough) 1989, Der Goldene Zweig, Reinbek, Rowohlt

Freeland, Cynthia (2010), Portraits and Persons, Oxford, Oxford University Press

Freud, Anna (1982), Das Ich und die Abwehrmechanismen, Frankfurt/ M., Fischer, 13. Auflage

Freud, Ernst, Freud, Lucie, Grubich-Simitis (Hrsg.), (1985) Sigmund Freud, Frankfurt/M., Suhrkamp

Freud, Sigmund (1900), GW Bd. I und II, Die Traumdeutung

Freud, Sigmund (1911), GW Bd. VIII, Vorlesungen über Psychoanalyse

Freud, Sigmund (1917/1918), Vorlesungen zur Einführung in die Psychoanalyse, GW, Bd. XI

Freud, Sigmund, Die zukünftigen Chancen der psychoanalytischen Therapie, Gesammelte Werke, Band VIII

Freud, Sigmund, Zur Dynamik der Übertragung; in: Werke aus den Jahren 1909–1913

Freud, Sigmund, Zur Psychotherapie der Hysterie, Werke aus den Jahren 1892–1899

Freundlich, Otto (1921), Die Verwandlung der sichtbaren Welt; in: Ch. Harrison, P. Wood (Hrsg.) (1998), Kunst/Theorie im 20. Jahrhundert, Ostfildern-Ruit, Hatje

Fry, Roger (1909), Versuch über Ästhetik; in Ch. Harrison, P. Wood (1998), Kunst/Theorie im 20. Jahrhundert, Ostfildern-Ruit, Hatje

Funch, Bjarne Sode (1997), The Psychology of Art Appreciation, Kopenhagen, Museum Tusculanum

Gabbard, Glen O. (1997), A Reconsideration of Objectivity in the Analyst; in: International Journal of Psychoanalysis, Vol. 78 Part I

Gadamer, Hans-Georg (1977), Die Aktualität des Schönen, Stuttgart, Reclam

Gaertner, Adrian, (1999), Der Traum der Vernunft gebirt Ungeheuer – vom Traumbild zur Bildidee bei Goya; in: G. Schneider (Hrsg.), Psychoanalyse und Kunst, Tübingen, edition diskord

Gedo, John (1983), Portraits of the Artist, Hillsdale, New Jersey, The Analytic Press

Gedo, John (1996), The Artist and the Emotional World, New York, Columbia University Press

Geist, Sidney (1968), Brancusi: A Study of Sculpture, New York in: L. Schneider Adams (1994), Art and Psychoanalysis, New York, Harper Collins

Gemma Jappe (1971), Über Wort und Sprache in der Psychoanalyse, Frankfurt/M., Fischer

Gesing, Fritz (1990), Annäherung an eine psychoanalytische Theorie der literarischen Form; in: J. Cremerius u. a. (Hrsg.), Freiburger Literaturpsychologische Gespräche, Band 9

Giesz, Ludwig (1994), Phänomenologie des Kitsches, Frankfurt/M., Fischer

Goethe, Johann Wolfgang (1811), in der Ausgabe (1968), Dichtung und Wahrheit, Berlin, Aufbau Verlag

Goffman, Erving (1980), Rahmen-Analyse, Frankfurt/M., Suhrkamp

Gombrich, Ernst H. (1986), Kunst und Illusion – Zur Psychologie der bildlichen Darstellung, Stuttgart, Belser

Gombrich, Ernst H. (1978), Meditationen über ein Steckenpferd, Frankfurt/M., Suhrkamp

Gombrich, Ernst H. (1982), Ornament und Kunst, (1979, The Sense of Order), Stuttgart

Goodman, Robin, Williams, Katherine, Agell, Gladys, Gantt, Linda (1998), Talk, Talk, Talk, When do we draw?; in: American Journal of Art Therapy, Vol. 37, 11

Gorsen, Peter (1990), Outsider-Kunst in postmoderner Zeit; in: R. Buxbaum u. a. (Hrsg.), Von einer Wellt zu'r Andern, Kunst von Außenseitern im Dialog, Köln, Dumont

Greenacre, Phyllis (1957), The Childhood of the Artist: Libidinal Phase Development and Giftedness; in: Psychoanalytic Study of the Child, New York, International Universities Press, Vol. 12

Greenacre, Phyllis (1958, 1971), The Family Romance of the Artist; in Emotional Growth, Vol. II

Greenacre, Phyllis (1959, 1971), Play and Creative Imagination; in: Emotional Growth Vol. II, New York, International Universities Press

Greenacre, Phyllis (1971), The Role of Transference: Practical Considerations in Psychoanalytic Therapy (1954); in: Emotional Growth, Vol. II, New York, International University Press

Greenacre, Phyllis (1973), Die Suche nach dem Vater; in: H. Deutsch, P. Greenacre, R. Waelder, Dionysos und Apoll, Die Sigmund Freud Vorlesungen, Frankfurt/M. S. Fischer Verlag

Greenacre, Phyllis (1971), Emotional Growth: Psychoanalytic Studies of the Gifted and a Great Variety of Other Individuals, Vol. II, New York, International University Press

Greenberg, Clement (1939), Avantgarde und Kitsch; in: Ch. Harrison, P. Wood (1998), Kunst/Theorie im 20. Jahrhundert, Ostfildern-Ruit, Hatje

Greenberg, Jay R., A. Mitchell, Stephen A. (1983), Object Relations and Psychoanalytic Theory, Cambridge/Mass. Harvard University Press

Greenson, Ralph R. (1973, 1995), Technik und Praxis der Psychoanalyse, Stuttgart, Klett-Cotta

Greenson, Ralph und Wexler, M., Die übertragungsfreie Beziehung in der psychoanalytischen Situation; in: PSYCHE 3/71

Greenson, Ralph (1990), The Working Alliance and the Transference Neurosis; in: Esman, Aaron (Hrsg.), Essential Papers on Transference, New York, New York University Press

Greve, Gisela (1999), Frauenbilder – einige Gemälde Johannes Vermeers psychoanalytisch betrachtet; in: G. Schneider (Hrsg.) Psychoanalyse und Bildende Kunst, Tübingen, edition diskord

Grinberg, León (1997), Is the Transference feared by the Psychoanalyst?; in: The International Journal of Psycho-Analysis, Vol 78, 1

Grubel, Anke (2003), Ästhetik und Askese – Magersucht aus kunsttherapeutischer Perspektive; in: Kunst & Therapie, Zeitschrift für bildnerische Therapie, Heft 1

Gruetzner Robins, Anna (Hrsg.) (2002), Walter Sickert: The Complete Writings on Art. Oxford, Oxford Universitiy Press

Gumbrecht, Hans Ulrich (2003), Epiphanien; in: J. Küpper, J. Menke (Hrsg.), Dimensionen ästhetischer Erfahrung, Frankfurt/M., Suhrkamp

Guntrip, Harry (1971), Psychoanalytic Theory, Therapy and the Self, New York, Basic Books

Hammer, Emanuel (1980), The Clinical Application of Projective Drawings, Springfield Ill., Charles Thomas Publisher

Hampe, Ruth (2001), Zur Bedeutung des Selbstportraits im kunsttherapeutischen Prozeß an der Kinder – und Jugendpsychiatrie. in: Zeitschr. F. Musik-, Tanz- und Kunsttherapie Oktober, Vol 12, Nr. 4, S. 188–196

Harrison, Charles und Wood, Paul (Hrsg.) (1998), Kunst/Theorie im 20. Jahrhundert, Ostfildern-Ruit, Hatje

Hartwich, Peter (2002), Bildnerisches Gestalten und Quantifizierung; in: P. Hartwich, J. Fryrear (Hrsg.) Kreativität – Creativity, Sternenfels, Wissenschaft und Praxis

Hartwich, Peter, Brandecker, Rolf (2002), Computermalerei mit stationären Patienten: Schizophrenien und Borderlineerkrankungen; in: P. Hartwich, J. Fryrear (Hrsg.), Kreativität – Creativity, Sternenfels, Wissenschaft und Praxis

Hartwig, Helmut (Hrsg.) (1992), Symposium Kunst und Therapie, Berlin, Hochschule der Künste

Haus, Andreas, Hofmann, Franck, Söll, Änne (Hrsg.) (2000), Material im Prozess. Strategien ästhetischer Produktivität, Berlin, Reimer

Helmann, Paula (1996), Über die Gegenübertragung; in: Forum der Psychoanalyse, 12

Henley, David (1991), Faciliating the Development of Object Relations through the Use of Clay in Art Therapy; in: The American Journal of Art Therapy Vol. 29, 2

Henley, David (2002), Clayworks in Art Therapy, London, Jessica Kingsley

Hepworth, Barbara (1937), Skulptur; in: Ch. Harrison, P. Wood (Hrsg.) (1998), Kunst/Theorie im 20. Jahrhundert, Ostfildern-Ruit, Hatje

Herrmann, Uwe (1995), A Trojan Horse of Clay: Art Therapy in a Residential School for the Blind; in: The Arts in Psychotherapy, Vol. 22, No. 3

Herrmann, Uwe (1997), A Tangible Reflection: The meaning of sculpture for body image development in art psychotherapy with a congenitally blind client (Unveröffentlichte Master Thesis), Goldsmiths College, London

Herrmann, Uwe (2011), Art Psychotherapy and Congenital Blindness: Investigating the Gaze. Unveröffentlichte PhD Thesis, Goldsmiths University of London

Hofmann, Franck (2000), Materialverwandlungen – Prolegomena zu einer Theorie ästhetischer Produktivität; in: A. Haus, F. Hofmann, Ä. Söll (Hrsg.), Material im Prozess – Strategien ästhetischer Produktivität, Berlin Reimer Verlag

Hofmannsthal, Hugo von (1987 [11902]), Ein Brief; in: ders: Poesie und Leben, Frankfurt/M., S. Fischer

Ingold, Felix Philip (1994); in: Welt und Bild – zur Begründung der suprematistischen Ästhetik bei Kazimir Malevic; in: G. Boehm (Hrsg.) Was ist ein Bild, München, Fink Verlag

Itten, Johannes (1921), Analysen alter Meister; in: Ch. Harrison, P. Wood (Hrsg.) (1998), Kunst/Theorie im 20. Jahrhundert, Ostfildern-Ruit, Hatje

Kandinsky, Wassily (1912), Über die Formfrage; in: Der Blaue Reiter, München 1912

Kandinsky, Wassily (1952), Über das Geistige in der Kunst, Bern, Benteli

Kemp, Wolfgang (1975), Material der bildenden Kunst; in: PRISMA, 9, Gesamthochschule Kassel

Kemp, Wolfgang (1996), The Narrativity of the Frame; in: P. Duro (Hrsg.), The Rhetoric of the Frame. Essays on the Boundaries of Artwork, Cambridge, Cambridge University Press

Kernberg, Otto (1981), Objektbeziehungen und Praxis der Psychoanalyse, Stuttgart, Klett-Cotta

Kernberg, Otto (1988), Innere Welt und äußere Realität, München, Verlag Internationale Psychoanalyse

Kernberg, Otto (1989), Objektbeziehungen und Praxis der Psychoanalyse, Stuttgart, Klett-Cotta

Kernberg, Otto (1999), Plädoyer für eine Drei-Personen-Psychologie; in: Werner Bohleber (Hrsg.), Therapeutischer Prozess als schöpferische Beziehung, Übertragung, Gegenübertragung, Intersubjektivität; in: PSYCHE, Sonderheft

Killick, Katherine, Schaverien, Joy (1997) Art, Psychotherapy and Psychosis; London, Routledge

Kimmelman, Michael (1989), „Unnerving Art", New York Times Magazine, 20. August

Kläger, Max (1989), Phänomen Kinderzeichnung, Baltmannsweiler, Pädagogischer Verlag Burgbücherei Schneider

Klee, Paul (1990), Das bildnerische Denken, Basel, Schwabe Verlag

Klein, Melanie (1929), Infantile Anxiety Situations reflected in a Work of Art and in the creative Impulse; in: International Journal of Psycho-Analysis, Vol. 10

Klein, Melanie (1962), Die Bedeutung der Symbolbildung für die Ich-Entwicklung; in: dies: Das Seelenleben des Kleinkindes, Stuttgart, Klett-Cotta

Klein, Melanie (1962), Bemerkungen über einige schizoide Mechanismen; in: dies.: Das Seelenleben des Kleinkindes, Stuttgart, Klett-Cotta

Kobbe, Max (1986), Kunstpsychologie, Darmstadt, Wissenschaftliche Buchgesellschaft

Koch, Gertrud (1995), Nähe und Distanz: Face-to-Face-Kommunikation in der Moderne; in: Auge und Affekt, Frankfurt/M., Fischer

Kofmann, Sarah (1993), Die Kindheit der Kunst, München, Wilhelm Fink

Kohut, Heinz (1971), The Analysis of the Self; New York, International University Press

Kohut, Heinz (1984), Kreativität; in: H. Kraft, Psychoanalyse, Kunst und Kreativität heute, Köln, Dumont

Kohut, Heinz (1989), Wie heilt die Psychoanalyse?, Frankfurt/M., Suhrkamp

Koppe, Franz (1985), Grundbegriffe der Ästhetik, Frankfurt/M., Edition Suhrkamp

Körner, Jürgen (1989), Arbeit an der Übertragung? Arbeit in der Übertragung; in: Forum der Psychoanalyse, 5

Körner, Jürgen (1990), Übertragung und Gegenübertragung, eine Einheit im Widerspruch; in: Forum der Psychoanalyse, 6

Körner, Jürgen (1995), Der Rahmen der psychoanalytischen Situation; in: Forum der Psychoanalyse 11

Körner, Jürgen (1996), Der Behandlungsrahmen und die freie Assoziation; in: Ermann, Michael (Hrsg.), Die hilfreiche Beziehung in der Psychoanalyse, Göttingen, Vandenhoek und Ruprecht

Kraft, Hartmut (1986), Grenzgänger zwischen Kunst und Psychiatrie, Köln, Dumont

Kramer, Edith (1958), Art Therapy in a Children's Community, Charles C. Thomas, Springfield, Ill.; New York, Schocken Books, 1977

Kramer, Edith (1975), The Problem of Quality in Art; in: E. Ulman, P. Dachinger, Art Therapy in Theory and Practice, New York, Schocken Books

Kramer, Edith (1978), Kunst als Therapie mit Kindern, München, Reinhardt

Kramer, Edith (1979), Childhood and Art Therapy, New York, Schocken Books

Kramer, Edith (1986), The Art Therapist's Third Hand: Reflections on Art, Art Therapy and Society at Large; in: The American Journal of Art Therapy, Vol. 24 (2)

Kramer, Edith (2000), Art and the Blind Child; in: L. Gerity (Hrsg.), Edith Kramer – Collected Papers, London, Jessica Kingsley

Kramer, Edith (2000), Inner Satisfaction and External Success; in: L. Gerity (Hrsg.) Edith Kramer. Art as Therapy – Collected Papers London, Jessica Kingsley

Kramer, Edith (2000), The Unity of Process and Product; in L. Gerity (Hrsg.) Edith Kramer. Art as Therapy – Collected Papers, London, Jessica Kingsley

Kramer, Edith (2000); in: Katherine Williams, Kramer, Edith, David Henley, Lani Gerity: Art Therapy and the Seductive Environment; in: Lani Gerity (Hrsg.), Edith Kramer, Art as Therapy – Collected Papers, London, Jessica Kingsley

Kramer, Edith (2003), Kindheit und Kunsttherapie, Graz, Nausner & Nausner

Krämer, Sybille (1998), Sinnlichkeit, Denken, Medien: Von der ‚Sinnlichkeit als Erkenntnisform' zur ‚Sinnlichkeit als Performanz'; in: Kunst- und Ausstellungshalle der Bundesrepublik Deutschland GmbH (Hrsg.), Der Sinn der Sinne, Schriftenreihe Forum Band 8

Kris, Ernst (1952), Psychoanalytic Explorations in Art, International University Press, New York

Kuhns, Richard (1986), Psychoanalytische Theorie der Kunst, Frankfurt/M, Suhrkamp

Lachman-Chapin, Mildred (1979), Kohut's Theories on Narcissism: Implications for Art Therapy; in: American Journal of Art Therapy, Vol 19, 10

Lachman-Chapin, Mildred (1991), Kunsttherapie unter dem Aspekt der Selbstpsychologie; in: J. Rubin (Hrsg.), Richtungen und Ansätze der Kunsttherapie, Karlsruhe, Gerardi

Langer, Susanne (1953), Feeling and Form, New York, Charles Scribner's Sons

Langer, Susanne (1964, 1987), Philosophie auf neuem Wege – Das Symbol in Denken, im Ritus und in der Kunst, Frankfurt/M., Fischer

Laplanche, J., Pontalis, J.- B. (1972), Das Vokabular der Psychoanalyse, Frankfurt/M., Suhrkamp

Leder, Helmut (2003), Ein psychologischer Ansatz zur Ästhetik: Gefallen und Vernunft; in: J. Küpper, Ch. Menke (Hrsg.), Dimensionen ästhetischer Erfahrung, Frankfurt/M., Suhrkamp

Loch, Wolfgang (1993), Deutungskunst, Tübingen, edition discord

Loewald, Hans W. (1988), Sublimation – Inquiries into theoretical psychoanalysis, New Haven and London, Yale University Press

Lord, James (1993), Alberto Giacometti, Ein Portrait; Königstein/Taunus, Athenäus

LORD, JAMES (1993), Alberto Giacometti: ein Portrait, Hain Hanstein, Athenäum, 2. Aufl.

LORENZER, ALFRED (1970), Symbol, Sprachverwirrung und Verstehen, in: PSYCHE 24

LOUIS, MARTIN (1996), The Frame of Representation and some of its Figures; in: P. DURO (Hrsg.), The Rhetoric of the Frame. Essays on the Boundaries of Artwork, Cambridge, Cambridge University Press

LÜTHI, MICHAEL (2002), Mittelbarkeit und Unmittelbarkeit der Moderne; in: Freie Universität Berlin. Ästhetische Erfahrung im Zeichen der Entgrenzung der Künste, unveröffentl. Manuskript

MACGREGOR, JOHN (1989), The Discovery of the Art of the Insane, Princeton, New Jersey, Princeton University Press

MACLAGAN, DAVID, Has ‚psychotic art' become extinct?; in: KATHERINE KILLICK UND JOY SCHAVERIEN (1997) Art, Psychotherapy and Psychosis; London, Routledge

MAHLER, MARGARET (1972), On the first three subphases of the separation-individuation process; in: International Journal of Psycho-Analysis, 53

MAHLER, MARGARET, PINE, FRED, BERGMANN, ANNI (1975), Die psychische Geburt des Menschen. Symbiose und Individuation; Frankfurt/M. Fischer

MALCHIODI, CATHY, RILEY, SHIRLEY (1996), Supervision and related issues, Chicago, Magnolia Street Publishers

MALCHIODI, CATHI A. (2000), Art Therapy & Computer Technology – A virtual Studio of Possibilities, London, Jessica Kingsley

MARIN, LOUIS (1996), The Frame of Representation and Some of its Figures; in: P. DURO, The Rhetoric of the Frame. Essays on the Boundaries of Artwork, Cambridge, Cambridge University Press

MARSHALL (1984), Das Formproblem in der psychoanalytischen Kunsttheorie; in: H. KRAFT (1984), Psychoanalyse, Kunst und Kreativität heute, Köln, Dumont

MATISSE, HENRI (1936); Gespräch mit Triade; in: CH. HARRISON, P. WOOD (Hrsg.) (1998), Kunst/Theorie im 20. Jahrhundert, Ostfildern-Ruit, Hatje

MAY, ROLLO (1987), Der Mut zur Kreativität, Paderborn, Junfermann

MOLES, ABRAHAM (1972), Psychologie des Kitsches, München, Hanser

MCNIFF, SHAUN (2000), Computers as Virtual Studios; in C. MALCHIODI (Hrsg.) Art Therapy & Computer Technology – A virtual Studio of Possibilities, London, Jessica Kingsley

MCNIFF, SHAUN, COOK, C. (1975), Video Art Therapy; in: Art Psychotherapy, 2

MELTZER, DONALD, WILLIAMS, MEG HARRIS (1988), The Apprehension of Beauty – The Role of Aesthetic Conflict in Development, Art, and Violence; Strath Tray, The Clunie Press

MENDE, JULIUS (1994), Jugendkultur – narzißtische Selbstinszenierung als/oder Herrschaftsmechanismus? In: Beiträge zur historischen Sozialkunde – Kunst und Kitsch; Heft 4

MERLEAU-PONTY, MAURICE (1994), Der Zweifel Cézannes; in: G. BOEHM (Hrsg.), Was ist ein Bild?, München, Fink

MERTENS, WOLFGANG (1996), Die analytische Haltung; in: M. ERMANN (Hrsg.) (1996), Die hilfreiche Beziehung in der Psychoanalyse, Göttingen, Vandenhoek und Ruprecht

MEYER SCHAPIRO (1994); Über einige Probleme der Semiotik; in: G. BOEHM (Hrsg.), Was ist ein Bild?, München, Fink

MILCH, WOLFGANG (2001), Lehrbuch der Selbstpsychologie, Stuttgart, Kohlhammer

MILNER, MARION (1957), On Not Being Able To Paint, Los Angeles; deutsch (1988a): Zeichnen und Malen ohne Scheu: ein Weg zur kreativen Befreiung, Köln, Dumont

MILNER, MARION (1957), The Role of Illusion in Symbol Formation; in: M. KLEIN et al., New Directions in Psychoanalysis

MILNER, MARION (1969), The Hands of the Living God: An Account of a Psychoanalytic Treatment, London

MILNER, MARION (1988), D. W. Winnicott and the Two-Way Journey; in: SIMON A. GROLNICK et al. Between Reality and Fantasy, New York, Aronson

MILNER, MARION (1988), Zeichnen und Malen ohne Scheu, Dumont, Köln

MINDEN, GERALD VON (1988), Der Bruchstückmensch, München, Reinhardt

MITCHELL, W. J. T. (1990) Was ist ein Bild?; in: VOLKER BOHN (Hrsg.), Bildlichkeit, Frankfurt/M., Suhrkamp

MORGENTHALER, FRITZ (1986), Technik – Zur Dialektik der psychoanalytischen Praxis, Frankfurt/M., Syndikat/EVA Band 72

MUENSTERBERGER, WARNER (1951), Roots of Primitive Art; in: G. WILBUR, W. MUENSTERBERGER (Hrsg.) Psychoanalysis and Culture, New York, International University Press

MÜLLER, VERA (2003), Körper, Bild und Körperbild; in: K. DANNECKER (Hrsg.), Internationale Perspektiven der Kunsttherapie, NAUSNER und NAUSNER, GRAZ

MÜLLER-SUUR, HEMMO (1975), Das Schizophrene in künstlerischen Produktionen von Schizophrenen; in: ALFRED BADER (Hrsg.), Geisteskrankheit, Bildnerischer Ausdruck und Kunst, Bern, Huber

MÜLLER-THALHEIM, WOLFGANG K. (1990), Mythos der Ruinen – Zur Psychopathologie des Gestaltzerfalls in der Kunst; in: M. HEUSER, W. SCHMID (Hrsg.), Gestalt, Gestaltwerdung, Gestaltzerfall, Hannover, duphar med script

NAUMBURG, MARGARET (1966), Dynamically oriented Art Therapy: Ist Principles and Practice, Chicago, Magnolia Street Publishers

NAVRATIL, LEO (1975), Psychose und Kreativität; in: A. BADER (Hrsg.), Geisteskrankheit, bildnerischer Ausdruck und Kunst, Bern, Huber

NAVRATIL, LEO (1995), Schizophrenie und Sprache, Schizophrenie und Kunst, München, dtv

NAVRATIL, LEO (1997), Die Überlegenheit des Bären – Theorie der Kreativität. Gugging 1946–1997, Wien, Brandstätter

NAVRATIL, LEO (1998), Die Gugginger Methode – Kunst in der Psychiatrie, Stuttgart, Gustav Fischer

NAVRATIL, LEO (1999), manisch-depressiv – Zur Psychodynamik des Künstlers, Wien, Brandstätter

NEGT, OSKAR (1998), Eigensinn und Enteignung der Sinne; in: Kunst- und Ausstellungshalle der Bundesrepublik Deutschland GmbH (Hrsg.) Der Sinn der Sinne, Göttingen, Steidel, Schriftenreihe Forum Band 8

NOY, PINCHAS (1968), A Theory of Art and Aesthetic Experience; in: Psychoanalytic Review, 55

NOY, PINCHAS (1969), A Revision of the Psychoanalytic Theory of the Primary Process; in: International Journal of Psycho-Analysis, 50

NOY, PINCHAS (1984), Die formale Gestaltung in der Kunst: Ein ich-psychologischer Ansatz kreativen Gestaltens; in: H. KRAFT, Psychoanalyse, Kunst und Kreativität heute, Köln, Dumont

Nussbaummüller, Winfried (2001), Materialtendenzen des 20. Jahrhunderts im Spannungsbereich zwischen Bild und Objekt, Frankfurt/M.

Obernbreit, Ruth (1985), Object Relations Theory and the Language of Art; in: Art Therapy, Journal of the American Art Therapy Association

Oremland, Jerome D. (1989), Michelangelo's Sixtine Ceiling: A Psychoanalytic Study of Creativity, Madison, International University Press

Ovid, Metamorphosen, Buch X

Paniagua, Cecilio (1999), Das Konzept der Intersubjektivität – einige kritische Bemerkungen; in: W. Bohleber (Hrsg.), in: PSYCHE Sonderheft

Pankow, Gisela (1968), Gesprengte Fesseln der Psychose, München, Reinhardt

Piaget, Jean, Inhelder, Bärbel (1990), Die Entwicklung des inneren Bildes beim Kinde, Frankfurt/M., Suhrkamp

Piaget, Jean, Inhelder, Bärbel u. a. (1975), Die Entwicklung des räumlichen Denkens beim Kinde. GW Bd. 6

Preimesberger, Rudolf (2011), „Dennoch reißt es die Augen aller Betrachter an sich" Leon Battista Alberti zur Wirkung des Gesichts im Gemälde, in: Ausstellungskatalog Gesichter der Renaissance. Meisterwerke der italienischen Portrait-Kunst, München, Hirmer

Prinzhorn, Hans (1922), Bildnerei der Geisteskranken, Berlin, Springer

Proust, Marcel (1985), Auf der Suche nach der verlorenen Zeit, Band I; in: Swanns Welt, 4. Auflage, Frankfurt/M., Suhrkamp

Racker, Heinrich (1993), Übertragung und Gegenübertragung, München, Reinhardt

Raff, Thomas (1994), Die Sprache der Materialien – Anleitung zu einer Ikonologie der Werkstoffe, Augsburg, Deutscher Kunstverlag

Rank, Otto (1932), Art and Artist, New York, Agathon Press

Reich, Annie (1973), Empathy and Countertransference; in: dies.: Psychoanalytic Contributions, New York

Reik, Theodor (1948), Listening with the Third Ear, New York, Farrar, Straus and Giroux

Richter, Hans-Günther (1997), Leidensbilder – Psychopathische Werke und nicht-professionelle Bildnerei, Frankfurt/M., Peter Lang

Rickman, John (1940), On the Nature of Ugliness and the Creative Impuls; in: International Journal of Psycho-Analysis, 21

Riley, Shirley (2000), Questions to Which „Not Knowing" Is the Answer: An exploration of an „invented reality" called art therapy and supporting structure known as the „profession of art therapy"; in: Art Therapy, Journal of the American Art Therapy Association, Vol. 17, 1

Rilke, Rainer Maria, Brief an Lou-Andreas Salomé, 15. August 1903; in: Ausstellungskatalog „Das Fragment",Schirn Kunsthalle (1990), Frankfurt/M.

Robbins, Arthur (1991), Kunsttherapie vor dem Hintergrund der Theorie der Objektbeziehungen; in: J. Rubin (Hrsg.), Richtungen und Ansätze der Kunsttherapie, Karlsruhe, Gerardi

Rose, Gilbert (1980), The Power of Form, Madison, Connecticut, International University Press

Rose, Gilbert (1987), Trauma and Mastery in Life and Art, New Haven, London, Yale University Press

Rose, Gilbert (1988), The Creativity of Everyday Life; in: Simon A. Grolnick et al., Between Reality and Fantasy, North Vale, Aaronson

Roth, Gerhard (1996), Das Gehirn und seine Wirklichkeit, Frankfurt, Suhrkamp

Roth, Philip (2011), Nemesis, München, Hanser

Rötzer, Florian (1991), Die Ästhetik des Materials und der Dinge; in: P. Drechsler und Weibel (Hrsg.) Bildlicht- Malerei zwischen Material und Immaterialität, Ausstellungskatalog, Wien

Rubin, Judith (1981); in: G. Aell, M., Levick, u. a., Transference and Countertransference in Art Therapy; American Journal of Art Therapy, Vol. 21

Rubin, Judith A. (1981), Art and Imagery; in: Conference Proceedings of the American Art Therapy Association, Art Therapy: A Bridge between the Worlds, Mundelein, Illinois

Rubin, Judith A. (1984), The Art of Art Therapy, New York, Bruner/ Mazel

Rubin, Judith (1993), Kunsttherapie als Kindertherapie, Karlsruhe, Gerardi

Rudnitzky, Peter L. (1993), Transitional Objects and potential spaces – literary use of D. W. Winnicott, New York, Columbia Press

Ruhs, August (1980), Die Schrift der Seele. Einführung in die Psychoanalyse nach Jacques Lacan, in: PSYCHE 34

Rycroft, Charles (1956), Symbolism and its Relationship to the Primary and Secondary Processes; in Int. Journal of Psycho-Analysis, Vol. 37

Samet Canter, Deborah (1989), Art Therapy and Computers; in: H. Waeson (Hrsg.), Advances in Art Therapy, New York, Wiley

Sass, louis (1992), Madness and Modernism, Cambridge, Mass., Harvard University Press

Schaller, Klaus (1991) Die kritisch-kommunikative Pädagogik; in: Herbert Gudjohns, Rita Teske, Rainer Winkel (Hrsg.) Erziehungswissenschaftliche Theorien, Hamburg, Bergmann und Helbig

Schaverien, Joy (1987), Transference in Art Therapy; in: Tessa Dalley et al., Images of Art Therapy, London, Routledge

Schaverien, Joy (1992), The Revealing Image, London, Routledge

Schaverien, Joy (1997), Transference and transactional objects in the treatment of psychosis; in: Killick, K. und Schaverien, JK., Art, Psychotherapy and Psychosis, London, Routledge

Scheidegger, Ernst (1958), Alberto Giacometti; in: Ausstellungskatalog (1993) „Wege der Moderne – Sammlung Beyeler", Berlin, Nationalgalerie

Schlegel, Friedrich (1789), Athenaeum I, Wilhelm Meisters Lehrjahre

Schmidt, Siegfried J. (1993), Über die Funktion von Sprache im Kunstsystem; in: T. StooSS, E. Louis, Die Sprache in der Kunst, die Beziehung von Bild und Text in der Kunst des 20. Jahrhunderts, Wien, Edition Cantz

Schottenloher, Gertraud (1989), Kunst- und Gestaltungstherapie, München, Kösel

Schottenloher, Gertraud (1993), „Mess-Painting": Spontanes Malen als therapeutischer Prozess; in: Peter Baukus, Jürgen Thies, Aktuelle Tendenzen in der Kunsttherapie, Stuttgart, Gustav Fischer

Schottenloher, Gertraud (1994), Das Wesen des Unbekannten; in: dies. (Hrsg.): Wenn Worte fehlen, sprechen Bilder, München, Kösel

Schrode, Helena (1995), Klinische Kunst- und Gestaltungstherapie, Stuttgart, Klett-Cotta

Schumacher, Karin (1999), Musiktherapie und Säuglingsforschung, Bern, Peter Lang

Schuster Peter-Klaus (2005), Unausdeutbar – Goyas Capricho 43 als Sinnbild der Moderne; in: Goya – Prophet der Moderne, Ausstellungskatalog, hrsgg, von P.-K. Schuster und W. Seipel, zusammen mit M. B. Mena Marquès, Köln, Dumont

Sechehaye, Marguerite (1982), Tagebuch einer Schizophrenen, Frankfurt/M., Suhrkamp

Segal, Hanna (1991/1996), Traum, Phantasie und Kunst, Stuttgart, Klett-Cotta

Segal, Hanna (1992), Wahnvorstellung und künstlerische Kreativität, Stuttgart, Klett-Cotta

Seiden, Don (2001) Mind over matter: the uses of materials in art, education and therapy; Chicago, Magnolia Street

Seitter, Walter (1997), „Meine Psychologie ist die Begegnung zweier Töne" – Cézannes Philosophie der Erscheinungen; in: Psyche – Körper – Material, Analysen von Körpern und Gegenständen; Institut für Gegenwartskunst, Wien und Neue Wiener Gruppe/ Lacan Schule (Hrsg.), Wien, Passagen

Sello, Thomas (1995), Rahmen als „Fenster zur Welt", Ausstellungskatalog der Kunsthalle Hamburg, Dölling und Galitz

Serres, Michel (1990), Zerstückelung; in: Ausstellungskatalog „Das Fragment", Kunsthalle Schirn, Frankfurt/M.

Seth-Smith, Fiona (1997), Four views of the image; K. Killick, J. Schaverien, Art, Psychotherapy and Psychosis, London, Routledge

Shahn, Ben (1957, 1980), The Shape of Content, Harvard University Press, Cambridge, Mass.

Sheppard, Anne (1987), Aesthetics – an introduction to the philosophy of art; Oxford, Opus

Singer, Wolf (2002), Wahrnehmen, Erinnern, Vergessen; in: S. Iglhaut, T. Spring, Science + Fiction, Berlin, Jovis

Slochover, Joyce Anne (1996), Holding in Psychoanalysis – A Relational Perspective, Hillsdale, The Analytic Press

Söll, Änne (2000), „50 kg (nicht durchtrainiert)"; in: A. Haus, F. Hofmann, Ä. Söll (Hrsg.), Material im Prozess, Berlin, Reimer

Spaniol, Susan, Cattaneo, Mariegnese (1994), The Power of Language in the Art Therapy Relationship; in: Art Therapy: Journal of the American Art Therapy Association, 11 (4)

Spemann, W. (1984), Plastisches Gestalten – Anthropologische Aspekte, Olms, Hildesheim

Spitz, Ellen Handler (1985), Art and Psyche, Yale, Yale University Press

Spreti, Gräfin von, Flora, Förstl, Hans, Breindl, Karoline, Martius, Philip (Hrsg.) (2001), Selbstbilder in Psychose und Kunst, München, Akademie Verlag

Staehle, Angelika (1997), Paranoid-schizoide Position und die projektive Identifizierung; in: R. Kennel u. a., Klein – Bion, Tübingen, edition discord

Stern, Daniel (1979), Mutter und Kind. Die erste Beziehung, Stuttgart, Klett-Cotta

Stern, Daniel (1992), Die Lebenserfahrung des Säuglings; Stuttgart, Klett-Cotta

Stokes, Adrian (1957), Form in Art; in: M. Klein, P. Heimann, R. E. Money-Kyrle, New Directions in Psychoanalysis, London, Routledge

Stolorow, R. D. , Lachmann, Frank D. (1984/1985), Transference, The future of an illusion; in: Annual of Psychoanalysis, 12/13

Stooss, Toni (1993), Am Anfang; in: Eleonora Louis und Toni Stooss (1993), Die Sprache in der Kunst, die Beziehung von Bild und Text in der Kunst des 20. Jahrhunderts, Wien, Edition Cantz

S.-Sturm, Eva (1996), Im Engpass der Worte, Sprechen über moderne und zeitgenössische Kunst, Berlin, Reimer

Suthor, Nicola (1999), Gilles Deleuze-Félix Guattari: Das Gesicht ist Politik, in: R. Preimesberger, H. Baader, N. Suthor (Hrsg.) Portrait, Geschichte der klassischen Bildgattungen in Quellentexten und Kommentaren, Band 2, Berlin, Reimer

Tàpies, Antoni; in: Barbara Catoir (1997), Gespräche mit Antoni Tàpies, München, Prestel

Thomä, Helmut, Kächele, Horst (1985/1988) Lehrbuch der psychoanalytischen Therapie (Band 1 und 2), Berlin, Springer

Tower, Lucia, E. (1988), Countertransference; in: Wolstein, B. (Hrsg.), Essential Papers in Countertransference, New York, New York University Press

Traber, Christine (1995) ‚In Perfect Harmony?; Katalog zur Ausstellung, Eva Mendgen (Hrsg.) „In Perfect Harmony", Van Gogh Museum/ Kunstforum Wien

Tummley, Tanja (2003), Fototherapie; in: standpunkt: sozial – online, www.haw-hamburg.de

Ulman, Elinor (1975), A New Use of Art in Psychiatric Diagnosis; in: dies. (Hrsg.): Art Therapy in Theory and Practice, New York, Schocken Books

Waelder, Robert (1969), Psychoanalytic Avenues to Art; in: J. Hogg (Hrsg.), Psychology and the Visual Arts, London, Penguin Books

Waelder, Robert (1980), Das Prinzip der mehrfachen Funktion – Bemerkungen zur Überdeterminierung; in: ders., Ansichten der Psychoanalyse, Stuttgart, Klett-Cotta

Wagner, Monika (2000), Materialvernichtung als künstlerische Schöpfung; in: A. Haus, F. Hofmann, Ä. Söll (Hrsg.), Material im Prozess, Berlin, Reimer

Wagner, Monika (2001), Das Material der Kunst, München, Beck Verlag

Wagner, Monika, Rübel, Ditmar, Hackenschmidt, Sebastian (Hrsg.) (2002), Lexikon des künstlerischen Materials–Werkstoffedermodernen Kunst von Abfall bis Zink, München, C. H. Beck

Waldenfels, Bernhard (1991), Der Stachel des Fremden, Frankfurt/M., Suhrkamp

Waldenfels, Bernhard (1994), Ordnungen des Sichtbaren; in: G. Boehm (Hrsg.), Was ist ein Bild? München, Wilhelm Fink

Waller, Diane (1993), Group Interactive Art Therapy, London, Routledge

Walther, Ingo F. (2000), Kunst des 20. Jahrhunderts, Köln, Taschen

Wedewer, Rolf (1984), Die Sprachlichkeit von Bildern, Köln, Dumont

Weinberg, Diane (1985), The potential of rehabilitative computer art therapy for the quadriplegic, cerebral vascular accident and brain trauma patient; in: Art Therapy: Journal of the American Art Therapy Association 2

Weiser, Judy (1993), Photo Therapy Techniques, San Francisco, Jossey-Bass

Welchman, John C. (1996), In and around the Second Frame; in: P. Duro, The Rhetoric of the Frame. Essays on the Boundaries of Artwork, Cambridge, Cambridge University Press

Wendlandt-Baumeister, Marion (2003), Selbstbildnisse, in: K. Dannecker (Hrsg.) Internationale Perspektiven der Kunsttherapie. Graz, Nausner und Nausner, S. 189–234

West, Shearer (1996), Framing Hegemony: Economics, Luxury and Family Continuity in the Country House Portrait; in: P. Duro, The Rhetoric of the Frame. Essays on the Boundaries of Artwork, Cambridge, Cambridge University Press

Wilson, Laurie (1981); in: Agell, Gladys, Levick, Myra et al., Transference and Countertransference in Art Therapy; in: American Journal of Art Therapy, Vol 21

Wilson, Laurie (1985), Symbolism and Art Therapy: Symbolism's Relationship to Basic Psychic Funcioning; in: American Journal of Art Therapy, Vol. 23, 5

Wilson, Laurie (2003), Alberto Giacometti – Myth, Magic and the Man; Yale Univesity Press, Yale

Winnicott, Donald W. (1956, 1990), On Transference; in: Esman, A. (Hrsg.) (1990), Essential Papers on Transference, New York, New York University Press

Winnicott, Donald W. (1971), Therapeutic Consultations in Child Psychiatry, The Hogarth Press, London; dt.: (1973) Die therapeutische Arbeit mit Kindern, München

Winnicott, Donald W. (1973), Vom Spiel zur Kreativität, Stuttgart, Klett-Cotta (engl. Originalausgabe: 1971, Playing and Reality, London)

Winnicott, Donald W. (1984), Die Fähigkeit zum Alleinsein; in: ders: Reifungsprozesse und fördernde Umwelt, Frankfurt/M., Fischer

Winnicott, Donald W. (1984), Ich-Verzerrung in Form des wahren und des falschen Selbst; in: ders., Reifungsprozesse und fördernde Umwelt, Frankfurt/M., Fischer

Winnicott, Donald W. (1985), Übergangsobjekte und Übergangsphänomene; in: ders.: Vom Spiel zur Kreativität, Stuttgart, Klett- Cotta

Wohlfart, Günter (1994). Das Schweigen des Bildes; in G. Boehm (Hrsg.), Was ist ein Bild?, München, Fink

Wood, Chris (1997) ,The history of art therapy and psychosis (1938–95); in: K. Killick und J. Schaverien, Art, Psychotherapy and Psychosis; London, Routledge

Wulf, Christoph (2000), Der mimetische Körper; in: A. Haus, F. Hofmann, Ä. Söll (Hrsg.) Material im Prozess. Strategien ästhetischer Produktivität,Berlin, Reimer

Wyatt, Frederick (1990), Über die Eigenart des Formbegriffs. Erkenntniskritische und psychoanalytische Erwägungen; in: J. Cremerius u. a. (Hrsg.), Freiburger Literaturpsychologische Gespräche, Bd. 9

Zetzel, Elizabeth R. (1956), Current Concepts of Transference; in: Esman, A. (Hrsg.) (1990), Essential Papers on Transference, New York, New York University Press

Zeul, Mechthild, Zwei Sprachen einer Körperphantasie. Zur Dynamik der Gegenübertragung; in: W. Bohleber (Hrsg.) (1999), Therapeutischer Prozess als schöpferische Beziehung, Übertragung, Gegenübertragung, Intersubjektivität, in: PSYCHE Sonderheft

Zimmer, Hubert D. (1983), Sprache und Bildwahrnehmung – die Repräsentation sprachlicher und visueller Informationen und derer Interaktion in der Wahrnehmung, Frankfurt/M., Haag und Herchen

Zwiauer, Charlotte (1997) , Edith Kramer – Malerin und Kunsttherapeutin zwischen den Welten, Wien, Picu

Abbildungsverzeichnis

folgende Abbildungen sind Patientenarbeiten:
1, 2, 3, 4, 7, 8, 9, 11, 10, 12, 13, 14, 15, 16, 17, 18, 19, 20, 21, 22, 23, 25, 27, 28, 33, 35, 36, 37, 38, 39, 40, 41, 42, 44, 45, 49, 50, 51, 52, 53, 54, 55, 56, 57, 60, 61, 62, 63, 64, 65, 66, 69, 70, 71, 72, 73, 75, 76, 77, 78, 79, 80, 81, 82, 85, 86, 87, 89, 90, 91, 92, 93, 94, 96, 97, 98, 99, 100, 101, 108, 109, 110, 111, 112, 113, 114, 115, 116, 117, 118, 119, 120, 121, 122, 123, 124, 125, 126, 127, 128

Abb. 5: Bacon, Francis, Seated Figure, 1961, (©) The Estate of Francis Bacon / VG Bild-Kunst, Bonn 2005
Abb. 6: Giacometti, Alberto, Der Platz II, 1947–48, (©) VG Bild-Kunst Bonn 2005
Abb. 24: Moore, Henry, Large Upright Internal /External Form, 1981–82, (©) The Henry Moore Foundation, Herdforshire 2005
Abb. 26: Klee, Paul, 1939, 385 ein Kinderspiel (©) VG Bild-Kunst, Bonn 2005
Abb. 29: Torso von Belvedere, 1. Jhdt. vor Christus, Vatikanische Museen, Rom
Abb. 30: vgl. Ausstellungskatalog Fragmente, Schirn, Frankfurt/M.
Abb. 31: Picasso, Pablo, Das unbekannte Meisterwerk, 1931 (©) Succession Picasso / VG Bild-Kunst Bonn 2005
Abb. 32: Hieronymus Bosch, Weltgerichtstriptychon, Mitteltafel Das jüngste Gericht (Ausschnitt), (©) Gemäldegalerie, Akademie der bildenden Künste, Wien
Abb. 34: Rodin, Auguste, L`Homme qui marche (Der Schreitende), 1905
Abb. 43: aus: Max Kläger. Phänomen Kinderzeichnung, Pädagogischer Verlag Burgbücherei Schneider GmbH, Baltmannsweiler, 1989
Abb. 46: Postkarte Maekmai House (Ausschnitt)
Abb. 47: Bastian Schweinsteiger, Champions League 2012 (Foto: Frederico Gambarini, mit freundlicher Genehmigung von picture alliance/dpa)
Abb. 48: Louvre 2013 (© K. Dannecker)
Abb. 58: Magritte, René, Ceci n`est pas une pipe, 1928–29 (©) VG Bild-Kunst Bonn 2005
Abb. 59: Sigmund Freud, etwa 1921 (©) Freud Museum London 2005
Abb. 67: Cranach, Lukas Irdisches Paradies, 16 Jhdt., in: C. G. Jung, (1982) Der Mensch und seine Symbole, Olten, Walter, S. 87
Abb. 68: Munch, Edvard, Der Schrei, 1893, (©) The Munch Museum / The Munch Ellingsen Group / VG Bild-Kunst 2005
Abb. 74 Nolde, Emil, Wasserrosen, 1917 (Wvz Urban 785) © Nolde-Stiftung Sebüll
Abb. 83: Stella, Frank, Gran Cairo, 1962, (©) VG Bild-Kunst Bonn 2005
Abb. 84: Nicolas Poussin, Selbstportrait, 1650, Musée du Louvre, Paris
Abb. 88: Munch, Edvard, Madonna, 1894, (©) The Munch Museum / The Munch Ellingsen Group / VG Bild-Kunst 2005
Abb. 95: Picasso, Pablo, Tête de Taureau, (©) Succession Picasso / VG Bild-Kunst Bonn 2005
Abb. 102: Fritz König, „The Sphere" (©) Foto: Karin Dannecker
Abb. 103: Parco di Mostri, Villa Orsini, (©) Foto: Karin Dannecker
Abb. 104: Oppenheim, Meret, Pelz-Tasse, 1936, (©) VG Bild-Kunst Bonn 2005
Abb. 105: Patient bei der Arbeit mit Ton, (©) Foto: Karin Dannecker
Abb. 106: Patient bei der Arbeit mit Speckstein, (©) Foto Karin Dannecker
Abb. 107: John de Andrea, Self Portrait with Sculpture, 1980, in: Mathias Mayer/Gerhard Neumann (Hg.) (1997) Pygmalion. Die Geschichte des Mythos in der abendländischen Kultur, Freibrug/Br., Rombach, S. 52

Index

F

G

H

I

K

L

M

N

O

P

Q

R

S

T

U

V

W

Z